-10KG 밀가루 단식: 내 몸 리셋 다이어트

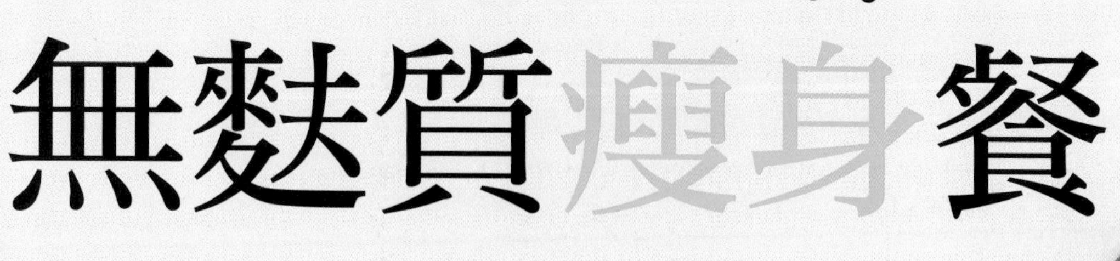

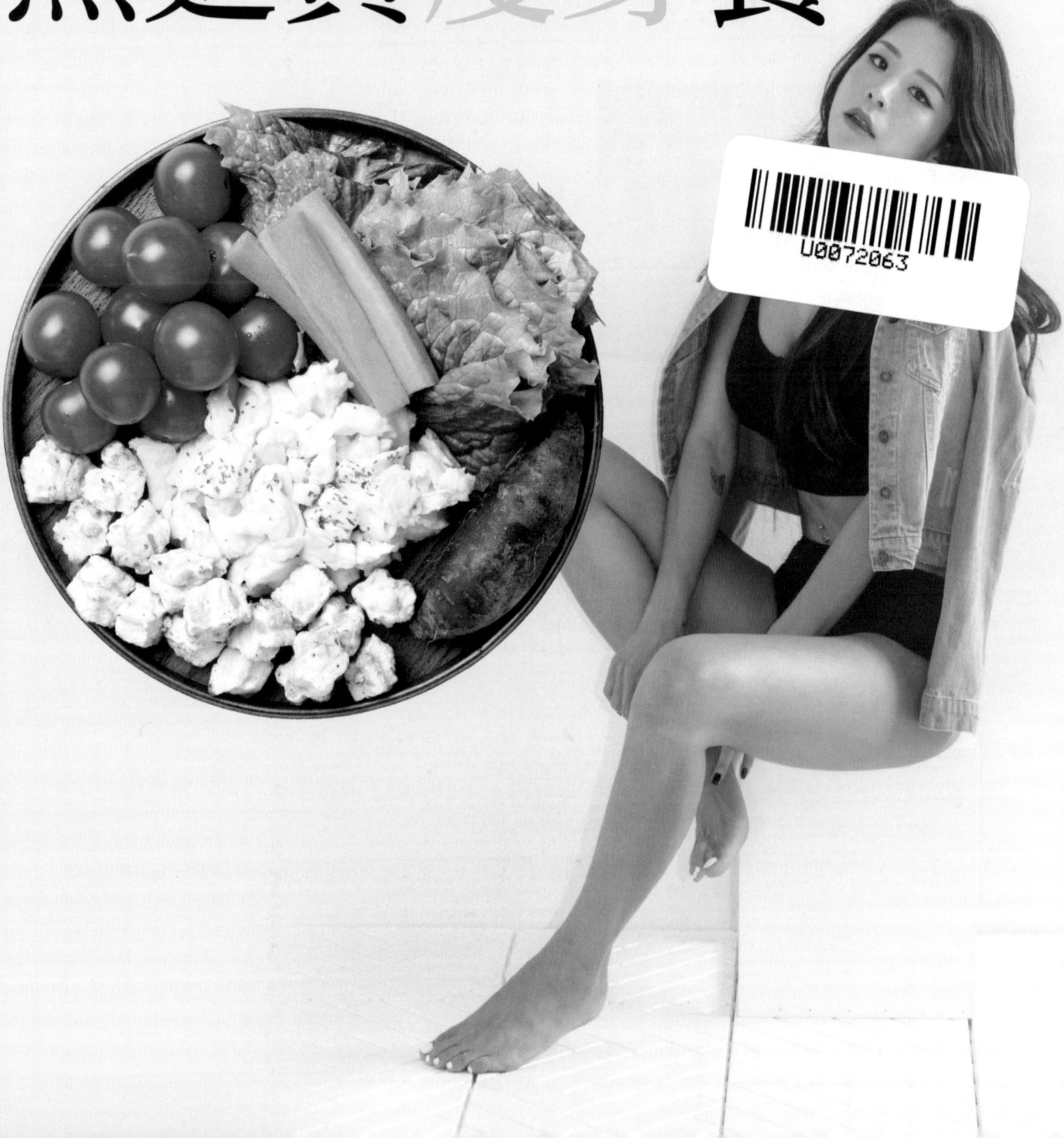

作者序

無麩質料理，讓我重新活過來！

我二十五歲的時候，體重七十公斤，
是一名嗜酒又愛好宵夜的平凡餐廳外場服務生。
緊身的制服讓我相當不自在，事事都令我疲憊又提不起勁。
我想穿漂亮的衣服，卻非常討厭我圓滾滾的身體，也覺得人生很無趣。

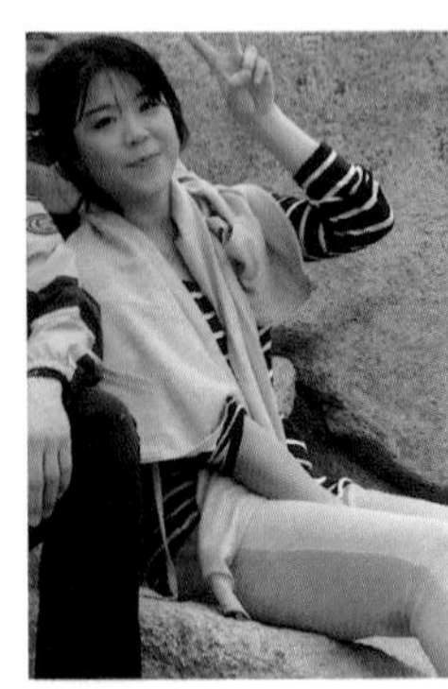
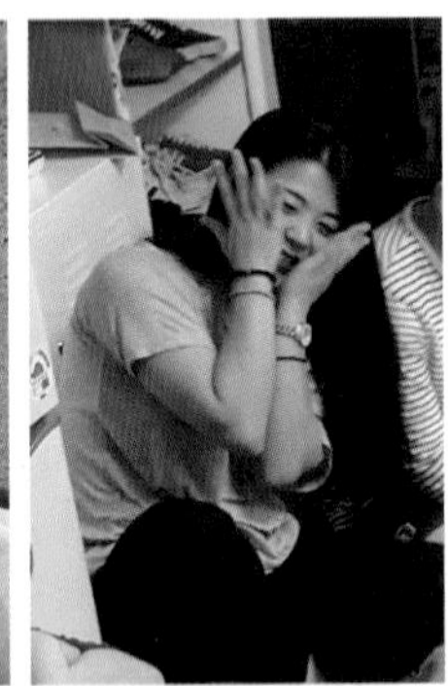

當時我說的每句話都在貶低自己，對於外表毫無自信，自尊心跌到谷底。
我的個性變得越來越敏感，被人稱讚時會手足無措，
還會對靠近我的人保持戒心和懷疑。我被困在別人的想法和視線中，
似乎快要把自己悶死了。我想變健康、想活下去，於是下定決心要減肥。

第一步就是在網路上搜尋如何減肥。
內容都是大家都很清楚知道的
就是「只吃雞胸肉、地瓜、雞蛋和蔬菜」、「每天都要運動」等等。
我立刻加入公司附近的健身房，不再吃宵夜、不再喝酒，還會準備便當到公司吃。
身邊的人大多嗤之以鼻地說：「你要減肥？」
因為我之前說要減肥說了好幾百次卻都失敗了。但這次我真的想要好好減肥。

“

哪怕只努力一年也好，

你應該要做到可以對著鏡子裡的你說「真是美呆了」。

”

大概就在那個時候，某天偶然在網路上看到韓國藝人洪錫天說過的一句話。
「哪怕只努力一年也好，你應該要做到可以對著鏡子裡的你說『真是美呆了』。
人生百年，只做一年並不難嘛！
只要這麼做一年，到了四五十歲的時候就會因為感受過瘦身的喜悅而持續維持身材。
身材改變之後，遇見的人也會改變。人生也就能改變啊！」

當我讀到這段文字的時候就呆掉了，當場呆掉了。真的是什麼話都說不出來。
原來我真的不知道什麼是「努力的成果」。

真的只要努力一年，我的狀況就會改變嗎？
雖然很懷疑、難以置信，但我真的想要改變。
那麼就在一年內全力以赴看看！
只要試一年就好，如果沒有改變，就以現在的身材過一輩子吧！

我下定決心後，就跟身邊的人斷絕往來，也戒酒、戒宵夜，徹底控制自己的飲食。

這樣過了三個月後，我減了十五公斤。
以前我只要稍微動一下就氣喘如牛、滿頭大汗，現在完全不會，疲勞和提不起勁的感覺也完全消失了。制服逐漸換成更小的尺寸，也開始開心地購物，在路上遇到以前的同學，他們甚至認不出我了。因為我這次不是像以往那樣只有三分鐘熱度，而是認真減肥，所以親朋好友開始接二連三地好奇我是如何減肥的。

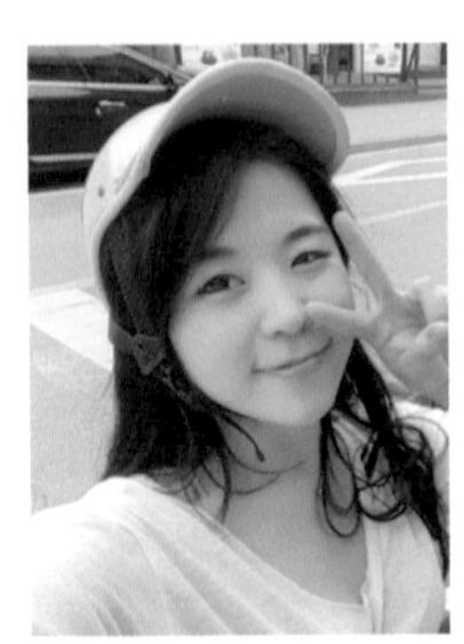

當我感受到身體更多的變化後，就更想持續努力，而身體也逐漸改變，彷彿在回應我的努力一般。我明顯地感受到，當我專注在一個方面持續努力時，一定會看到成效。每當我看著鏡子時，成就感和自信感也日益增加。

在減重方面大舉成功後，那個狀態維持了大概兩年。
後來某天我天真的以為：「現在我應該已經是不會再變胖的體質了吧？」
不知從哪來的自信感讓我鬆懈下來，再次沉浸在吃喝的喜悅中。
我又像從前那樣享用美酒、常吃宵夜，不再控制自己。

那時特別頻繁地受腸炎之苦，
不規律的睡眠時間引發失眠，
平常穿的衣服全都變得越來越緊，生活被疲倦和疼痛支配著。
每次拍照時，都看得出明顯走樣的身材。
我不禁懷疑究竟怎麼會變成這樣，也逐漸失去自信。
儘管我還是常把自己「瘦了十五公斤」的事蹟掛在嘴邊，認為自己很健康、都有在運動，但我疏於控制飲食的結果就是，復胖了將近十公斤，因此我非常討厭我的身體，也怨恨自己。

我想再次透過減肥擺脫這種虛脫無力的感覺，
就在我一邊思考最該先做什麼，一邊整理周圍的環境時，
腦中突然閃過老公之前說的一句話：
「我從來沒有看過有人罹患腸炎這麼嚴重過，你好像太常肚子痛了。」
這句話是他看到我在廁所裡哀號時說的。
當時我常把「我肚子痛」、「胃不太舒服」掛在嘴邊。

我立刻打開筆記本，一一寫下我最喜歡吃的食物。
炸豬排、糖醋肉、泡麵、披薩、蛋糕、甜甜圈……。
我一看到這些，腦中瞬間閃過「麵粉」這個詞彙。
「哇！原來我真的很喜歡麵粉耶！」

我非常清楚麵粉會妨礙消化、有礙健康，
所以執行力強大的我這輩子第一次決定要戒麵粉也就是「戒麩質」。我開始在網路上搜尋「麩質」的缺點，看了越多，想戒麵粉的念頭越堅定，我也很好奇麵粉（麩質）跟腸道健康的關係而去書店找相關的書籍來看。

8 月 18 日，是我戒麵粉的前一天。
我和好友一起舉辦告別麵粉的派對。
我最後一次吃的麵粉饗宴就是刀削麵。
「我要戒麵粉，努力控制飲食減肥，找回健康。」
這個消息在我的朋友間傳開後，大家的反應都是：
「怎麼可能戒得了麵粉？」
「你戒了麵粉之後要吃什麼？」
「我絕對做不到。（搖頭）」
看到身邊的人無法理解的反應後，反而讓我更加堅定，想徹底戒掉麵粉。
因為別人無法輕鬆做到，所以我想做到的念頭就變得更確實。

“

2019 年 8 月 19 日星期一，我開始戒麵粉。
開始戒麵粉後，我輕鬆地達成第一個目標——三週，
之後我把目標訂為五十天，後來又改為一百天。
當我做滿一百天時，就完全達到了我一開始的目標。
減重效果比之前更好，也改善了原本不佳的健康狀況。

”

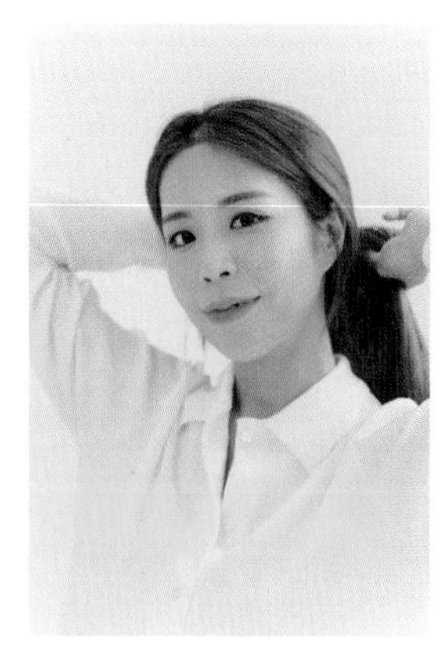

我再次感受到四年前曾經得到的力量，自己好像活過來了。
戒了麵粉之後，感覺每個細胞都變得健康，模糊的視野也變得清晰。
原本以為沒吃麵粉會全身無力，沒想到完全不會，還總是精力充沛。
我怎麼活到現在都沒有想過要戒麵粉呢？
我現在的身體這麼健康、這麼輕盈，為什麼我之前都不瞭解這種幸福呢？
我開始把戒麵粉的好處告訴身邊的人，
也在個人社群平台上紀錄我的想法與變化。
沒想到有越來越多的人想瞭解如何戒麵粉，也想要一起做。
他們對於我的改變感到驚奇。我也想將我的幸福分享出去並告訴更多的人。
所以我寫下這本書希望讓更多人受惠。

只是光在嘴巴上一直說「要努力」、「任何人都做得到」，這樣的口號根本不夠。
因此，我想透過戒掉麵粉製品（麩質）感受我的變化，並且從細微的習慣開始改變。
我相信堅持下去一定會有結果，
這方法在任何地方都適用。
一開始在養成習慣的過程中，身體不太適應，
但現在如果不這樣做，身體就會不舒服。
我越來越習慣不吃麵粉製品，也養成了健康的習慣。
雖然過程中每天都必須為了遵守跟自己的約定而咬著牙忍耐，
但我很感謝在這過程當中能得到的所有微小事物。
感謝自己堅持的自制力，自制力會創造出自尊心。

如果純粹只是想要降低體重計上的數字、想要在畫面上呈現出滿意的身材，
或者為了在夏天穿上比基尼，這種一時的身材展現而減肥，
很容易因為壓力過大而放棄。

「我一輩子都不想減肥。」
戒麩質讓我把「減肥」改為「管理自己」。
現在戒麩質對我來說，依然是管理自己的一大項目。

在這過程中，我執行的每一天，就越來越瞭解真正的自己，
儘管會用盡吃奶的力氣，但只要能一輩子都憑著「瞭解自己」的這股力量過得幸福，
即使時間倒轉，我還是會像之前那樣再次撐過這段過程。
我現在感受到的幸福就是這麼龐大，大到無法用言語表達。

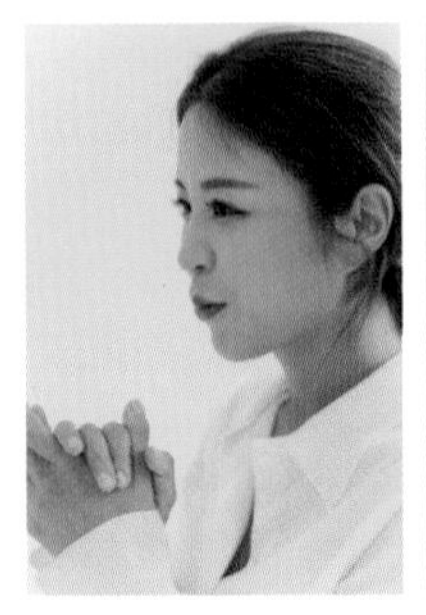
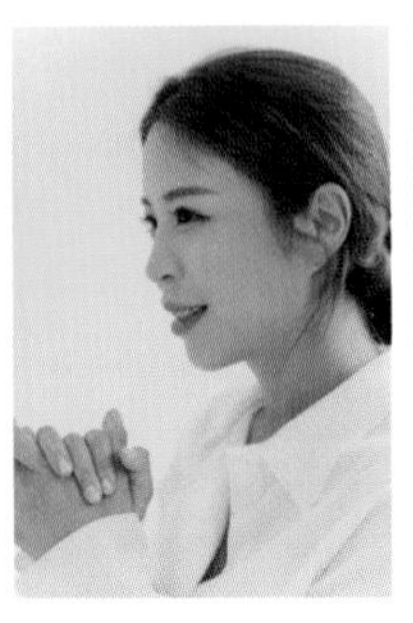
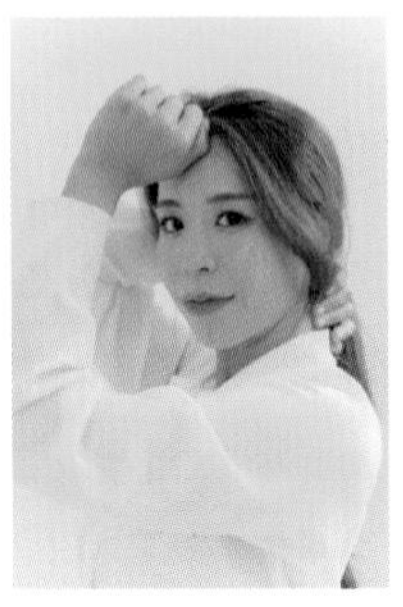

大家最常問的就是：

「戒麩質有什麼好處？」

身體變得健康、心胸變得寬大、擁有能堅持下去的力量、

設定新的目標以及自信。

還需要再多說什麼呢？

無論有多微小，能超越意志力的只有一個，

那就是微小習慣的力量！

能改變你的隱藏鑰匙並非意志，而是習慣。

前言

「讓身體重新啟動的計畫」親身驗證的 100 天無麩質瘦身菜單

接下來要介紹實際幫助我健康瘦十公斤的一百天戒麵粉菜單。現在開始跟麻煩的減肥方式道別！跟複雜的減肥餐道別！真的別再只是挨餓！透過「一週備餐」事先準備好一週分量的食材，以簡單又吃得飽的方式減肥。

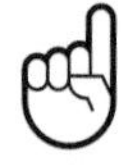 **一次準備一週分量的減肥餐**

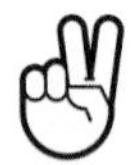 **每週、每天都有我生動的真實後記與小撇步**

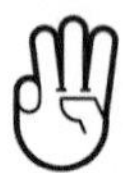 **規畫出無麩質一百天的早餐、午餐、晚餐和點心**

善女的話：

- 本書中紀錄的一百天菜單是我在一百天中實際吃過的菜單，若需要調理，也附上我自己的調理方法。可依照個人喜好及狀況調整調理方式或加以運用。
- 書中提供的每週備餐照片僅供幫助理解，實際需要的食材種類或分量可能不同。
- 作為點心的美式咖啡並不包含在備餐清單及照片圖示中。
- 每張食物照都是我實際吃下的分量，可能會跟個人實際攝取量不同。
- 我在戒麵粉一百天後實際瘦了十公斤，依照本書提供的一百天菜單執行時，減重效果可能會因人而異。

每週重新點燃減肥意志

從今天起不要再因無止境的減肥而感到疲憊。本書在每週都制定新的減重目標與新的習慣，讓你每次都能擁有新的意志和力量。此外，每週都收錄「善女的悄悄話」，裡面有像大姊姊一樣的加油鼓勵訊息，以及我以減肥過來人的身分提供的重點資訊，讓你不會失去減肥動力。

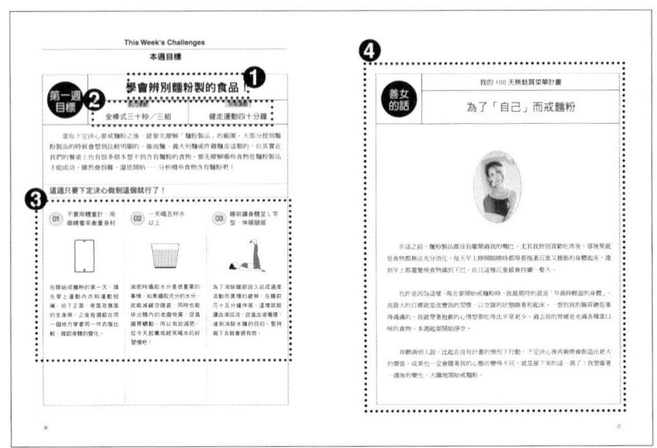

❶ 每週都提供新的目標任務。

❷ 每週都有運動項目，肌力運動和有氧運動各一。

❸ 每週都有建立新習慣的任務，幫助你以健康的方式減肥。

❹ 悄悄話中有我每週實際挑戰後的感想及點子，讓軟弱的意志再次堅定。

一眼看完一週菜單

毫不藏私地公開成功瘦了十公斤的菜單，連每天吃的點心都寫得很清楚，讓你能百分之百做到一百天無麩質瘦身法。

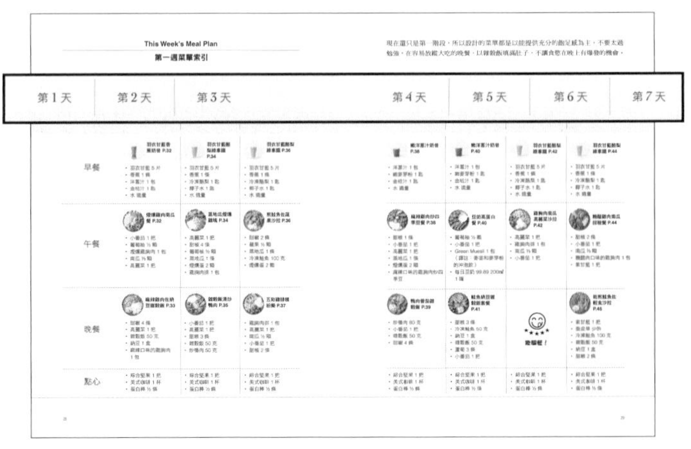

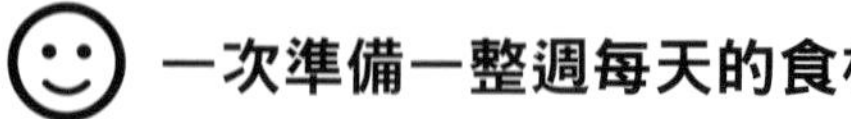

一次準備一整週每天的食材

「一週備餐」讓你能事先按照菜單準備好一週要吃的食材。一種是任何超市都能輕鬆購入的生鮮食材，另一種是我親自嚴選後實際吃下的市售食材。

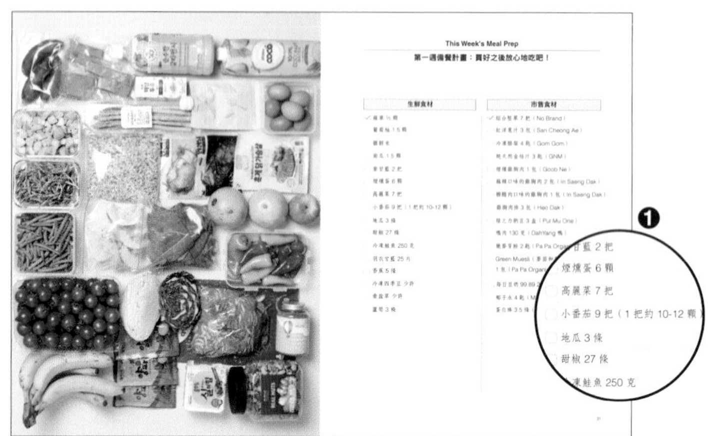

❶ 菜單中若有提到市售食材，本書都清楚寫出我實際吃下的品牌名稱及產品名稱，省去搜尋的麻煩。

❷ 食材若需要處理或調理，書中也都有介紹處理及調理方法。

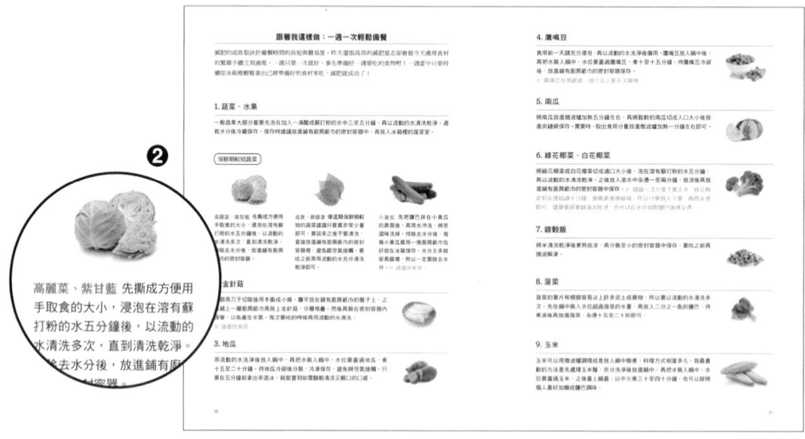

只要每天照做，無麩質瘦身飲食就能成功

列出我實際吃過的菜單，從早餐到晚餐都有，只要照做就行了。從左上至左下、右上至右下，依序是「早餐、午餐、點心和晚餐」，供大家輕鬆照做。

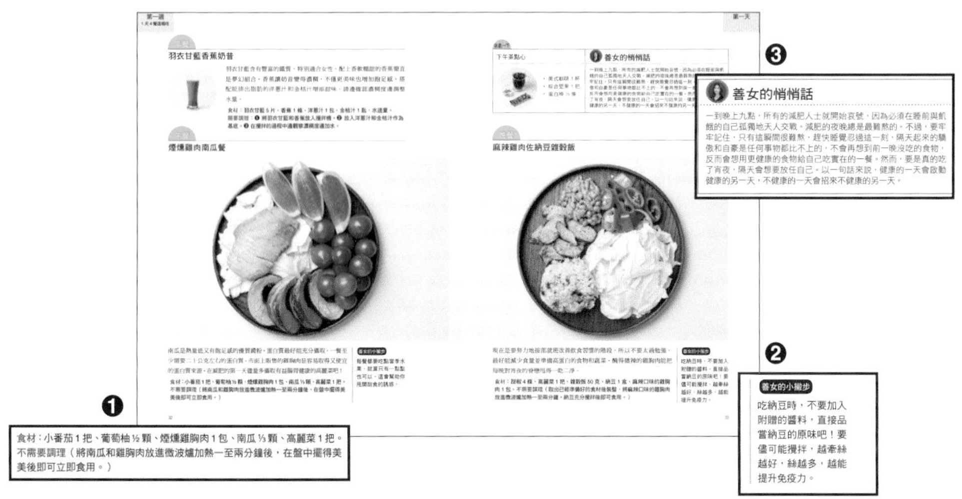

羽衣甘藍香蕉奶昔
燻燻雞肉南瓜餐
麻辣雞肉佐納豆雜穀飯
❸
善女的悄悄話
一到晚上九點，所有的減肥人士就開始哀號，因為必須在睡前與飢餓的自己孤獨地天人交戰。減肥的夜晚總是最難熬的。不過，要牢牢記住，只有這瞬間很難熬，趕快睡覺忍過這一刻，隔天起來的驕傲和自豪是任何事物都比不上的，不會再想到前一晚沒吃的食物，反而會想用更健康的食物給自己吃實在的一餐。然而，要是真的吃了宵夜，隔天會想要放任自己。以一句話來說，健康的一天會啟動健康的另一天，不健康的一天會招來不健康的另一天。
❷
善女的小撇步
吃納豆時，不要加入附贈的醬料，直接品嘗納豆的原味吧！要儘可能攪拌，越牽絲越好，絲越多，越能提升免疫力。
❶
食材：小番茄 1 把、葡萄柚 ½ 顆、燻燻雞胸肉 1 包、南瓜 ⅓ 顆、高麗菜 1 把。不需要調理（將南瓜和雞胸肉放進微波爐加熱一至兩分鐘後，在盤中擺得美美後即可立即食用。）

❶ 餐盤設計能一眼看出所需食材及是否需要調理。若需要調理，旁邊也有詳細食譜，相當簡單。

❷ 我也提供實用的「小撇步」，幫助大家實行無麩質菜單瘦身成功。

❸ 附上我每天寫下的日記，更貼近我當時減肥的心情並與此刻的你彼此加油，一起減肥。

★編註：

本書使用的市售食材皆為韓國品牌，台灣讀者可依自己方便購得相近食材取代，不會影響減重效果。

Contents 目次

PART 1.
開始跟著我，無麩質瘦身飲食：減少食量讓身體排毒

PART 2.
無麩質瘦身第二階段：可增加食量及外食便當

PART 4.
無麩質瘦身第四階段：挑戰間歇性斷食，邁向 S 號

跟著我這樣做：一週一次輕鬆備餐

減肥的成敗取決於備餐時間的長短與難易度。昨天還很高昂的減肥意志卻會被今天處理食材的繁雜手續立刻澆熄。一週只要一次就好，事先準備好一週要吃的食物吧！一週當中只要持續從冰箱裡輕鬆拿出已經準備好的食材來吃，減肥就成功了！

1. 蔬菜、水果

一般蔬果大部分都要先泡在加入一滴醋或蘇打粉的水中三至五分鐘，再以流動的水清洗乾淨，瀝乾水分後冷藏保存。保存時建議放進鋪有廚房紙巾的密封容器中，再放入冰箱裡的蔬菜室。

保鮮期較短蔬菜

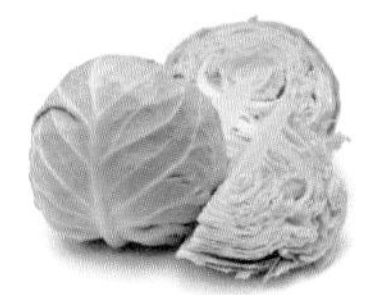

高麗菜、紫甘藍 先撕成方便用手取食的大小，浸泡在溶有蘇打粉的水五分鐘後，以流動的水清洗多次，直到清洗乾淨。待除去水分後，放進鋪有廚房紙巾的密封容器。

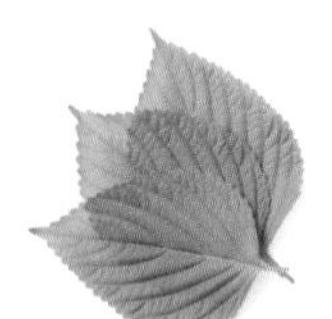

萵苣、紫蘇葉 像這類保鮮期較短的蔬菜建議只要買非常少量即可。買回來之後不要清洗，直接放進鋪有廚房紙巾的密封容器裡，避免跟空氣接觸。要吃之前再用流動的水充分清洗乾淨即可。

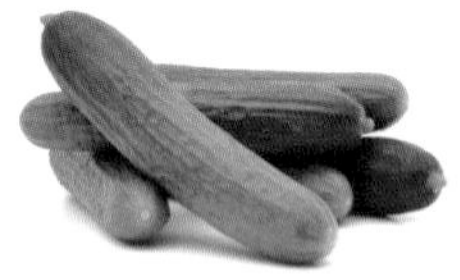

小黃瓜 先把鹽巴抹在小黃瓜的表面後，再用水沖洗，將苦澀味洗掉。待除去水分後，每條小黃瓜都用一張廚房紙巾包好放在冰箱保存。水分太多就容易腐壞，所以一定要除去水分。※ 請儘快食用。

2. 金針菇

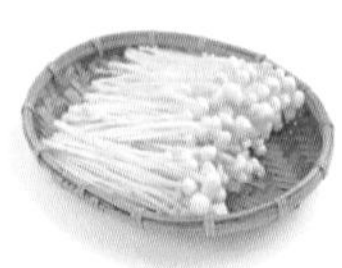

根部用刀子切除後用手撕成小條，攤平放在鋪有廚房紙巾的盤子上，之後鋪上一層廚房紙巾再放上金針菇，分層堆疊。然後再裝在密封容器內保管，以免產生水氣。每次要吃的時候再用流動的水清洗。

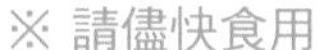

※ 請儘快食用。

3. 地瓜

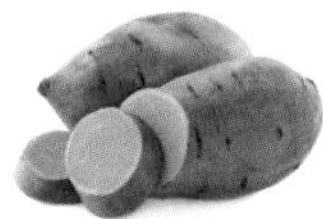

用流動的水洗淨後放入鍋中，再把水裝入鍋中，水位要蓋過地瓜，煮十五至二十分鐘。待地瓜冷卻後分裝，冷凍保存，避免與空氣接觸。只要在五分鐘前拿出來退冰，就能嘗到如雪酪般清涼又順口的口感。

4. 鷹嘴豆

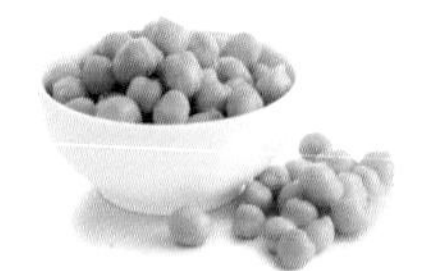

食用前一天請充分浸泡，再以流動的水洗淨後備用。鷹嘴豆放入鍋中後，再把水裝入鍋中，水位要蓋過鷹嘴豆，煮十至十五分鐘。待鷹嘴豆冷卻後，放進鋪有廚房紙巾的密封容器保存。

※ 鷹嘴豆容易腐壞，請分成少量多次調理。

5. 南瓜

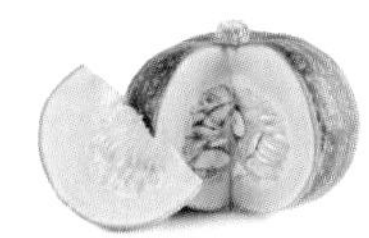

將南瓜放進微波爐加熱五分鐘左右，再將鬆軟的南瓜切成入口大小後放進夾鏈袋保存。需要時，取出食用分量放進微波爐加熱一分鐘左右即可。

6. 綠花椰菜、白花椰菜

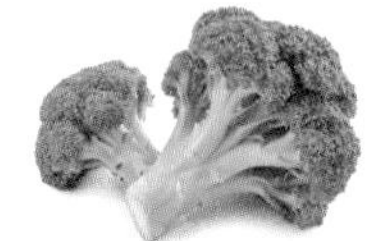

將綠花椰菜或白花椰菜切成適口大小後，泡在溶有蘇打粉的水五分鐘，再以流動的水清洗乾淨。之後放入滾水中汆燙一至兩分鐘，放涼後再放進鋪有廚房紙巾的密封容器中保存。※ 建議一次分量不要太多。綠花椰菜若汆燙超過十分鐘，營養素會被破壞，所以只要放入少量、稍微汆燙即可。儘量要將葉縫清洗乾淨，也可以在水中加點鹽巴後再汆燙。

7. 雜穀飯

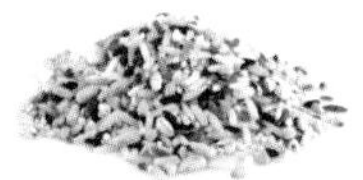

將雜穀米清洗乾淨後煮熟放涼，再分裝至小的密封容器中保存。要吃之前再微波解凍。

8. 菠菜

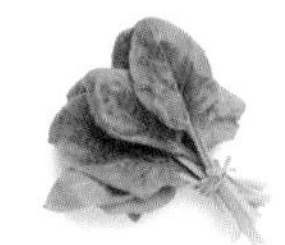

菠菜的葉片和根部容易沾上許多泥土或異物，所以要以流動的水清洗多次。先在鍋中裝入水位超過菠菜的水量，再放入二分之一匙的鹽巴，待煮滾後再放進菠菜，汆燙十五至二十秒即可。

9. 玉米

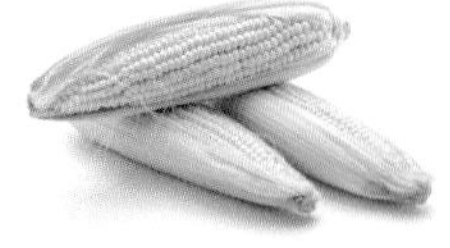

玉米可以用微波爐調理或是放入鍋中燉煮，料理方式相當多元。我最喜歡的方法是先處理玉米鬚，充分洗淨後放進鍋中，再把水裝入鍋中，水位要蓋過玉米，之後蓋上鍋蓋，以中火煮三十至四十分鐘，也可以按照個人喜好加糖或鹽巴調味。

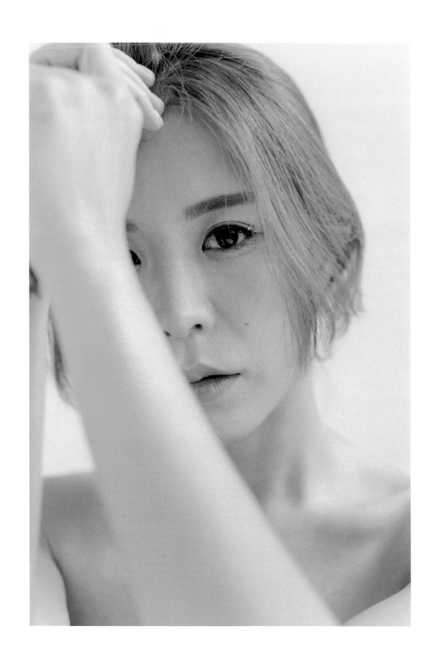

跟著我這樣做：開始健康地減肥「走路」

在醫生建議的運動項目或是健康書籍推薦的運動中，
一定都會有「走路」。
除了吃無麩質料理之外，我設定的第二個目標就是每天晚上出去走路。

走路
不會受到時間、場地、費用等的限制，
就算沒有特定的設備，
任何人也都能做到，是最安全的運動。
走路最大的魅力
就是能用皮膚感受天氣和季節的變化！
試著穿上運動服、穿上舒服的運動鞋，
在附近的公園或附近社區散散步吧！

走路時該注意的地方就是，
要穿上有軟墊的舒服運動鞋。
此外，走路時不要看手機，要看著正前方。
手臂可以輕鬆地前後擺動。
如果走快一點，讓自己有點喘的程度，
運動效果就會更好。

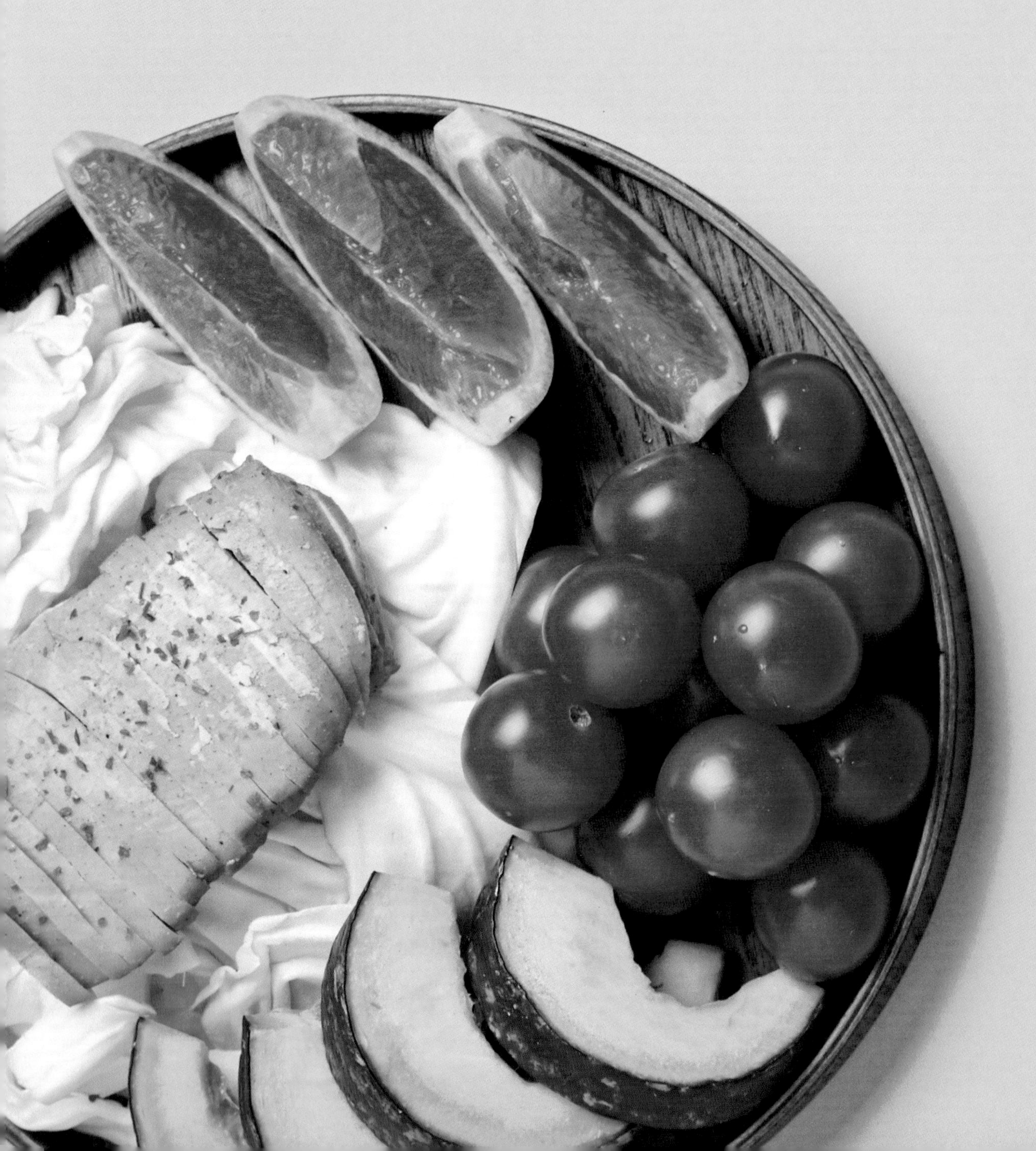

PART 1.

開始跟著我，無麩質瘦身飲食：減少食量讓身體排毒

1st Week

第一週

This Week's Challenges

本週目標

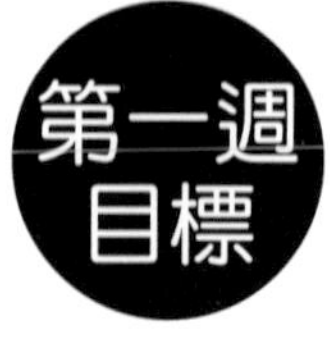

學會辨別麵粉製的食品！

肌力運動	有氧運動
全棒式三十秒／三組	健走運動四十分鐘

當你下定決心要戒麵粉之後，就要先瞭解「麵粉製品」的範圍。大部分提到麵粉製品的時候會想到比較明顯的，像泡麵、義大利麵或炸雞麵皮這類的，但其實在我們的餐桌上也有很多根本想不到含有麵粉的食物。要先瞭解哪些食物是麵粉製品才能成功。雖然會很難，還是開始一一分析哪些食物含有麵粉吧！

這週只要下定決心做到這個就行了！

01 不要用體重計，用眼睛看來衡量身材

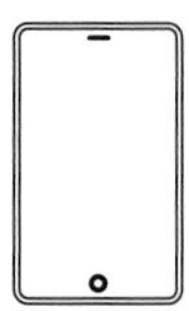

在開始戒麵粉的第一天，請先穿上運動內衣和運動短褲，拍下正面、背面及側面的全身照。之後每週都在同一個地方穿著同一件衣服比較，確認身體的變化。

02 一天喝五杯水以上

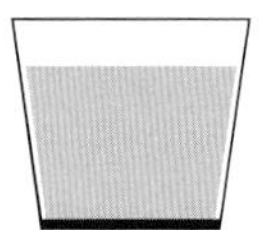

減肥時攝取水分是很重要的事情。如果攝取充分的水分，就能減緩空腹感，同時也能排出體內的老廢物質，促進腸胃蠕動，所以有助減肥。從今天起養成經常喝水的好習慣吧！

03 睡前讓身體呈 L 字型，伸展腿部

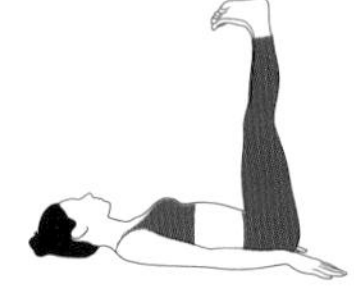

為了消除腿部因久站或過度活動而累積的疲勞，在睡前花十五分鐘伸展，這樣就能讓血液回流，促進血液循環，達到消除水腫的目的。堅持做下去就會很有效。

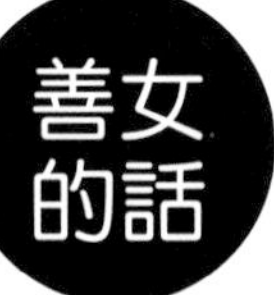

我的 100 天無麩質菜單計畫

為了「自己」而戒麵粉

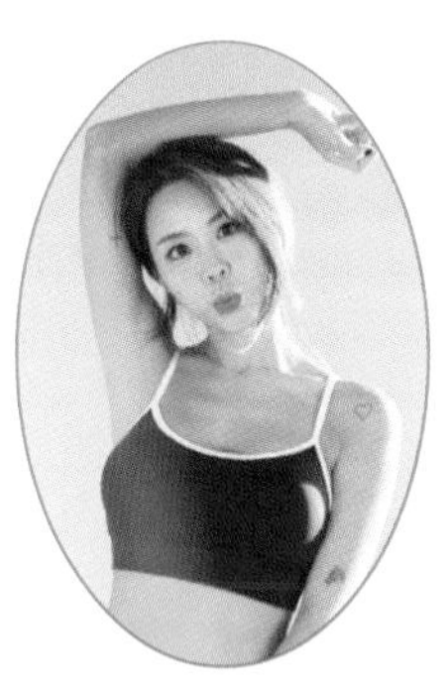

在這之前，麵粉製品都沒有離開過我的嘴巴。尤其我特別喜歡吃宵夜，那後果就是食物都無法充分消化，每天早上睜開眼睛時都得要拖著沉重又腫脹的身體起床，連到早上都還覺得食物滿到下巴，而且這種沉重感會持續一整天。

也許是因為這樣，現在要開始戒麵粉時，我最期待的就是「早晨時輕盈的身體」。我最大的目標就是改變我的習慣，以空腹的狀態睡著和起床。一想到我的腸胃總是塞得滿滿的，我就帶著抱歉的心情想要吃得比平常更少。過去我的胃總是充滿各種重口味的食物，本週起要開始淨空。

我聽過別人說，比起在沒有計畫的情況下行動，下定決心後再做將會創造出更大的價值。成果也一定會隨著我的心態而變得不同。就是接下來的這一週了！我想像著一週後的變化，大膽地開始戒麵粉。

This Week's Meal Plan

第一週菜單索引

	第 1 天	第 2 天	第 3 天
早餐	**羽衣甘藍香蕉綠拿鐵 P.32** • 羽衣甘藍 5 片 • 香蕉 1 條 • 洋蔥汁 1 包 • 金桔汁 1 匙 • 水 適量	**羽衣甘藍酪梨綠拿鐵 P.34** • 羽衣甘藍 5 片 • 香蕉 1 條 • 冷凍酪梨 1 匙 • 椰子水 1 匙 • 水 適量	**羽衣甘藍酪梨綠拿鐵 P.36** • 羽衣甘藍 5 片 • 香蕉 1 條 • 冷凍酪梨 1 匙 • 椰子水 1 匙 • 水 適量
午餐	**煙燻雞肉南瓜餐 P.32** • 小番茄 1 把 • 葡萄柚 ½ 顆 • 煙燻雞胸肉 1 包 • 南瓜 ⅓ 顆 • 高麗菜 1 把	**蒸地瓜煙燻雞塊 P.34** • 高麗菜 1 把 • 甜椒 4 條 • 葡萄柚 ½ 顆 • 蒸地瓜 1 條 • 煙燻蛋 2 顆 • 雞胸肉排 1 包	**煎鮭魚佐蔬果沙拉 P.36** • 甜椒 2 條 • 蘋果 ½ 顆 • 蒸地瓜 1 條 • 冷凍鮭魚 100 克 • 煙燻蛋 2 顆
晚餐	**麻辣雞肉佐納豆雜穀飯 P.33** • 甜椒 4 條 • 高麗菜 1 把 • 雜穀飯 50 克 • 納豆 1 盒 • 麻辣口味的雞胸肉 1 包	**雜穀飯清炒鴨肉 P.35** • 小番茄 1 把 • 高麗菜 1 把 • 甜椒 3 條 • 雜穀飯 50 克 • 炒鴨肉 50 克	**五彩雞排繽紛樂 P.37** • 雞胸肉排 1 包 • 高麗菜 1 把 • 南瓜 ½ 顆 • 小番茄 1 把 • 甜椒 2 條
點心	• 綜合堅果 1 把 • 美式咖啡 1 杯 • 蛋白棒 ½ 條	• 綜合堅果 1 把 • 美式咖啡 1 杯 • 蛋白棒 ½ 條	• 綜合堅果 1 把 • 美式咖啡 1 杯 • 蛋白棒 ½ 條

現在還只是第一階段，所以設計的菜單都是以能提供充分的飽足感為主，不要太過勉強。在容易放縱大吃的晚餐，以雜穀飯填滿肚子，不讓食欲在晚上有爆發的機會。

第4天	第5天	第6天	第7天
嫩洋蔥排毒汁 P.38 ・洋蔥汁 1 包 ・嫩麥芽粉 1 匙 ・金桔汁 1 匙 ・水 適量	**嫩洋蔥排毒汁 P.40** ・洋蔥汁 1 包 ・嫩麥芽粉 1 匙 ・金桔汁 1 匙 ・水 適量	**羽衣甘藍酪梨綠拿鐵 P.42** ・羽衣甘藍 5 片 ・香蕉 1 條 ・冷凍酪梨 1 匙 ・椰子水 1 匙 ・水 適量	**羽衣甘藍酪梨綠拿鐵 P.44** ・羽衣甘藍 5 片 ・香蕉 1 條 ・冷凍酪梨 1 匙 ・椰子水 1 匙 ・水 適量
麻辣雞肉炒四季豆餐 P.38 ・甜椒 1 條 ・小番茄 1 把 ・高麗菜 1 把 ・蒸地瓜 1 條 ・煙燻蛋 2 顆 ・麻辣口味的雞胸肉炒四季豆	**豆奶高蛋白餐 P.40** ・葡萄柚 ½ 顆 ・小番茄 1 把 ・Green Muesli 1 包（譯註：麥苗和麥芽粉的沖泡飲） ・每日豆奶 99.89 200㎖ 1 罐	**雞胸肉南瓜高麗菜沙拉 P.42** ・高麗菜 1 把 ・雞胸肉排 1 包 ・南瓜 ⅓ 顆 ・小番茄 1 把	**糖醋雞肉南瓜甜椒餐 P.44** ・甜椒 2 條 ・小番茄 1 把 ・南瓜 ⅓ 顆 ・糖醋肉口味的雞胸肉 1 包 ・紫甘藍 1 把
鴨肉番茄雜穀飯 P.39 ・炒鴨肉 80 克 ・小番茄 1 把 ・雜穀飯 50 克 ・甜椒 4 條	**鮭魚納豆雜穀飯套餐 P.41** ・甜椒 3 條 ・冷凍鮭魚 50 克 ・納豆 1 盒 ・雜穀飯 50 克 ・蘆筍 3 條 ・小番茄 1 把	★★★★★ **欺騙餐！**	**乾煎鮭魚佐輕食沙拉 P.45** ・紫甘藍 1 把 ・垂盆草 少許 ・冷凍鮭魚 100 克 ・雜穀飯 50 克 ・納豆 1 盒 ・甜椒 2 條
・綜合堅果 1 把 ・美式咖啡 1 杯 ・蛋白棒 ½ 條	・綜合堅果 1 把 ・美式咖啡 1 杯 ・蛋白棒 ½ 條	・綜合堅果 1 把 ・美式咖啡 1 杯 ・蛋白棒 ½ 條	・綜合堅果 1 把 ・美式咖啡 1 杯 ・蛋白棒 ½ 條

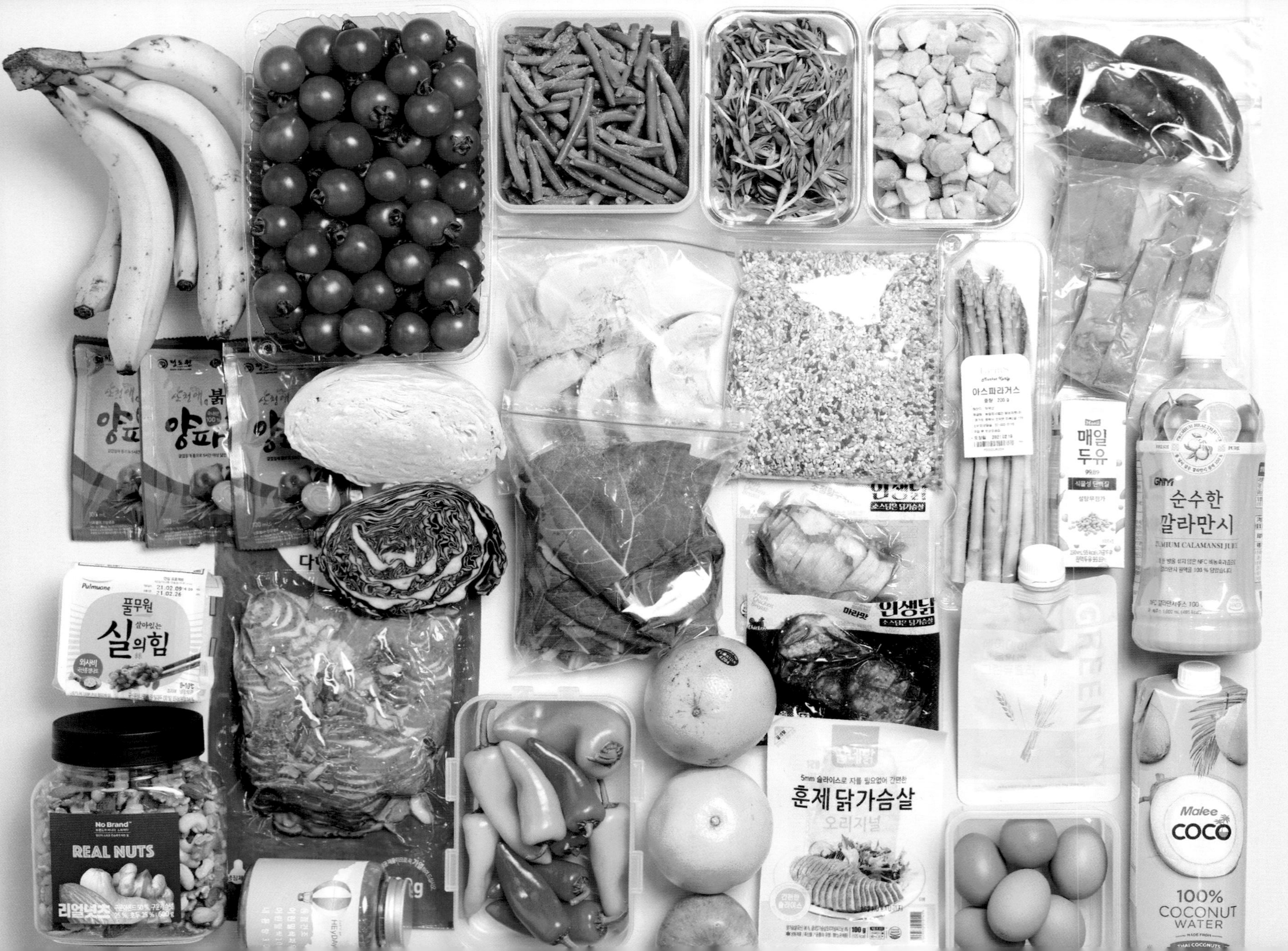
순수한
깔라만시
Malee
COCO
100%
COCONUT
WATER
매일
두유
GREEN
아스파라거스
훈제 닭가슴살
오리지널
HEyDAY
풀무원
Pulmuone
No Brand
REAL NUTS

This Week's Meal Prep

第一週備餐計畫：買好之後放心地吃吧！

生鮮食材

- [x] 蘋果 ½ 顆
- [ ] 葡萄柚 1.5 顆
- [ ] 雜穀米
- [ ] 南瓜 1.5 顆
- [ ] 紫甘藍 2 把
- [ ] 煙燻蛋 6 顆
- [ ] 高麗菜 7 把
- [ ] 小番茄 9 把（1 把約 10-12 顆）
- [ ] 地瓜 3 條
- [ ] 甜椒 27 條
- [ ] 冷凍鮭魚 250 克
- [ ] 羽衣甘藍 25 片
- [ ] 香蕉 5 條
- [ ] 冷凍四季豆 少許
- [ ] 垂盆草 少許
- [ ] 蘆筍 3 條

市售食材

- [x] 綜合堅果 7 把（No Brand）
- [ ] 紅洋蔥汁 3 包（San Cheong Ae）
- [ ] 冷凍酪梨 4 匙（Gom Gom）
- [ ] 純天然金桔汁 3 匙（GNM）
- [ ] 煙燻雞胸肉 1 包（Goob Ne）
- [ ] 麻辣口味的雞胸肉 2 包（In Saeng Dak）
- [ ] 糖醋肉口味的雞胸肉 1 包（In Saeng Dak）
- [ ] 雞胸肉排 3 包（Heo Dak）
- [ ] 絲之力納豆 3 盒（Pul Mu One）
- [ ] 鴨肉 130 克（DahYang 鴨）
- [ ] 嫩麥芽粉 2 匙（Pa Pa Organic）
- [ ] Green Muesli（麥苗和麥芽粉沖泡飲）1 包（Pa Pa Organic）
- [ ] 每日豆奶 99.89 200mℓ 1 罐（每日）
- [ ] 椰子水 4 匙（Malee）
- [ ] 蛋白棒 3.5 條（科克蘭）

早餐

羽衣甘藍香蕉綠拿鐵

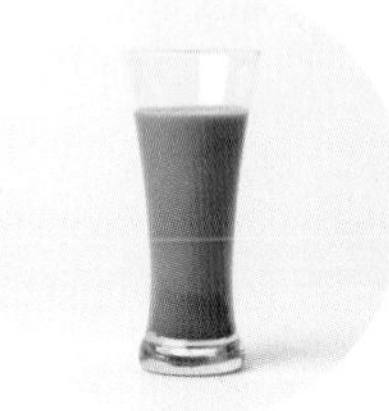

羽衣甘藍含有豐富的鐵質，特別適合女性，配上香軟糯甜的香蕉簡直是夢幻組合。香蕉讓綠拿鐵變得濃稠，不僅更美味也增加飽足感。搭配能排出脂肪的洋蔥汁和金桔汁增添甜味。請邊確認濃稠度邊調整水量。

食材：羽衣甘藍 5 片、香蕉 1 條、洋蔥汁 1 包、金桔汁 1 匙、水適量。
需要調理：❶ 將羽衣甘藍和香蕉放入攪拌機。❷ 放入洋蔥汁和金桔汁作為基底。❸ 在攪拌的過程中邊觀察濃稠度邊加水。

午餐

煙燻雞肉南瓜餐

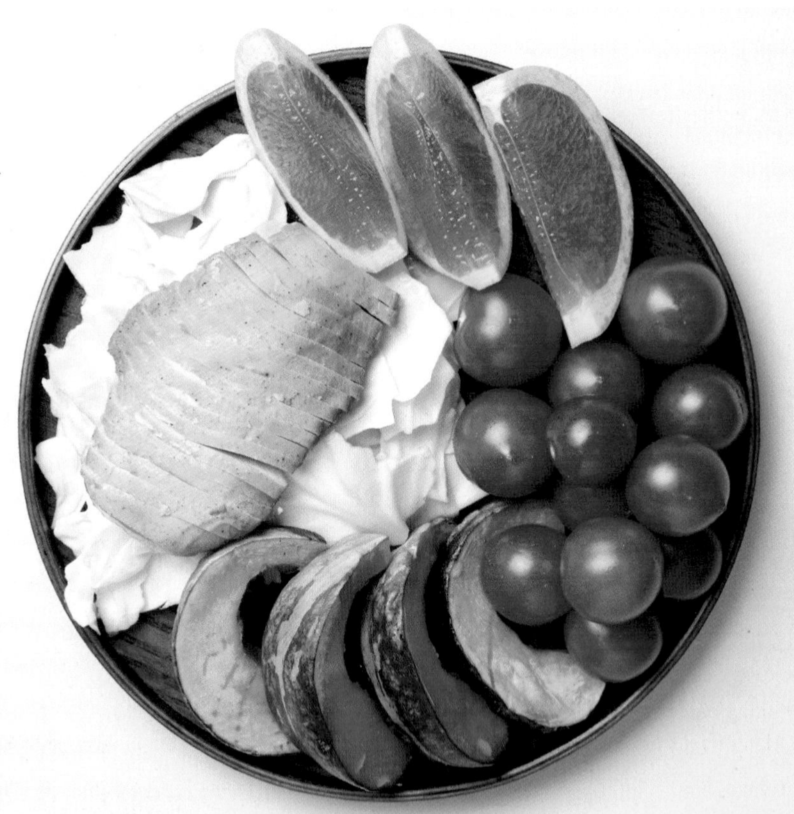

南瓜是熱量低又有飽足感的優質澱粉。蛋白質最好能充分攝取，一餐至少需要二十公克左右的蛋白質。市面上販售的雞胸肉是容易取得又便宜的蛋白質來源。在減肥的第一天儘量多攝取有益腸胃健康的高麗菜吧！

食材：小番茄 1 把、葡萄柚 ½ 顆、煙燻雞胸肉 1 包、南瓜 ⅓ 顆、高麗菜 1 把。
不需要調理（將南瓜和雞胸肉放進微波爐加熱一至兩分鐘後，在盤中擺得美美後即可立即食用。）

善女的小撇步

每餐都要吃點當季水果，就算只有一點點也可以。這會幫助你甩開甜食的誘惑。

休息一下

下午茶點心	善女的悄悄話
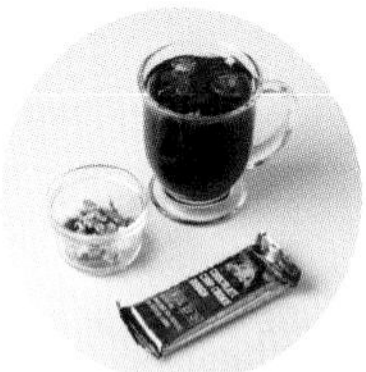 · 美式咖啡 1 杯 · 綜合堅果 1 把 · 蛋白棒 ½ 條	一到晚上九點，所有在減肥的人就開始哀號，因為必須在睡前與飢餓的自己孤獨地天人交戰。減肥的夜晚總是最難熬的。不過，要牢牢記住，只有這瞬間很難熬，趕快睡覺忍過這一刻，隔天起來的驕傲和自豪是任何事物都比不上的，不會再想到前一晚沒吃的食物，反而會想用更健康的食物給自己吃實在的一餐。然而，要是真的吃了宵夜，隔天會想要放任自己。以一句話來說，健康的一天會啟動健康的另一天，不健康的一天會招來不健康的另一天。

晚餐

麻辣雞肉佐納豆雜穀飯

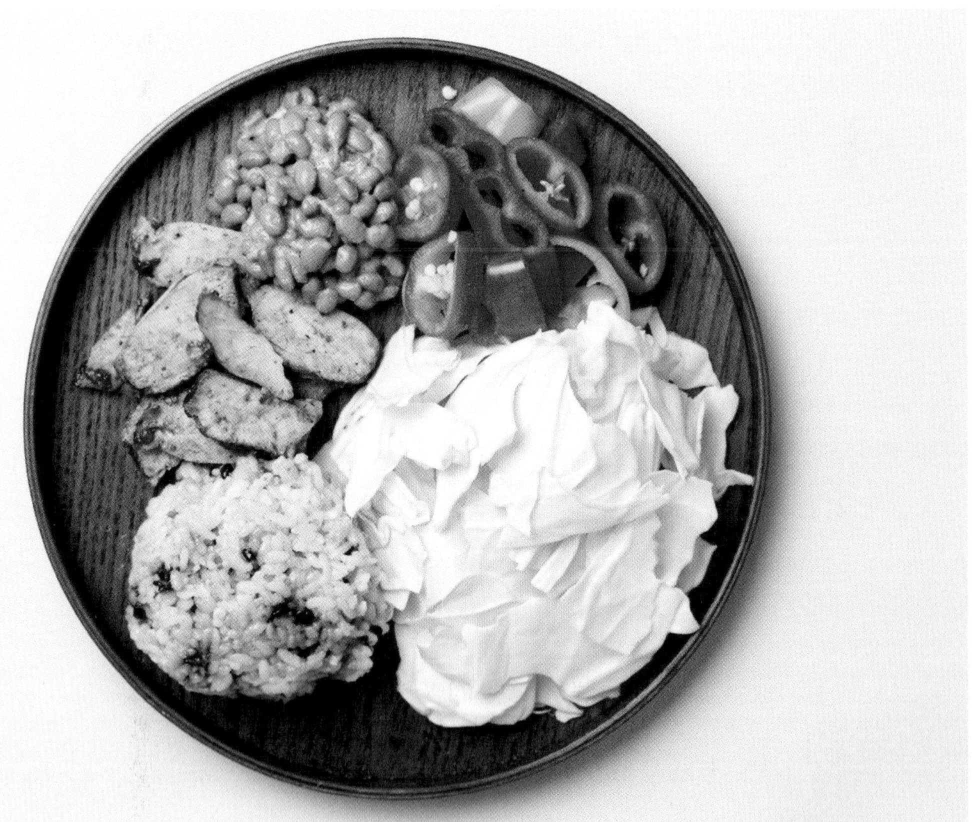

現在是要努力地按部就班改善飲食習慣的階段，所以不要太過勉強，最好能減少食量並準備高蛋白的食物和蔬菜。醃得微辣的雞胸肉能把每晚對宵夜的眷戀甩得一乾二淨。

食材：甜椒 4 條、高麗菜 1 把、雜穀飯 50 克、納豆 1 盒、麻辣口味的雞胸肉 1 包。不需要調理（取出已經準備好的食材後裝盤，將麻辣口味的雞胸肉放進微波爐加熱一至兩分鐘。納豆充分攪拌後即可食用。）

善女的小撇步

吃納豆時，不要加入附贈的醬料，直接品嘗納豆的原味吧！要儘可能攪拌，越牽絲越好，絲越多，越能提升免疫力。

早餐

羽衣甘藍酪梨綠拿鐵

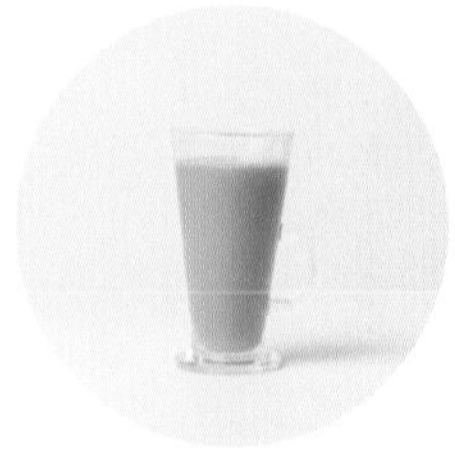

空腹攝取酵素豐富的綠拿鐵能讓飽足感維持很久。作法相當簡單，在忙碌的早上也能快速做來喝。如果一直以來都因為早晨忙碌而餓著肚子，趁這個機會養成健康的飲食習慣吧！

食材：羽衣甘藍 5 片、香蕉 1 條、冷凍酪梨 1 匙、椰子水 1 匙、水適量。
需要調理：❶ 將羽衣甘藍、香蕉、酪梨放入攪拌機中。❷ 在攪拌的過程中邊觀察濃稠度邊加椰子水和水。

午餐

蒸地瓜煙燻雞塊

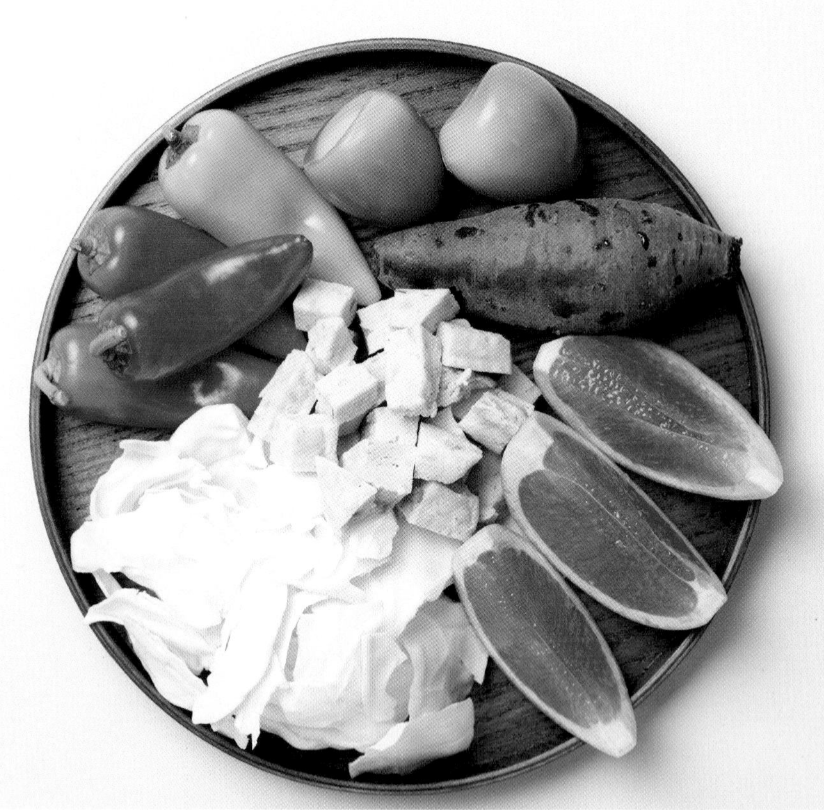

像我這種腸胃非常差的人，高麗菜簡直就是我身心的閨蜜。地瓜能讓人輕鬆且毫無負擔地攝取澱粉，甜椒能攝取充分的維他命。一餐至少需要二十克以上的蛋白質，所以我準備了雞胸塊和煙燻蛋。

食材：高麗菜 1 把、甜椒 4 條、葡萄柚 ½ 顆、蒸地瓜 1 條、煙燻蛋 2 顆、雞胸肉排 1 包。不需要調理（將雞胸肉放進微波爐加熱一至兩分鐘，跟已經準備好的食材一起享用。）

善女的小撇步

減肥時攝取像甜椒或高麗菜等營養密度較高的蔬菜能滿足食慾。蛋黃一天吃到兩顆也沒問題。

休息一下

下午茶點心	善女的悄悄話
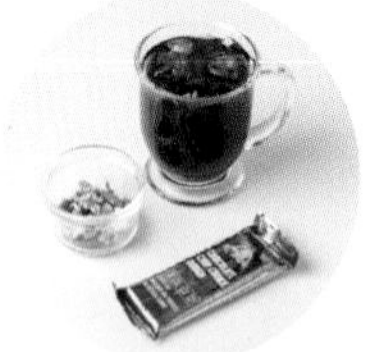 ・美式咖啡 1 杯 ・綜合堅果 1 把 ・蛋白棒 ½ 條	雖然午餐時間看到老公在一旁吃冷麵和炸雞美乃滋會覺得有點痛苦，但至少他不會誘惑我、叫我一起吃，真的很謝謝他。今天特別領悟到，減肥時身邊的人的角色非常重要。所以要提前拜託身邊的人，我也是提前拜託我老公，請他不要誘惑我。也許是因為這樣，老公看到我在吃沙拉的時候隨口說了一句讓我印象深刻的話：「忍耐是苦澀的，結果卻是甘甜的。」這句簡單的話今天格外成為我隱形的力量。

晚餐

雜穀飯清炒鴨肉

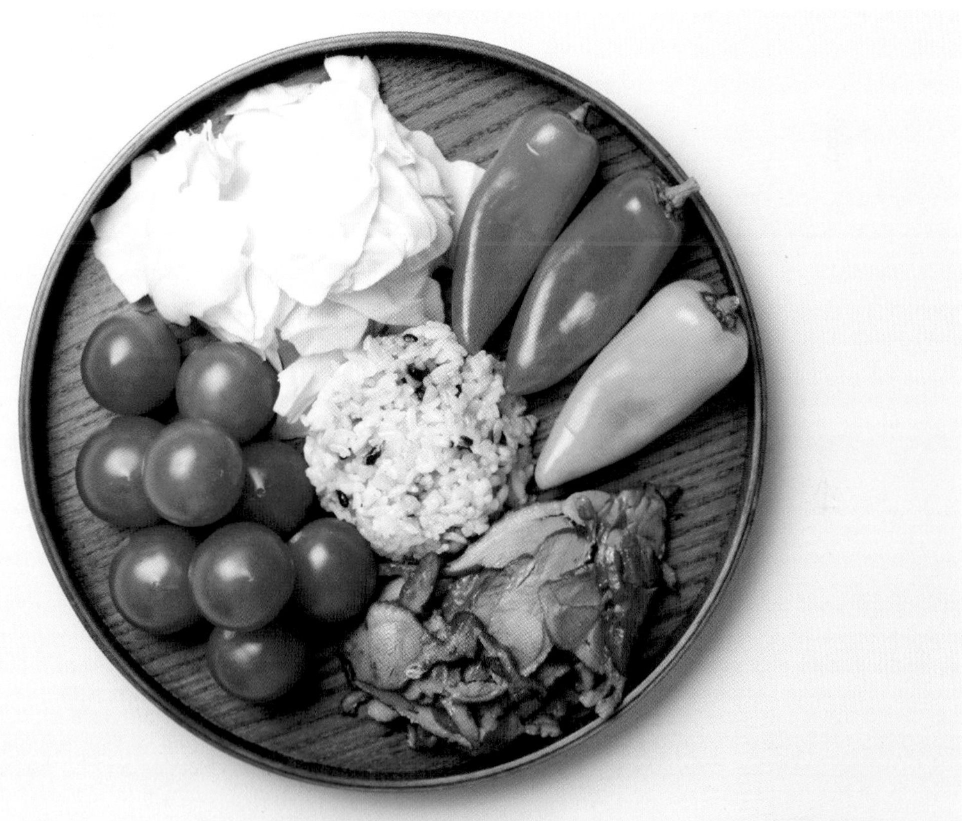

身體不會因為單吃某一種食物就變好。所以這次我準備的是鴨肉，而非雞胸肉，讓我能攝取到多樣的蛋白質。炒鴨肉讓我有種吃外食的感覺，對於想吃美食卻必須減少食量的我來說，鴨肉就像一絲曙光。搭配脆脆的甜椒和高麗菜，就能增添飽足感。

食材：小番茄 1 把、高麗菜 1 把、甜椒 3 條、雜穀飯 50 克、炒鴨肉 50 克。
需要調理：❶ 取出冷凍鴨肉後放入滾水中煮三分鐘以上。❷ 移至平底鍋繼續炒。❸ 搭配脆脆的甜椒、高麗菜、小番茄和雜穀飯一起享用。

善女的小撇步

加工肉品中常見的亞硝酸鈉，對身體並不好，所以一定要先在滾水中煮滾，放進平底鍋中再炒一次，儘可能過濾掉。

早餐

羽衣甘藍酪梨綠拿鐵

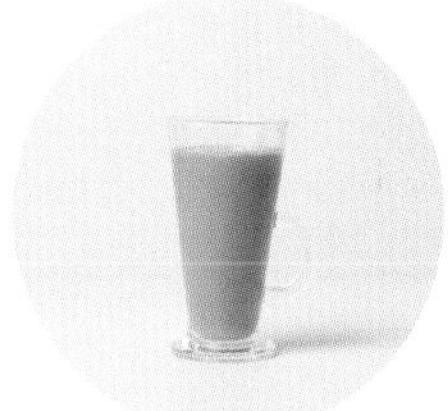

雖說是為了健康而喝的，但羽衣甘藍酪梨綠拿鐵的味道真的很棒，讓人意猶未盡，尤其胃已經撐過了昨夜長時間空腹，這時喝杯綠拿鐵就能讓腸胃毫無負擔地開始一整天，綠拿鐵做為健康的早餐毫不遜色。

食材：羽衣甘藍 5 片、香蕉 1 條、冷凍酪梨 1 匙、椰子水 1 匙、水適量。需要調理：❶ 將羽衣甘藍、香蕉、酪梨放入攪拌機中。❷ 在攪拌的過程中邊觀察濃稠度邊加椰子水和水。

午餐

煎鮭魚佐蔬果沙拉

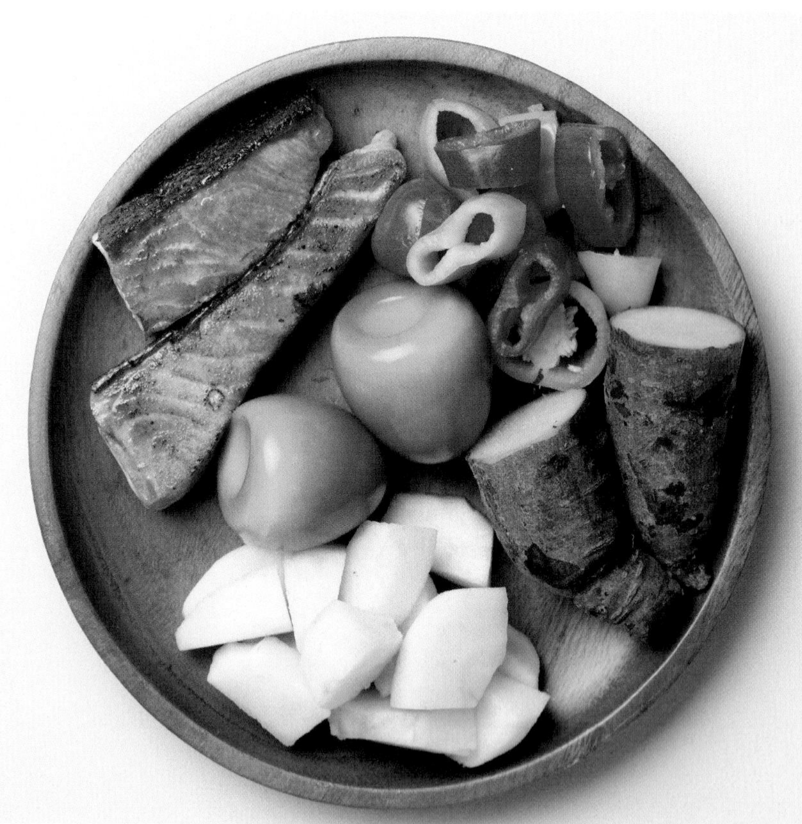

香脆的蘋果和甜椒有豐富的維他命 C，能補充減肥期間缺乏的元氣。受到許多減肥人士歡迎的減肥食材鮭魚也富含維他命 D。若再加上煙燻蛋來補足蛋白質，就好到無以復加了。

食材：甜椒 2 條、蘋果 ½ 顆、蒸地瓜 1 條、冷凍鮭魚 100 克、煙燻蛋 2 顆。需要調理：❶ 將冷凍鮭魚放在已經預熱的平底鍋上，正反面翻動並以小火煎至全熟（雖然也可生吃，但表面煎至酥脆時更好吃。）❷ 搭配其餘食材一起享用。

善女的小撇步

蘋果能分解並排除體內毒素，但甜度較高建議可以少量多次地攝取。

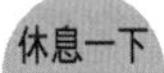

休息一下

下午茶點心

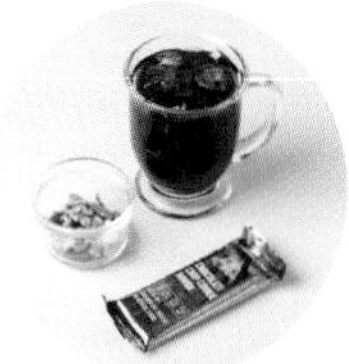

- 美式咖啡 1 杯
- 綜合堅果 1 把
- 蛋白棒 ½ 條

善女的悄悄話

每天早上起床時身體不會浮腫，就像一張白紙一樣輕盈。身體竟然可以這麼快就變得輕盈，我深刻反省自己到目前為止吃下多少對身體有負擔又不好的食物。我並沒有為了改善飲食習慣而硬逼自己吃低熱量的食品，只是努力吃生菜。我覺得吃得簡單對健康、對身體一定都很好。

晚餐

五彩雞排繽紛樂

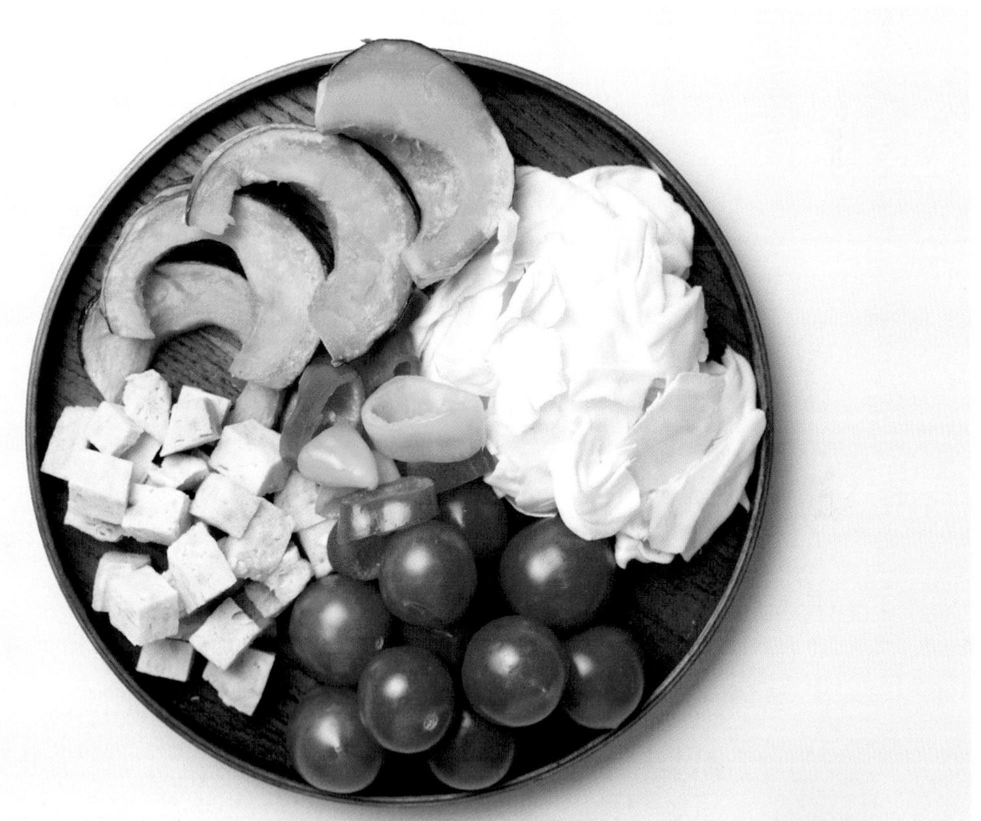

把雞胸肉包在生高麗菜裡面一起吃更有飽足感。在快要吃膩雞胸肉的時候，可以啃著又好吃又爽脆的甜椒，這樣就不會膩，也能吃得飽。

食材：雞胸肉排 1 包、高麗菜 1 把、南瓜 ½ 顆、小番茄 1 把、甜椒 2 條。
不需要調理（將雞胸肉放進微波爐加熱一至兩分鐘，跟已經準備好的食材一起享用。）

善女的小撇步

為了避免肚子餓的時候吃得太快，請記下用餐前後的時間，並持續留意時間，一餐至少要吃二十分鐘以上。

早餐

嫩洋蔥排毒汁

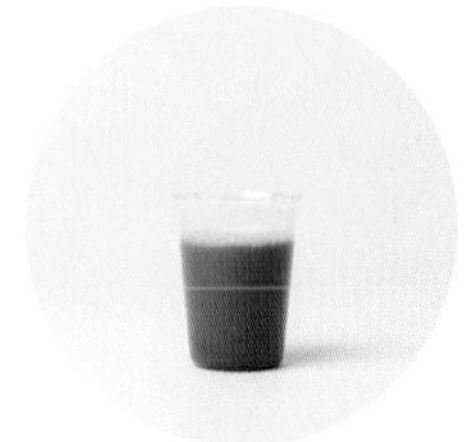

為了能在忙碌的早晨輕鬆享用早餐，請提早買好嫩麥芽粉。麥芽粉是將麥芽冷凍乾燥後製成的，能充分攝取到麥芽完整的營養素。在忙碌的早上只要將嫩麥芽粉倒入杯中搖勻，即可輕鬆解決一餐。

食材：洋蔥汁 1 包、嫩麥芽粉 1 匙、金桔汁 1 匙、水適量。
不需要調理（將嫩麥芽粉和金桔汁倒入洋蔥汁中，加入適當的水後，搖勻即可食用。）

午餐

麻辣雞肉炒四季豆餐

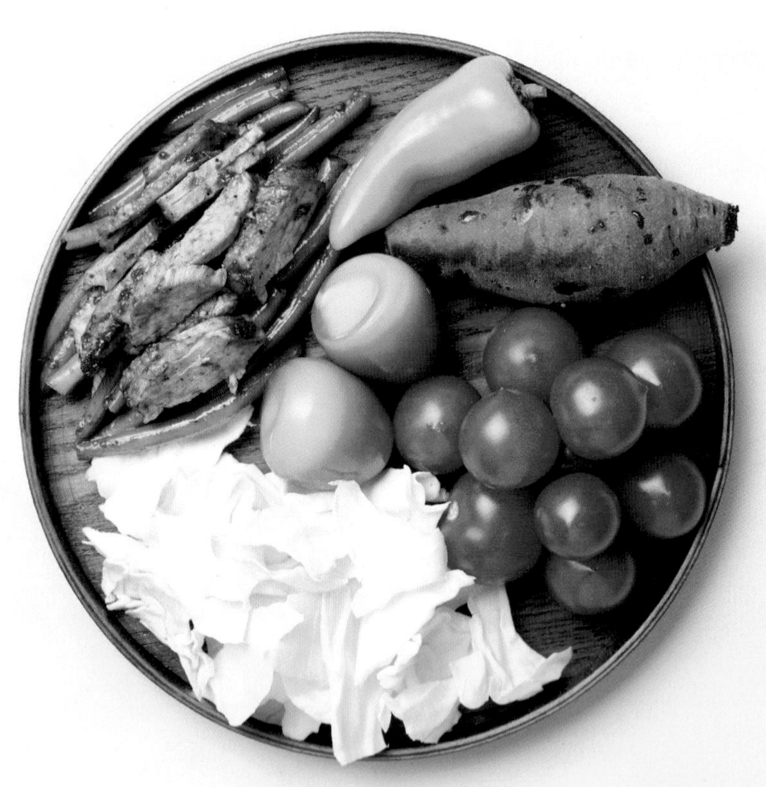

在減肥的時期，總會有想吃重口味、辣味食物的日子。這時立刻拿出又甜又辣的麻辣口味雞胸肉，搭配高麗菜和甜椒中和辣味。

食材：甜椒 1 條、小番茄 1 把、高麗菜 1 把、蒸地瓜 1 條、煙燻蛋 2 顆、麻辣口味的雞胸肉炒四季豆（麻辣口味雞胸肉 1 包、冷凍四季豆少許）。
需要調理：❶ 將雞胸肉放進微波爐加熱一至兩分鐘解凍。❷ 將少許橄欖油均勻倒入平底鍋中，以小火翻炒冷凍四季豆。❸ 放入雞胸肉，跟四季豆一起繼續翻炒。❹ 搭配其餘食材一起享用。

善女的小撇步

不需要執著在原味的雞胸肉，如果購買自己喜歡的雞胸肉口味，就能克制想吃宵夜的念頭。建議選購多種口味雞胸肉。

休息一下

下午茶點心	善女的悄悄話
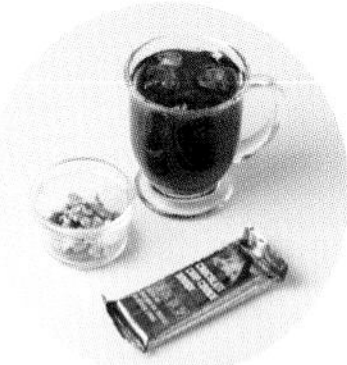 • 美式咖啡 1 杯 • 綜合堅果 1 把 • 蛋白棒 ½ 條	我定好早餐、午餐、晚餐時間後，正在努力按時用餐，雖然前後可能會差個三十分鐘，我還是儘可能努力。今天晚上的行程必須外出，所以我把晚餐帶出去吃。一開始雖然有點尷尬，但一想到這個過程也是為了自己而付出的努力，就不那麼在意了。

晚餐

鴨肉番茄雜穀飯

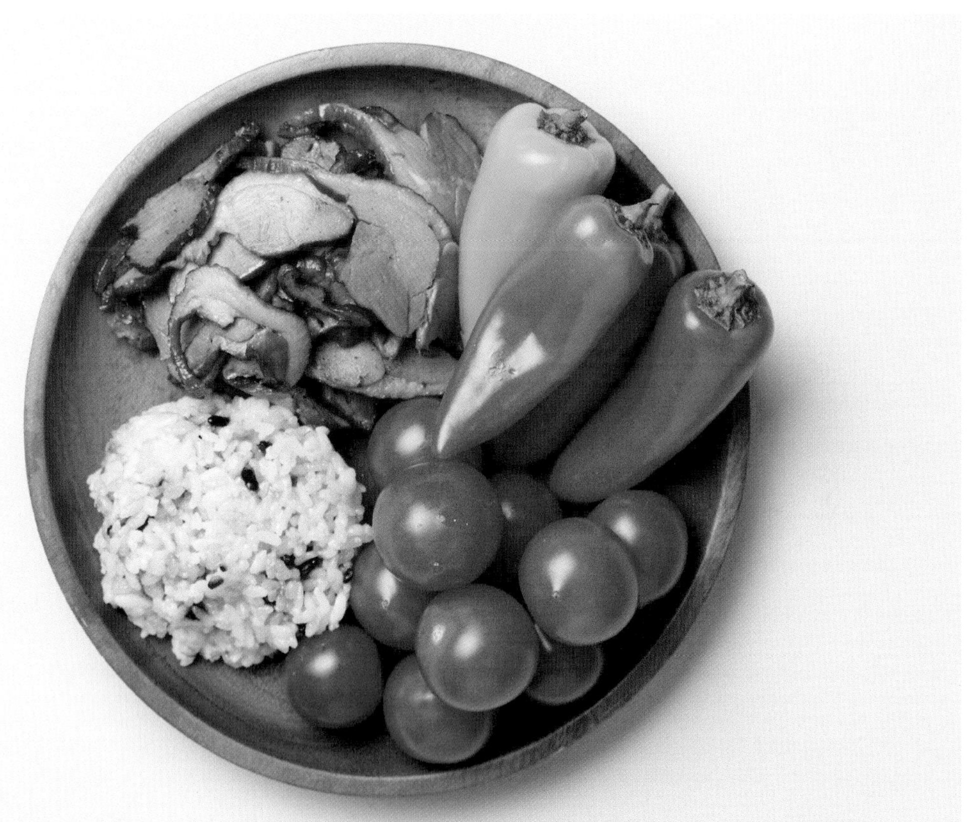

第四天開始越來越辛苦了。似乎到了一個關卡時該怎麼辦？鴨肉就是正確答案。像今天這樣想吃美味大餐時，就利用方便調理的鴨肉來改變口味吧！

食材：炒鴨肉 80 克、小番茄 1 份、雜穀飯 50 克、甜椒 4 條。
需要調理：❶ 取出冷凍鴨肉後，在滾水中煮三分鐘。❷ 移至已經預熱的平底鍋上，再次充分翻炒。❸ 搭配其餘食材一起享用。

善女的小撇步

我推薦糙米飯或雜穀飯，不僅纖維質豐富，還能減少胰島素的快速分泌。

早餐

嫩洋蔥排毒汁

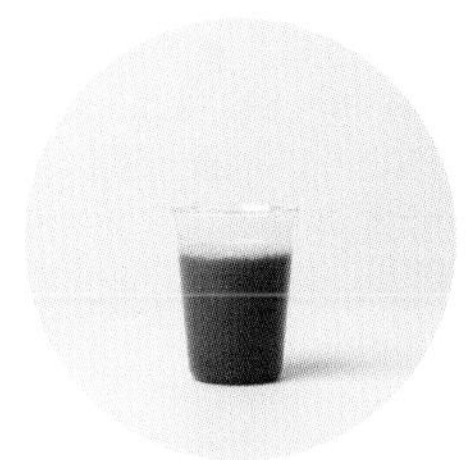

目前正在努力規律用餐，但有時早上仍然會受到時間限制。這種時候只要輕鬆地把各種食材裝入瓶中帶出門，就能在路上享用早餐，非常方便。

食材：洋蔥汁 1 包、嫩麥芽粉 1 匙、金桔汁 1 匙、水適量。
不需要調理（將嫩麥芽粉和金桔汁倒入洋蔥汁中，加入適當的水後，搖勻即可食用。）

午餐

豆奶高蛋白餐

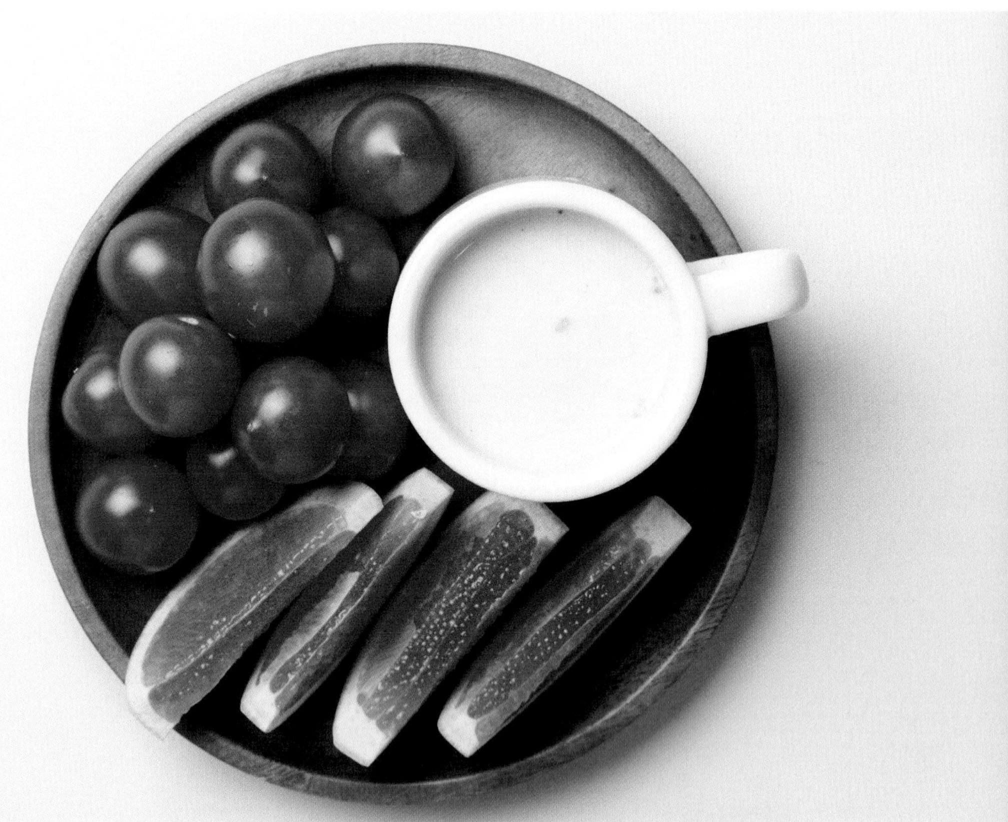

把一包鮮食或蛋白奶昔和豆奶放在包包裡隨身攜帶吧！這樣不論在公司還是在學校，在室內還是在室外，都能不受環境限制方便用餐。如果再像準備便當一樣準備葡萄柚和小番茄隨身攜帶，就連維他命都能補充，再好不過了。

食材：葡萄柚 ½ 顆、小番茄 1 把、Green Muesli（譯註：麥苗和麥芽粉的沖泡飲）1 包、每日豆奶 99.89 1 罐（200mℓ）。不需要調理（將豆奶倒進 Green Muesli 裡，搖勻後搭配準備的食材一起享用。）

善女的小撇步

建議在包包中放入奶昔和瓶罐，這樣就能方便在臨時出外勤或加班時飲用。

休息一下

下午茶點心	善女的悄悄話
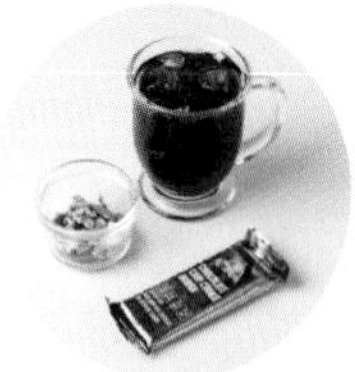 · 美式咖啡 1 杯 · 綜合堅果 1 把 · 蛋白棒 ½ 條	我今天一整天都很忙。雖然希望至少可以吃點好吃的，但不巧的是整天行程都在外面，所以只能吃得很簡單。早餐和午餐都只喝奶昔稍微果腹，導致下午連站著的力氣都沒有。不過明天就是期待已久的第一次的欺騙餐。雖然欺騙餐還是不能吃麵粉，但我還是非常期待。今天晚上就先忍耐，趕快去睡吧！

晚餐

鮭魚納豆雜穀飯套餐

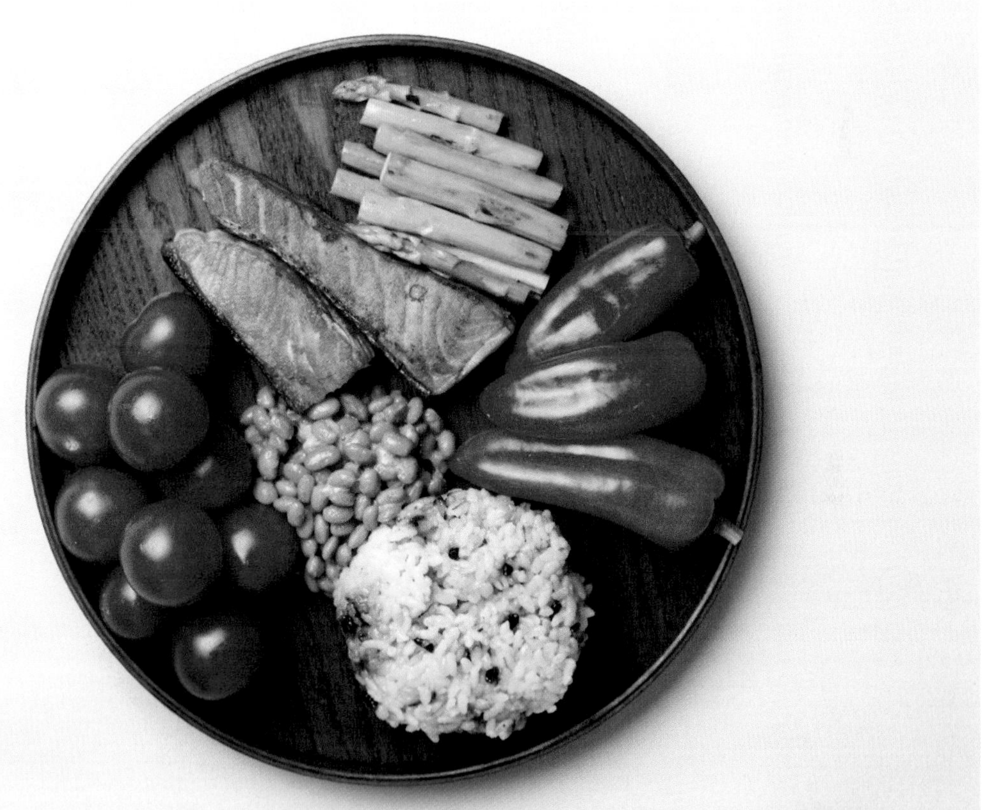

今天的早餐和午餐都是以奶昔為主，沒有吃飽，趕快煎鮭魚和蘆筍來吃吧！用鮭魚排和蘆筍做出非常滿足的一餐，如果再加上納豆，就能組成滿滿蛋白質的晚餐，補足缺乏的能量。

食材：甜椒 3 條、冷凍鮭魚 50 克、納豆 1 盒、雜穀飯 50 克、蘆筍 3 條、小番茄 1 把。需要調理：❶ 將冷凍鮭魚放在平底鍋上，以小火將正反面煎熟。❷ 蘆筍撒上胡椒粉後，以小火煎至微焦。❸ 搭配其餘的食材一起享用。

善女的小撇步

真空包裝的小塊冷凍鮭魚可以在每次需要的時候取出食用，非常方便，在想吃鮭魚時很適合煎來吃。

早餐

羽衣甘藍酪梨綠拿鐵

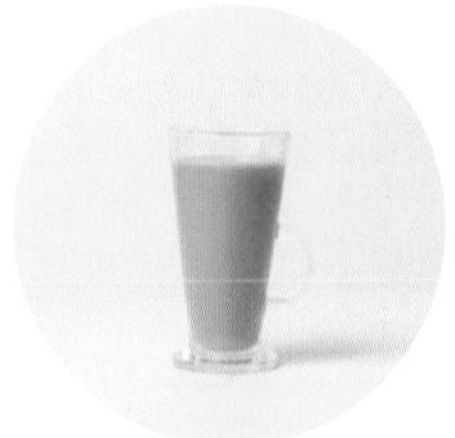

吃欺騙餐的當天早餐適合用清爽的奶昔「讓胃舒服地」開始。加在綠拿鐵裡的香甜香蕉能讓長時間空腹而癱軟無力的身體注入活力。

食材：羽衣甘藍 5 片、香蕉 1 條、冷凍酪梨 1 匙、椰子水 1 匙、水適量。需要調理：❶ 將羽衣甘藍、香蕉、酪梨放入攪拌機中。❷ 在攪拌的過程中邊觀察濃稠度邊加椰子水和水。

午餐

雞胸肉南瓜高麗菜沙拉

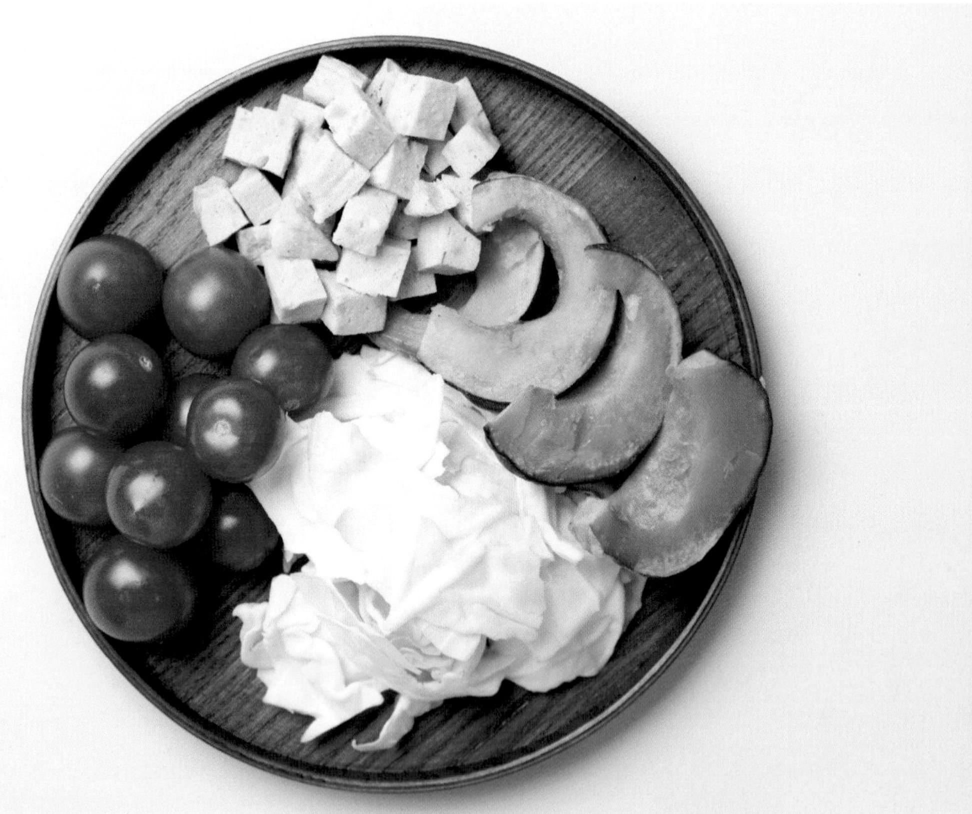

為了避免突然吃到太刺激的食物，導致胃無法承受，我們來想點對策吧！將沒有調味的雞胸肉包在高麗菜裡，能增添飽足感，再吃點熱量低的南瓜，輕鬆滿足有點空虛的感覺。

食材：高麗菜 1 把、雞胸肉排 1 包、南瓜 ⅓ 顆、小番茄 1 把。
不需要調理（將雞胸肉以及事先準備好的冷凍南瓜各別放入微波爐加熱一至兩分鐘。）

善女的小撇步

遇到有欺騙餐的日子，只要「一餐」吃得豐盛就行了，不需要整天都吃很多。另外，我也不建議餓肚子，再吃欺騙餐，很有可能會變成暴飲暴食。

休息一下

下午茶點心

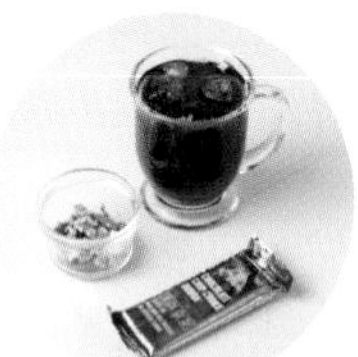

- 美式咖啡 1 杯
- 綜合堅果 1 把
- 蛋白棒 ½ 條

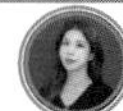

善女的悄悄話

這是開始戒麵粉後第一次的欺騙餐。剔除掉許多麵粉製品後，我選豬腳作為欺騙餐。為了能讓飽足感達到最大值，我儘可能細嚼慢嚥，細細品味豬肉，也用兩三片萵苣和紫蘇葉包著肉吃。至於我最喜歡的酒，只能忍耐了，飯也只吃三分之一碗。當然我心裡強烈地渴望能解開腰帶盡情地吃喝，但如果那麼做，過去一週的努力就會瞬間化為泡影。現在還是在培養習慣的過程，需要克制自己。

晚餐

欺騙餐：可以選擇高熱量的優質蛋白質食材及營養密度高的蔬菜

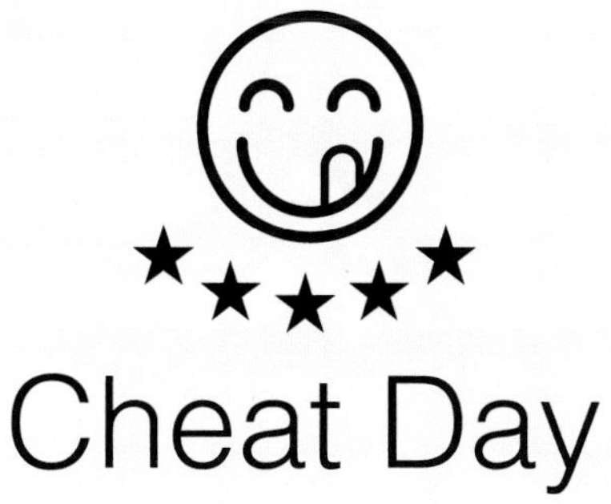

絕對不能因為一整週都完全沒碰麵粉，而且吃的都是以蔬菜為主的輕食就想要一餐暴飲暴食。那麼做會帶給胃許多負擔，建議能避開酒或太刺激的食物。現在還沒有完全改掉減肥前的飲食習慣，最好能拜託一起用餐的人幫忙自己克制。

早餐

羽衣甘藍酪梨綠拿鐵

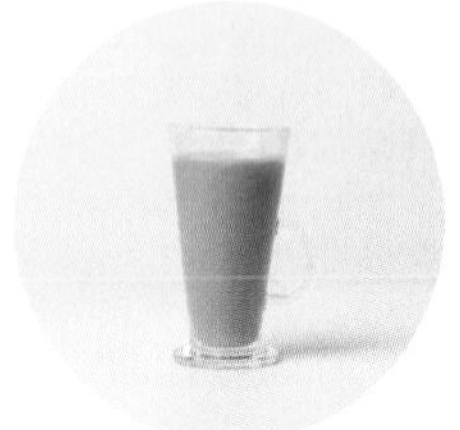

如果在欺騙餐的隔天喝綠拿鐵，就能抵擋欺騙餐的後遺症，保持堅定。作為基底的椰子水富含纖維質，有助消化，而且椰子水含有豐富的鉀，能快速排除體內的鈉和老廢物質。

食材：羽衣甘藍5片、香蕉1條、冷凍酪梨1匙、椰子水1匙、水適量。
需要調理：❶ 將羽衣甘藍、香蕉、酪梨放入攪拌機中。❷ 在攪拌的過程中邊觀察濃稠度邊加椰子水和水。

午餐

糖醋雞肉南瓜甜椒餐

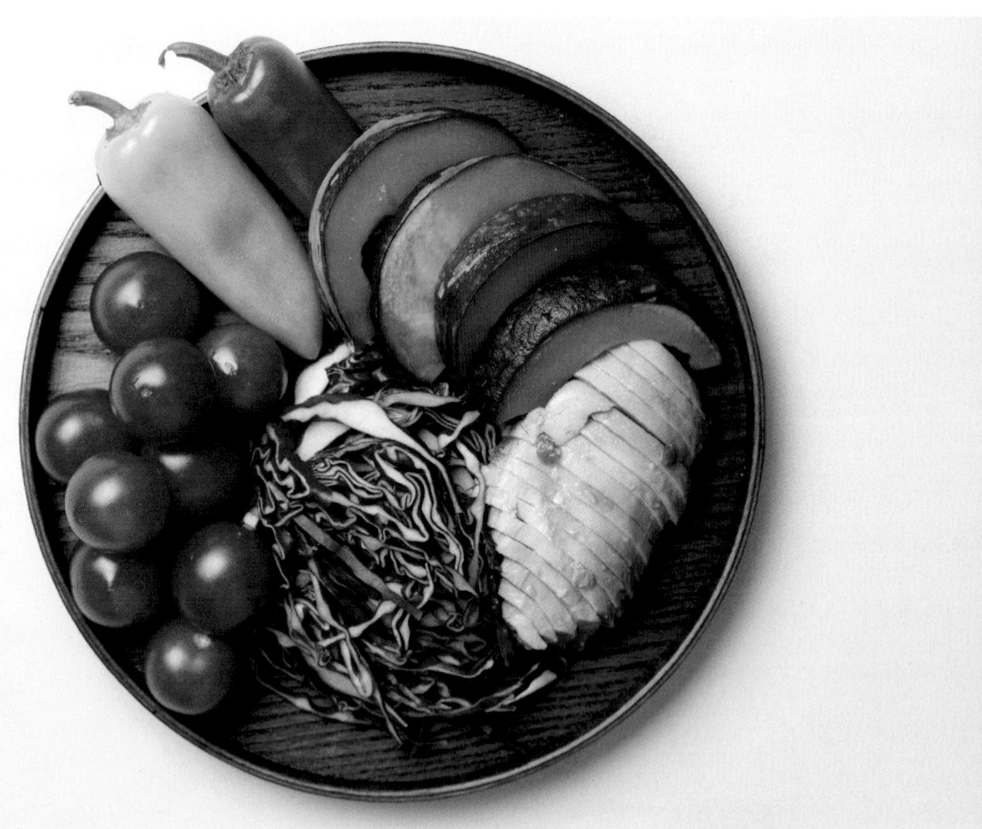

這次使用的雞胸肉口味是我在戒麵粉之前喜歡的糖醋肉。雞胸肉在我戒麵粉之後帶給我很多力量，今天我搭配脆口的紫甘藍一起吃，在欺騙餐之後多少能帶給我些許的安慰。

食材：甜椒2條、小番茄1把、南瓜⅓顆、糖醋肉口味的雞胸肉1包、紫甘藍1把。不需要調理（將雞胸肉放進微波爐加熱一至兩分鐘解凍。）

善女的小撇步

有時候吃完欺騙餐的隔天很難維持。因為已經嘗到料理豐富的味道，身體還會想要再吃，所以儘可能在菜單中重現喜歡的食物。

休息一下

下午茶點心	善女的悄悄話
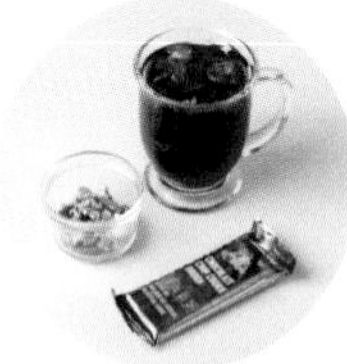 ・美式咖啡 1 杯 ・綜合堅果 1 把 ・蛋白棒 ½ 條	平常我們夫妻倆的週日行程就是吃飯約會。週日的慣例是一大早出門，午餐和晚餐都在外面解決。不過，現在就算外出也只能簡單喝杯咖啡。沒想到這麼做之後，週末外食費用大幅降低。短短的一週就讓身體變得輕盈，還能省下不少錢。今天最讓我感動的就是，我在欺騙餐之後也沒有鬆懈，依然控制得很好。既然一週都已經成功了，那麼接下來第二週應該不會有問題。我相信自己。

晚餐

乾煎鮭魚佐輕食沙拉

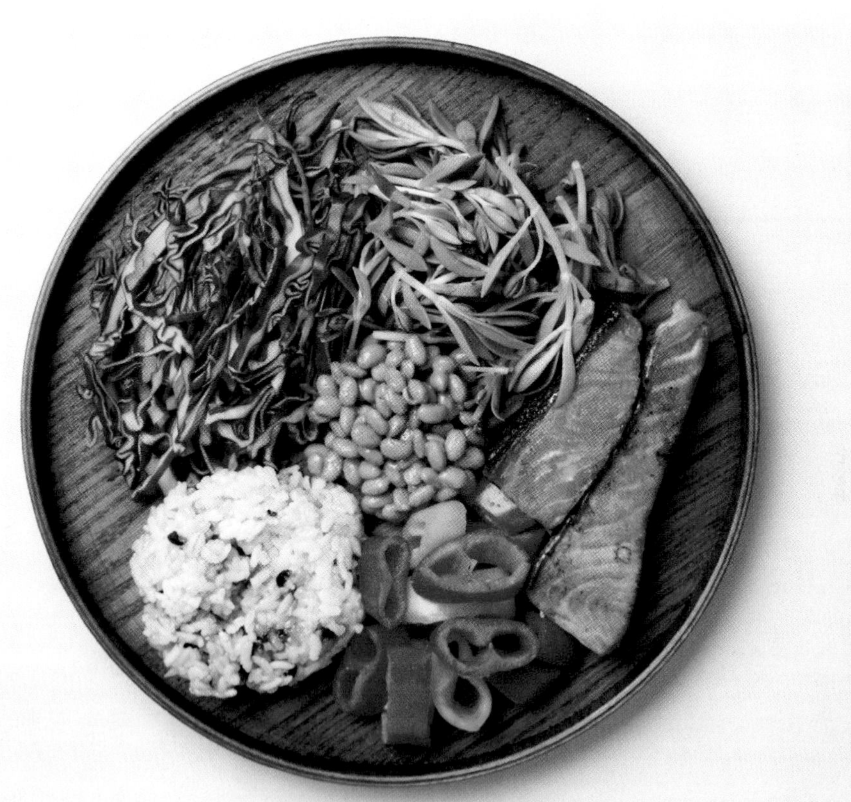

鮭魚是可以緩解我想吃外食慾望的食物。垂盆草能化解鮭魚的油膩感，一口吃下煎得酥脆的鮭魚和酸酸脆脆的垂盆草！如果跟雜穀飯、納豆和紫甘藍一起拌著吃，就能吃得清淡又實在。

食材：紫甘藍 1 把、垂盆草少許、冷凍鮭魚 100 克、雜穀飯 50 克、納豆 1 盒、甜椒 2 條。需要調理：❶ 將冷凍鮭魚放在已經預熱的平底鍋上，以小火將正反面煎熟。❷ 搭配酸酸的垂盆草和新鮮的甜椒等其餘食材一起享用。

善女的小撇步

擺好蔬菜後，整盤顏色花花綠綠，非常迷人。每吃一口就想像自己正在變漂亮吧！

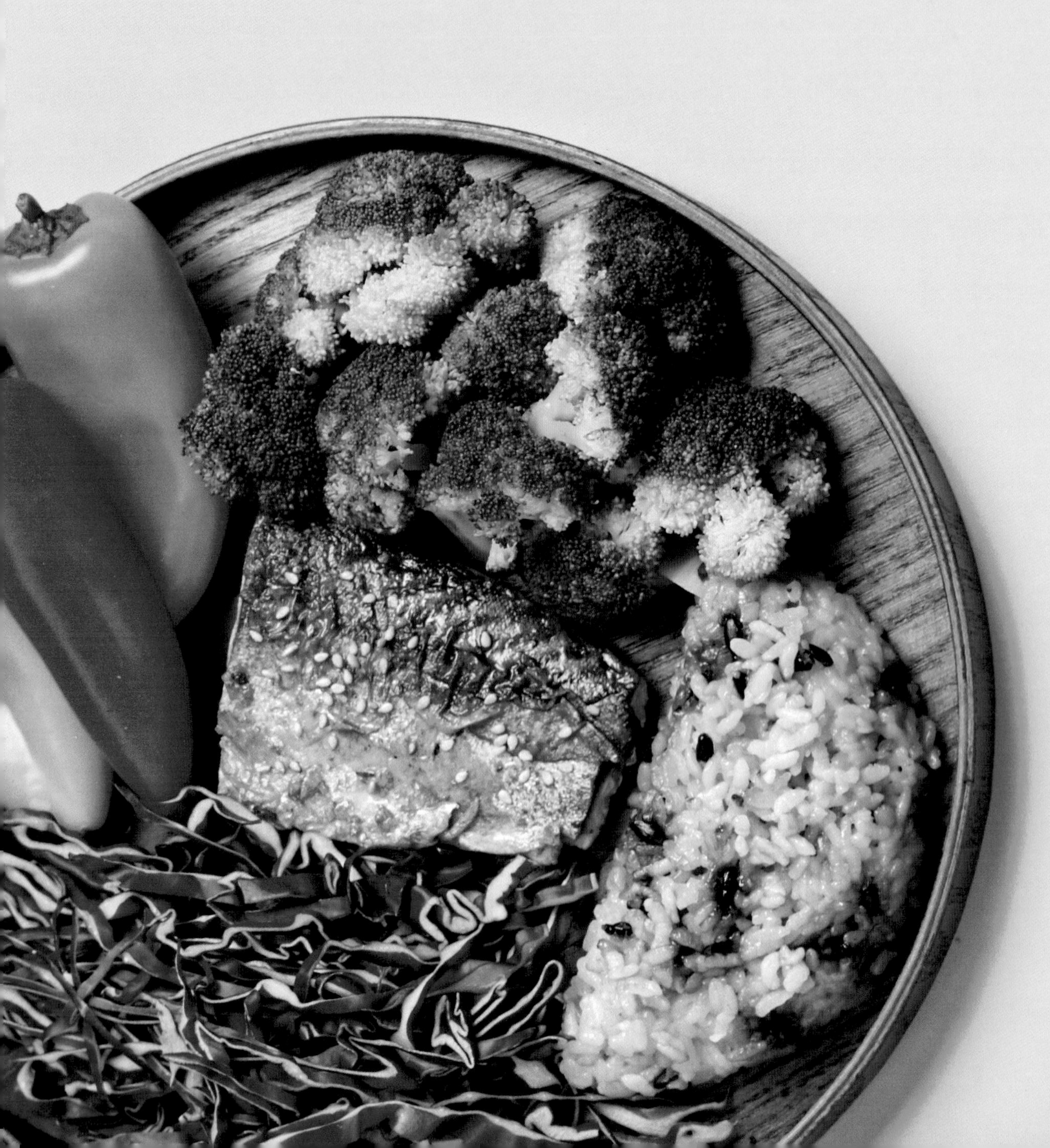

2nd Week

第二週

This Week's Challenges

本週目標

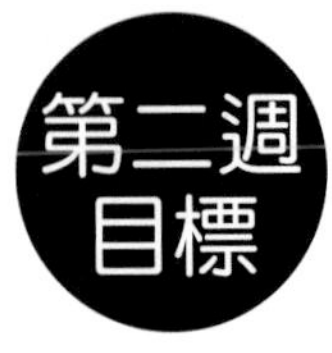

不要執著在體重計的數字

肌力運動	有氧運動
深蹲二十下／三組	健走運動四十分鐘

穿上執行無麩質飲食之前的衣服來檢視身材吧！是否感覺身體沒有那麼臃腫了，衣服也變得稍微寬鬆。不過，要是你開心地站上體重計之後發現數字沒有改變（或是還增加了），就會立刻感到失望、自暴自棄，想要統統放棄。這是大部分開始減肥的人失敗的最大原因，也是常見的型態。然而，有件事情是確定的，只要過了這週，體重就一定會減少。不要把自己的努力用體重數字衡量。體重只不過是數字罷了，保持你的決心吧！

這週只要下定決心做到這個就行了！

01 第二週用眼睛「拍照」來衡量身材

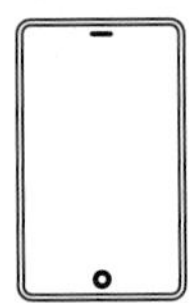

在跟第一週一樣的地方、穿上同一套衣服確認身體的變化。雖然體重沒有太大的改變，但只要仔細看看，就會發現身體的贅肉稍微少了，也沒有那麼腫了。

02 選擇正確的姿勢、漂亮的體態

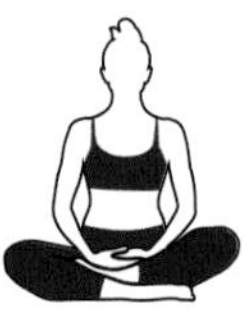

站的時候身體歪一邊、翹二郎腿、身體往前傾托著下巴看電視等，我們在生活中常常做出這些姿勢，大部分都是傷害我們的身體，從脖子到脊椎。雖然明知這些姿勢不正確，卻會因為當下很舒服而難以改過來，趁這個機會一點一點矯正吧！

03 養成細嚼慢嚥的習慣吧！

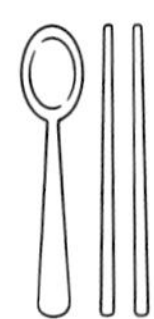

聽說就算吃的食物一樣多，只要慢慢進食，也會分泌更多瘦體素，感受到飽足與滿足，阻斷飢餓的訊號。以前我最不好的飲食習慣就是「吃太快」。試著用筷子取代湯匙，並記下用餐前後的時間，至少要努力吃二十分鐘以上。

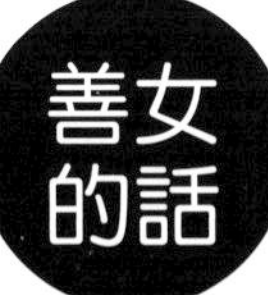

我的 100 天無麩質菜單計畫

我可以持續執行無麩質瘦身飲食嗎？

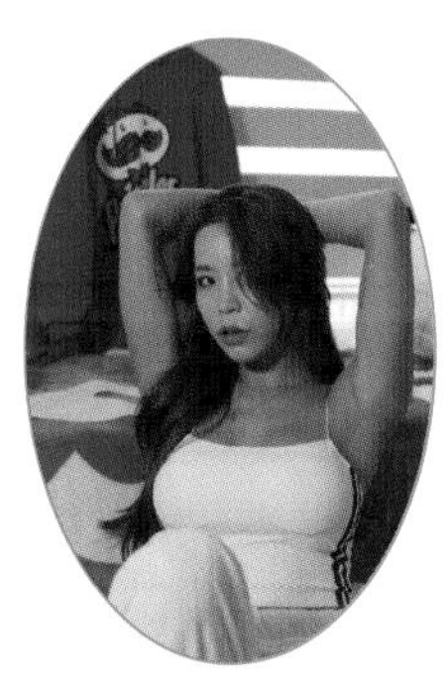

從我開始戒麵粉的那一刻起，特別會想起許多平常不太會想到或是平常沒那麼喜歡的各種麵粉製品，結果就更餓了。減少食量後，身體變得輕盈，狀態也改善了，但跟之前的我相比，力氣小了很多，運動時也覺得費力。

現在好不容易進入第二週了，想到之前自認為「應該可以輕鬆撐過三週」，真是大言不慚。才過了一週，各種麵粉製的食物就已經接連出現在我腦海中。似乎是因為我想要一次改變維持了將近三十年的飲食習慣，導致身體強烈地反抗。

儘管如此，我並沒有想要放棄。已經成功做了一週，接下來的策略是「再一天就好、再一週就好」，無論如何都要撐過第二週。我想要繼續用健康、優質的食物來餵養身體，也想要逐漸增加運動量，更專注在降低食量上。

我可以持續下去！

This Week's Meal Plan

第 2 週菜單索引

	第 8 天	第 9 天	第 10 天
早餐	**葡萄柚堅果優格 P.54** ・葡萄柚 ⅓ 顆 ・綜合堅果 1 匙 ・嫩麥芽粉 1 匙 ・無糖優格 150㎖	**利水排毒汁 P.56** ・椰子水 1 杯 ・嫩麥芽粉 1 匙 ・金桔汁 1 匙	**蘋果杏仁優格 P.58** ・蘋果 ½ 顆 ・綜合堅果 1 匙 ・綜合堅果 1 匙 ・嫩麥芽粉 1 匙 ・無糖優格 150㎖
午餐	**綠花椰雞排南瓜餐 P.54** ・綠花椰菜 ½ 顆 ・雞胸肉排 1 包 ・南瓜 ⅓ 顆 ・蘋果 ½ 顆 ・小番茄 1 把	**綠花椰豆腐雞排餐 P.56** ・蘋果 ½ 顆 ・豆腐 150 克 ・綠花椰菜 ½ 顆 ・垂盆草 少許 ・雞胸肉排 1 包	**煙燻蛋佐鷹嘴豆雞排 P.58** ・雞胸肉排 1 包 ・煙燻蛋 1 顆 ・高麗菜 1 把 ・鷹嘴豆 1 匙 ・蘋果 ½ 顆 ・小番茄 1 把
晚餐	**糖醋雞肉豆腐輕食餐 P.55** ・豆腐 150 克 ・垂盆草 少許 ・雜穀飯 50 克 ・糖醋肉口味的雞胸肉 1 包 ・紫甘藍 少許 ・甜椒 3 條	**乾煎鯖魚佐甜椒沙拉 P.57** ・甜椒 3 條 ・鯖魚 1 塊 ・雜穀飯 50 克 ・綠花椰菜 ½ 顆 ・紫甘藍 1 把	**火辣雞肉炒金針菇餐 P.59** ・甜椒 1 條 ・納豆 1 盒 ・雜穀飯 50 克 ・綠花椰菜 ½ 顆 ・紫甘藍 少許 ・火辣烤雞風味的雞胸肉 ・金針菇
點心	・綜合堅果 1 把 ・美式咖啡 1 杯 ・蛋白棒 ½ 條	・綜合堅果 1 把 ・美式咖啡 1 杯 ・蛋白棒 ½ 條	・綜合堅果 1 把 ・美式咖啡 1 杯 ・蛋白棒 ½ 條

本週菜單主要是減肥的代表食材「雞胸肉、地瓜和蔬菜類」。如果菜單太類似，就會因為壓力破表而在一氣之下放棄減肥。所以儘量準備各種類型的蔬菜和蛋白質。

第 11 天	第 12 天	第 13 天	第 14 天
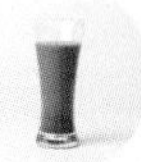 **洋蔥汁排毒奶昔 P.60** • 洋蔥汁 1 包 • 羽衣甘藍 5 片 • 香蕉 1 條 • 金桔汁 1 匙 • 水 適量	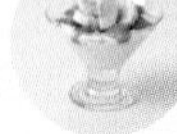 **草莓堅果優格 P.62** • 冷凍草莓 7 顆 • 綜合堅果 1 匙 • 嫩麥芽粉 1 匙 • 香蕉 1 條 • 無糖優格 150mℓ	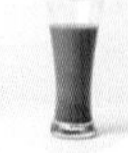 **洋蔥汁排毒奶昔 P.64** • 洋蔥汁 1 包 • 羽衣甘藍 5 片 • 香蕉 1 條 • 金桔汁 1 匙 • 水 適量	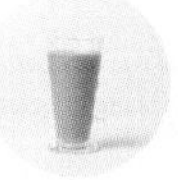 **羽衣甘藍酪梨綠拿鐵 P.66** • 椰子水 1 杯 • 羽衣甘藍 5 片 • 香蕉 1 條 • 冷凍酪梨 1 匙 • 水 適量
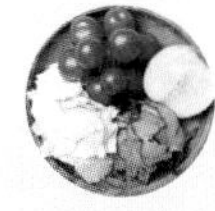 **高麗菜蘋果炒鴨肉餐 P.60** • 小番茄 1 把 • 蘋果 ½ 顆 • 高麗菜 1 把 • 鴨肉 100 克	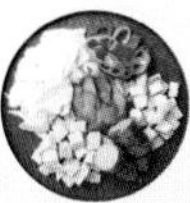 **鮮蔬雞肉地瓜沙拉 P.62** • 甜椒 2 條 • 蒸地瓜 1 條 • 蘋果 ½ 顆 • 雞胸肉排 1 包 • 高麗菜 1 把 • 鴨肉 100 克	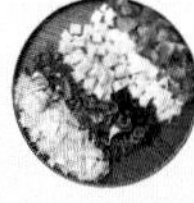 **雞肉佐萵苣義式沙拉 P.64** • 結球萵苣 1 把 • 雞胸肉排 1 包 • 洋蔥 少許 • 黑橄欖 少許 • 紫甘藍 1 把 • 小番茄 1 把	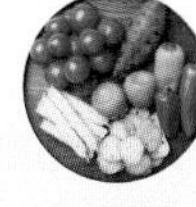 **雞肉條佐小黃瓜番茄沙拉 P.66** • 小番茄 1 把 • 甜椒 3 條 • 雞胸肉排 1 包 • 小黃瓜 ½ 條 • 煙燻蛋 2 顆 • 蒸地瓜 1 條
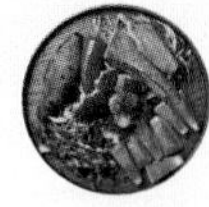 **香煎鮭魚佐地瓜蔬菜沙拉 P.61** • 紫甘藍 1 把 • 垂盆草 少許 • 冷凍鮭魚 100 克 • 葡萄柚 ⅓ 顆 • 綠花椰菜 ½ 顆 • 蒸地瓜 1 條 • 甜椒 1 條	**義式培根雞肉蘆筍套餐 P.63** • 綠花椰菜 ⅓ 顆 • 蘆筍 3 條 • 義式培根蛋黃口味的雞胸肉 1 包 • 紫甘藍 少許 • 雜穀飯 50 克 • 鯖魚 1 塊	★★★★★ **欺騙餐！**	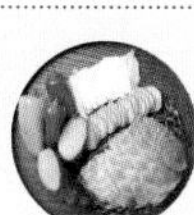 **鮭魚洋蔥沙拉 P.67** • 生鮭魚 100 克 • 甜椒 3 條 • 紫甘藍 1 把 • 洋蔥絲 少許 • 蒸地瓜 1 條 • 小黃瓜 1 條
• 綜合堅果 1 把 • 美式咖啡 1 杯 • 蛋白棒 ½ 條	• 綜合堅果 1 把 • 美式咖啡 1 杯 • 蛋白棒 ½ 條	• 綜合堅果 1 把 • 美式咖啡 1 杯 • 蛋白棒 ½ 條	• 綜合堅果 1 把 • 美式咖啡 1 杯 • 蛋白棒 ½ 條

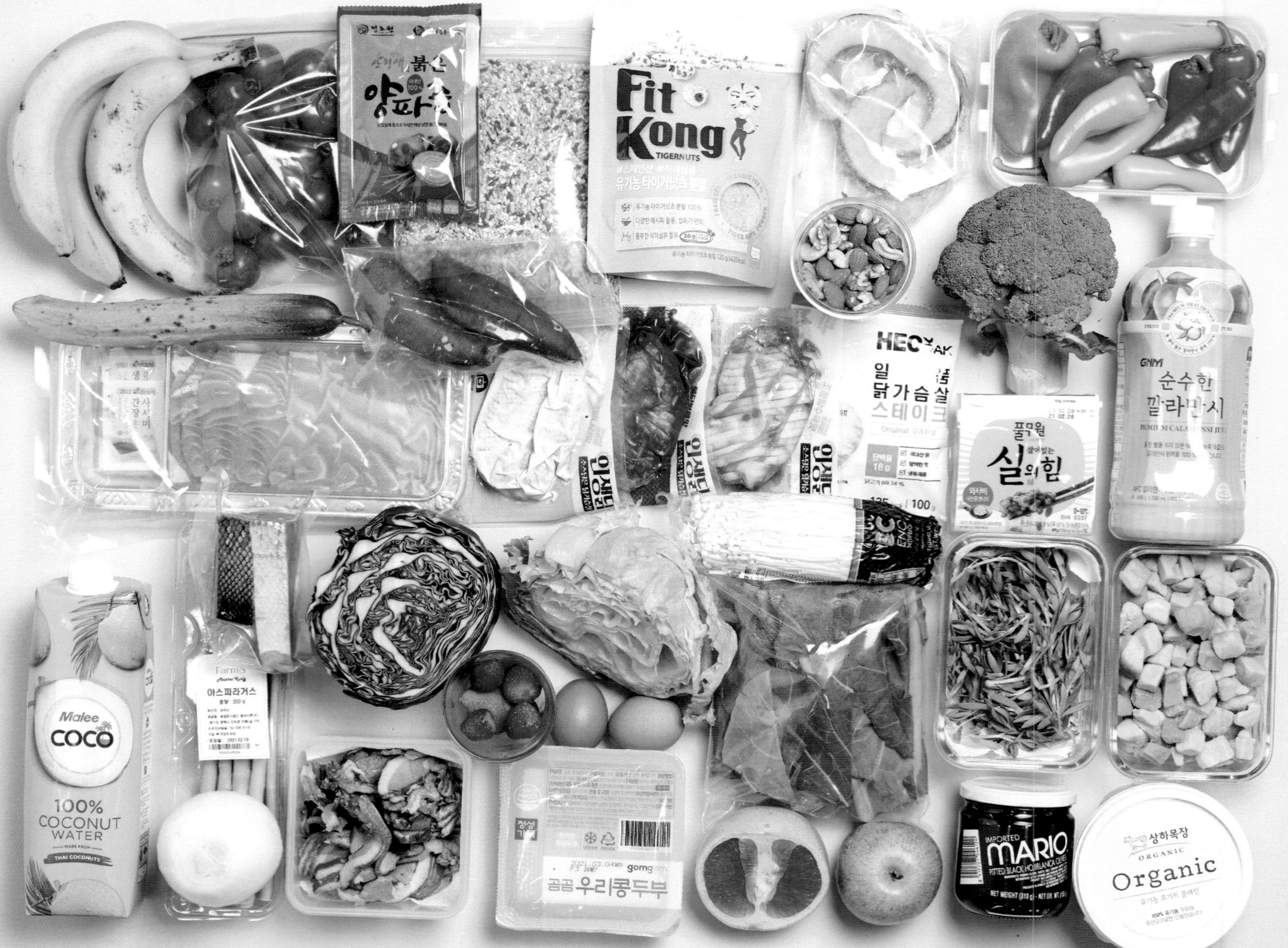

붉은 양파즙
Fit Kong
TIGERNUTS
유기농 타이거넛츠 분말
HECTAK
일품 닭가슴살 스테이크
Original
인생닭
풀무원
실의힘
GNM
순수한 깔라만시
Farmo
아스파라거스
Malee
COCO
100% COCONUT WATER
THAI COCONUTS
곰곰 우리콩두부
gomgom
IMPORTED
MARIO
PITTED BLACK HOJIBLANCA OLIVES
상하목장
ORGANIC
Organic

This Week's Meal Prep

第 2 週備餐計畫：買好之後放心地吃吧！

生鮮食材

- [x] 小黃瓜 1.5 條
- [ ] 綠花椰菜 3 顆
- [ ] 蘋果 3 顆
- [ ] 葡萄柚 ½ 顆
- [ ] 豆腐 300 克
- [ ] 結球萵苣 1 把
- [ ] 雜穀米
- [ ] 南瓜 ⅓ 顆
- [ ] 紫甘藍 5.5 把
- [ ] 煙燻蛋 3 顆
- [ ] 小番茄 4 把（1 把約 10-12 顆）
- [ ] 地瓜 4 條
- [ ] 甜椒 16 條
- [ ] 冷凍鮭魚 100 克
- [ ] 生鮭魚 100 克
- [ ] 羽衣甘藍 15 片
- [ ] 香蕉 4 條
- [ ] 金針菇 1 包
- [ ] 蘆筍 3 條
- [ ] 垂盆草 1 包
- [ ] 洋蔥 少許
- [ ] 鷹嘴豆 1 匙

市售食材

- [x] 黑橄欖 少許（Mario Pitted）
- [ ] 鯖魚 2 塊（WingEat）
- [ ] 椰子水 2 杯（Malee）
- [ ] 無糖優格 450mℓ（SangHaFarm）
- [ ] 冷凍草莓 7 顆（Gom Gom）
- [ ] 綜合堅果 7 把（No Brand）
- [ ] 紅洋蔥汁 2 包（San Cheong Ae）
- [ ] 純天然金桔汁 3 匙（GNM）
- [ ] 雞胸肉排 6 包（Heo Dak）
- [ ] 義式培根蛋黃口味的雞胸肉 1 包（In Saeng Dak）
- [ ] 火辣烤雞風味的雞胸肉 1 包（In Saeng Dak）
- [ ] 糖醋肉口味的雞胸肉 1 包（In Saeng Dak）
- [ ] 絲之力納豆 1 盒（Pul Mu One）
- [ ] 鴨肉 200 克（DahYang 鴨）
- [ ] 嫩麥芽粉 4 匙（Pa Pa Organic）
- [ ] 綜合堅果 3 匙（Fit Kong）
- [ ] 冷凍酪梨 1 匙（Gom Gom）
- [ ] 蛋白棒 3.5 條（科克蘭）

早餐

葡萄柚堅果優格

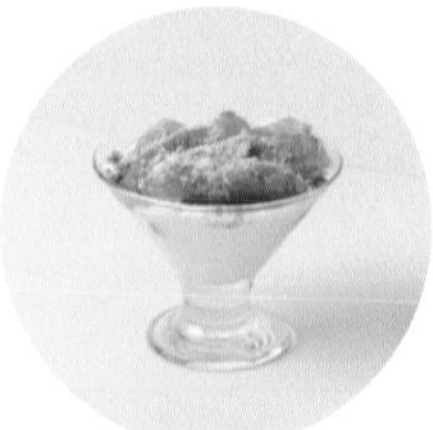

吃下酸酸甜甜的優格，充滿活力地開始星期一吧！備受關注的超級食物「綜合堅果」和略苦的葡萄柚形成絕妙的滋味。葡萄柚的維他命充足能滿足一日所需的維他命 C。

食材：葡萄柚 ⅓ 顆、綜合堅果 1 匙、嫩麥芽粉 1 匙、無糖優格 150mℓ。
不需要調理（將優格裝入杯中後再擺上食材享用。）

午餐

綠花椰雞排南瓜餐

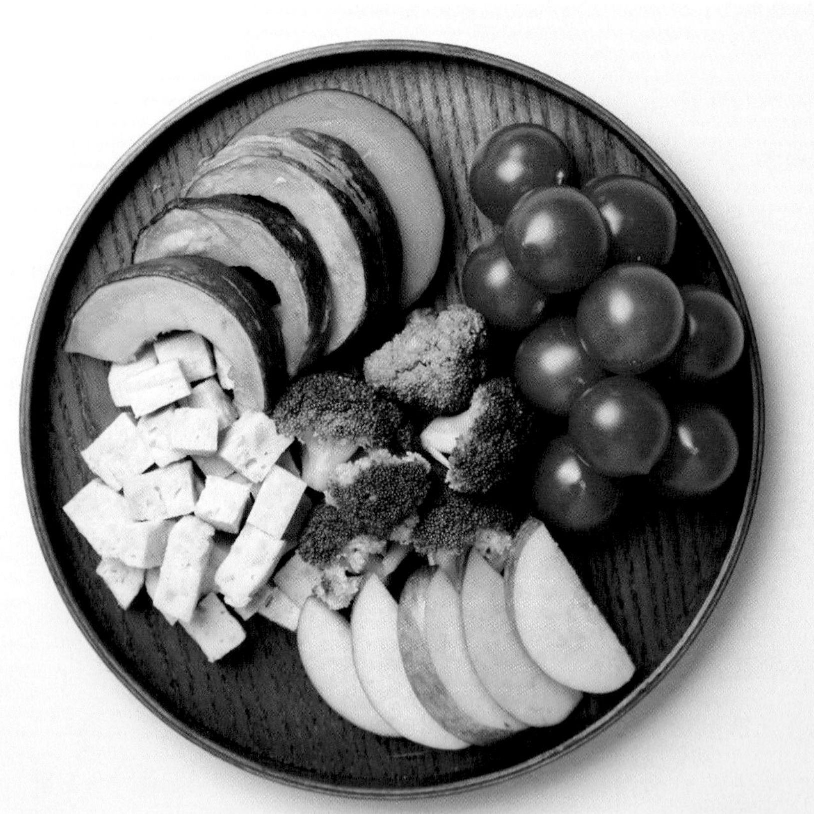

這道料理都是充滿健康元氣的好食材，讓你有力氣克服週一症候群。其中綠花椰菜具有絕佳的抗癌效果且熱量低，非常適合減肥的時候吃。如果吃南瓜的時候覺得太乾，可以與蘋果和小番茄來搭配。

食材：綠花椰菜 ½ 顆、雞胸肉排 1 包、南瓜 ⅓ 顆、蘋果 ½ 顆、小番茄 1 把。
不需要調理（已經準備好的食材先裝盤，將南瓜和雞胸肉各別放進微波爐加熱一至兩分鐘。）

善女的小撇步

晚上吃蘋果可能會造成腸道負擔，所以建議在早上或中午吃。

休息一下

下午茶點心	善女的悄悄話
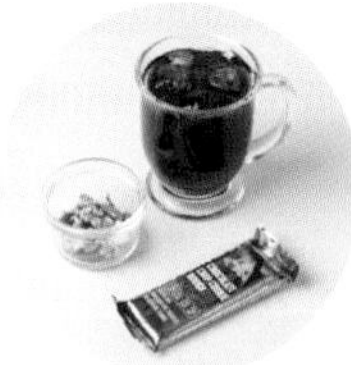 • 美式咖啡 1 杯 • 綜合堅果 1 把 • 蛋白棒 ½ 條	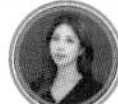 星期一總是令人又期待又怕受傷害。尤其週末享用了美味的欺騙餐後，讓人意猶未盡，這時就容易想東想西的。一部分的我使出所有的力氣不讓自己鬆懈，另一部分的我又想要再多吃一天，勸自己說「明天再重新開始」。儘管這兩個想法一直在拉扯，但只要撐過現在這個時刻，很快就能鎮定下來。緊緊閉上雙眼忍耐，安全地度過今天吧！

晚餐

糖醋雞肉豆腐輕食餐

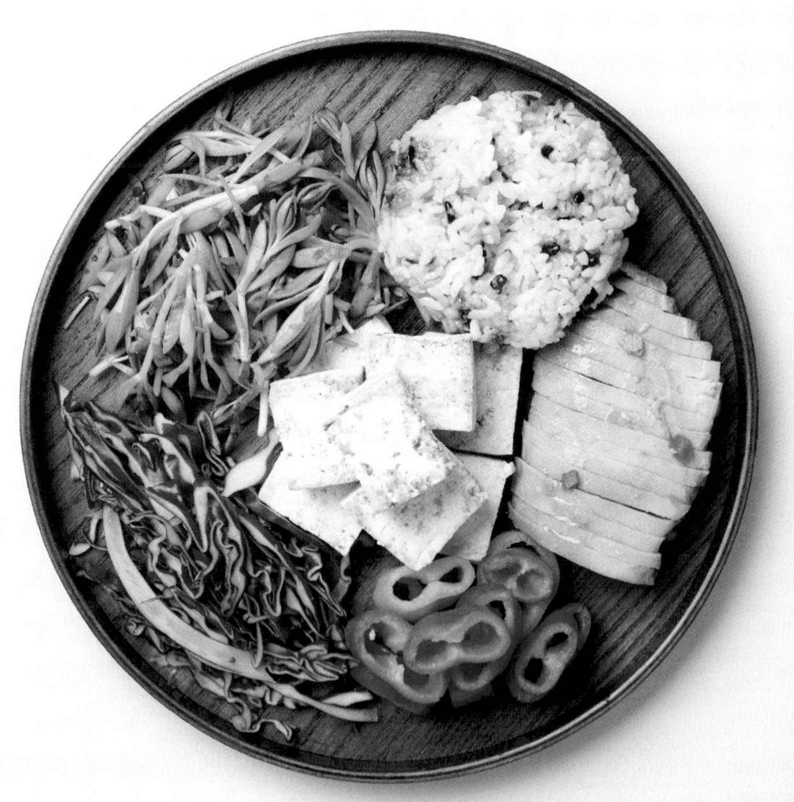

豆腐含有豐富的植物性蛋白質，不僅適合配飯吃，也非常適合作為減肥食品。把整齊地擺在盤子上的爽脆垂盆草、紫甘藍和雜穀飯統統吃乾淨吧！這健康的一餐甚至能讓人完全忘記星期一的疲倦。

食材：豆腐 150 克、垂盆草少許、雜穀飯 50 克、糖醋肉口味的雞胸肉 1 包、紫甘藍少許、甜椒 3 條。需要調理：❶ 用廚房紙巾吸乾豆腐上的水分後，將豆腐放在平底鍋上乾煎，不要放油，以小火將正反面煎熟。❷ 拿出已經準備好的食材後裝盤。❸ 將糖醋肉口味的雞胸肉放進微波爐加熱一至兩分鐘切片即可食用。

善女的小撇步

豆腐具有高蛋白、大豆異黃酮等營養，適合作為配菜，也因為方便調理，所以非常適合作為減肥餐的食材。

早餐

利水排毒汁

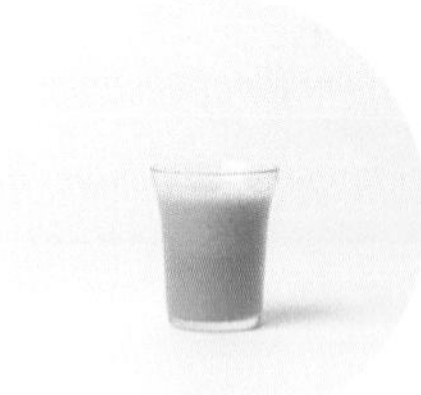

椰子水中的水分含量超過百分之九十五，所以能解除身體的乾渴，排出不需要的老廢物質。如果再加一匙營養豐富的嫩麥芽粉及一匙金桔汁，就能享受到酸酸甜甜的排毒飲料。

食材：椰子水 1 杯、嫩麥芽粉 1 匙、金桔汁 1 匙。
不需要調理（將所有食材裝進杯中後搖勻即可食用。）

午餐

綠花椰豆腐雞排餐

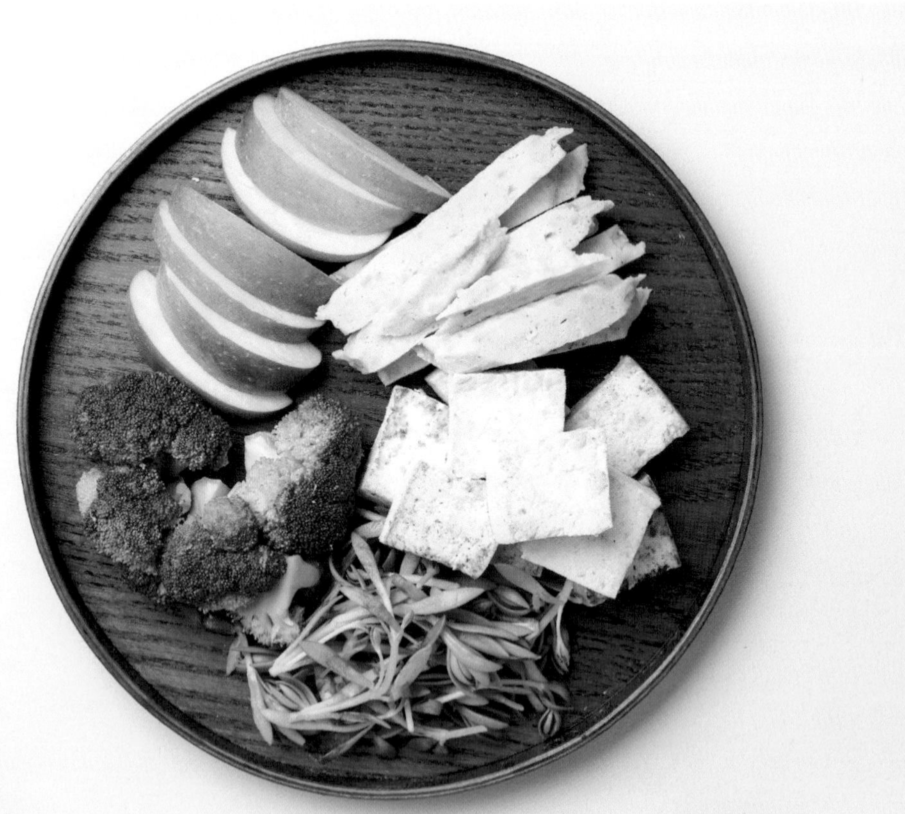

上午做完肌力運動後，中午再吃豆腐和雞胸肉，就有助於肌肉生長，能更快擁有健康又苗條的身材。雖然目前為止都是以蔬菜為主，但今天是高蛋白的美味組合。

食材：蘋果 ½ 顆、豆腐 150 克、綠花椰菜 ½ 顆、垂盆草少許、雞胸肉排 1 包。
需要調理：❶ 用廚房紙巾吸乾豆腐上的水分後，將豆腐放在平底鍋上乾煎，不要放油，以小火將正反面煎熟。❷ 拿出已經準備好的食材後裝盤。❸ 將雞胸肉放進微波爐加熱一至兩分鐘解凍。

善女的小撇步

煎豆腐時不須加油，用中小火就能輕鬆調理。

休息一下

下午茶點心	善女的悄悄話
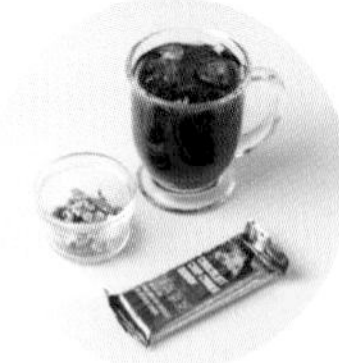 · 美式咖啡 1 杯 · 綜合堅果 1 把 · 蛋白棒 ½ 條	每天晚上我都會去公園走路運動，途中會經過許多店家，有我以前每天去的五花肉店、最愛的豬腳店、每晚慣例進去喝一杯的啤酒屋，還有無數的店家。現在我每天都是捏著鼻子、摀住耳朵、遮住眼睛才好不容易抵達公園。對所有減肥人士來說，最難度過的就是晚上九點之後。今天我也忍住了，真是做得好。

晚餐

乾煎鯖魚佐甜椒沙拉

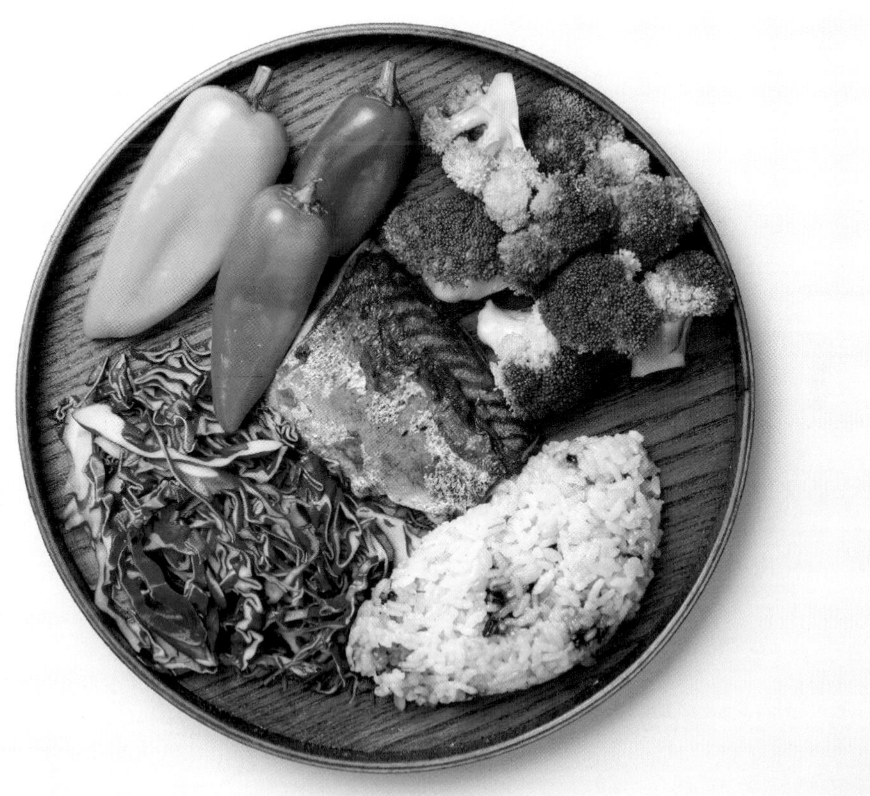

第二週的目標就是均衡攝取多種蛋白質。今天改成煎鯖魚吧！吃鯖魚的時候，要跟蔬菜一起吃才能攝取更均衡的營養。搭配紫甘藍和綠花椰菜，組成健康的一餐吧！

食材：甜椒 3 條、鯖魚 1 塊、雜穀飯 50 克、綠花椰菜 ½ 顆、紫甘藍 1 把。
需要調理：❶ 將橄欖油倒入平底鍋煎鯖魚。❷ 將準備好的食材裝盤。

善女的小撇步

養成細嚼慢嚥的習慣吧！如果覺得吃飯速度又變快了，就試著用非慣用手吃吧！

早餐

蘋果杏仁優格

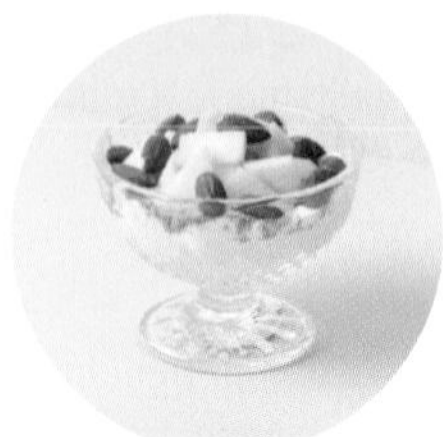

優格的優點就是每天都可以加入不同的食材、吃到不同的組合。今天加入我喜歡的清新蘋果、味道香濃的綜合堅果和杏仁，讓優格的味道又甜又香。

食材：蘋果 ½ 顆、杏仁 1 匙、綜合堅果 1 匙、嫩麥芽粉 1 匙、無糖優格 150 ㎖。不需要調理（將優格裝入杯中後再擺上食材享用。）

午餐

煙燻蛋佐鷹嘴豆雞排

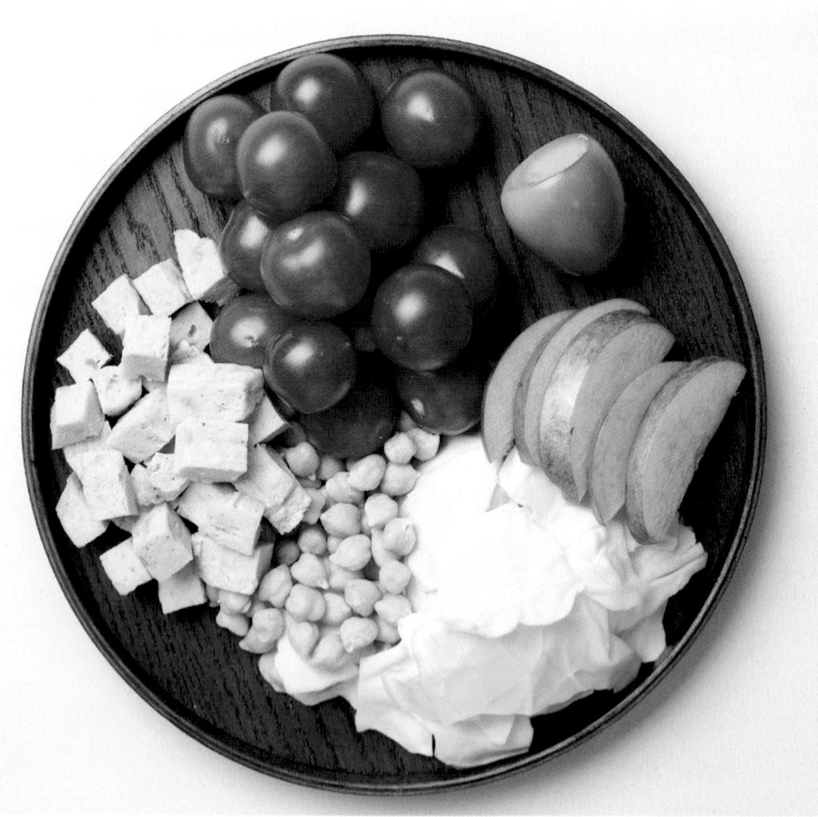

鷹嘴豆是眾所周知的超級食物，熱量低又有豐富的纖維質，非常適合作為減肥食品。這次我準備了脆口的蔬菜，搭配雞胸肉排組成高蛋白的一餐。熱量低的小番茄和蘋果能提供飽足感，讓這一餐能開心地做結尾。

食材：雞胸肉排 1 包、煙燻蛋 1 顆、高麗菜 1 把、鷹嘴豆 1 匙、蘋果 ½ 顆、小番茄 1 把。不需要調理（將雞胸肉放進微波爐加熱一至兩分鐘解凍後，跟準備好的食材一起裝盤。）

善女的小撇步

可以在煮飯時把鷹嘴豆一起加入米飯中，煮成雜穀飯來吃，也可以用氣炸鍋炸成點心來吃。

休息一下

下午茶點心	善女的悄悄話
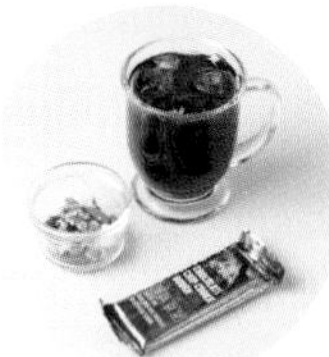 · 美式咖啡 1 杯 · 綜合堅果 1 把 · 蛋白棒 ½ 條	今天是我減肥的第十天，健身房教練在經過我身旁的時候，稱讚我好像變瘦了。我聽到之後又驚又喜，減肥結果本身就已經讓我很滿意，聽到別人這樣稱讚時，讓我更欣慰也更幸福。這十天來的辛苦過程都因為那一句話而得到安慰。我以後還想聽到更多人說我瘦了。

晚餐

火辣雞肉炒金針菇餐

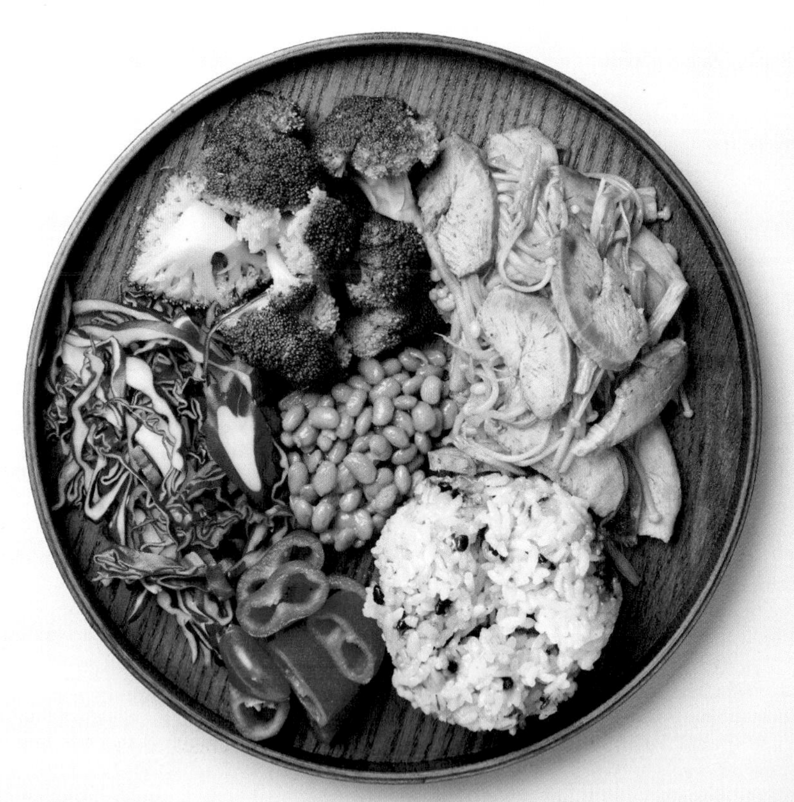

總會有特別想吃辣的日子。這種時候可以準備辣味的雞胸肉，然後跟金針菇一起炒。紫甘藍和綠花椰菜能舒緩被辣味刺激到的舌頭，最後再搭配能補足空虛感的納豆一起享用。

食材：甜椒 1 條、納豆 1 盒、雜穀飯 50 克、綠花椰菜 ½ 顆、紫甘藍少許、火辣烤雞風味的雞胸肉炒金針菇（辣味的雞胸肉 1 包、金針菇 1 把）。需要調理：❶ 金針菇洗淨後除去水分。❷ 將橄欖油均勻倒入平底鍋中，放入已經解凍的雞胸肉和處理過的金針菇，以小火翻炒。❸ 打開納豆後，不要加入附贈的醬料，儘可能攪拌多次後備用。❹ 將準備好的食材裝盤。

善女的小撇步

飲食習慣難以一天改變。在特別難控制食慾的日子，不要忽略身體的訊號，拿出喜歡的雞胸肉口味，搭配蔬菜一起享用！

早餐

洋蔥汁排毒奶昔

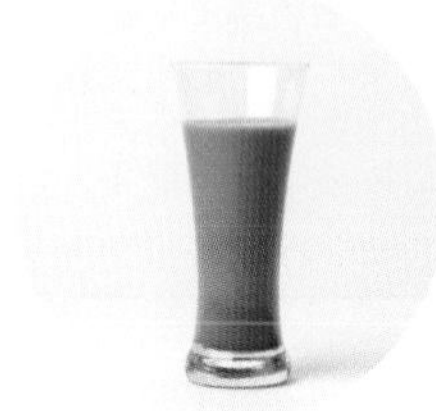

這天想吃個簡單又健康的早餐。就用有飽足感且方便的健康排毒奶昔來開始一天吧！作為基底的洋蔥汁能促進新陳代謝，有助於清醒、解除疲勞。

食材：羽衣甘藍 5 片、香蕉 1 條、洋蔥汁 1 包、金桔汁 1 匙、水適量。
需要調理：❶ 將羽衣甘藍和香蕉放入攪拌機中。❷ 加入洋蔥汁和金桔汁後，在攪拌的過程中邊觀察濃稠度邊加水。

午餐

高麗菜蘋果炒鴨肉餐

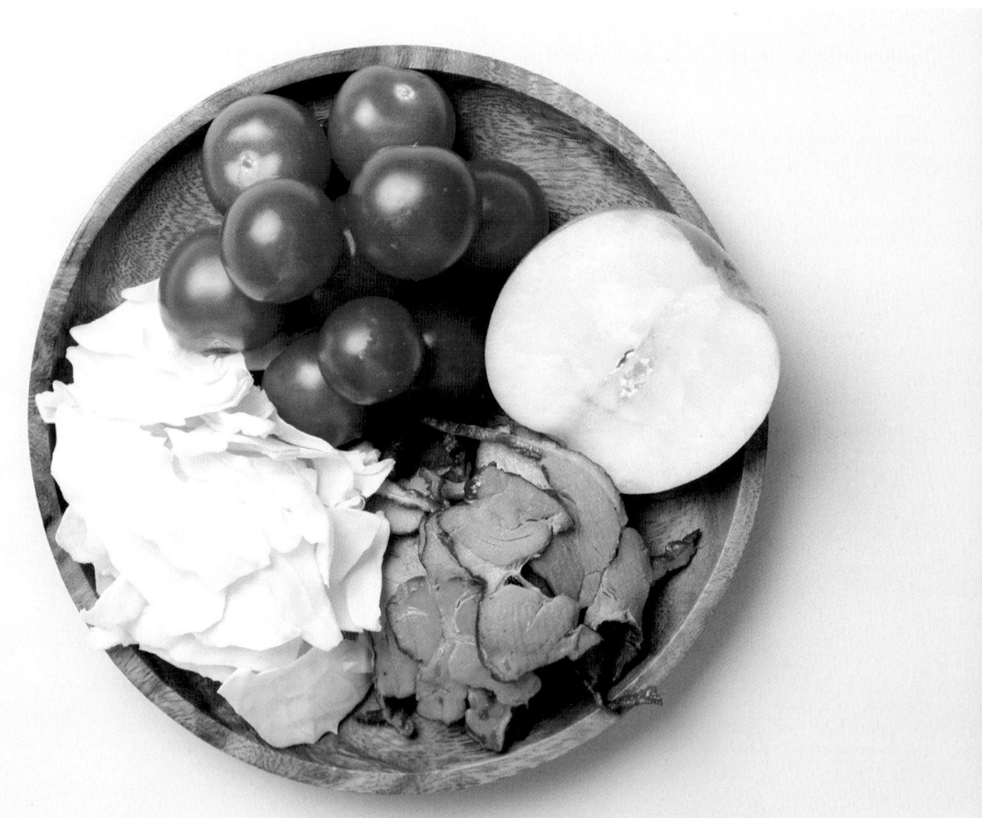

週末的欺騙餐就在眼前，就用鴨肉來平息持續上升的食慾吧！鴨肉含有豐富的不飽和脂肪酸，也是能補充元氣的優質養身食品。我準備了滿滿的脆口高麗菜，搭配鴨肉一起吃的時候，飽足感滿分，味道也滿分。沒有比這道菜更適合轉換心情了。

食材：小番茄 1 把、蘋果 ½ 顆、高麗菜 1 把、鴨肉 100 克。需要調理：❶ 取出冷凍鴨肉後，在滾水中煮三分鐘。❷ 移至已經預熱的平底鍋上，再次充分翻炒。❸ 搭配其餘食材一起享用。

善女的小撇步

可以多看關於健康的紀錄片或書籍，這樣就能理解身體的機能，以健康的方式管理自己的身材。

休息一下

下午茶點心	善女的悄悄話
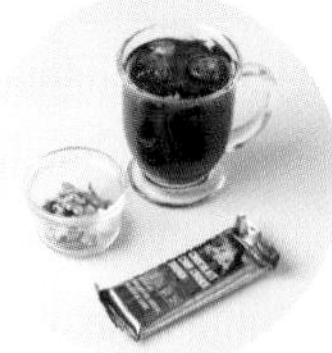 ・美式咖啡 1 杯 ・綜合堅果 1 把 ・蛋白棒 ½ 條	最近不會一直想到麵粉製品，但如果參加酒席或是朋友聚餐，又會受到許多麵粉製品的誘惑而動搖，所以短時間內我都不想參加聚餐，因為到現在還無法相信我的意志。雖然會覺得孤單又辛苦，不過只要再撐幾天就能吃欺騙餐了。我要忍到星期六，到那天再吃美食。今天也辛苦了。真的！

晚餐

香煎鮭魚佐地瓜蔬菜沙拉

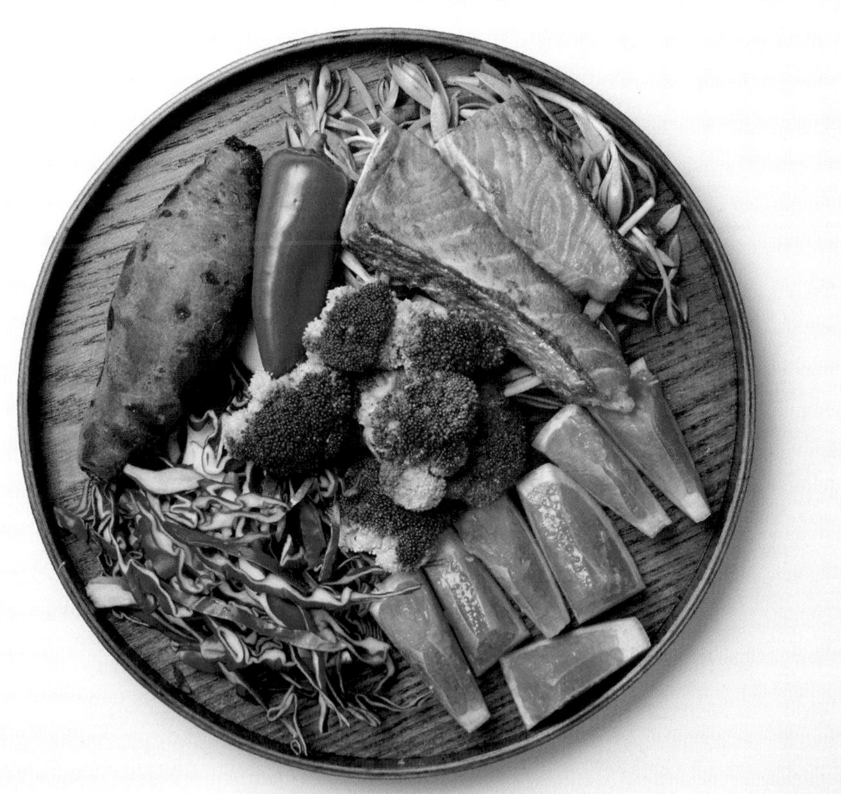

把今天晚餐當成送給自己的一餐吧！煎得外酥內脆的鮭魚排搭配散發淡淡香氣、酸甜滋味的垂盆草，就能像午餐一樣立刻忘記減肥的悲傷。

食材：紫甘藍 1 把、垂盆草少許、冷凍鮭魚 100 克、葡萄柚 ⅓ 顆、綠花椰菜 ½ 顆、蒸地瓜 1 條、甜椒 1 條。需要調理：❶ 將冷凍鮭魚以小火煎熟正反面。❷ 將準備好的食材裝盤後享用。

善女的小撇步

去買些漂亮的盤子吧！擺盤時會用上的。這也是減肥時能享受的不同的樂趣。

早餐

草莓堅果優格

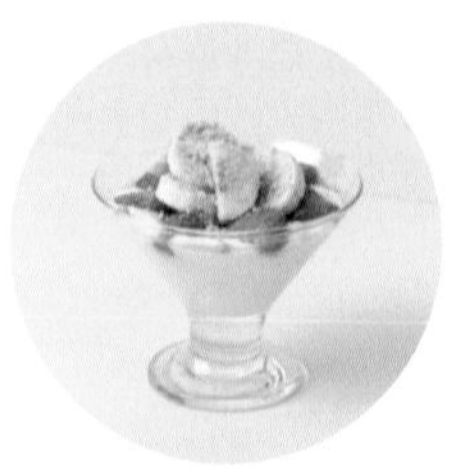

今天在優格中放入我最喜歡的草莓和香蕉。再加上富含各種營養的嫩麥芽粉來補足缺乏的營養素，為整天的精神和活力充電。

食材：冷凍草莓 7 顆、綜合堅果 1 匙、嫩麥芽粉 1 匙、香蕉 1 條、無糖優格 150㎖。不需要調理（將優格裝入小碗中再擺上食材享用。）

午餐

鮮蔬雞肉地瓜沙拉

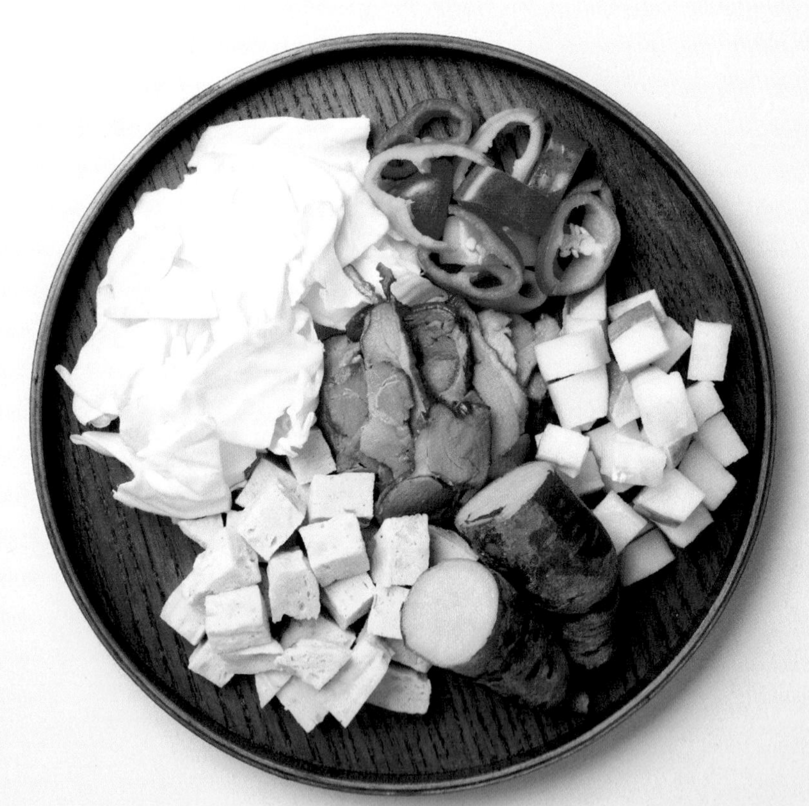

在欺騙餐的前一天，以減肥的復仇者聯盟來補足營養，也就是雞胸肉、地瓜和蔬菜。這三項是減肥時最給力的超強軍團。在欺騙餐的前一天準備最正式的菜單來加快減少食量的節奏。

食材：甜椒 2 條、蒸地瓜 1 條、蘋果 ½ 顆、雞胸肉排 1 包、高麗菜 1 把、鴨肉 100 克。需要調理：❶ 冷凍鴨肉在滾水中煮三分鐘後，移至已經預熱的平底鍋上，再次充分翻炒。❷ 將雞胸肉放進微波爐加熱一至兩分鐘解凍。❸ 搭配其餘食材一起享用。

善女的小撇步

如果在外面吃沙拉，建議準備沒有調味的原味雞胸肉。這樣味道不會太重，不用在意別人的眼光，可以自由地吃。

休息一下

下午茶點心	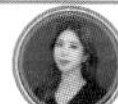 善女的悄悄話
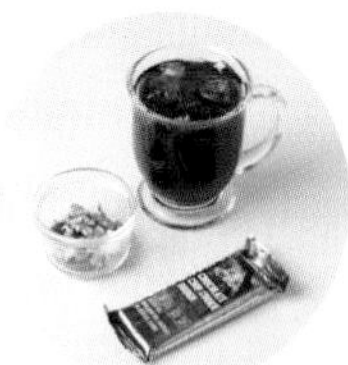 · 美式咖啡 1 杯 · 綜合堅果 1 把 · 蛋白棒 ½ 條	今天心情莫名煩悶，難熬的程度應該可以排進前幾名。今天為了替姊姊慶生而約好一起吃午餐。按照慣例，我進餐廳後會先點兩人份的餐點，再徵詢老闆的同意才開始吃我自己帶的便當。泥鰍湯在我眼前對我眨眼，害我就算吃了也覺得自己還沒吃，但是我還是想辦法忍耐並堅持下去。光是想到明天的欺騙餐，我就能撐得過去。因為我很清楚只要找一次藉口，之後一切都會泡湯，所以才忍得住。今天真是非常疲憊又累人的一天。

晚餐

義式培根雞肉蘆筍套餐

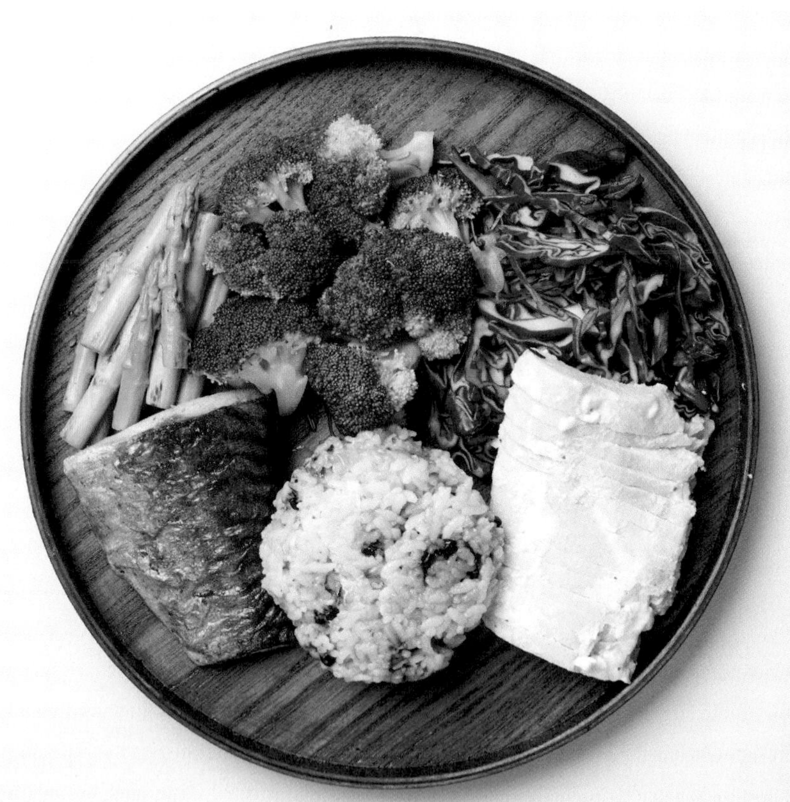

今天感到特別疲憊又辛苦，所以選了我特別喜歡的菜色，有高蛋白鯖魚和滿足貪食慾望的義式培根蛋黃口味的雞胸肉。蔬菜當然都是必備的！

食材：綠花椰菜 ⅓ 顆、蘆筍 3 條、義式培根蛋黃口味的雞胸肉 1 包、紫甘藍少許、雜穀飯 50 克、鯖魚 1 塊。需要調理：❶ 以小火將冷凍鯖魚正反面煎熟。❷ 將橄欖油倒在平底鍋上，放入蘆筍和綠花椰菜後以小火煎熟。過程中撒上少許的胡椒粉。❸ 將雞胸肉放進微波爐加熱一至兩分鐘解凍後，跟準備好的食材一起裝盤。

善女的小撇步

在外面跟好友用餐時，先點兩人份的餐點再跟老闆拜託看看吃自己帶的便當！大部分都會允許的。

早餐

洋蔥汁排毒奶昔

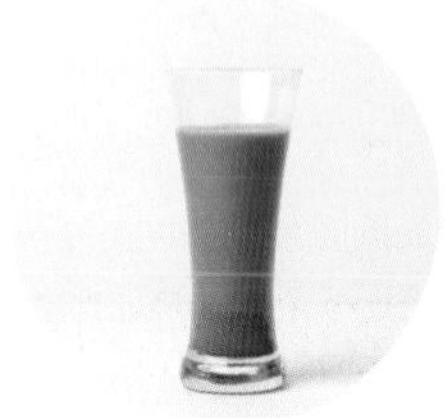

星期六晚餐就是欺騙餐，所以絕對不能餓肚子，不過早餐可以簡單地喝個排毒奶昔。

食材：羽衣甘藍 5 片、香蕉 1 條、洋蔥汁 1 包、金桔汁 1 匙、水適量。
需要調理：❶ 將羽衣甘藍和香蕉放入攪拌機中。❷ 加入洋蔥汁和金桔汁後，在攪拌的過程中邊觀察濃稠度邊加水。

午餐

雞肉佐萵苣義式沙拉

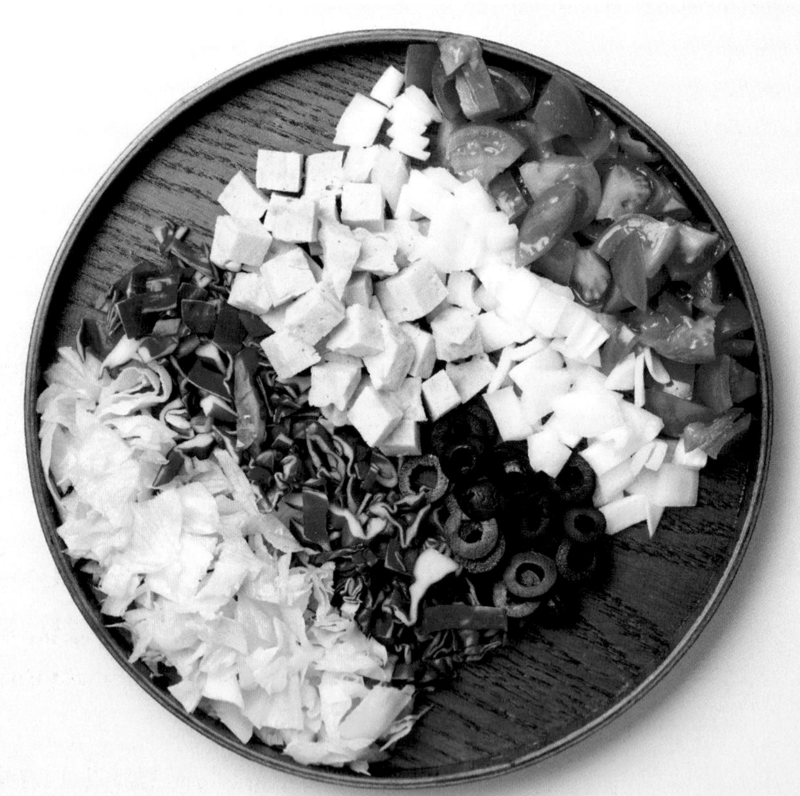

方便的義式沙拉能一次處理囤放在冰箱的食材。就算不加沾醬，也因為雞胸肉和黑橄欖適當的鹹味跟新鮮蔬菜的爽脆口感很合，讓沙拉變得更美味。

食材：結球萵苣 1 把、雞胸肉排 1 包、洋蔥少許、黑橄欖少許、紫甘藍 1 把、小番茄 1 把。不需要調理（蔬菜切塊，將雞胸肉放進微波爐加熱一至兩分鐘後切塊備用。）

善女的小撇步

如果吃沙拉時想沾醬，建議選擇素的美乃滋或無糖的亨氏黃芥末醬。

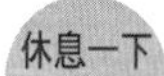

下午茶點心

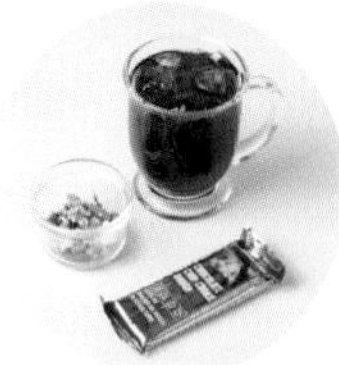

- 美式咖啡 1 杯
- 綜合堅果 1 把
- 蛋白棒 ½ 條

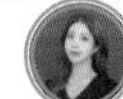

善女的悄悄話

這餐是戒麵粉以來第二次的欺騙餐。我滿腦子都是想吃的食物，後來選擇五花肉。吃的時候開心到快流淚了。原來食物帶給我的幸福這麼龐大。我儘可能細嚼慢嚥，在吃之前就像背咒語一樣，反覆告訴自己「吃飽了就要放下筷子」。我吃了差不多半碗飯之後，就覺得飽了而放下碗筷。從第二週開始就可以明顯感受到身體的變化。為了不要讓目前為止的努力白費，問自己好幾次「你飽了沒？」，再三克制自己。

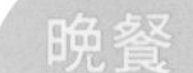

欺騙餐

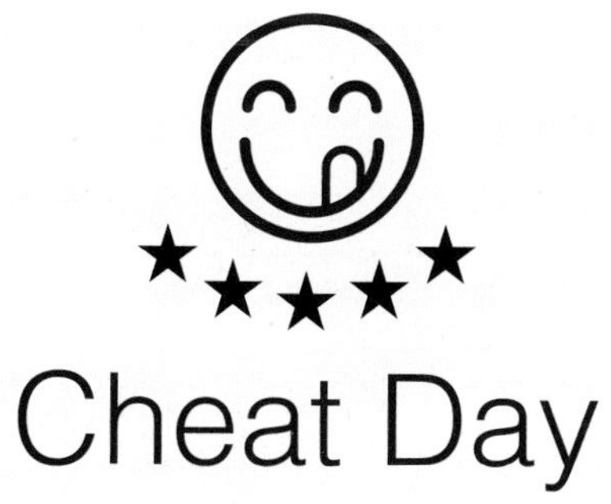

就算一整週都好好減肥、控制飲食，還是有很高的風險會因為一天的暴飲暴食而回到原點。我們身體機制是維持恆常，依然記得以前的狀態，還沒記住已經瘦下來的身體，所以是有可能立刻打回原形的。欺騙餐並非盡情地暴飲暴食，而是克制自己、適度地吃想吃的食物。

早餐

羽衣甘藍酪梨綠拿鐵

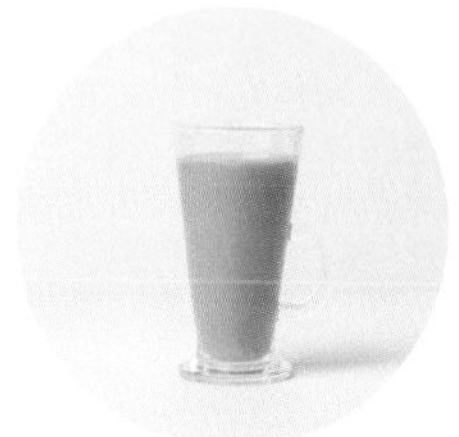

用綠拿鐵來輕鬆地填滿前一天受到刺激的胃，然後開始新的一天吧！椰子水有豐富的纖維質，有助消化。不僅如此，鉀的含量也很高，能幫助快速排出體內的鈉和老廢物質。如果常喝椰子水，就能有技巧地在欺騙餐的隔天回到原本的狀態。

食材：羽衣甘藍 5 片、香蕉 1 條、冷凍酪梨 1 匙、椰子水 1 杯、水適量。需要調理：❶ 將羽衣甘藍、香蕉和酪梨放入攪拌機中。❷ 在攪拌的過程中觀察濃稠度，適度地加椰子水和水。

午餐

雞肉條佐小黃瓜番茄沙拉

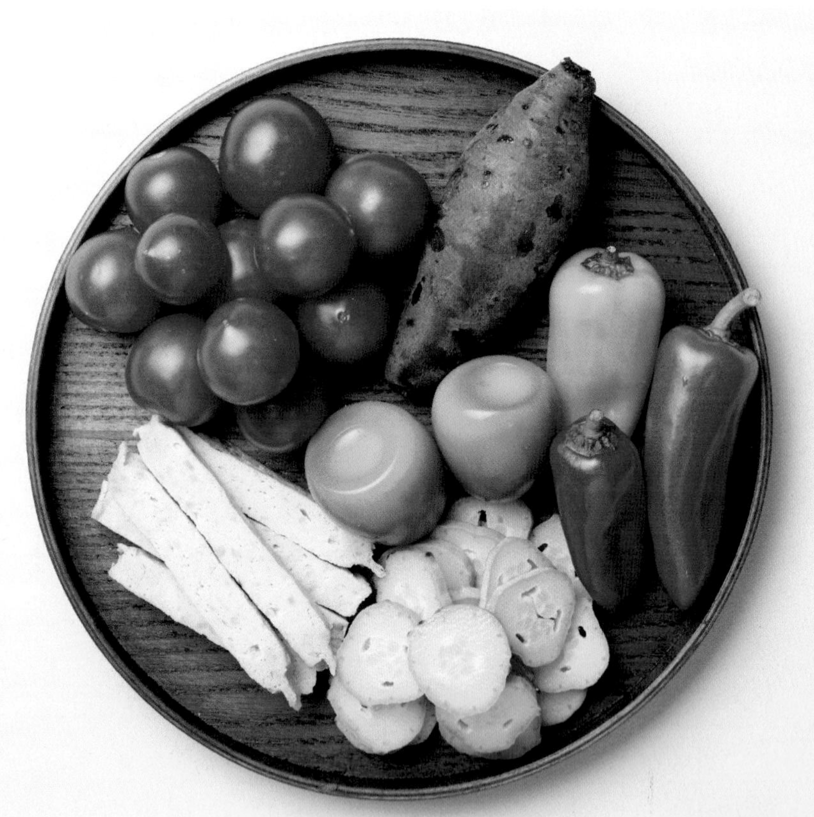

今天午餐也跟以往一樣，拿出最喜歡的雞胸肉搭配多種蔬菜。其中最大的重點是「我喜歡的雞胸肉口味」。這樣才能割捨對欺騙餐剪不斷、理還亂的眷戀，大聲地對自己說：「這雞胸肉比昨天的更好吃！這才是我的最愛！」

食材：小番茄 1 把、甜椒 3 條、雞胸肉排 1 包、小黃瓜 ½ 條、煙燻蛋 2 顆、蒸地瓜 1 條。不需要調理（將雞胸肉放進微波爐加熱一至兩分鐘解凍後，跟準備好的食材一起裝盤。）

善女的小撇步

星期一水腫的程度是最厲害的。泡半身浴有助消除水腫。

休息一下

下午茶點心	善女的悄悄話
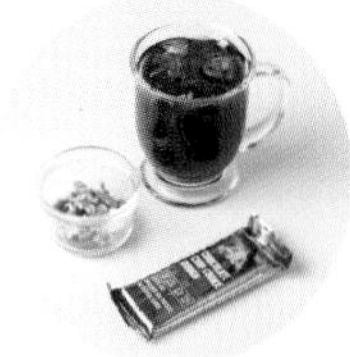 • 美式咖啡 1 杯 • 綜合堅果 1 把 • 蛋白棒 ½ 條	今天我跟朋友有約。在約之前，已經提早告知對方我最近在減肥，請他理解我的狀況。朋友吃著美食，我則是吃另外準備的便當，還好吃得很開心，讓我說出好久沒有說出的內心話。減肥的時候，提早把自己的狀況和意志告訴身邊的人並請對方諒解，這點真的很重要。如此才能事前預防意料之外的突發狀況。已經撐過整整兩週了，我的意志現在似乎更堅定一點了。看著朋友在我面前開心地吃蛋糕時，都不會有想吃的念頭。

晚餐

鮭魚洋蔥沙拉

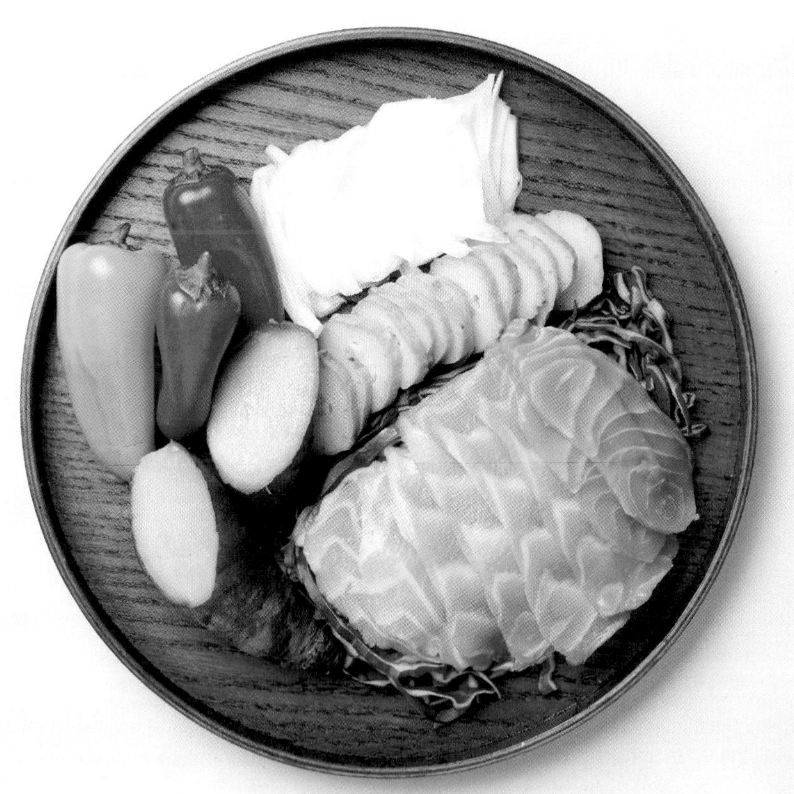

在艱苦的減肥路上，有條魚成了那道光，那就是鮭魚。鮭魚可以吃煙燻的，也可以生魚片。儘管不能像平常那樣沾滿濃郁醬汁來吃，但如果已經吃膩雞胸肉，偶爾可以作弊偷吃鮭魚，這樣就會有力量開始新的一週。

食材：生鮭魚 100 克、甜椒 3 條、紫甘藍 1 把、洋蔥絲少許、蒸地瓜 1 條、小黃瓜 1 條。不需要調理（拿出已經準備好的食材後裝盤，再搭配鮭魚一起享用。）

善女的小撇步

如果覺得吃蔬菜不沾醬就很難吃，那麼可以通融大約一小茶匙的沾醬。但不要忘記，需要努力減少沾醬的分量。

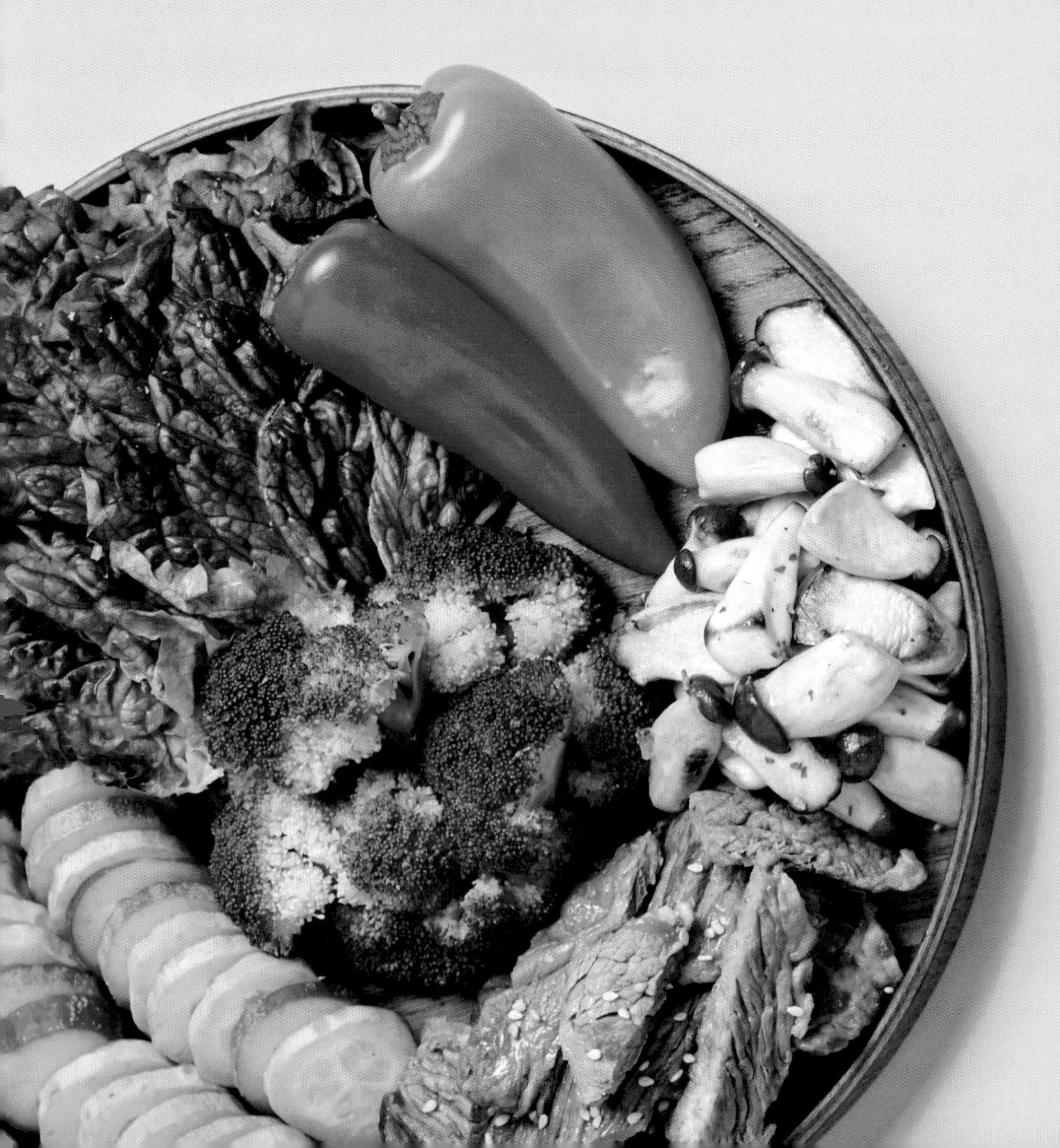

3rd Week

第三週

This Week's Challenges

本週目標

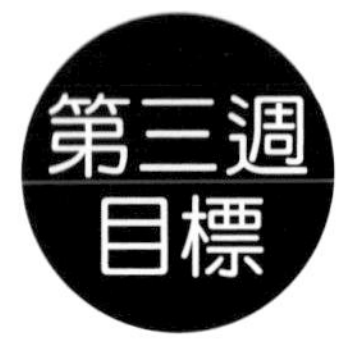

衣服開始變寬鬆了，要持續努力！

肌力運動	有氧運動
登山者式三十下／三組	健走運動四十分鐘

第三週會想要找藉口懈怠，也很容易開始吃膩。會想著「只吃一個應該還好吧？」、「我只吃一個，吃了之後只要更努力運動就可以了吧？」的念頭。而這個時候就是大部分減肥人失敗的起點，我也不例外。到目前為止我減肥失敗的原因就是「替自己找藉口」。這時的方向就是要努力克服不想活動的本能，然後用理性對自己喊話。現在身上還有很多脂肪，絕對不能因為自己稍微做點辛苦的運動，或是衣服稍微寬鬆就變得驕傲了。

這週只要下定決心做到這個就行了！

01 用「衣服和眼睛」來衡量身材吧

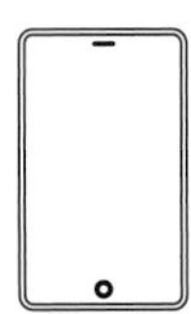

有許多方式能衡量身材的變化，其中最聰明的方法就是再次穿上減肥前穿過的衣服。眼睛看不太出來哪裡改變了，但衣服的尺寸的改變立刻就能發現。看看減肥後腰部有沒有多了一些能把手放進去的空間。數字不重要，用衣服和眼睛來確認吧！

02 趁空檔找時間運動

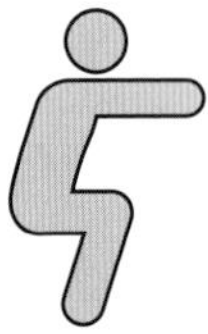

坐在椅子上的時候保持正確的姿勢是基本，接下來要努力常常找空檔伸展斜方肌和小腿。適應正確的姿勢後，就再進階一點，例如走去上廁所的途中做十次深蹲，爬樓梯的時候後腳跟往上抬、做提臀的運動，以及走路的時候肚子出力，鍛鍊腹肌。

03 寫下減肥日記

試著在每天晚上睡前寫日記來為一天做結尾吧！可以寫飲食紀錄，也可以簡單地列出項目。回顧看看哪些部分做得還不夠、哪些方面做得很好，每天晚上都為明天做好心態上的準備吧！

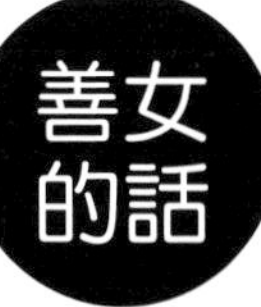

我的 100 天無麩質菜單計畫

腸胃健康、內心健康

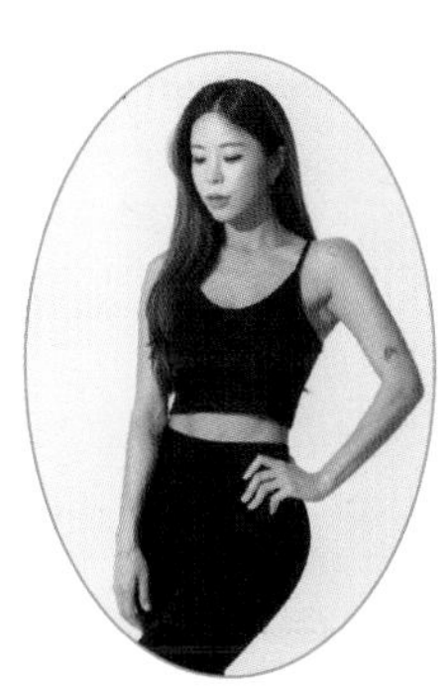

我想戒麵粉的最大原因就是因為我的腸胃很差。我每天都會經歷兩三次腸炎的折磨，因此我比別人更花心思挑選飲食，但就算我吃得很營養，還是無法正常消化，總是坐在馬桶上哀號。所以戒麵粉是因為我想擁有健康的腸胃，減肥反而是其次。

為了擁有健康的腸胃，我便盡我的努力學習，之後瞭解到麵粉是引發腸道疾病及阻礙消化的罪魁禍首，所以才會開始想要戒掉麵粉。我只是單純地想：「大家都說麵粉不好，那麼我就要戒麵粉。」並不是一開始就很堅定，或是有什麼非做不可的原因。起點總是比大家想的還更平靜、更單純。

戒麵粉的這兩週，我一次都不曾在馬桶上掙扎過，也不曾感受過肚子消化不良或是不舒服。我一方面覺得神奇，一方面又一頭霧水，「原來麵粉真的對身體這麼不好」。我堅持越久，越能感受到身體的變化，於是產生了想要做得更好的渴望，也更努力看書準備。雖然現在才要進入第三週，但我越來越期待往後有多大的變化。

This Week's Meal Plan

第三週菜單索引

	第 15 天	第 16 天	第 17 天
早餐	**洋蔥金桔汁 P.76** • 嫩麥芽粉 1 匙 • 洋蔥汁 1 包 • 金桔汁 1 匙 • 水 適量	**麥芽豆奶 P.78** • 嫩麥芽粉 1 匙 • 豆奶 1 罐	**綜合藍莓優格碗 P.80** • 穀麥 少許 • 冷凍藍莓 2 匙 • 綜合堅果 1 匙 • 無糖優格 80mℓ
午餐	**香嫩雞排菇菇餐 P.76** • 雞胸肉排 1 包 • 小黃瓜 ½ 條 • 甜椒 3 條 • 豆腐 ⅓ 盒 • 迷你杏鮑菇 少許	**生鮭魚地瓜輕食沙拉 P.78** • 垂盆草 少許 • 生鮭魚 1 包 • 洋蔥 少許 • 綠花椰菜 ⅓ 顆 • 蒸地瓜 1 條 • 小黃瓜 ⅓ 條 • 蘋果 ½ 顆	**蘋果雞肉鮮蔬沙拉 P.80** • 香蕉 1 條 • 小黃瓜 1 條 • 綠花椰菜 ⅓ 顆 • 蘋果 ½ 顆 • 雞胸肉排 1 包
晚餐	**糖醋雞肉佐蘿蔔嬰沙拉 P.77** • 蘿蔔嬰 少許 • 綠花椰菜 ⅓ 顆 • 洋蔥 少許 • 糖醋肉口味的雞胸肉 1 包 • 小黃瓜 ½ 條 • 迷你杏鮑菇 少許 • 雜穀飯 50 克	**低脂牛肉鮮蔬黃瓜沙拉 P.79** • 萵苣 6 片 • 甜椒 2 條 • 小黃瓜 1 條 • 綠花椰菜 ⅓ 顆 • 迷你杏鮑菇 少許 • 牛肉 80 克	**麻辣雞胸佐煙燻蛋沙拉 P.81** • 煙燻蛋 2 顆 • 蒸地瓜 1 條 • 小黃瓜 1 條 • 綠花椰菜 ⅓ 顆 • 麻辣口味的雞胸肉 1 包
點心	• 綜合堅果 1 把 • 美式咖啡 1 杯 • 蛋白棒 ½ 條	• 綜合堅果 1 把 • 美式咖啡 1 杯 • 蛋白棒 ½ 條	• 綜合堅果 1 把 • 美式咖啡 1 杯 • 蛋白棒 ½ 條

進入第三週後，很容易吃膩減肥餐，所以要避免同一種食物吃太多次，努力攝取多款食品吧！本週起會加入新的蔬菜，也有安插幾個簡單調理雞胸肉的菜單，以免食材重複性太高。

第 18 天	第 19 天	第 20 天	第 21 天
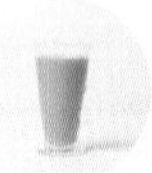 **羽衣甘藍酪梨綠拿鐵 P.82** • 羽衣甘藍 5 片 • 香蕉 1 條 • 冷凍酪梨 1 匙 • 椰子水 1 杯 • 水 適量	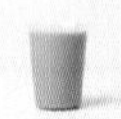 **羽衣甘藍蘋蕉綠拿鐵 P.84** • 蘋果 ½ 顆 • 香蕉 1 條 • 羽衣甘藍 4 片 • 椰子水 1 杯 • 水 適量	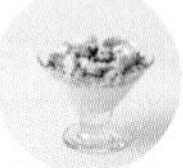 **穀麥藍莓優格 P.86** • 綜合堅果 1 匙 • 冷凍藍莓 2 匙 • 香蕉 ½ 條 • 穀麥 1 匙 • 無糖優格 80mℓ	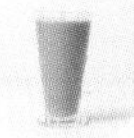 **消水腫蘋果洋蔥綠拿鐵 P.88** • 蘋果 ½ 顆 • 香蕉 1 條 • 羽衣甘藍 4 片 • 洋蔥汁 1 包 • 水 適量
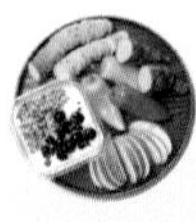 **雙瓜甜椒佐優格碗 P.82** • 小黃瓜 1 條 • 甜椒 3 條 • 蒸地瓜 1 條 • 冷凍藍莓 1 匙 • 蘋果 ½ 顆 • 無糖優格 80mℓ • 穀麥 少許	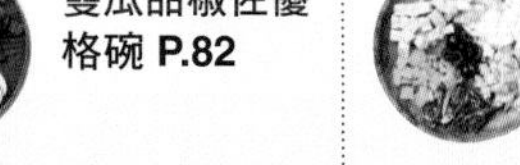 **雞肉彩虹科布沙拉 P.84** • 蘋果塊 1 把 • 洋蔥塊 1 把 • 小黃瓜塊 1 把 • 雞胸肉排 1 包 • 黑橄欖 少許 • 甜椒 1 條 • 紫甘藍 1 把	 **欺騙餐！**	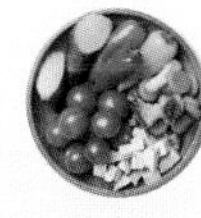 **清炒蔬食佐地瓜雞肉餐 P.88** • 小番茄 1 把 • 甜椒 3 條 • 雞胸肉排 1 包 • 冷凍蔬菜 1 把 • 蒸地瓜 1 條
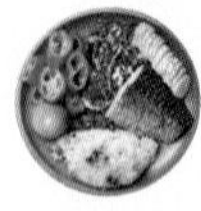 **香煎鯖魚雜穀飯套餐 P.83** • 雜穀飯 50 克 • 甜椒 3 條 • 紫甘藍 1 把 • 小黃瓜 ½ 條 • 煙燻蛋 1 顆 • 鯖魚 1 塊	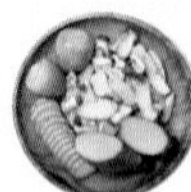 **義式培根雞肉佐菇菇地瓜餐 P.85** 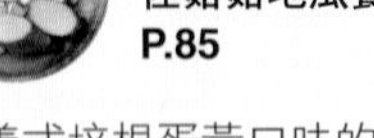 • 義式培根蛋黃口味的雞胸肉 1 包 • 迷你杏鮑菇 1 把 • 煙燻蛋 2 顆 • 蒸地瓜 1 條 • 小黃瓜 1 條 • 義大利辣椒 少許	 **欺騙餐！**	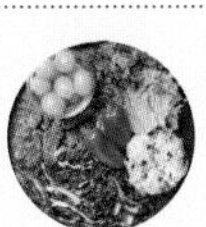 **火烤牛肉雜穀飯套餐 P.89** • 雜穀飯 60 克 • 牛肉 80 克 • 紫甘藍 1 把 • 甜椒 2 條 • 萵苣 5 片 • 綠葡萄 1 把
• 綜合堅果 1 把 • 美式咖啡 1 杯 • 蛋白棒 ½ 條	• 綜合堅果 1 把 • 美式咖啡 1 杯 • 蛋白棒 ½ 條	• 綜合堅果 1 把 • 美式咖啡 1 杯 • 蛋白棒 ½ 條	• 綜合堅果 1 把 • 美式咖啡 1 杯 • 蛋白棒 ½ 條

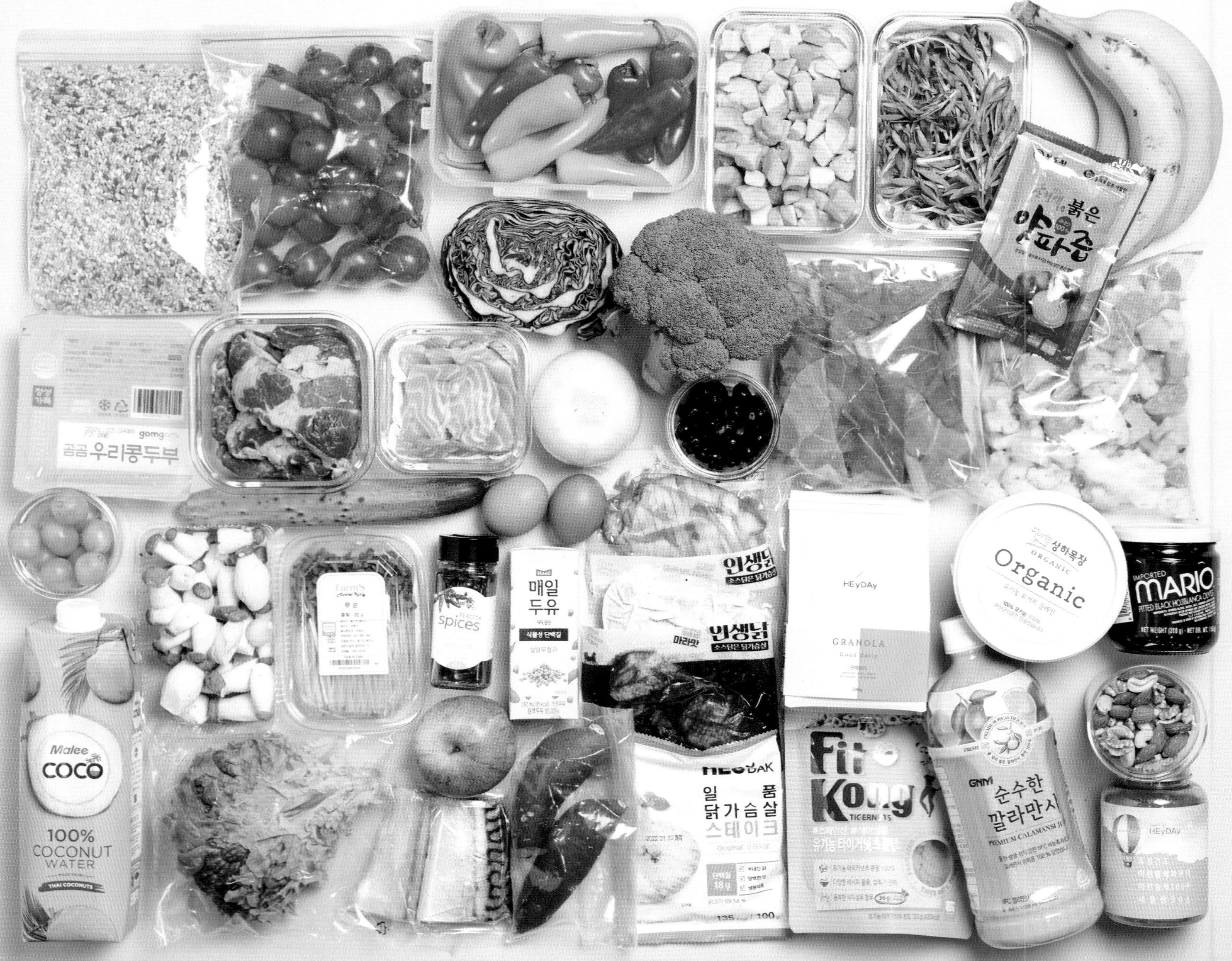
붉은 양파즙
곰곰 우리콩두부
gomgom
매일 두유
식물성 단백질
spices
인생닭
일품 닭가슴살 스테이크
HEyDAy
GRANOLA
Good Daily
상하목장
ORGANIC
Organic
IMPORTED
MARIO
PITTED BLACK HOJIBLANCA OLIVES
Fit Kong
TIGERNUTS
GNM 순수한 깔라만시
PREMIUM CALAMANSI
Malee
COCO
100% COCONUT WATER
THAI COCONUTS

This Week's Meal Prep

第三週備餐計畫：買好之後放心地吃吧！

生鮮食材

- [x] 洋蔥 2 把
- [ ] 生鮭魚 1 包
- [ ] 蘿蔔嬰 少許
- [ ] 迷你杏鮑菇 1 包
- [ ] 豆腐 ⅓ 盒
- [ ] 小黃瓜 7 條
- [ ] 綠花椰菜 1.5 顆
- [ ] 蘋果 3 顆
- [ ] 雜穀米
- [ ] 牛肉 160g
- [ ] 紫甘藍 3 把
- [ ] 煙燻蛋 5 顆
- [ ] 小番茄 1 把（1 把約 10-12 顆）
- [ ] 地瓜 5 條
- [ ] 甜椒 18 條
- [ ] 羽衣甘藍 13 片
- [ ] 香蕉 4.5 條
- [ ] 垂盆草 少許
- [ ] 萵苣 11 片
- [ ] 綠葡萄 1 把（1 把約 8-10 顆）

市售食材

- [x] 冷凍蔬菜 1 把（Well Fresh）
- [ ] 義大利辣椒 少許（Peacock）
- [ ] 冷凍酪梨 1 匙（Gom Gom）
- [ ] 每日豆奶 99.89 200mℓ 1 罐（美日）
- [ ] 黑橄欖 少許（Mario Pitted）
- [ ] 鯖魚 1 塊（Wing Eat）
- [ ] 椰子水 2 杯（Malee）
- [ ] 無糖優格 240mℓ（Sang Ha Farm）
- [ ] 綜合堅果 7 把（No Brand）
- [ ] 紅洋蔥汁 2 包（San Cheong Ae）
- [ ] 純天然金桔汁 1 匙（GNM）
- [ ] 雞胸肉排 4 包（Heo Dak）
- [ ] 義式培根蛋黃口味的雞胸肉 1 包（In Saeng Dak）
- [ ] 穀麥 2 匙（Pa Pa Organic）
- [ ] 糖醋肉口味的雞胸肉 1 包（In Saeng Dak）
- [ ] 麻辣口味的雞胸肉 1 包（In Saeng Dak）
- [ ] 嫩麥芽粉 2 匙（Pa Pa Organic）
- [ ] 綜合堅果 2 匙（Fit Kong）
- [ ] 冷凍藍莓 5 匙（Well Fresh）
- [ ] 蛋白棒 3.5 條（科克蘭）

早餐

洋蔥金桔汁

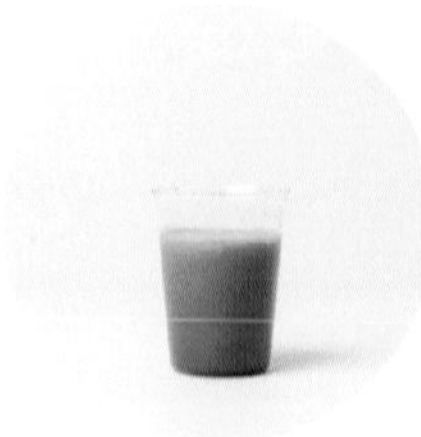

吃完欺騙餐後，喝下這杯方便早餐，讓水腫的身體變得輕盈。在吃完油膩食物之後，洋蔥汁特別能幫助排除體內毒素，聽說空腹時飲用效果最好。用一杯讓人心情變好的排毒汁開始一天吧！

食材：嫩麥芽粉1匙、洋蔥汁1包、金桔汁1匙、水適量。
不需要調理（將嫩麥芽粉和金桔汁倒入裝有洋蔥汁的瓶中，加水後，搖勻即可食用。）

午餐

香嫩雞排菇菇餐

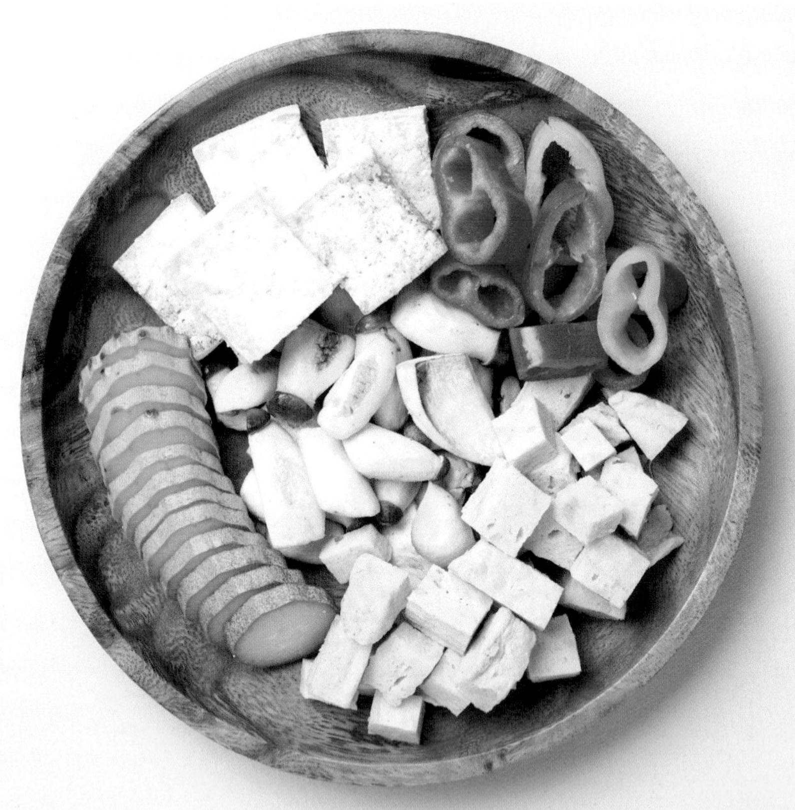

就算是常吃的雞胸肉和豆腐，只要跟杏鮑菇一起吃，也能吃出不同風味。杏鮑菇的質地柔軟、口感極佳，跟任何食物都很搭，也有強健消化器官的功效。

食材：雞胸肉排1包、小黃瓜½條、甜椒3條、豆腐⅓盒、迷你杏鮑菇少許。
需要調理：❶ 將橄欖油均勻倒入平底鍋中，放入杏鮑菇後用少許胡椒粉調味，以小火充分翻炒。❷ 以中火將豆腐正反面煎至金黃。❸ 將雞胸肉放進微波爐加熱一至兩分鐘解凍後，跟準備好的食材一起裝盤。

善女的小撇步

像小黃瓜或甜椒這類營養密度高的蔬菜咀嚼口感極佳，能帶來飽足感。

休息一下

下午茶點心

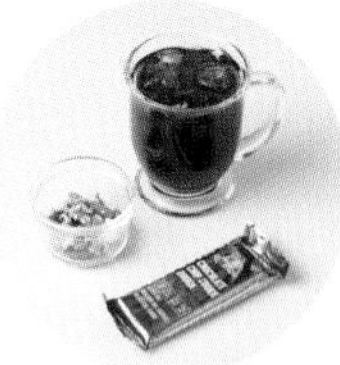

- 美式咖啡 1 杯
- 綜合堅果 1 把
- 蛋白棒 ½ 條

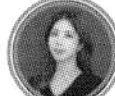

善女的悄悄話

今天我發現我吃午餐的時候心不在焉。我覺得我的樣子很好笑，所以就用攝影機拍下我吃飯的過程，拍完之後我看著畫面中的自己，發現我吃飯的時候好像靈魂出竅一樣。希望你不要誤會，我只是因為一天只能吃三次正餐，所以非常珍惜而小口小口的慢慢享用。

晚餐

糖醋雞肉佐蘿蔔嬰沙拉

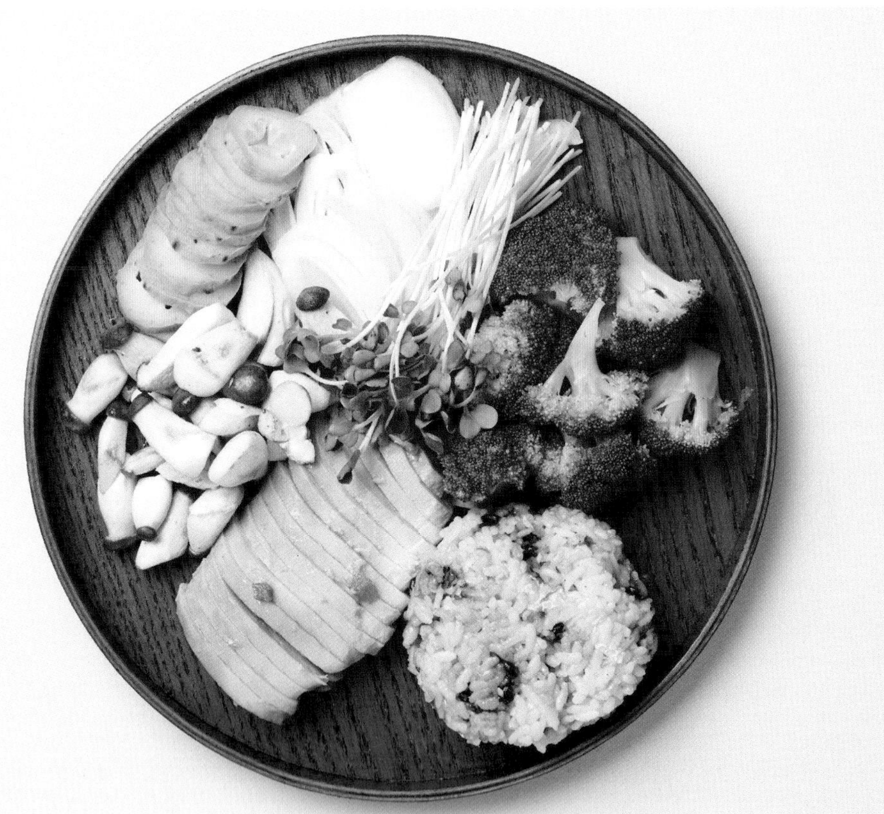

因為想要吃吃看不同的蔬菜，所以嘗試把不常吃的蘿蔔嬰放入菜單中。市場很容易買到蘿蔔嬰，是個價格低廉且能毫無負擔地享受的綠色蔬菜。微辣的蘿蔔苗和平淡的雞胸肉意外地合適。

食材：蘿蔔嬰少許、綠花椰菜 ⅓ 顆、洋蔥少許、糖醋肉口味的雞胸肉 1 包、小黃瓜 ½ 條、迷你杏鮑菇少許、雜穀飯 50 克。**需要調理：**❶ 將橄欖油均勻倒入平底鍋中，放入杏鮑菇後用少許胡椒粉調味，以小火充分翻炒。❷ 將雞胸肉放進微波爐加熱一至兩分鐘解凍。❸ 拿出已經準備好的食材裝盤。

善女的小撇步

接觸平常不會吃的多樣蔬菜來找出合胃口的菜色，也是一種減肥時的樂趣。

早餐

麥芽豆奶

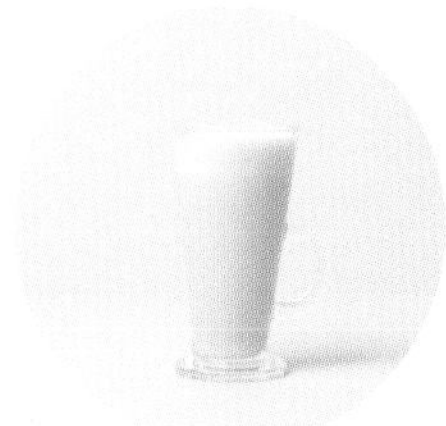

有人說早上的五分鐘相當於晚上的一個小時，因為早晨要匆忙地準備上班，每分每秒都很珍貴。推薦這道超快速早餐給你，只要準備一分鐘就能方便享用。不僅把握了時間，也補充了營養。

食材：嫩麥芽粉 1 匙、豆奶 1 罐。
不需要調理（將豆奶倒入瓶中，加 1 匙嫩麥芽粉，搖勻即可食用。）

午餐

生鮭魚地瓜輕食沙拉

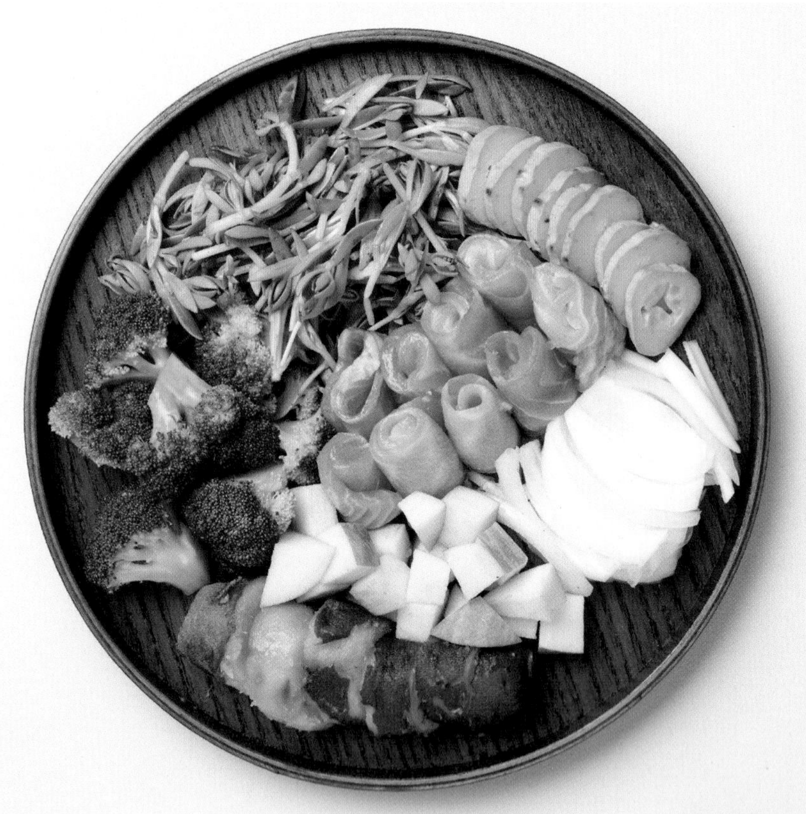

在減肥之前，我以為鮭魚只是壽司上面的一種配料，不過現在鮭魚對我而言是不可或缺的、如救世主般的存在。鮭魚含有豐富的蛋白質，能滿足一餐中所需的蛋白質，也有許多像 Omega-3 一樣的優質脂肪酸。每次吃膩雞肉的時候就吃鮭魚來轉換心情吧！

食材：垂盆草少許、生鮭魚 1 包、洋蔥少許、綠花椰菜 ⅓ 顆、蒸地瓜 1 條、小黃瓜 ⅓ 條、蘋果 ½ 顆。不需要調理（拿出已經準備好的食材即可享用。）

善女的小撇步

生鮭魚的新鮮度很重要，建議一次只買一餐要吃的分量。

休息一下

下午茶點心	善女的悄悄話
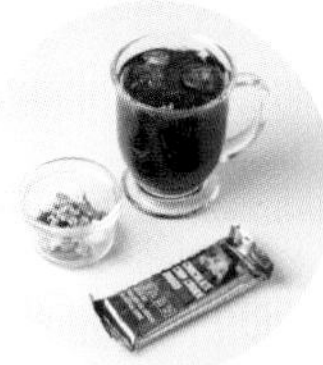 • 美式咖啡 1 杯 • 綜合堅果 1 把 • 蛋白棒 ½ 條	今天肚子特別餓，發出轟轟巨響。我受不了龐大的飢餓感，決定晚餐要趕快吃牛肉來補血。吃了一口之後就馬上鎮定下來。如果是以前的我，在聽到肚子咕嚕叫之前，早就已經把食物放進嘴巴，像蝗蟲過境一樣掃光桌面，但現在我會等到肚子餓到發出聲音才吃。我調整心態，告訴自己肚子咕嚕叫是瘦下來的訊號。今天也忍耐了，真是做得好。

晚餐

低脂牛肉鮮蔬黃瓜沙拉

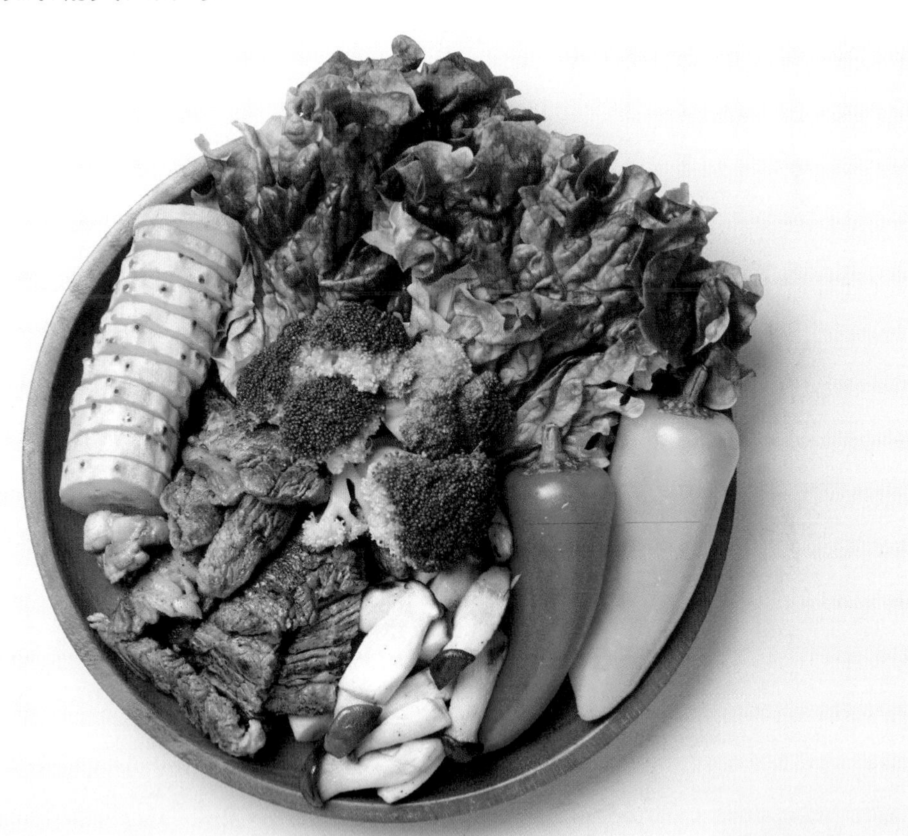

在特別不想吃減肥餐的這天，拿出珍藏的牛肉炒來吃吧！牛肉跟杏鮑菇一起炒過後，包在肉類最佳搭檔「萵苣」裡吃下一大口時，似乎一口氣紓解了這段日子累積的壓力。不知道什麼時候會突然發生這樣的危機，在冰箱裡多少儲備一些牛肉吧！

食材：萵苣 6 片、甜椒 2 條、小黃瓜 1 條、綠花椰菜 ⅓ 顆、迷你杏鮑菇少許、牛肉 80 克。需要調理：❶ 將牛肉放在平底鍋上翻炒。❷ 將橄欖油均勻倒入平底鍋中，放入杏鮑菇後用少許胡椒粉調味，以小火充分翻炒。❸ 拿出已經準備好的食材一起享用。

善女的小撇步

牛肉建議選用脂肪較少的里脊肉，不吃牛的話也可以選豬頸肉。

早餐

綜合藍莓優格碗

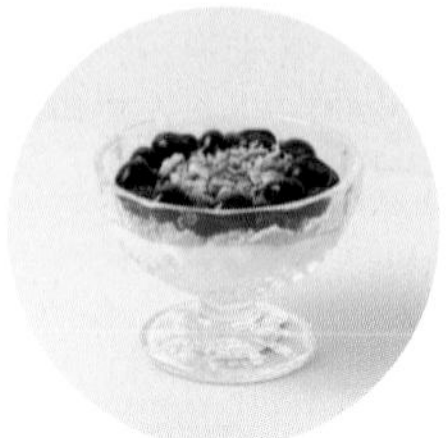

遇到嘴饞想吃零嘴的時候，我就會在早上做優格來吃。還好有脆脆的穀麥以及香味獨特的綜合堅果，讓我打消了想吃零嘴的念頭。如果再依照個人喜好，加入藍莓等水果，就能補足一餐的維他命。

食材：穀麥少許、冷凍藍莓 2 匙、綜合堅果 1 匙、無糖優格 80㎖。
不需要調理（將優格和食材裝入碗中一起享用。）

午餐

蘋果雞肉鮮蔬沙拉

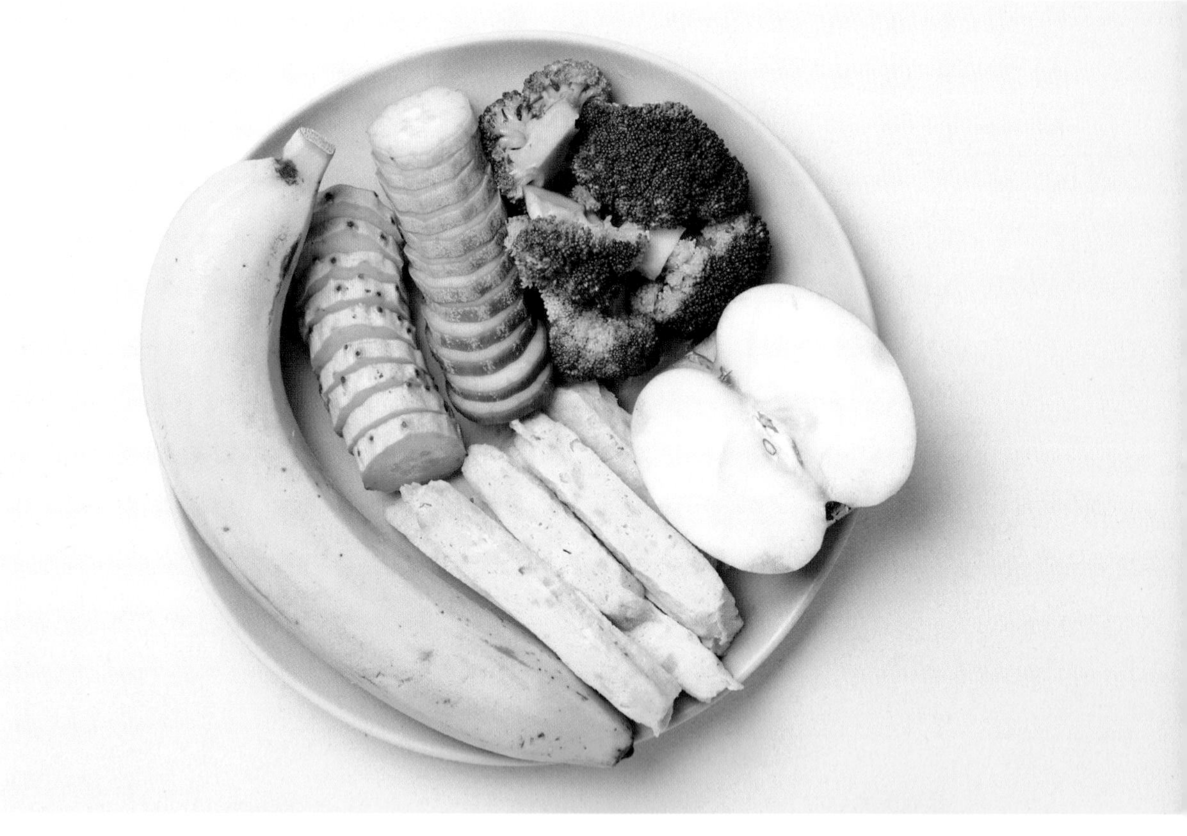

香蕉跟常吃的乾澀地瓜或南瓜不同，是甜甜軟軟的澱粉。糖度並沒有吃到的那麼甜，還有豐富的纖維質，所以減肥期間一定要放在身邊。

食材：香蕉 1 條、小黃瓜 1 條、綠花椰菜 ⅓ 顆、蘋果 ½ 顆、雞胸肉排 1 包。
不需要調理（將雞胸肉放進微波爐加熱一至兩分鐘解凍後，拿出已經準備好的食材一起享用。）

善女的小撇步

雖然實際的用餐時間可能會比原本決定的時間提前或延後三十分鐘，但最好還是能按時進食。一定要養成習慣。

休息一下

下午茶點心	善女的悄悄話
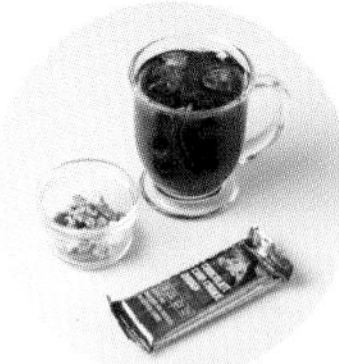 • 美式咖啡 1 杯 • 綜合堅果 1 把 • 蛋白棒 ½ 條	今天沒有像平常那麼餓。每次肚子咕嚕叫的時候，我都會心浮氣躁，今天晚上卻格外平穩。我想應該是因為食量變小很多了，這樣的改變令我感到神奇，因此今天晚餐吃得比平常更少。不過這種成就感只有持續一下子，吃完晚餐後不到兩個小時，我就因為過餓而全身發抖。今天我又上了一課，每次的食量不是像橡皮筋一樣伸縮，要吃固定的分量才不會有發生意外的風險。但還好今天我還是沒有吃宵夜，真是忍得好。

晚餐

麻辣雞胸佐煙燻蛋沙拉

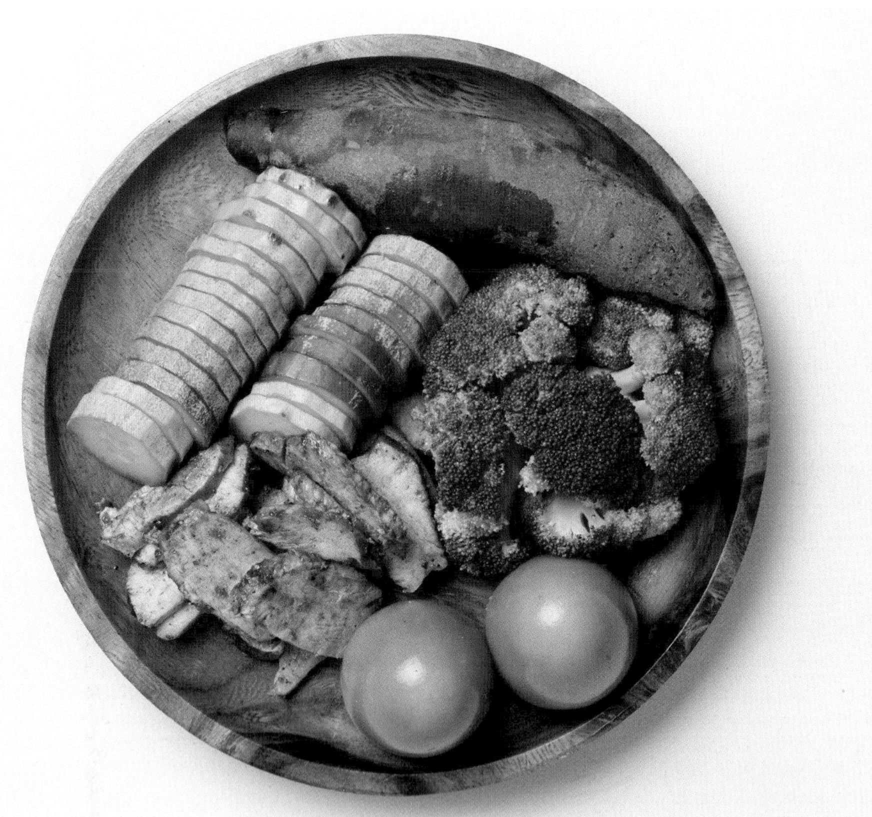

準備麻辣口味的雞胸肉來甩開宵夜的誘惑吧！新鮮的綠花椰菜和小黃瓜能幫助你甩開在深夜不斷折磨你的宵夜誘惑。

食材：煙燻蛋 2 顆、蒸地瓜 1 條、小黃瓜 1 條、綠花椰菜 ⅓ 顆、麻辣口味的雞胸肉 1 包。不需要調理（將雞胸肉放進微波爐加熱一至兩分鐘解凍後，拿出已經準備好的食材一起享用。）

善女的小撇步

規律且定量飲食很重要。如果勉強減量，減肥失敗的風險就會很高。

早餐

羽衣甘藍酪梨綠拿鐵

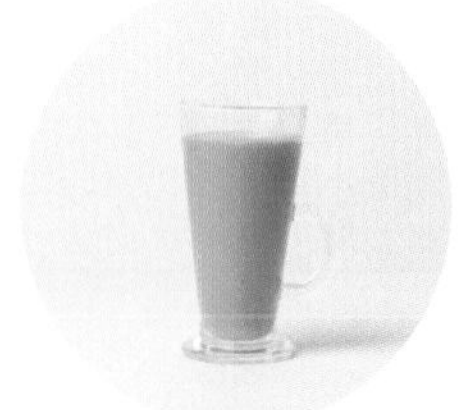

綠拿鐵是很棒的早餐，不會讓昨晚苦撐的胃感到負擔，還能填滿空空的胃。綠拿鐵不會讓人吃得過多，不會有負擔，而且甜甜的香蕉和濃郁的酪梨會碰撞出非常棒的口味。

食材：羽衣甘藍 5 片、香蕉 1 條、冷凍酪梨 1 匙、椰子水 1 杯、水適量。需要調理：❶ 將羽衣甘藍、香蕉、酪梨放入攪拌機中。❷ 在攪拌的過程中邊觀察濃稠度邊加椰子水和水。

午餐

雙瓜甜椒佐優格碗

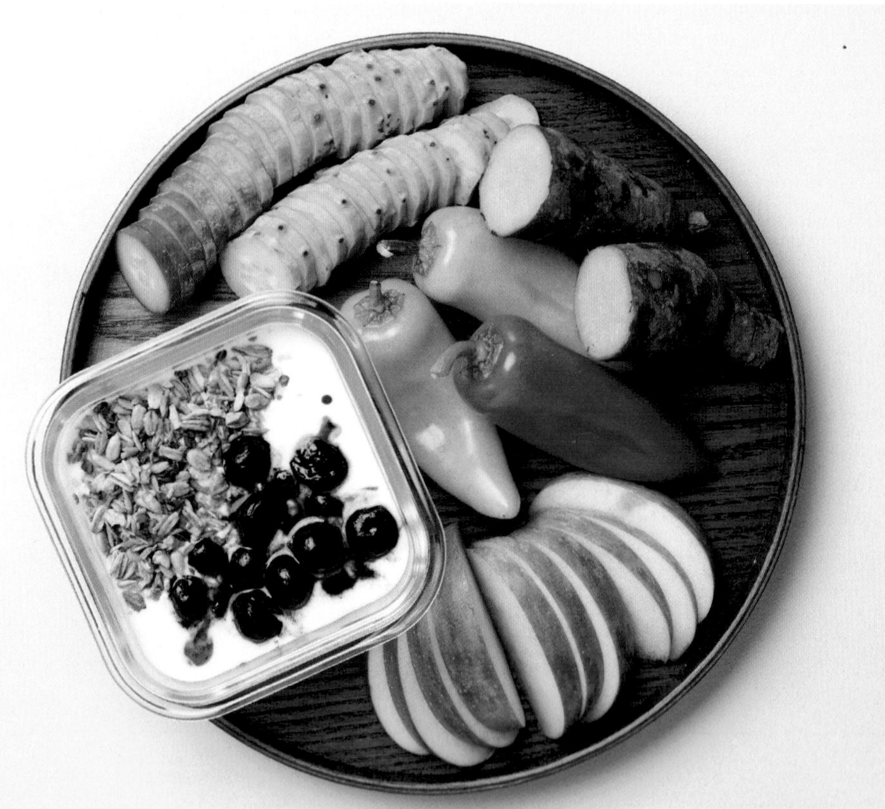

甜椒和小黃瓜是有豐富水分的代表性蔬菜，而且熱量很低，就算吃多了，熱量也很少。這兩個是肚子餓時或外出時相當好用的夥伴。配上酸甜優格，稍稍安撫倔強的味蕾吧！

食材：小黃瓜 1 條、甜椒 3 條、蒸地瓜 1 條、冷凍藍莓 1 匙、蘋果 ½ 顆、無糖優格 80㎖、穀麥少許。不需要調理（將藍莓和穀麥放在優格上，再拿出已經準備好的食材一起享用。）

善女的小撇步

為了提升飽足感，建議從蔬菜開始吃，最後再吃澱粉。

休息一下

下午茶點心	善女的悄悄話
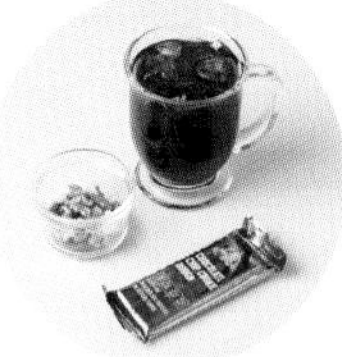 ・美式咖啡 1 杯 ・綜合堅果 1 把 ・蛋白棒 ½ 條	以前我過馬路的時候，就算已經快要變紅燈，我也會快速地跑過去；在捷運站聽到列車即將進站的聲音時，我也會在捷運站內以跑百米的速度飛奔過去，但現在就算紅綠燈已經變換燈號、就算會錯過捷運，我也不再著急。我僅僅是維持平常穩定的節奏，並沒有多費心改變，現在的我不想把能量耗在沒有意義的地方。我以為無麩質飲食只是幫助我甩掉體內的脂肪，但看來也甩掉了我心中不必要的煩惱。

晚餐

香煎鯖魚雜穀飯套餐

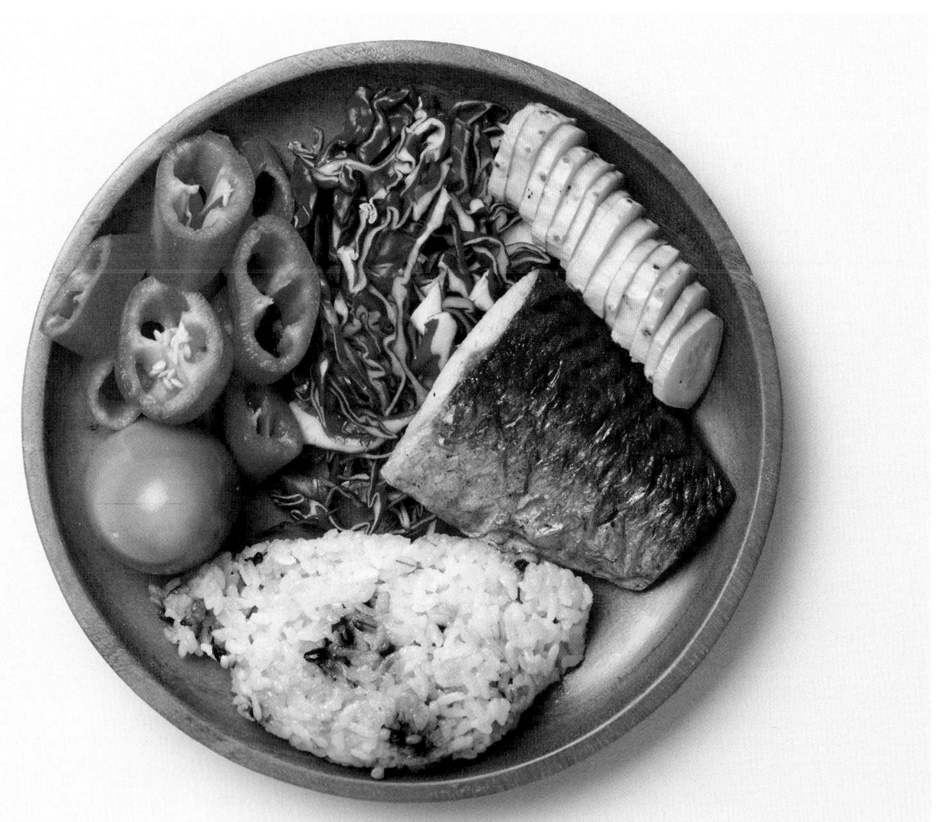

今天突然想吃熱騰騰的飯。受到極大的壓力時，與其抑制自己，不如調整菜單，準備雜穀飯搭配各種蔬菜，這樣就能吃得健康且不會過量。尤其 CP 值高的鯖魚是優質蛋白質來源，給自己一道簡單俐落的晚餐吧！

食材：雜穀飯 50 克、甜椒 3 條、紫甘藍 1 把、小黃瓜 ½ 條、煙燻蛋 1 顆、鯖魚 1 塊。需要調理：❶ 將鯖魚放在已經預熱的平底鍋上，以小火煎熟。❷ 拿出已經準備好的食材一起享用。

善女的小撇步

如果很難放棄泡菜，就選擇清淡的白泡菜，而不是調味重的紅泡菜。也可以搭配生洋蔥一起吃。

早餐

羽衣甘藍蘋蕉綠拿鐵

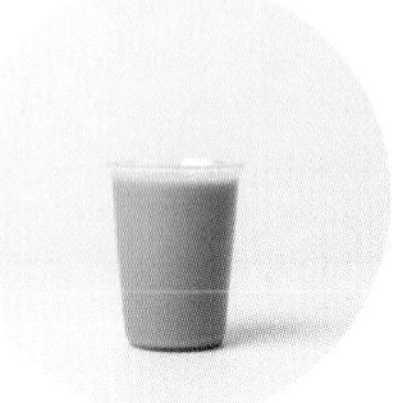

跟平常不一樣的是，今天加了蘋果。綠拿鐵的一大特色就是可以加入各種當季食材，創造出自己獨有的食譜。希望能吃到美味蘋果的季節能更長一點。

食材：蘋果½顆、香蕉1條、羽衣甘藍4片、椰子水1杯、水適量。
需要調理：❶ 將蘋果、香蕉和羽衣甘藍放入攪拌機中。❷ 在攪拌的過程中邊觀察濃稠度邊加椰子水和水。

午餐

雞肉彩虹科布沙拉

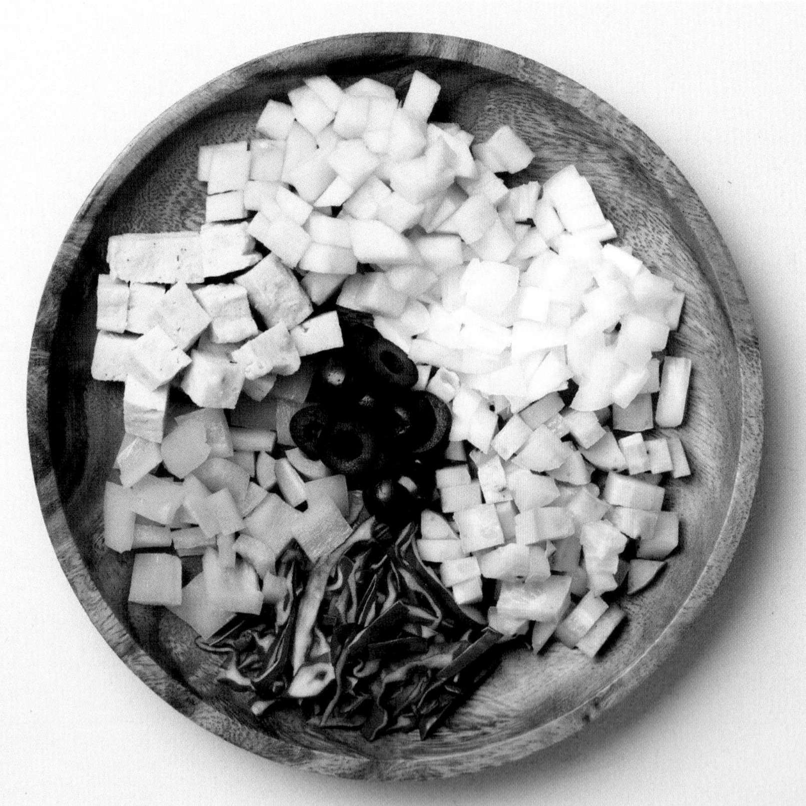

又快到該準備下一週食材的時候了，冰箱裡的食材分量很尷尬。這時最適合準備科布沙拉。只要把食材切成小塊就完成了，所以準備起來比想像中還容易。將冰箱裡的食材切成小塊，擺得美美後用湯匙盡情地舀來吃吧！

食材：蘋果塊1把、洋蔥塊1把、小黃瓜塊1把、雞胸肉排1包、黑橄欖少許、甜椒1條、紫甘藍1把。不需要調理（拿出已經準備好的食材切成小塊，再裝進碗裡充分攪拌後享用。）

善女的小撇步

科布沙拉若需要沾醬，建議選擇搭配無糖優格。

休息一下

下午茶點心

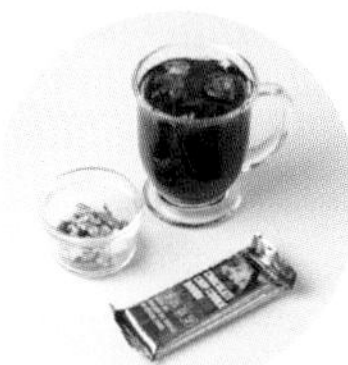

- 美式咖啡 1 杯
- 綜合堅果 1 把
- 蛋白棒 ½ 條

善女的悄悄話

一開始我的目標是戒麵粉三週。前期的時候覺得眼前一片渺茫，不知道三週什麼時候會結束，但撐過三週後就得到了自信，覺得自己還能夠繼續做下去。曾經也有過很難熬的時期，只能眼巴巴地看著身旁的朋友吃披薩。就算是現在要忍耐不吃眼前的食物還很不容易。即使如此，我已經給自己戒麵粉的這個任務，我真的想要克服這些困難。現在稍微適應了「將麵粉視為糞土」的心態。

晚餐

義式培根雞肉佐菇菇地瓜餐

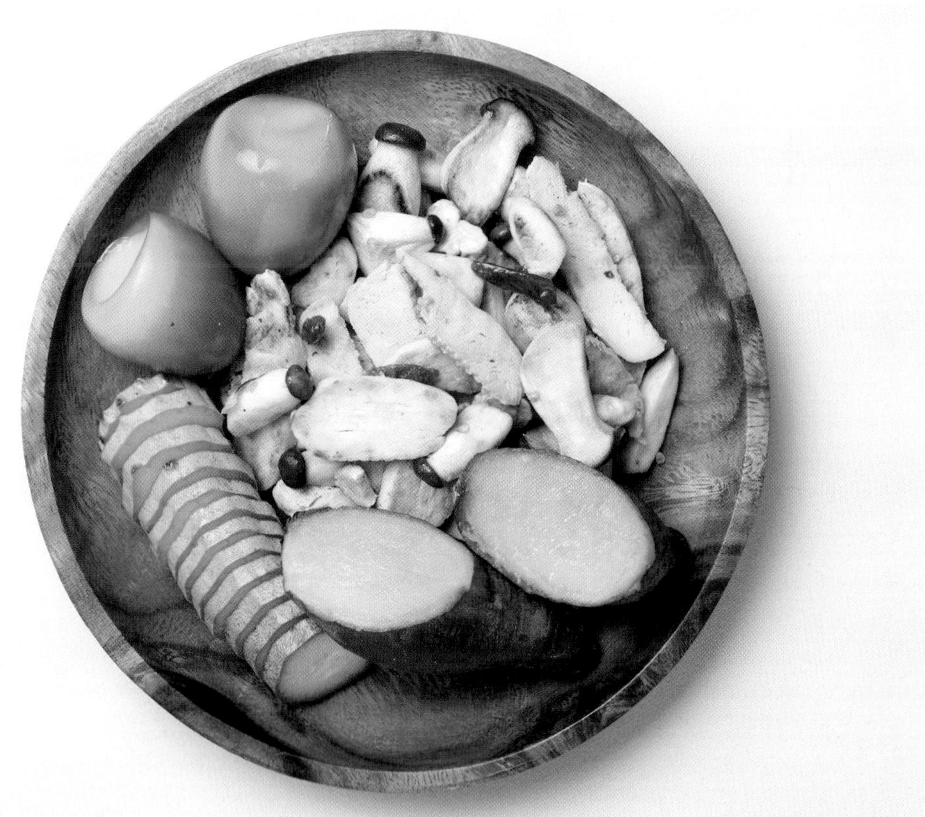

今天比其他天還更想吃外食。尤其我一直想到戒麵粉之前常吃如培根蛋黃口味義大利麵之類的義式料理，讓我心煩意亂。這種時候就把義式培根蛋黃口味的雞肉跟迷你杏鮑菇炒來吃吧！過程中再加一些祕密王牌「義大利辣椒」，就能吃到一個香辣卻清淡的優質義式料理。

食材：義式培根蛋黃口味的雞胸肉 1 包、迷你杏鮑菇 1 把、煙燻蛋 2 顆、蒸地瓜 1 條、小黃瓜 1 條、義大利辣椒少許。需要調理：❶ 將橄欖油均勻倒入平底鍋中，放入雞胸肉和杏鮑菇後以小火翻炒。❷ 加入義大利辣椒後再炒一下。❸ 拿出已經準備好的食材即可享用。

善女的小撇步

秋冬擺盤時適合用看上去很溫暖的木盤，這樣能把食材擺得更整齊、更漂亮。

早餐

穀麥藍莓優格

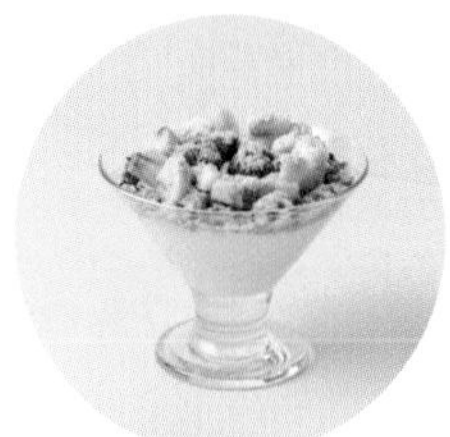

如果早上肚子很餓，就吃一碗優格飽餐一頓。在濃稠的優格上均勻撒滿「綜合堅果」，就能補足營養，也能帶來飽足感。這時搭配一個漂亮的碗盤會讓心情變得更好。

食材：綜合堅果 1 匙、冷凍藍莓 2 匙、香蕉 ½ 條、穀麥 1 匙、無糖優格 80㎖。
不需要調理（將香蕉、穀麥、堅果和藍莓放在優格上一起享用。）

午餐

欺騙餐

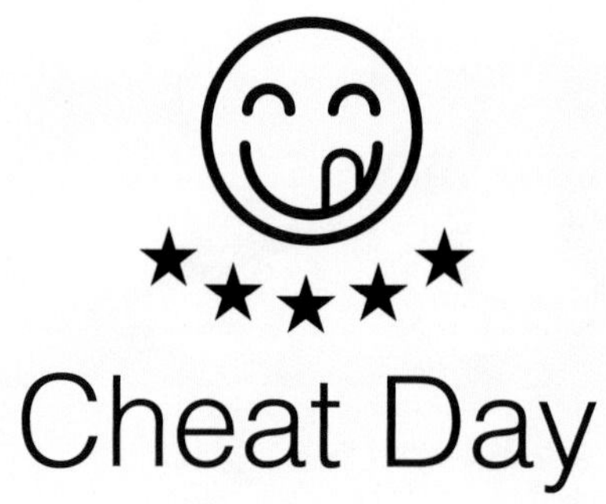

在減肥期間會因為家人或朋友的婚禮或紀念日等各種原因，得要去吃歐式自助餐。這種時候不要逃避，莫驚莫慌，把這當成是養成習慣前必經的練習過程吧！掌握原則後多觀察食物中有沒有麵粉製品，然後只吃低熱量的食物，而且只吃一點點。

善女的小撇步

在歐式自助餐當中，要多多靠近沙拉區的生菜。水果或壽司也是不錯的選擇。努力假裝沒看到炸物或麵類吧！

休息一下

下午茶點心	善女的悄悄話
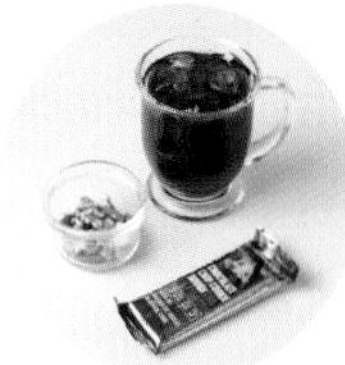 • 美式咖啡 1 杯 • 綜合堅果 1 把 • 蛋白棒 ½ 條	目前我還無法信任我的意志力，所以儘可能避開聚會，但不能不參加婚禮。我下定決心即使站在自助吧面前，也不能動搖，一定要撐住。果然還是看到了閃閃發光的義大利麵、炸蝦和烏龍麵等等。我把這些許久不見的食物好友拋在腦後，只夾沙拉。雖然吃生菜時不沾醬並不容易，但一想到晚上可以更完美地享受今天第二次的欺騙餐，我還是忍了下來。最近在戒麵粉的過程中更懂得珍惜食物。第四週也要加油！

晚餐

欺騙餐

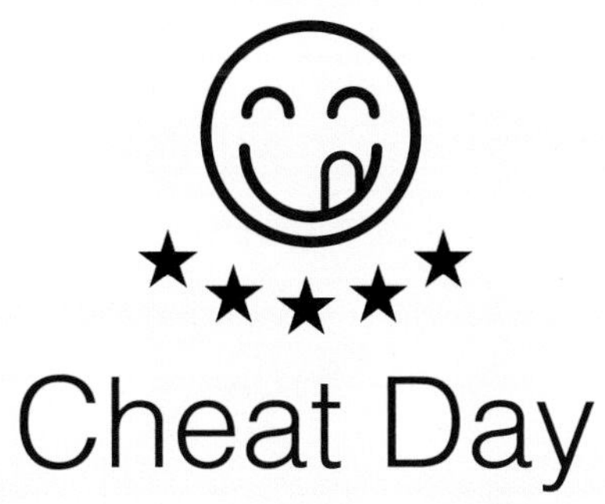

麵粉製品中最具代表性的食物就是炸雞。不過在戒麵粉時還是可以吃雞肉。有很多雞肉是沒有裹著麵衣的，也就是烤雞！我在點餐之前半信半疑地再次問老闆，烤雞是不是沒有裹麵衣，而是直接烤的。確認後就能吃得安心。就算不是在戒麵粉，烤雞也比炸雞更好，而且熱量也低很多。

善女的小撇步

如果你不清楚是不是麵粉製品，就鼓起勇氣詢問老闆吧！「請問有含麵粉嗎？」

早餐

消水腫蘋果洋蔥綠拿鐵

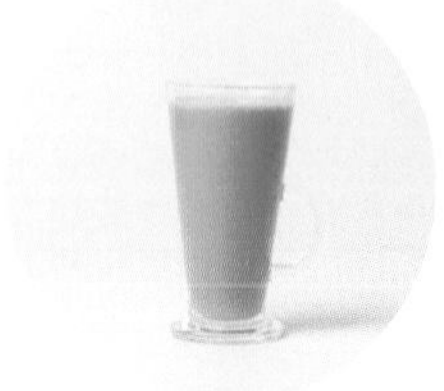

昨晚吃了油膩的食物，身體變得沉重，這時就趕緊用充滿蔬菜的綠拿鐵補血吧！綠拿鐵能幫忙平息昨天一整天活躍的胃口和食慾，讓身體迅速回到原本的軌道上。吃完油膩的食物後，洋蔥汁特別能有效快速分解並排出囤積的脂肪。

食材：蘋果 ½ 顆、香蕉 1 條、羽衣甘藍 4 片、洋蔥汁 1 包、水適量。
需要調理：❶ 將羽衣甘藍、蘋果和香蕉放入攪拌機中。❷ 加入洋蔥汁後，在攪拌的過程中邊觀察濃稠度邊加水。

午餐

清炒蔬食佐地瓜雞肉餐

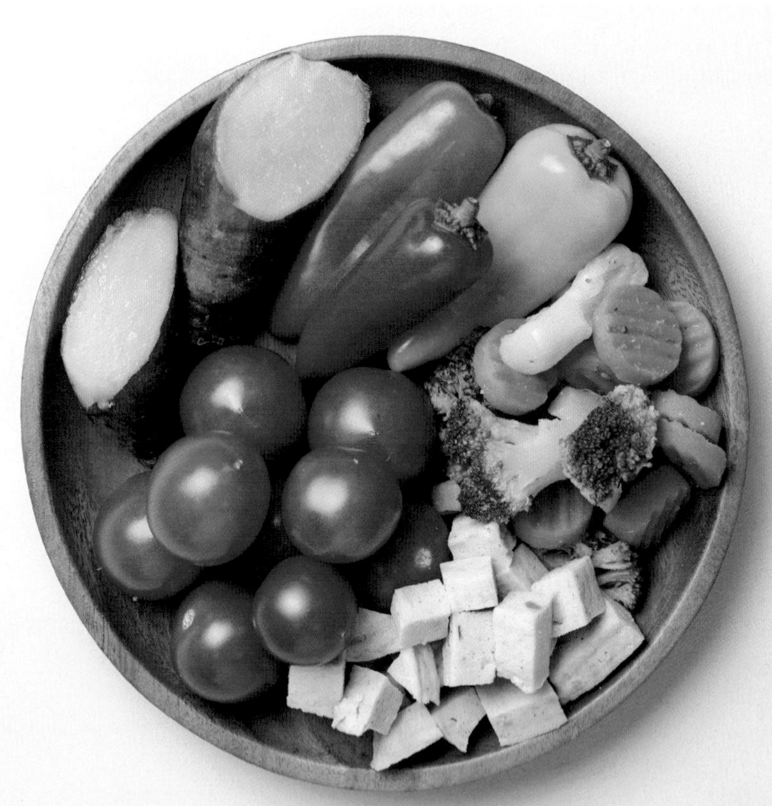

冷凍蔬菜調理容易，不僅不用一一處理多種食材，還可以想吃多少就能拿多少，是非常方便的做法。如果跟雞肉一起炒，就是雞肉炒菜。

食材：小番茄 1 把、甜椒 3 條、雞胸肉排 1 包、冷凍蔬菜 1 把、蒸地瓜 1 條。
需要調理：❶ 將冷凍蔬菜放入平底鍋中，以小火翻炒。❷ 將雞胸肉放進微波爐加熱一至兩分鐘解凍。❸ 拿出已經準備好的食材，搭配雞胸肉和炒蔬菜一起享用。

善女的小撇步

在休假的時候用冰箱裡的食材為自己做一道簡單的料理吧！這樣減肥就會越來越有趣。

休息一下

下午茶點心	善女的悄悄話
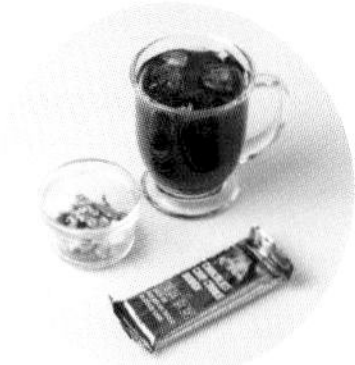 ・美式咖啡 1 杯 ・綜合堅果 1 把 ・蛋白棒 ½ 條	我們夫妻固定的休假是星期天，今天我們約會的時候順便逛逛購物中心。我把附近好吃的店家拋在腦後，只專注在服飾店和購物上。麵包店瀰漫著剛烤出來的麵包香、泡麵店飄出香辣的泡麵香，四面八方滿滿都是麵粉製品的誘惑。不過，我還是忍耐了。三週以來，我瘦了四公斤，這種程度的食物算得了什麼？我不希望一時愚昧的選擇而讓這三週付出的辛勞化為泡影。下週也跟麵粉說拜拜吧！

晚餐

火烤牛肉雜穀飯套餐

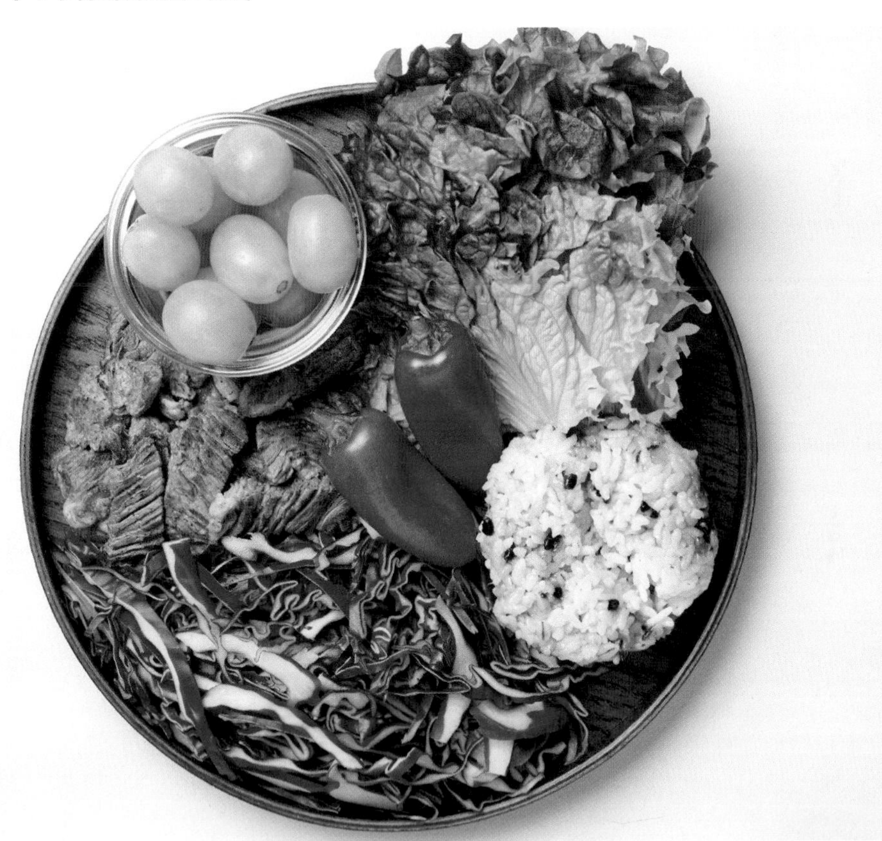

不管我再怎麼想要捨棄對欺騙餐的依戀、再怎麼想要平息下來也不容易。越接近晚上，就開始想東想西。這種時候就煎個平常最喜歡的牛肉來營造氣氛。只要用萵苣把牛肉和紫甘藍包來吃，就能很有飽足感，也能安撫躁動不安的食慾。

食材：雜穀飯 60 克、牛肉 80 克、紫甘藍 1 把、甜椒 2 條、萵苣 5 片、綠葡萄 1 把。需要調理：將牛肉放在已經預熱的平底鍋中煎熟，再跟預備好的食材一起享用。

善女的小撇步

萵苣含有豐富的維他命、鐵質、纖維質和礦物質。在需要飽足感的日子，隨時隨地都能吃萵苣！

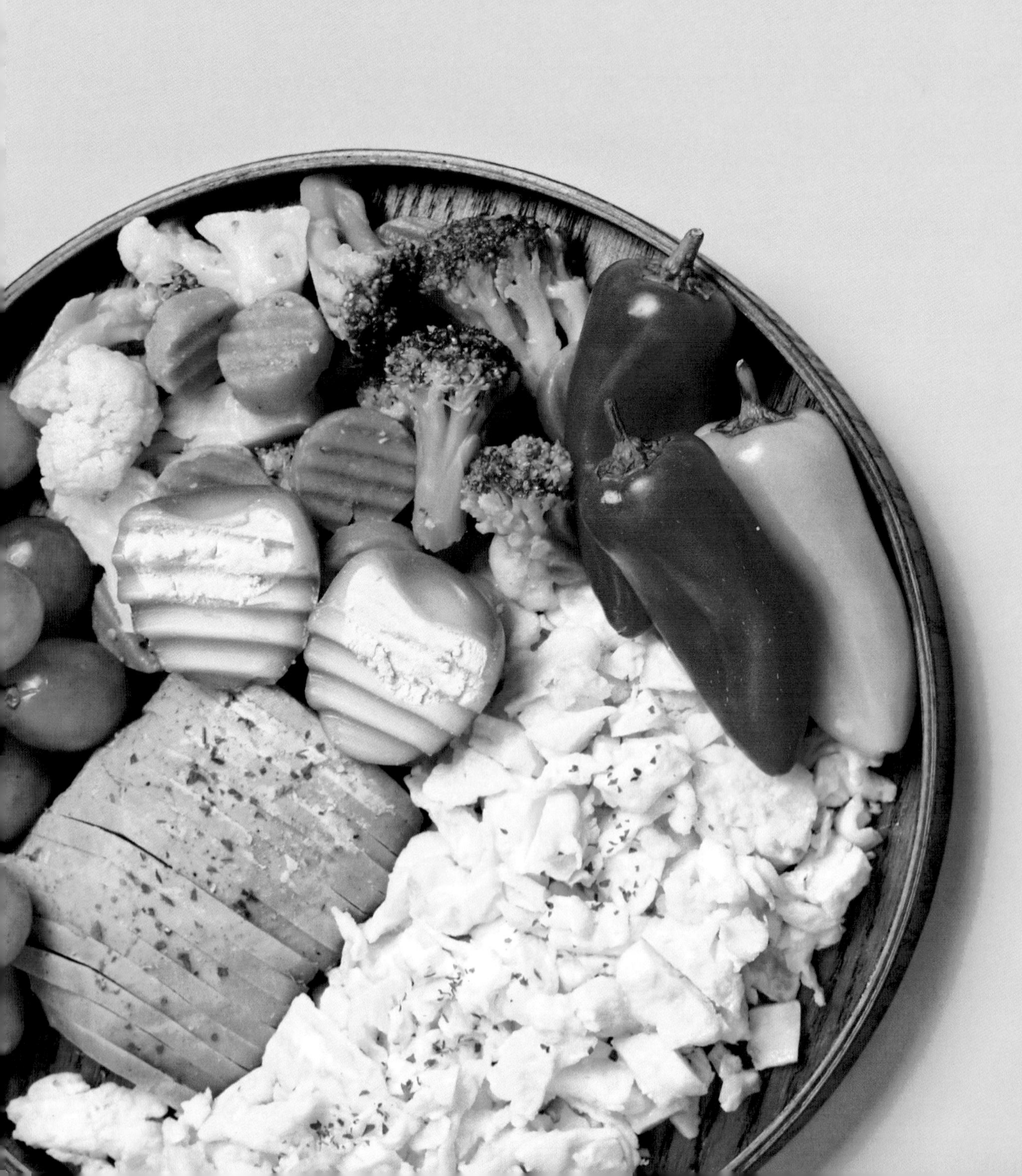

4th Week

第四週

This Week's Challenges

本週目標

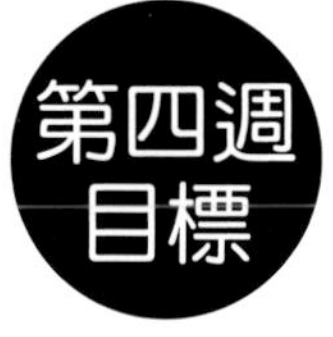

練習拒絕麵粉，不要輕易動搖

肌力運動	有氧運動
跪姿伏地挺身十下／三組	健走運動四十分鐘

不管我的意志力有多強，還是會遇到很危險的關卡，那就是充滿麵粉製品的大節日。像中秋或過年這種大節日，我沒辦法自顧自己、不跟家人過，一次平均要忍耐四天。由於這是能跟許久沒見的親戚用餐的難得機會，不能說我絕對都不吃。有可行的因應對策嗎？為此可得事先仔細地規畫才行！

這週只要下定決心做到這個就行了！

01 透過照片看出變化

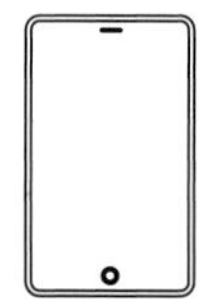

如果目前為止都只是看外表來觀察身材變化，那麼從本週開始，就拍下鏡中自己的樣貌，更仔細地觀察吧！這樣就能掌握到眼睛無法察覺到的、細微的身材變化。

02 提早一個公車站下車，走路回家

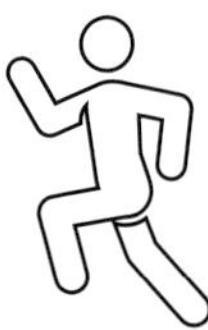

大家都知道健走運動非常有益健康。下定決心戰勝惰性，多走一點吧！放棄公車和計程車，選擇「YouBike」也是個好方法。不論是走路還是騎腳踏車，積極地在生活中找出空檔，當成能運動的機會吧！

03 練習拒絕

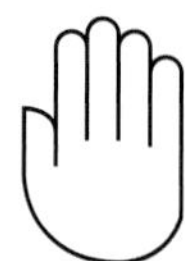

如果快到大節日，不要只是茫然地想「應該要忍耐！」、「不能吃！」，而是要提早計畫並找出方法來得到別人的諒解、避開那種場合，這樣才能更自在地應對。

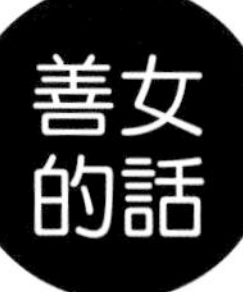

我的 100 天無麩質菜單計畫

戒麵粉不是只有缺點

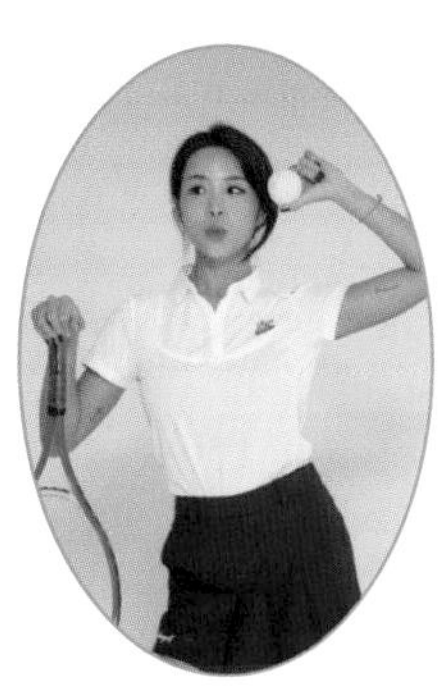

大部分的人聽到「戒麵粉」第一個反應都表示不可能，他們會說：「怎麼可能？」「我不能沒有麵粉。」「不吃麵粉的話要吃什麼？」我一開始也是如此。我以為戒了麵粉就會活得很痛苦，所以一開始只定三週的目標。不過現在我的目標是五十天。我之所以會把目標提升這麼多，是因為我實際做了之後才發現沒有想像中那麼難，也是因為我非常滿意在短短的期間中身上產生的變化。

以前我總是累到總覺得有三隻熊坐在我的肩膀上，渾身不對勁。再怎麼睡，身體的負擔也不會減輕；就算有在活動，胃也不會消化。但我這樣的身體卻改變了。現在我每天都充滿活力，連每個月都來折磨我的腸炎也消失了。雖然我還不知道是因為吃了蔬菜這類的好食材，還是因為戒了麵粉，或者純粹只是自我安慰的效果，但可以確定的是，這個變化非常神奇，也令我非常滿意。我漸漸覺得，如果之前讓我身體不舒服的就是麵粉這壞蛋，那麼也許我一輩子都不吃也沒關係。

This Week's Meal Plan

第四週菜單索引

	第 22 天	第 23 天	第 24 天
早餐	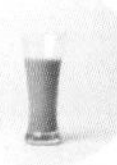 **羽衣甘藍香蕉綠拿鐵 P.98** • 羽衣甘藍 5 片 • 香蕉 1 條 • 冷凍酪梨 1 匙 • 洋蔥汁 1 包 • 水 適量	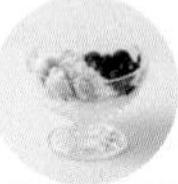 **香蕉藍莓優格碗 P.100** • 香蕉 ½ 條 • 冷凍藍莓 1 匙 • 綜合堅果 1 匙 • 無糖優格 80㎖	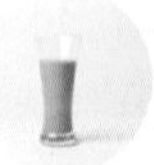 **羽衣甘藍香蕉綠拿鐵 P.102** • 羽衣甘藍 5 片 • 香蕉 1 條 • 冷凍酪梨 1 匙 • 洋蔥汁 1 包 • 水 適量
午餐	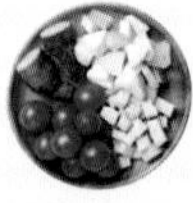 **香蘋雞肉地瓜沙拉 P.98** • 雞胸肉排 1 包 • 蘋果 1 顆 • 小番茄 1 把 • 蒸地瓜 1 條	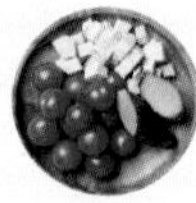 **雞胸蒸地瓜番茄 P.100** • 雞胸肉排 1 包 • 蒸地瓜 1 條 • 小番茄 1 把	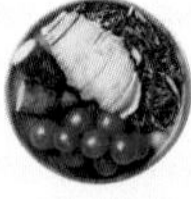 **煙燻雞肉佐紫高麗沙拉 P.102** • 煙燻雞胸肉 1 包 • 紫甘藍 1 把 • 小番茄 1 把 • 蒸地瓜 1 條
晚餐	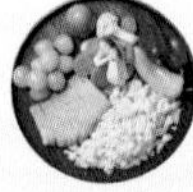 **煙燻雞肉佐炒嫩蛋 P.99** • 煙燻雞胸肉 1 包 • 冷凍蔬菜 1 把 • 煙燻蛋 1 顆 • 炒蛋（雞蛋 2 顆） • 甜椒 3 條 • 綠葡萄 1 把	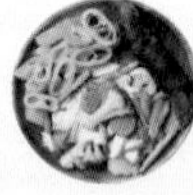 **倍量雞胸肉炒蔬菜 P.101** • 煙燻雞胸肉 1 包 • 冷凍蔬菜 1 把 • 蒸地瓜 1 條 • 甜椒 3 條	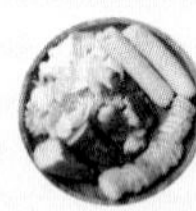 **香嫩雞肉香腸輕食餐 P.103** • 結球萵苣 1 把 • 小黃瓜 1 條 • 綠花椰菜 ⅓ 顆 • 雞胸肉香腸 2 條 • 蒸地瓜 1 條
點心	• 綜合堅果 1 把 • 美式咖啡 1 杯 • 蛋白棒 ½ 條	• 綜合堅果 1 把 • 美式咖啡 1 杯 • 蛋白棒 ½ 條	• 綜合堅果 1 把 • 美式咖啡 1 杯 • 蛋白棒 ½ 條

戒麵粉第四週遇到中秋節。上半年和下半年各有一次大節日，而且一整年都還會遇到各種紀念日。這種時候就會有許多變數，所以建議儲備最少量的食材即可，之後還需要的就隨時去超市買。只要買基本的食材就好，容易腐壞的葉菜類則減到最少。

第 25 天	第 26 天	第 27 天	第 28 天
洋蔥金桔汁 P.104 ・嫩麥芽粉 1 匙 ・洋蔥汁 1 包 ・金桔汁 1 匙 ・水 適量	**洋蔥金桔汁 P.106** ・嫩麥芽粉 1 匙 ・洋蔥汁 1 包 ・金桔汁 1 匙 ・水 適量	**綜合藍莓堅果優格 P.108** ・綜合堅果 1 匙 ・冷凍藍莓 2 匙 ・綜合堅果 1 匙 ・無糖優格 80mℓ	**椰子金桔汁 P.110** ・椰子水 1 杯 ・金桔汁 1 匙 ・冰塊 適量 ・水 適量
★★★★★ 迷你欺騙餐！	★★★★★ 迷你欺騙餐！	**爆汁雞肉佐雙瓜綠沙拉 P.108** ・綠葡萄 1 把 ・綠花椰菜 ⅓ 顆 ・雞胸肉排 1 包 ・蒸地瓜 1 條 ・小黃瓜 ½ 條 ・甜椒 1 條	**雞肉香腸蘋果沙拉 P.110** ・蘋果 1 顆 ・綠花椰菜 ⅓ 顆 ・蒸地瓜 1 條 ・雞胸肉香腸 2 條
★★★★★ 迷你欺騙餐！	**高纖排毒蔬菜沙拉 P.107** ・小黃瓜 1 條 ・蒸地瓜 1 條 ・甜椒 2 條 ・小番茄 1 把 ・綠花椰菜 ⅓ 顆	★★★★★ 欺騙餐！	**雞肉香腸地瓜菇菇餐 P.111** ・雞胸肉香腸 2 條 ・迷你杏鮑菇 1 把 ・蒸地瓜 1 條 ・綠花椰菜 ⅓ 顆 ・萵苣 6 片
・綜合堅果 1 把 ・美式咖啡 1 杯 ・蛋白棒 ½ 條	・綜合堅果 1 把 ・美式咖啡 1 杯 ・蛋白棒 ½ 條	・綜合堅果 1 把 ・美式咖啡 1 杯 ・蛋白棒 ½ 條	・綜合堅果 1 把 ・美式咖啡 1 杯 ・蛋白棒 ½ 條

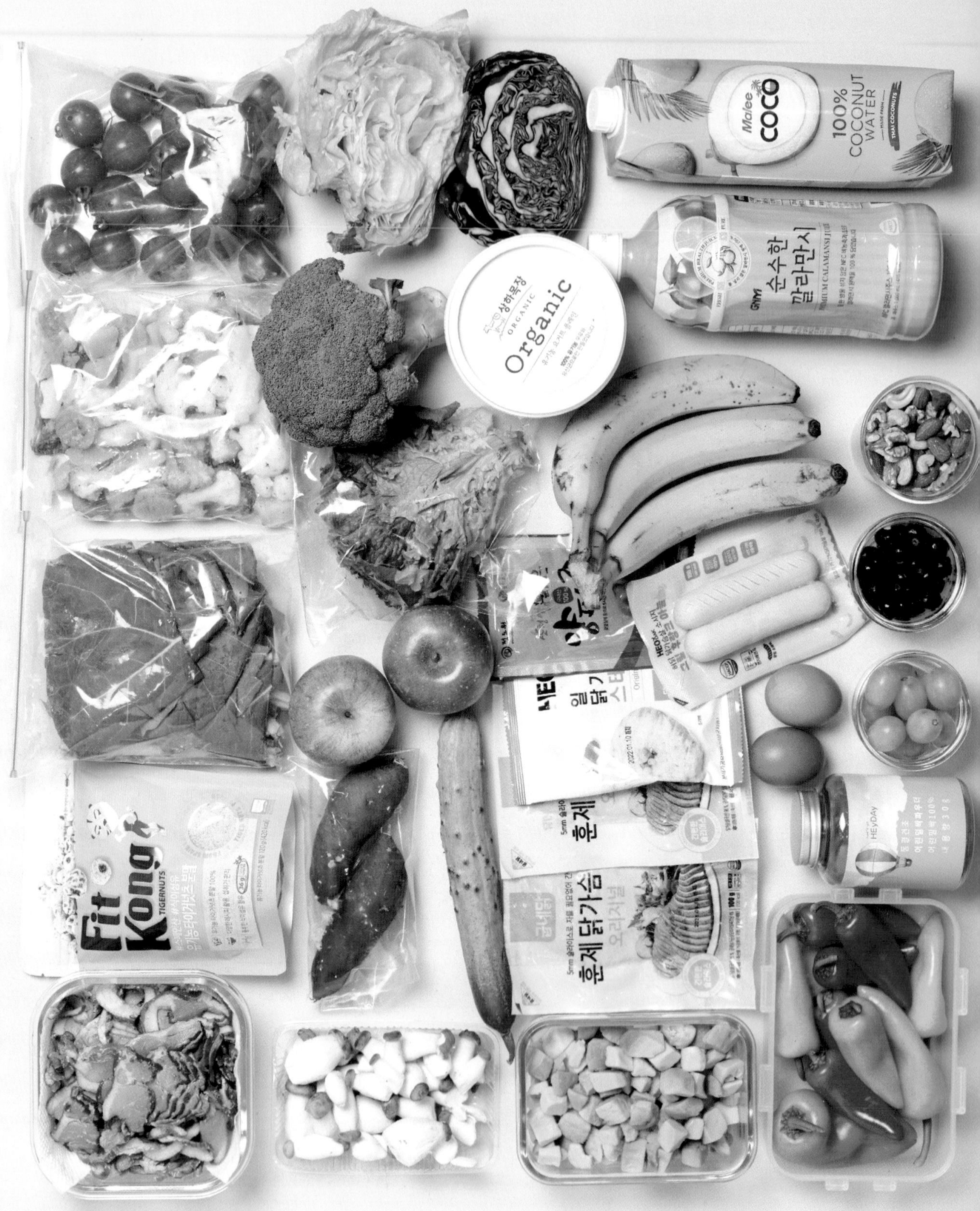
Malee
COCO
100% COCONUT WATER
순수한
깔라만시
상하목장
ORGANIC
Organic
Fit Kong
TIGERNUTS
훈제
훈제 닭가슴
오리지널
HEYDAY

This Week's Meal Prep

第四週備餐計畫：買好之後放心地吃吧！

生鮮食材

- [x] 綠花椰菜 1.5 顆
- [ ] 結球萵苣 1 把
- [ ] 迷你杏鮑菇 1 把
- [ ] 小黃瓜 2.5 條
- [ ] 綠葡萄 2 把（1 把約 8-10 顆）
- [ ] 蘋果 2 顆
- [ ] 萵苣 6 片
- [ ] 紫甘藍 1 把
- [ ] 煙燻蛋 1 顆
- [ ] 雞蛋 2 顆
- [ ] 小番茄 4 把（1 把約 10-12 顆）
- [ ] 地瓜 9 條
- [ ] 甜椒 9 條
- [ ] 香蕉 2.5 條
- [ ] 羽衣甘藍 10 片

市售食材

- [x] 冷凍蔬菜 2 把（Well Fresh）
- [ ] 椰子水 1 杯（Malee）
- [ ] 綜合堅果 8 把（No Brand）
- [ ] 紅洋蔥汁 4 包（San Cheong Ae）
- [ ] 純天然金桔汁 3 匙（GNM）
- [ ] 煙燻雞胸肉 3 包（Goob Ne）
- [ ] 雞胸肉香腸 3 包（Heo Dak）（1 包約 2 條）
- [ ] 雞胸肉排 3 包（Heo Dak）
- [ ] 嫩麥芽粉 2 匙（Pa Pa Organic）
- [ ] 綜合堅果 2 匙（Fit Kong）
- [ ] 無糖優格 160㎖（Sang Ha Farm）
- [ ] 冷凍藍莓 3 匙（Well Fresh）
- [ ] 冷凍酪梨 2 匙（Gom Gom）
- [ ] 蛋白棒 3.5 條（科克蘭）

早餐

羽衣甘藍香蕉綠拿鐵

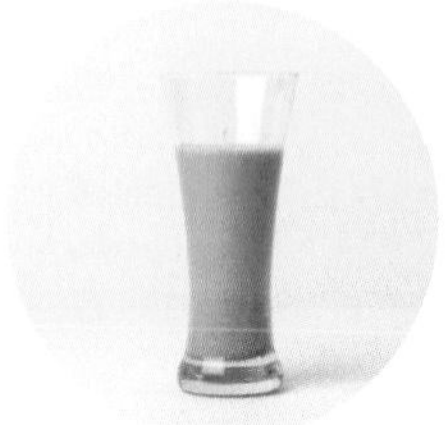

為了排出週末享受油膩食物後累積的脂肪，喝杯以洋蔥汁為基底的綠拿鐵來開始星期一吧！還好有甜甜的香蕉，讓我在喝的時候感受不到洋蔥汁的酸澀，所以不會抗拒。

食材：羽衣甘藍 5 片、香蕉 1 條、冷凍酪梨 1 匙、洋蔥汁 1 包、水適量。需要調理：❶ 將羽衣甘藍、香蕉、酪梨放入攪拌機中。❷ 加入洋蔥汁後，在攪拌的過程中邊觀察濃稠度邊加水。

午餐

香蘋雞肉地瓜沙拉

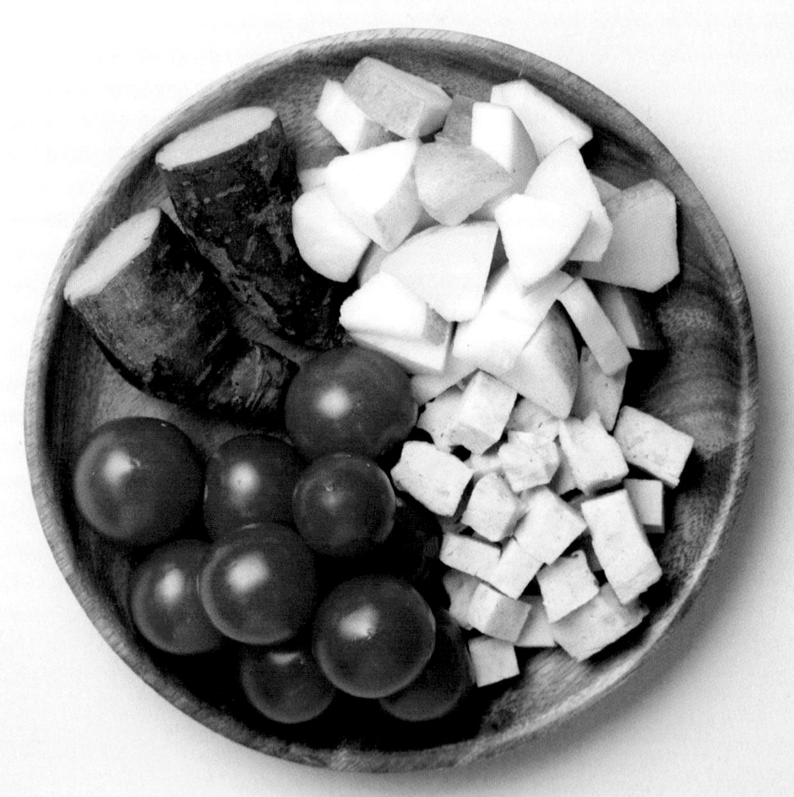

一年四季都有的水果就是蘋果！如果每次吃飯時都吃一點點，就能藉由蘋果的甜味驅趕零食的誘惑。清爽的蘋果也能將疲勞一掃而空。

食材：雞胸肉排 1 包、蘋果 1 顆、小番茄 1 把、蒸地瓜 1 條。不需要調理（將準備好的食材裝盤後，將雞胸肉放進微波爐加熱一至二分鐘即可食用。）

善女的小撇步

變黃的蘋果還是可以吃，但如果切開後先把蘋果泡在鹽水或醋裡面，多少可以防止蘋果變色。

休息一下

下午茶點心	善女的悄悄話
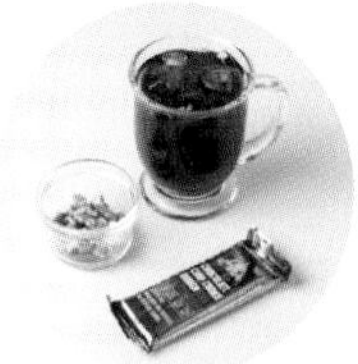 • 美式咖啡 1 杯 • 綜合堅果 1 把 • 蛋白棒 ½ 條	一開始戒麵粉的時候只覺得很辛苦、很困難，但現在已經到了第二十二天。我不敢相信我竟然忍了這麼久。我把年輕苗條時喜歡穿的熱褲拿出來試穿看看。幾週前還塞不進去，現在竟然可以輕鬆地穿上了！不要執著在體重計上的數字，用衣服來檢視身材更有幫助。

晚餐

煙燻雞肉佐炒嫩蛋

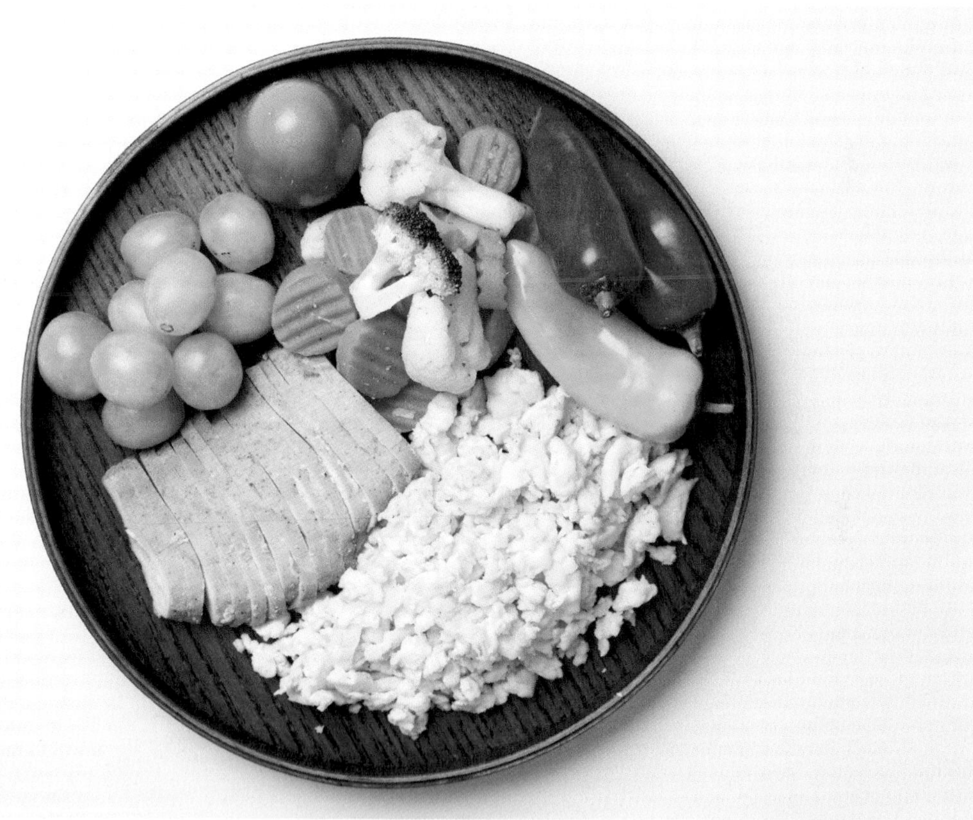

雞蛋能以多種方式調理，如水煮蛋、炒蛋、荷包蛋等，這是生活中最容易取得及料理的優質蛋白質。今天就以飯店早餐型態的炒蛋來享受晚餐吧！

食材：煙燻雞胸肉 1 包、冷凍蔬菜 1 把、煙燻蛋 1 顆、炒蛋（雞蛋 2 顆）、甜椒 3 條、綠葡萄 1 把。需要調理：❶ 將橄欖油倒入已經預熱的平底鍋上，倒入蛋汁，製成炒蛋。這時不需另外調味。❷ 將冷凍蔬菜放在熱鍋上，以小火輕輕翻炒。❸ 將雞胸肉解凍後，拿出其餘準備好的食材一起享用。

善女的小撇步

我挑選雞蛋的祕訣，是購買有產銷履歷（CAS 蛋品）標章的雞蛋。

早餐

香蕉藍莓優格碗

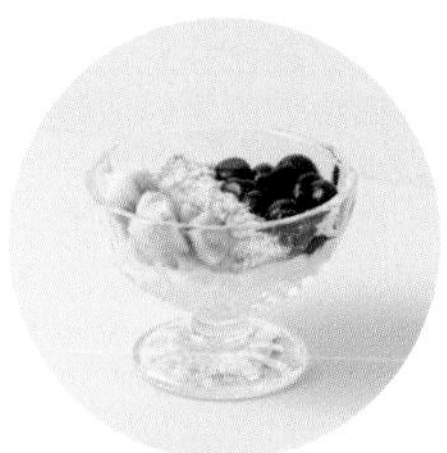

準備一個漂亮碗盤，放入優格後，再放滿各種顏色的水果。之後播放最喜歡的音樂、拿出珍藏的桌布，布置成專屬我的居家咖啡廳，用香甜又優雅的早餐開始一天吧！

食材：香蕉 ½ 條、冷凍藍莓 1 匙、綜合堅果 1 匙、無糖優格 80㎖。
不需要調理（將優格和食材裝入碗中，擺得美美的再享用。）

午餐

雞胸蒸地瓜番茄

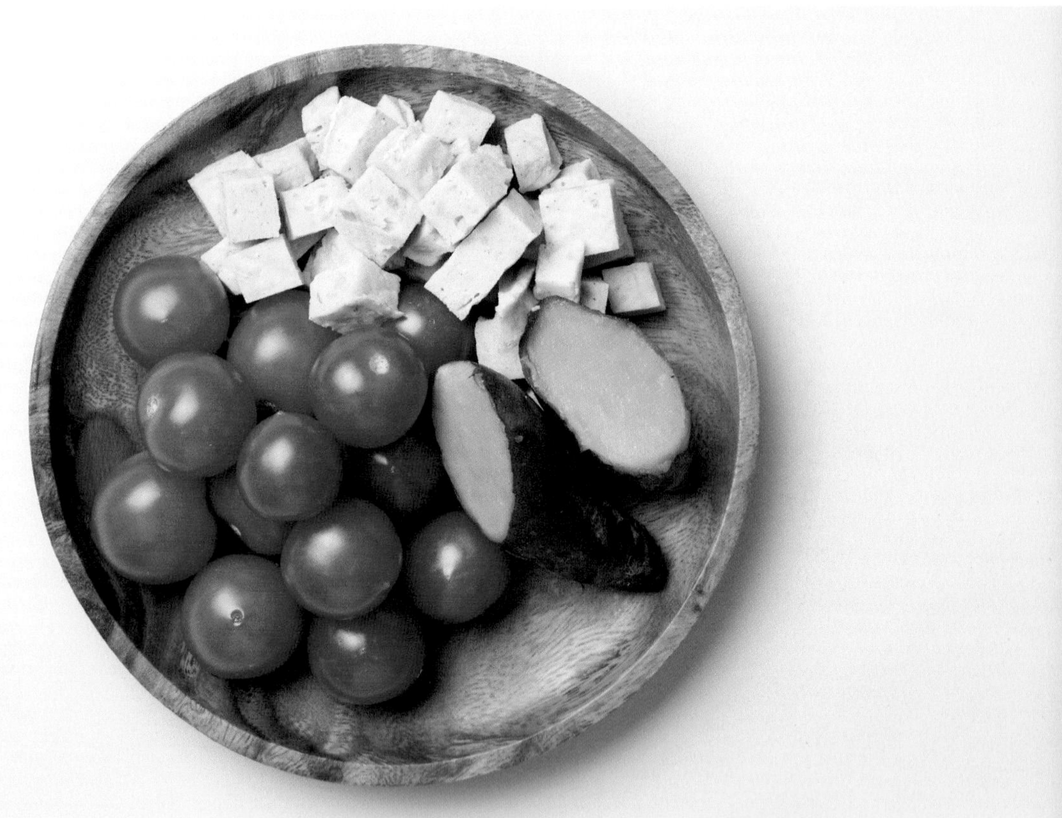

有時候吃飯時間太趕，得要在外面簡單地吃。這時就用不會有味道的食材，做出一道方便吃而且能快速吃完的午餐吧！

食材：雞胸肉排 1 包、蒸地瓜 1 條、小番茄 1 把。
不需要調理（將雞胸肉放進微波爐加熱一至兩分鐘。）

善女的小撇步

在外面的時候也儘量依照平常的吃飯時間用餐吧！

休息一下

下午茶點心	善女的悄悄話
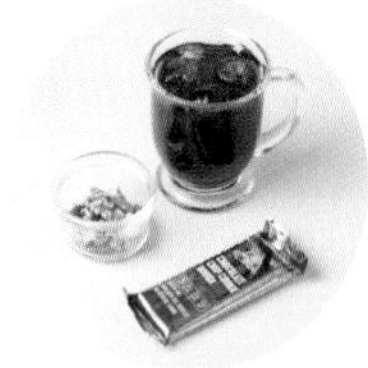 ・美式咖啡 1 杯 ・綜合堅果 1 把 ・蛋白棒 ½ 條	上一次減肥成功的時候，體重保持在五十八公斤，但是從某一天起就開始復胖，持續飆到很驚人的數字。今天早上我去量體重，這是我戒麵粉以來第一次量，結果竟然是五十七點九公斤。在我的努力之下，順利回到了我原本的體重，真令人慶幸。似乎已經把我不需要的肥肉減到一定的程度。如果只吃三餐，效果不會這麼明顯，應該要歸功於完全不吃麵粉。對我來說，現在只是回到原點，從現在起才是真正的開始。

晚餐

倍量雞胸肉炒蔬菜

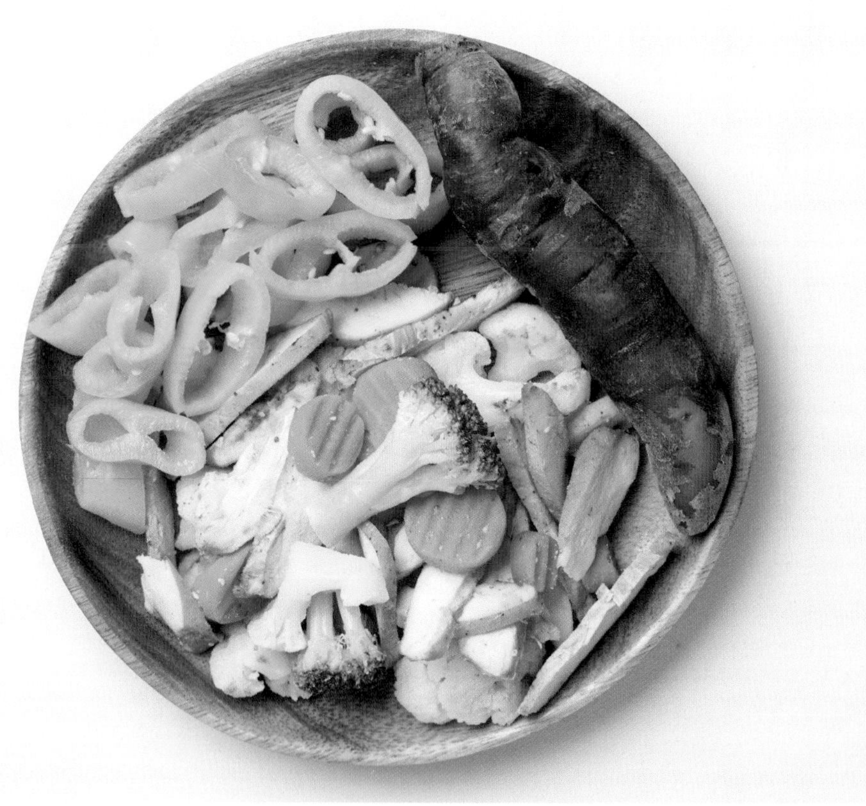

把完全不用處理、可以立即享用的冷凍蔬菜拿出來，快速做出晚餐吧！綠花椰菜、紅蘿蔔、白花椰菜組合成的冷凍蔬菜跟雞胸肉一起炒，分量很充足，也能讓人感受到心情愉悅的飽足感。這是跟生菜不同的另一種溫暖魅力。

食材：煙燻雞胸肉 1 包、冷凍蔬菜 1 把、蒸地瓜 1 條、甜椒 3 條。
需要調理：❶ 將橄欖油均勻倒入平底鍋中，放入冷凍蔬菜後，以小火輕輕翻炒。❷ 待蔬菜煮熟至一定程度後，將解凍的雞胸肉切成條狀，以小火一起翻炒。❸ 拿出已經準備好的甜椒和地瓜備用。

善女的小撇步

如果想吃辣醬，我推薦無糖的「是拉差香甜辣椒醬」。

早餐

羽衣甘藍香蕉綠拿鐵

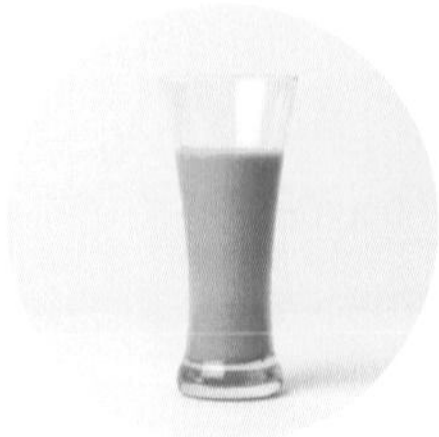

我的胃在漫漫長夜承受飢餓之苦還克服了空腹，現在用順口的奶昔頒獎給它吧！羽衣甘藍和洋蔥汁幫忙補充營養，還有香蕉和酪梨溫柔地加了又甜又清爽的味道。

食材：羽衣甘藍 5 片、香蕉 1 條、冷凍酪梨 1 匙、洋蔥汁 1 包、水適量。需要調理：❶ 將羽衣甘藍放入攪拌機中。❷ 放入香蕉和冷凍酪梨。❸ 在攪拌的過程中邊觀察濃稠度邊加洋蔥汁和水。

午餐

煙燻雞肉佐紫高麗沙拉

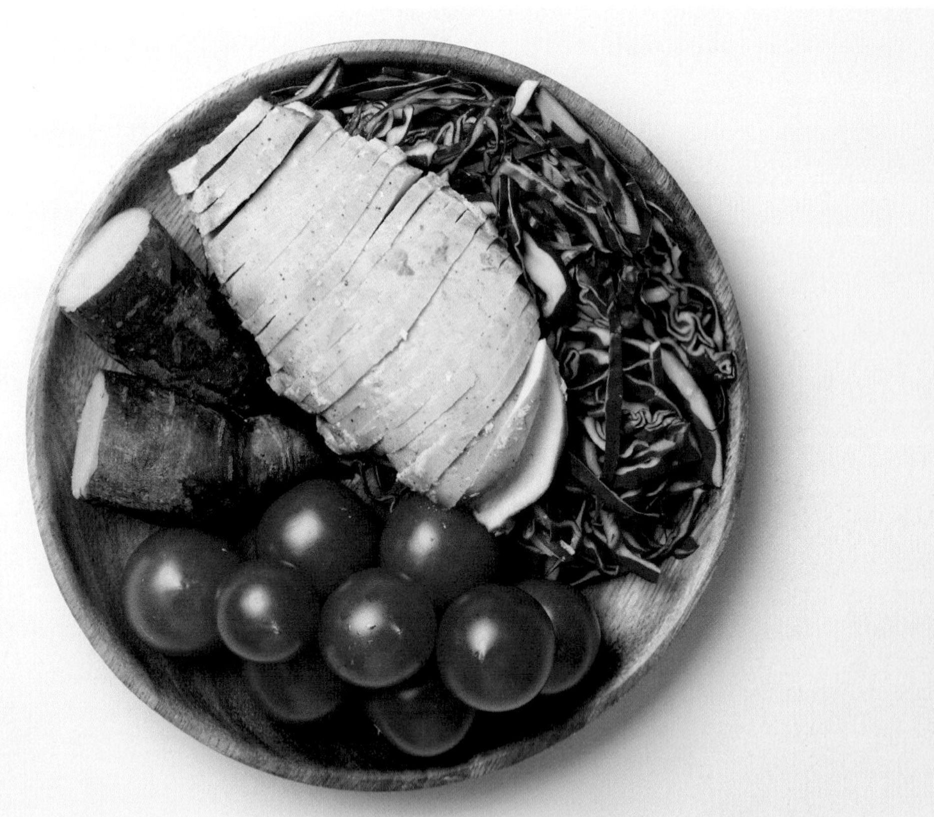

紫高麗菜，也就是紫甘藍，光是看到這健康蔬菜獨特的鮮豔色彩，心情就亮了起來。豐富的維他命和纖維質能促進腸胃蠕動，不僅有助減肥也對皮膚很好。

食材：煙燻雞胸肉 1 包、紫甘藍 1 把、小番茄 1 把、蒸地瓜 1 條。
不需要調理（將雞胸肉放進微波爐加熱一至兩分鐘解凍後，拿出已經準備好的食材一起享用。）

善女的小撇步

擺盤時，撒點巴西里粉或白芝麻吧！視覺效果會更加分的。

休息一下

下午茶點心	善女的悄悄話
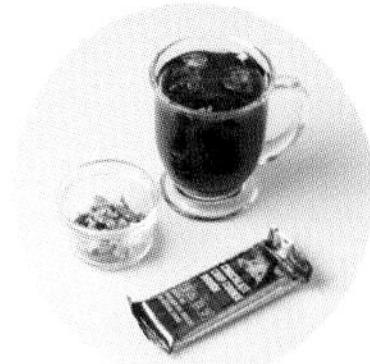 • 美式咖啡 1 杯 • 綜合堅果 1 把 • 蛋白棒 ½ 條	以前我常喝像焦糖瑪奇朵那樣的香甜咖啡，還要有滿滿的鮮奶油和糖漿，現在我則是只喝美式咖啡。我還會在運動前喝一杯，提升運動效果。之前我覺得美式咖啡就像中藥一樣苦，令我十分抗拒，現在卻是我最愛的飲品。

晚餐

香嫩雞肉香腸輕食餐

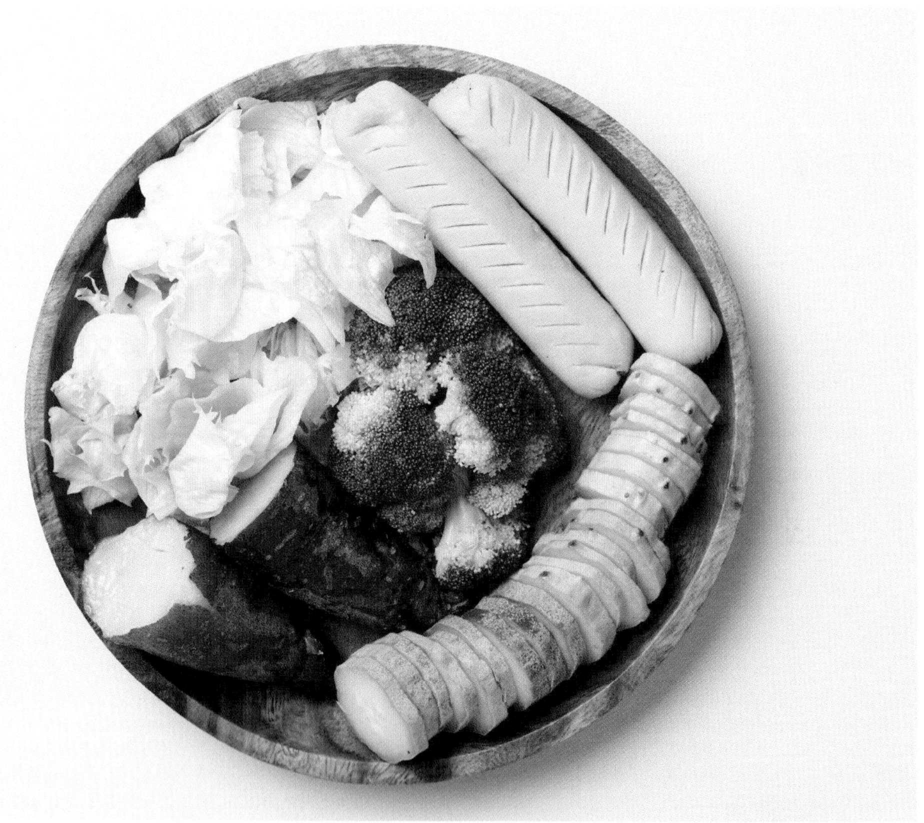

如果要讓身材變美，就要跟綠色蔬菜保持良好的關係。只吃青菜時會覺得沒什麼味道，但如果跟鹹鹹的雞胸肉香腸一起吃，就會吃到適當的鹹味，所以能吃得津津有味。

食材：結球萵苣 1 把、小黃瓜 1 條、綠花椰菜 ⅓ 顆、雞胸肉香腸 2 條、蒸地瓜 1 條。不需要調理（將雞胸肉香腸放進微波爐加熱一至兩分鐘解凍後，拿出已經準備好的食材一起享用。）

善女的小撇步

睡前遠離智慧型手機有助睡眠。有充足的睡眠也會加速減肥成效的！

早餐

洋蔥金桔汁

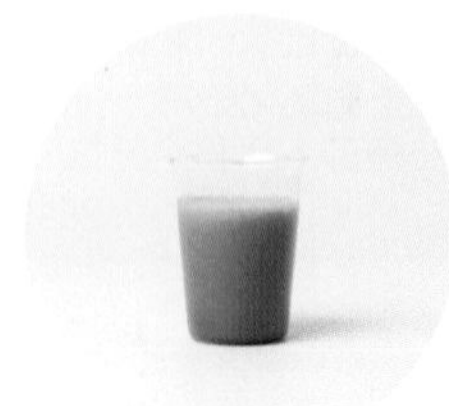

如果當天是像中秋節或過年這樣會大吃一頓，或者預料到會有欺騙餐，在這種特別日子的早晨就透過輕盈的奶昔暖身，以免腸胃在油膩食物大舉進攻的時候受到太大的衝擊。

食材：嫩麥芽粉 1 匙、洋蔥汁 1 包、金桔汁 1 匙、水適量。
不需要調理（將食材裝入杯中充分攪拌後即可使用。）

午餐

因應節日的迷你欺騙餐 1

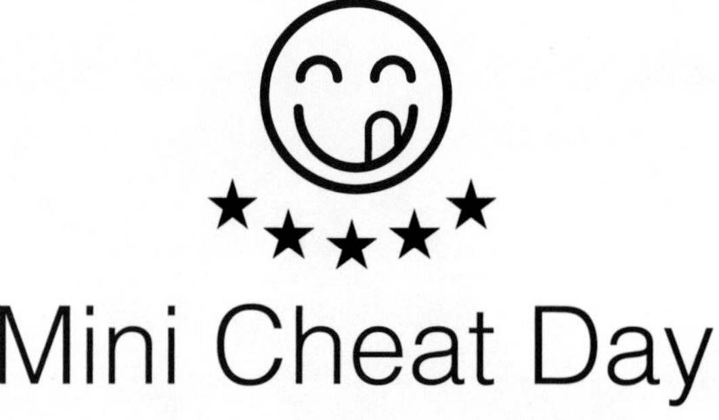

如果必須在大節日或特別的紀念日享受欺騙餐，就提早準備一個蔬菜便當。尤其大節日的食物大部分都是含有麵粉的高熱量食物，所以用餐時以飯和調味清淡的菜為主搭配蔬菜便當適量地吃就行了。※ 如果沒有碰到節日，不需要吃迷你欺騙餐，那麼就跟平常一樣吃雞胸肉和蔬菜水果，維持健康的節奏。

休息一下

下午茶點心

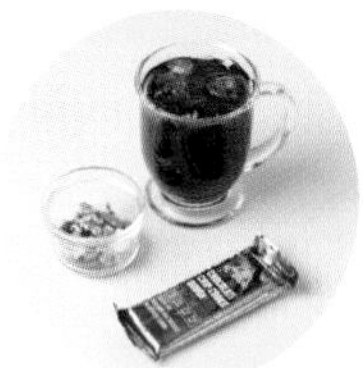

- 美式咖啡 1 杯
- 綜合堅果 1 把
- 蛋白棒 ½ 條

善女的悄悄話

為什麼偏偏在我戒麵粉的這段時間遇到中秋節呢？雖然會想要抱怨，但我覺得這反而是一種訓練，讓我能知道以後怎麼應對大節日或無法逃避的紀念日，摸索出屬於我的聰明訣竅。①只吃四分飽。②還意猶未盡時就放下碗筷。③儘可能細嚼慢嚥。④不吃水果或飯後點心。如果儘量吃得很慢，就能放心地調整進食量，不用在意別人的眼光。

晚餐

因應節日的迷你欺騙餐 2

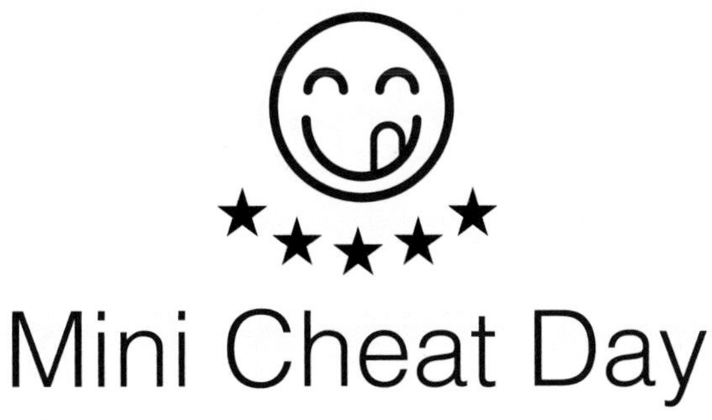

如果能用一天的午餐就解決掉油膩的欺騙餐，當然是再好不過的，不過要是還會持續到晚餐，就一定要把持住。萬一不小心吃了一口，可能就會完全臣服在油膩食物的誘惑之下。吃飯策略跟午餐一樣，避開高熱量的食物，以蔬菜或調味較清淡的菜為主來取代麵粉製品，而且飯只能吃半碗。※ 如果沒有碰到節日，不需要吃迷你欺騙餐，那麼就跟平常一樣吃雞胸肉和蔬菜水果，維持健康的節奏。

善女的小撇步

面對滿桌豐盛的食物，與其告訴自己要節制，不如準備個人碗盤，只裝自己要吃的最少量，這樣就能方便控制吃下的量。

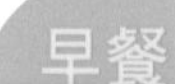

洋蔥金桔汁

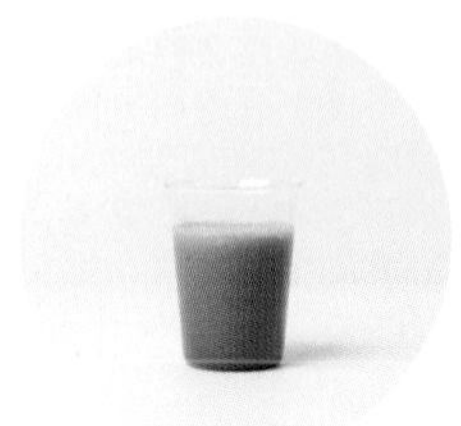

中秋連假的第二天絕對需要洋蔥汁奶昔。做出一個不會讓自己餓到，又能方便攝取營養的奶昔吧！基底洋蔥汁能排出前一天吃下肚的油膩食物和毒素。就算不是假日，也可以在吃得過量的隔天喝。

食材：嫩麥芽粉 1 匙、洋蔥汁 1 包、金桔汁 1 匙、水適量。
不需要調理（將食材裝入杯中，充分攪拌後即可飲用。）

午餐

因應節日的迷你欺騙餐 3

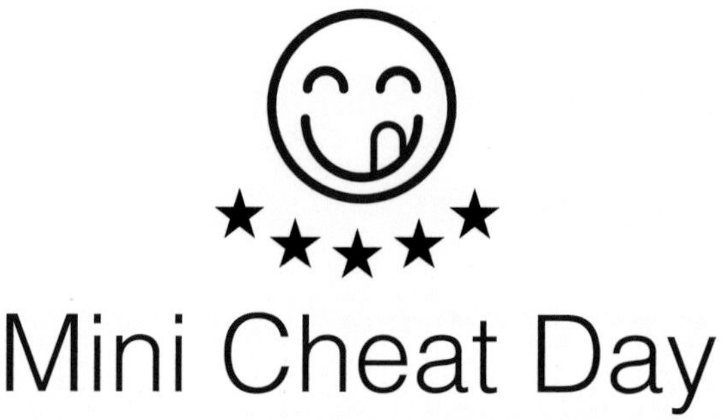

假如因為還在連假期間，連今天都還要吃欺騙餐，或是在旅遊期間，有好幾天都必須吃一般的食物，那麼就像昨天一樣當成迷你欺騙餐吧！但如果不是像大節日那樣有非參加不可的聚餐，午餐只要像平常一樣以雞胸肉和雞菜為主就行了。若真的非吃不可，建議飯只吃半碗，配菜儘量吃青菜，肉類儘量選擇油脂較少的牛頸肉，不要選油脂較多的牛小排。※ 如果沒有碰到節日，不需要吃迷你欺騙餐，那麼就跟平常一樣吃雞胸肉和蔬菜水果，維持健康的節奏。

休息一下

下午茶點心	善女的悄悄話
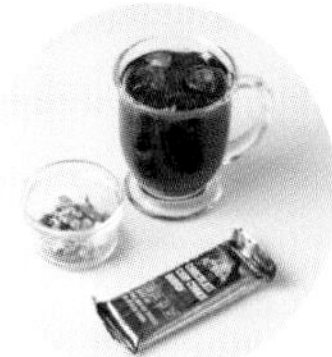 ・美式咖啡 1 杯 ・綜合堅果 1 把 ・蛋白棒 ½ 條	在大節日的時候，放眼望去都是麵粉製品，煎餅、餃子、年糕等。我應該是三十年來第一次沒有把我喜歡的麵粉製品往嘴裡送。飯後家人給我水果時，我也沒有因為在意他們的眼光而吃，還忍住不喝我喜歡的酒。每年我好像都是喝得爛醉地回家，沒想到今年竟然沒有喝醉，我覺得有點不習慣、蠻意外的，卻也很滿意。

晚餐

高纖排毒蔬菜沙拉

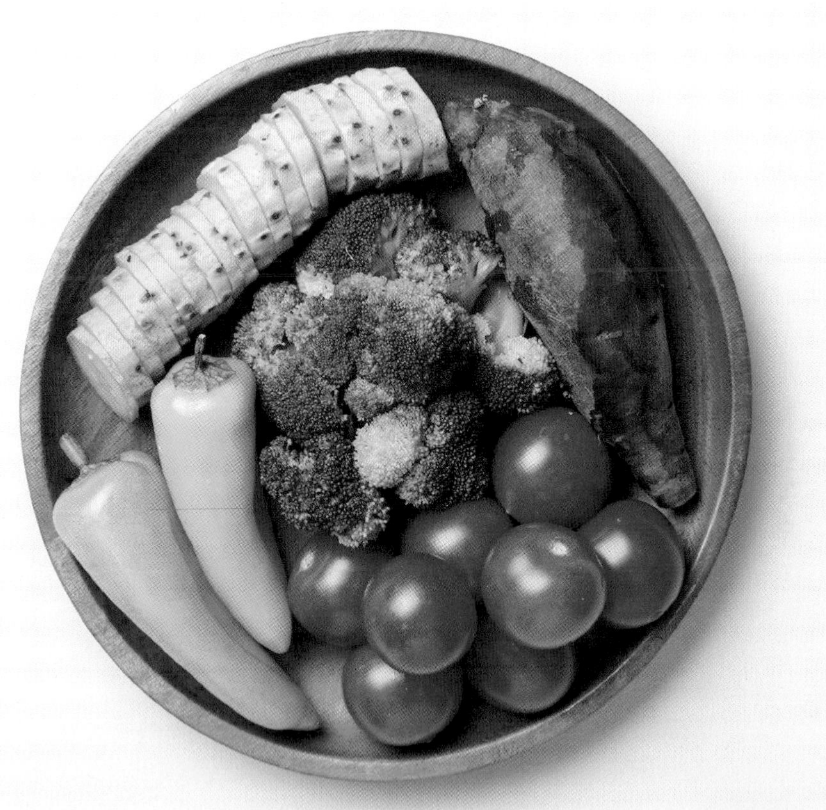

這幾天都在吃迷你欺騙餐，沒辦法吃到很多纖維質，今天晚餐就來辦個纖維質派對吧！排除掉含有蛋白質的沉重食材、稍微降低澱粉量，吃個以蔬菜為主的清爽又簡單的一餐吧！

食材：小黃瓜 1 條、蒸地瓜 1 條、甜椒 2 條、小番茄 1 把、綠花椰菜 ⅓ 顆。
不需要調理（拿出已經準備好的食材後裝盤即可享用。）

善女的小撇步

不要覺得「反正都沒救了」，而是想成「重新再來就好了」。戒麵粉也是需要決心的。

早餐

綜合藍莓堅果優格

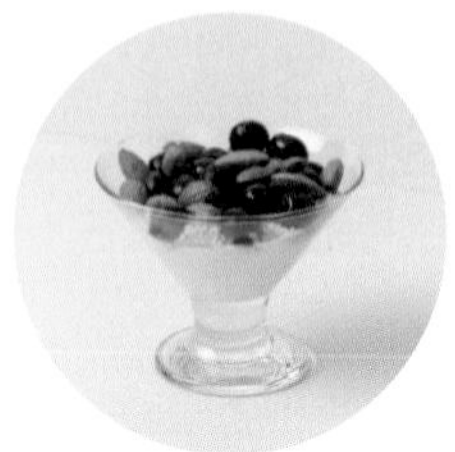

把連假期間無法用上的美麗碗盤重新拿出來吧！放入平常喜歡的水果和纖維質豐富的綜合堅果，做出一碗漂亮的優格，然後津津有味地享受香脆的口感吧！今天我選擇藍莓。

食材：杏仁 1 匙、冷凍藍莓 2 匙、綜合堅果 1 匙、無糖優格 80㎖。
不需要調理（將優格和食材裝入碗中，擺得美美的再享用。）

午餐

爆汁雞肉佐雙瓜綠沙拉

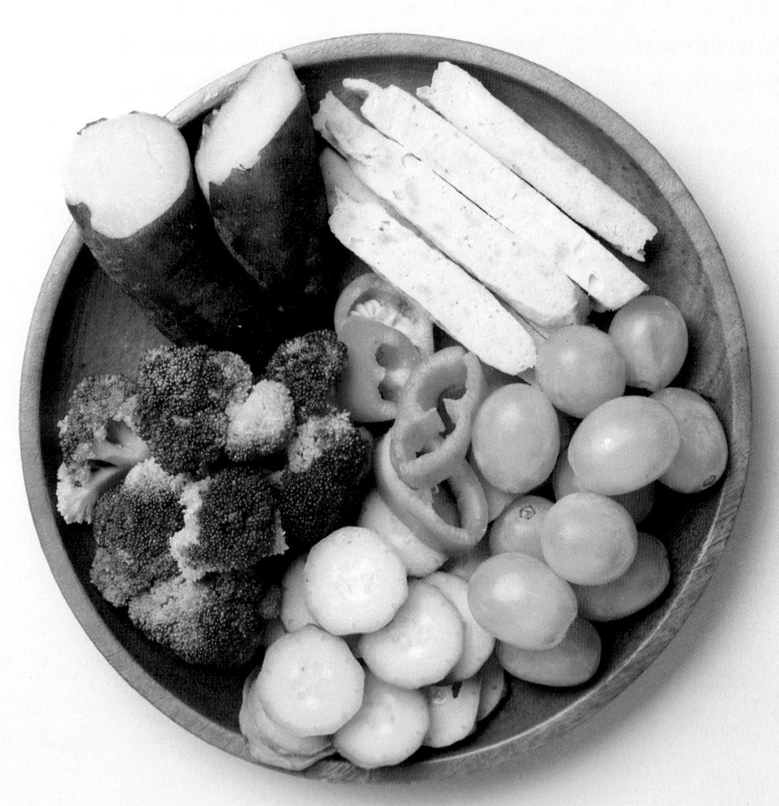

雖然已經吃迷你欺騙餐好幾天了，但也不能因此就省略原本訂好的欺騙餐。只不過，為了不讓目前為止努力養成的好習慣被連續三天的欺騙餐破壞掉，攝取多樣蔬菜和雞胸肉來維持均衡吧！

食材：綠葡萄 1 把、綠花椰菜 ⅓ 顆、雞胸肉排 1 包、蒸地瓜 1 條、小黃瓜 ½ 條、甜椒 1 條。不需要調理（將雞胸肉放進微波爐加熱一至兩分鐘解凍後，拿出已經準備好的食材一起享用。）

善女的小撇步

在欺騙餐之前不要餓肚子，維持原本的食量吧！

休息一下

下午茶點心	善女的悄悄話
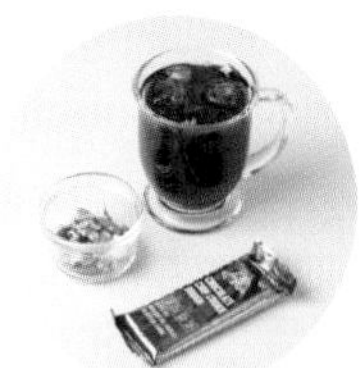 · 美式咖啡 1 杯 · 綜合堅果 1 把 · 蛋白棒 ½ 條	在中秋連假期間我克制自己不吃我想吃的食物，也按照跟自己約定的欺騙餐進行，所以我比平常更滿意，也對自己感到自豪。在大節日面對餐桌上可口的食物，還要假裝沒看到，實在很辛苦，但一想到在我自己的欺騙餐能放心地吃，心情立刻就變好了。今天的晚餐是我非常喜歡的牛腸。一週只有一次的欺騙餐雖然很短暫，卻帶給我龐大的幸福。今天我也做得很好。

晚餐

欺騙餐

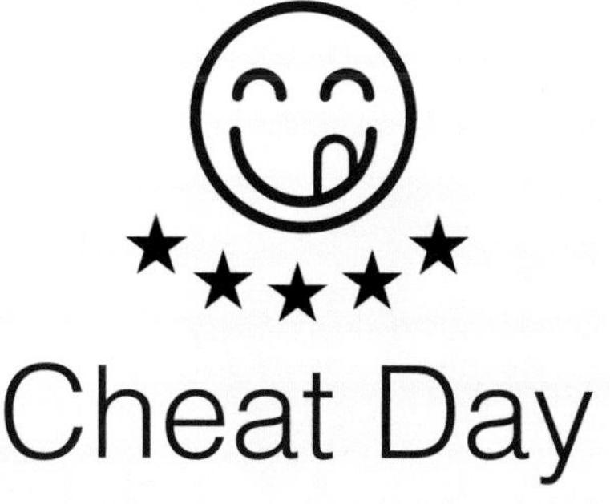

如果都不考慮胃已經變小了，還依照以前的食量一次吃很多，身體就可能會吃不消，所以我儘量慢慢吃。不要覺得「過了今天就吃不到了，所以要多吃一點」，然後興奮地吃太多，而是在吃的過程中細細回顧一週的辛苦，並且稱讚自己吧！把這一餐想成是在「充電」，讓自己能繼續堅定地撐過未來一週，這樣心裡就會輕鬆一點。

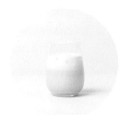

早餐

椰子金桔汁

前一晚欺騙餐的後遺症就是臉部水腫，所以我今天想喝得比平常清淡一點，讓沉重的身體恢復。在能幫忙排出鈉的椰子水中加入一匙清爽的金桔汁，再倒入冰塊，喝下去的時候連骨頭都覺得暢快。

食材：椰子水1杯、金桔汁1匙、冰塊、水適量。不需要調理（將金桔汁加入椰子水中，再放入冰塊和水，冰冰涼涼地喝下去。）

午餐

雞肉香腸蘋果沙拉

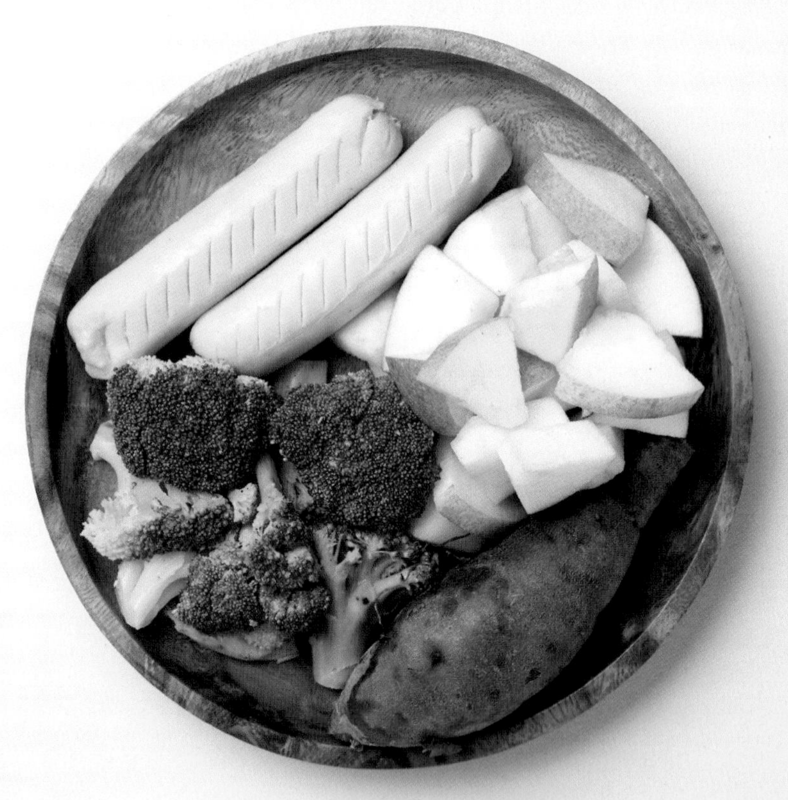

如果對於前一天的欺騙餐非常滿意，那麼現在的重點就是要以最快的速度回到原本的節奏，不帶有一絲一毫的眷戀。用平常的食材讓想要鬆懈的心保持穩定吧！

食材：蘋果1顆、綠花椰菜⅓顆、蒸地瓜1條、雞胸肉香腸2條。需要調理：❶ 將綠花椰菜放在已經預熱的平底鍋上，以小火輕輕翻炒。❷ 將雞胸肉放進微波爐加熱一至兩分鐘解凍。❸ 拿出已經準備好的食材一起裝盤。

善女的小撇步

雞胸肉有很多型態，有香腸型態的、圓餅型態的或球型的。各有各的魅力，建議都可以買來吃吃看。

休息一下

下午茶點心	善女的悄悄話
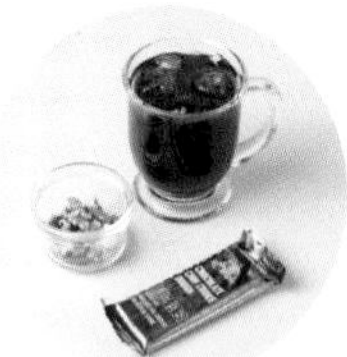 • 美式咖啡 1 杯 • 綜合堅果 1 把 • 蛋白棒 ½ 條	今天下午稍微去了一趟大型超市買菜，偏偏那個時段有很多的試吃攤位。許多的麵粉製品都在試吃台上看著我，不斷誘惑著我（我差點要伸手去拿炸蝦），但只有老公在一旁吃，我還是努力忍耐。開始戒麵粉之後，我放棄了之前很喜歡的每週吃飯約會行程，現在看到身體變得越來越輕盈，令我覺得神奇，所以目前還能忍得住。我不想因為一時片刻的誤判而放棄這一切。但今天真的很不容易。

晚餐

雞肉香腸地瓜菇菇餐

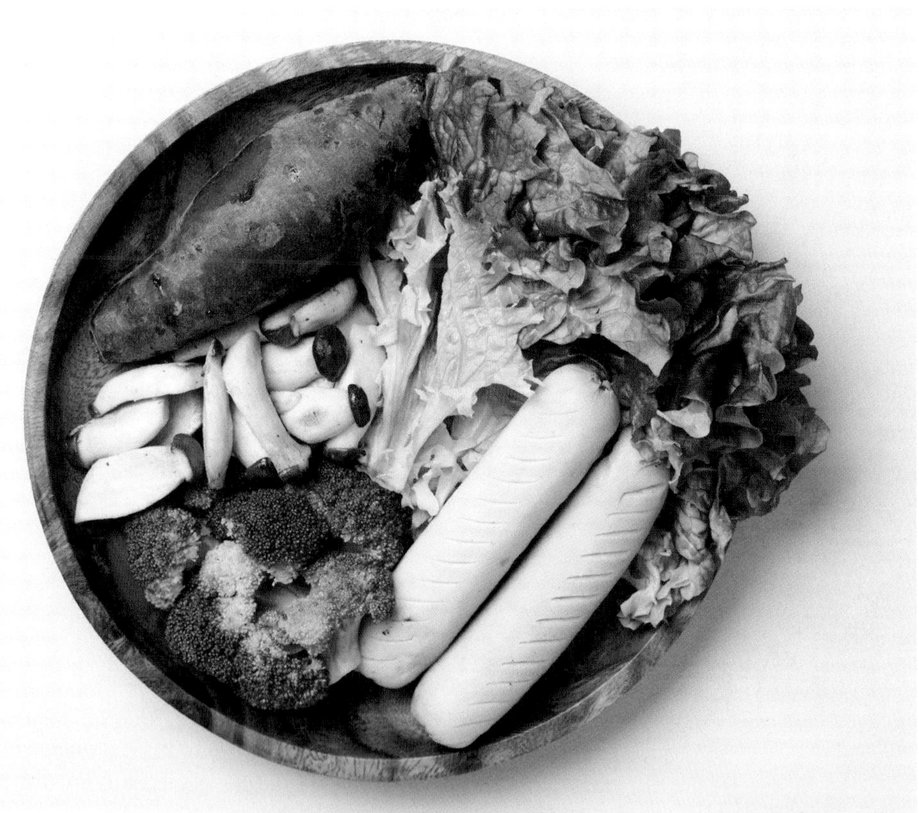

雞肉香腸稍微煎過之後就會瀰漫出肉品的味道。我還準備了萵苣，把杏鮑菇跟雞肉包在萵苣裡面吃也不錯，分開吃一一品嘗食物的原味也很好。地瓜、雞胸肉香腸、綠花椰菜和萵苣這樣的組合營養非常均衡。

食材：雞胸肉香腸 2 條、迷你杏鮑菇 1 把、蒸地瓜 1 條、綠花椰菜 ⅓ 顆、萵苣 6 片。需要調理：❶ 將些微的橄欖油倒入平底鍋中，放入杏鮑菇後用小火煎。❷ 將雞胸肉香腸放進微波爐加熱一至兩分鐘解凍。❸ 拿出已經準備好的食材裝盤。

善女的小撇步

減肥時身邊的人的意志非常重要。一定要拜託老公、另一半或親近的朋友幫忙。

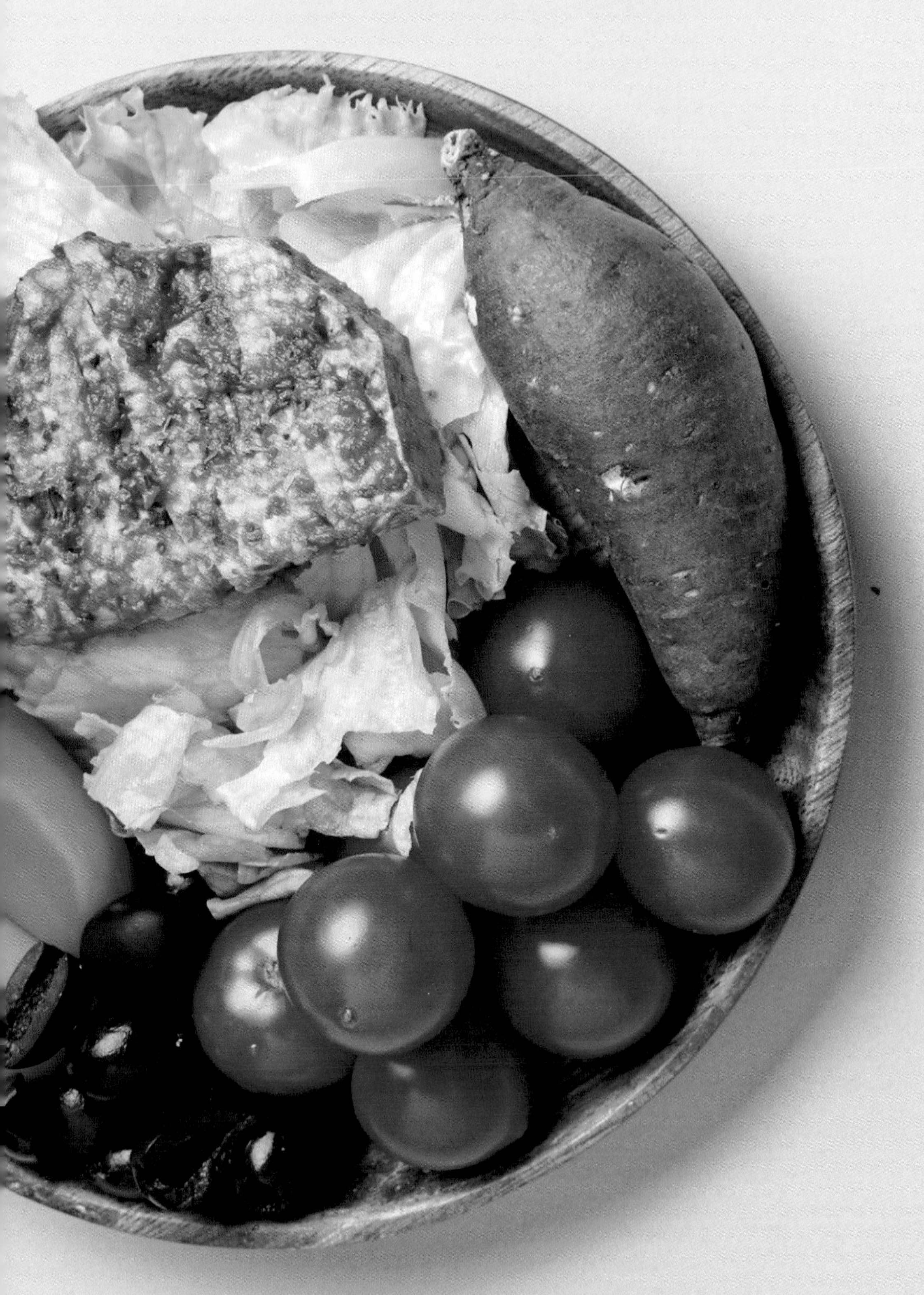

PART 2.

無麩質瘦身第二階段：
可增加食量及外食便當

5th Week

第五週

This Week's Challenges

本週目標

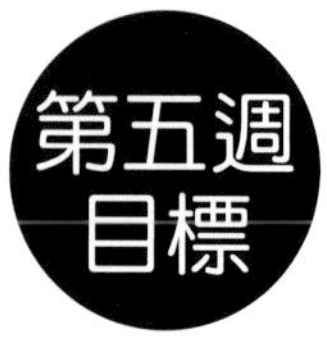

強化習慣，建立良好體質

肌力運動	有氧運動
寬距深蹲二十下／三組	健走運動四十分鐘

開始減肥到現在已經過了一個月。沒想到自己竟然可以撐這麼久，真的覺得很驕傲。不過還是要抓緊理智線！可能會因為撐過一個月的成就感而為自己不像話的行為找藉口。目前為止還沒讓剛養成的習慣百分之百內化，任何時候都可能在任何地方浮現出我以前的樣貌。在習慣養成之前都要努力堅持。

這週只要下定決心做到這個就行了！

01 透過照片看出變化

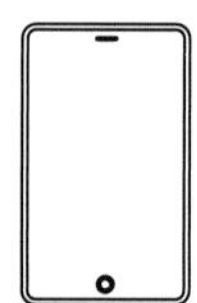

現在可以明顯看出身材的變化。感覺以前穿的衣服似乎變鬆了，不管穿什麼，身形都非常好看。把第四週拍的照片放在第五週拍的照片的旁邊比較看看吧！

02 在生活中維持身材曲線

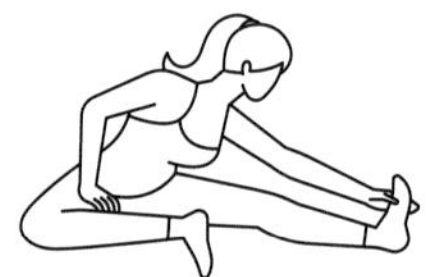

生活中能做的運動非常多。光是在椅上坐端正就能矯正背部曲線、斜方肌和脖子曲線，讓身形變美。尤其坐下來絕對禁止翹腳、站立時絕對禁止三七步或單腳站。不管瘦了多少，如果姿勢不正，就一定不會好看。想像你是一個高傲的女王，每時每刻都矯正自己的姿勢吧！

03 要擁有積極又美好的想法

不要感到厭倦或發牢騷，請不要忘記這是為了自己而做的。現在所有的努力都會完全反映在自己身上，努力多少就能變化多少。結果將會是非常實在又甜美的。

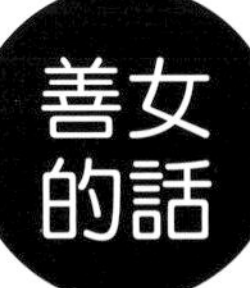

我的 100 天無麩質菜單計畫

視麵粉製品如糞土吧

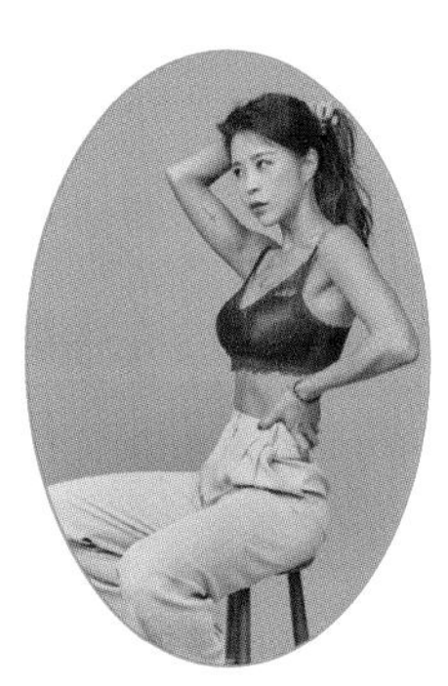

就算身邊的人說會幫助我，四面八方還是隨處可見麵粉製品。老公在我旁邊煮泡麵來吃，朋友在吃麵包，終究還是要由我來克服這些誘惑。一開始總是不知所措，趕緊捏住鼻子逃回房間。不過逐漸適應戒麵粉之後，「我不會吃」的念頭已經深植心中，就算看到麵粉製品也能忍住，告訴自己「反正我不會吃」。最近再次學到，我的想法一定會決定結果。我相信，如果糊里糊塗地思考，結果也一定會一塌糊塗，如果果斷地決定，結果也會非常值得。

我現在每天起床都發現我瘦了。不過只有我知道那背後伴隨著的是龐大的努力和痛苦。人們最常問我：「你是怎麼忍耐飢餓的？」這個問題我很難回答。沒有什麼特別的方法，就只有忍耐，一直忍耐。我發現自己一週忍過一週之後，就變得更自在。

期待我變得更健康、更輕盈。這週也要加油！

This Week's Meal Plan

第五週菜單索引

	第 29 天	第 30 天	第 31 天
早餐	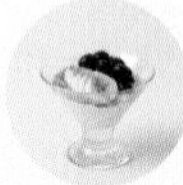 **藍莓香蕉優格 P.120** ・無糖優格 80mℓ ・冷凍藍莓 1 匙 ・香蕉 ½ 條 ・嫩麥芽粉 1 匙 ・綜合堅果 1 匙	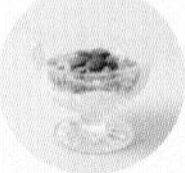 **綜合堅果杏仁優格 P.122** ・無糖優格 80mℓ ・綜合堅果 1 匙 ・綜合堅果 1 匙 ・嫩麥芽粉 1 匙 ・大麻籽 1 匙	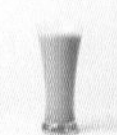 **草莓香蕉綠拿鐵 P.124** ・羽衣甘藍 5 片 ・冷凍草莓 2 匙 ・香蕉 1 條 ・椰子水 1 杯 ・水 適量
午餐	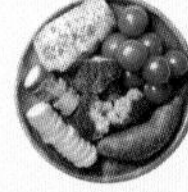 **香嫩雞排瓜瓜套餐 P.120** ・小番茄 1 把 ・小黃瓜 1 條 ・蒸地瓜 1 條 ・綠花椰菜 ⅓ 顆 ・糖漿口味的雞胸肉 1 包	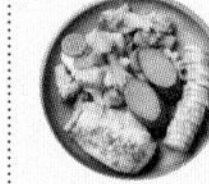 **香甜嫩雞溫沙拉 P.122** ・糖漿口味的雞胸肉 1 包 ・小黃瓜 1 條 ・蒸地瓜 1 條 ・冷凍蔬菜 1 把	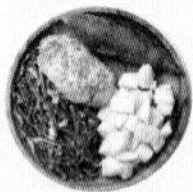 **煙燻雞胸佐紫甘藍沙拉 P.124** ・紫甘藍 1 把 ・煙燻雞胸肉 1 包 ・蒸地瓜 1 條 ・蘋果 1 顆
晚餐	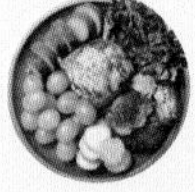 **健康菜包肉地瓜餐 P.121** ・萵苣 3 片 ・蒸地瓜 1 條 ・麻辣口味的雞胸肉 1 包 ・小黃瓜 1 條 ・綠花椰菜 ⅓ 顆 ・綠葡萄 1 把	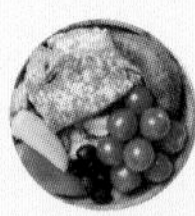 **番茄雞肉地中海沙拉 P.123** ・番茄口味的雞胸肉 1 包 ・小番茄 1 把 ・蒸地瓜 1 條 ・甜椒 2 條 ・黑橄欖 少許 ・結球萵苣 1 把	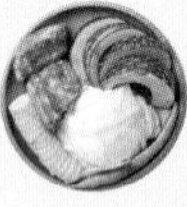 **香辣火雞菜包肉 P.125** ・火辣烤雞風味的雞胸肉 1 包 ・小黃瓜 1 條 ・南瓜 ⅓ 顆 ・高麗菜 1 把 ・青辣椒 1 條
點心	・綜合堅果 1 把 ・美式咖啡 1 杯 ・蛋白棒 ½ 條	・綜合堅果 1 把 ・美式咖啡 1 杯 ・蛋白棒 ½ 條	・綜合堅果 1 把 ・美式咖啡 1 杯 ・蛋白棒 ½ 條

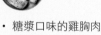

執行無麩質瘦身餐到現在已經過了一個月，等於是說減少食量的計畫已經結束了。現在要慢慢增加食量，讓身體逐漸適應一般的食物。我打算在菜單中加入市售便當以及外面賣的沙拉餐盒。

第 32 天	第 33 天	第 34 天	第 35 天
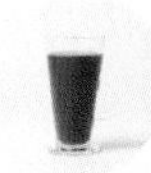 **羽衣甘藍藍莓優格 P.126** • 冷凍藍莓 2 匙 • 羽衣甘藍 5 片 • 無糖優格 少許 • 椰子水 1 杯 • 水 適量	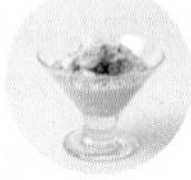 **堅果香蕉優格 P.128** • 嫩麥芽粉 1 匙 • 綜合堅果 1 匙 • 香蕉 ½ 條 • 大麻籽 1 匙 • 無糖優格 80mℓ	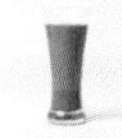 **藍莓香蕉綠拿鐵 P.130** • 香蕉 1 條 • 冷凍酪梨 1 匙 • 冷凍藍莓 1 匙 • 椰子水 1 杯 • 水 適量	 **利水羽衣甘藍綠拿鐵 P.132** • 羽衣甘藍 5 片 • 香蕉 1 條 • 椰子水 1 杯 • 水 適量
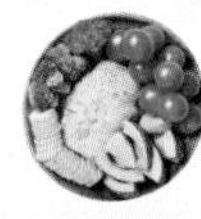 **南瓜雞肉番茄套餐 P.126** • 小番茄 1 把 • 小黃瓜 1 條 • 綠花椰菜 ⅓ 顆 • 南瓜 ⅓ 顆 • 煙燻雞胸肉 1 包	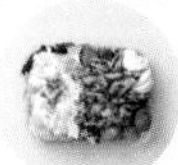 **鮭魚雞肉沙拉 P.128** • 市售鮭魚和雞腿肉沙拉 1 包	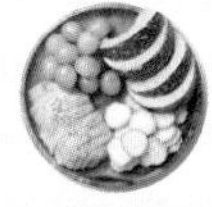 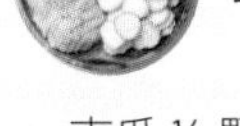 **南瓜煙燻雞肉餐 P.130** • 南瓜 ⅓ 顆 • 綠葡萄 1 把 • 小黃瓜 1 條 • 煙燻雞胸肉 1 包	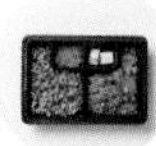 **辣炒豬肉便當 P.132** • 市售辣炒豬肉便當 1 盒
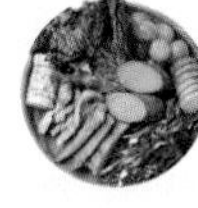 **香煎松阪肉地瓜套餐 P.127** • 萵苣 6 片 • 小黃瓜 1 條 • 蒸地瓜 1 條 • 紫甘藍 1 把 • 綠葡萄 1 把 • 豬頸肉 100 克	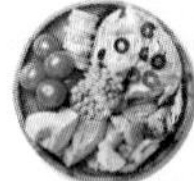 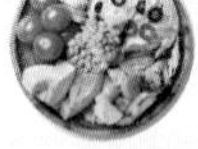 **納豆橄欖蔬菜沙拉 P.129** • 小番茄 1 把 • 南瓜 ⅓ 顆 • 結球萵苣 1 把 • 黑橄欖 少許 • 冷凍蔬菜 1 把 • 納豆 1 盒 • 小黃瓜 ½ 條	 **欺騙餐！**	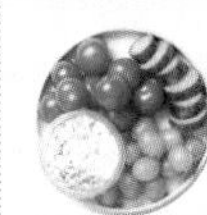 **地瓜佐堅果優格 P.133** • 蒸地瓜 1 條 • 綠葡萄 1 把 • 無糖優格 80mℓ • 綜合堅果 1 匙 • 大麻籽 1 匙 • 小番茄 1 把
• 綜合堅果 1 把 • 美式咖啡 1 杯 • 蛋白棒 ½ 條	• 綜合堅果 1 把 • 美式咖啡 1 杯 • 蛋白棒 ½ 條	• 綜合堅果 1 把 • 美式咖啡 1 杯 • 蛋白棒 ½ 條	• 綜合堅果 1 把 • 美式咖啡 1 杯 • 蛋白棒 ½ 條

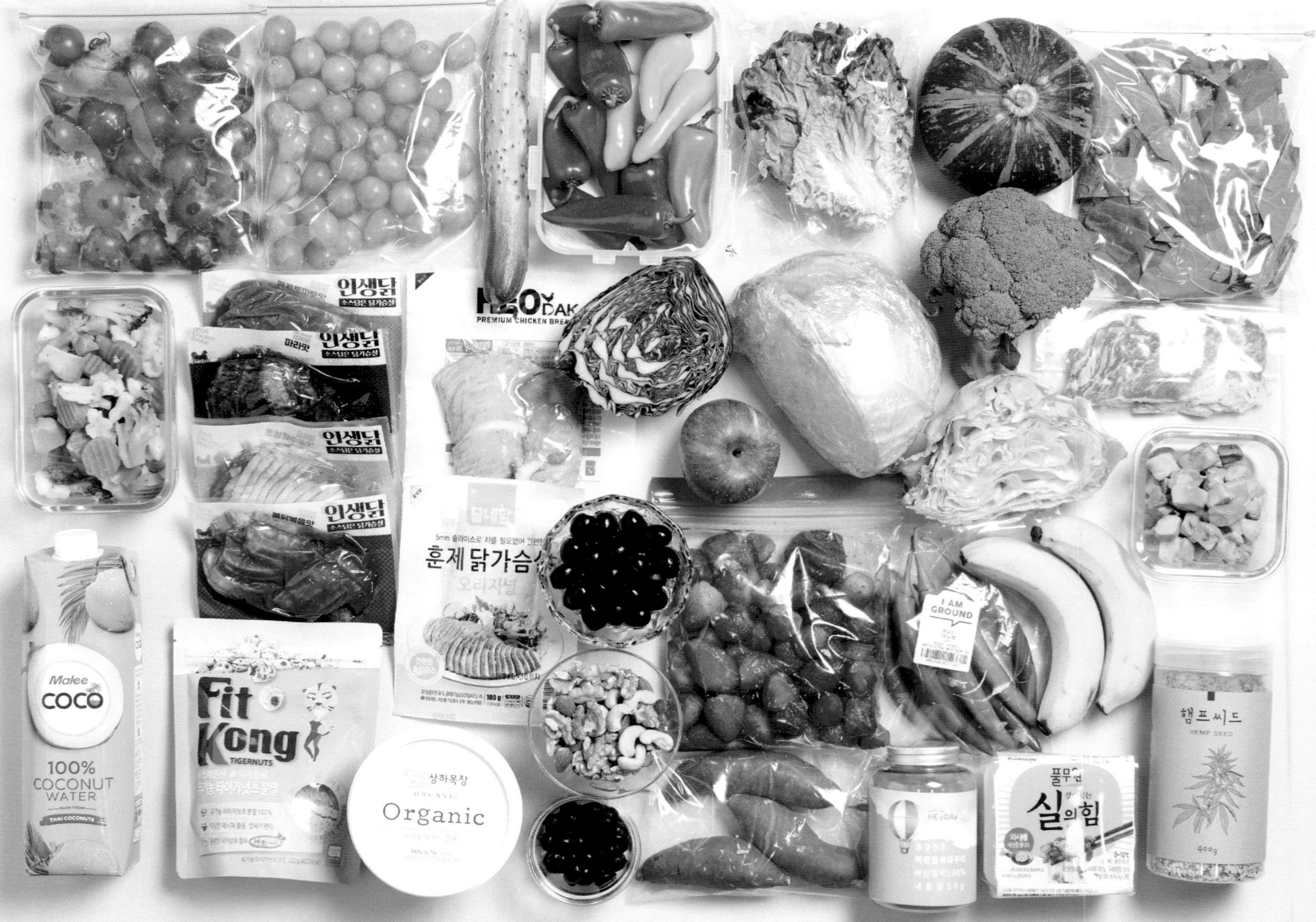
인생닭
PREMIUM CHICKEN BREAST
훈제 닭가슴살
오리지널
I AM GROUND
햄프씨드
HEMP SEED
400g
풀무원
실의힘
HEYDAY
상하목장
ORGANIC
Organic
Fit Kong
TIGERNUTS
Malee
COCO
100% COCONUT WATER
THAI COCONUTS

This Week's Meal Prep

第五週備餐計畫：買好之後放心地吃吧！

生鮮食材

- [x] 豬頸肉 100 克
- [ ] 青辣椒 1 條
- [ ] 綠花椰菜 1 顆
- [ ] 萵苣 9 片
- [ ] 結球萵苣 2 把
- [ ] 小黃瓜 7.5 條
- [ ] 綠葡萄 3 把（1 把約 8-10 顆）
- [ ] 蘋果 1 顆
- [ ] 南瓜 1.5 顆
- [ ] 紫甘藍 2 把
- [ ] 高麗菜 1 把
- [ ] 小番茄 5 把（1 把約 10-12 顆）
- [ ] 地瓜 7 條
- [ ] 甜椒 2 條
- [ ] 羽衣甘藍 15 片

市售食材

- [x] 冷凍草莓 2 匙（Richis）
- [ ] 冷凍酪梨 1 匙（Gom Gom）
- [ ] 大麻籽 3 匙（Cheon Ae Ji）
- [ ] 黑橄欖 少許（Mario Pitted）
- [ ] 鮭魚和雞腿肉沙拉 1 盒（To Go 沙拉）
- [ ] 辣炒豬肉便當 1 盒（My Bmeal）
- [ ] 冷凍藍莓 4 匙（Well Fresh）
- [ ] 冷凍蔬菜 2 把（Well Fresh）
- [ ] 綜合堅果 7 把（No Brand）
- [ ] 糖漿口味的雞胸肉 2 包（In Saeng Dak）
- [ ] 麻辣口味的雞胸肉 1 包（In Saeng Dak）
- [ ] 煙燻雞胸肉 1 包（Heo Dak）
- [ ] 無糖優格 3,500㎖（Sang Ha Farm）
- [ ] 嫩麥芽粉 3 匙（Pa Pa Organic）
- [ ] 綜合堅果 4 匙（Fit Kong）
- [ ] 椰子水 4 杯（Malee）
- [ ] 番茄口味的雞胸肉 1 包（In Saeng Dak）
- [ ] 火辣烤雞風味的雞胸肉 1 包（In Saeng Dak）
- [ ] 煙燻雞胸肉 2 包（Goob Ne）
- [ ] 絲之力納豆 1 盒（Pul Mu One）
- [ ] 蛋白棒 3.5 條（科克蘭）

早餐

藍莓香蕉優格

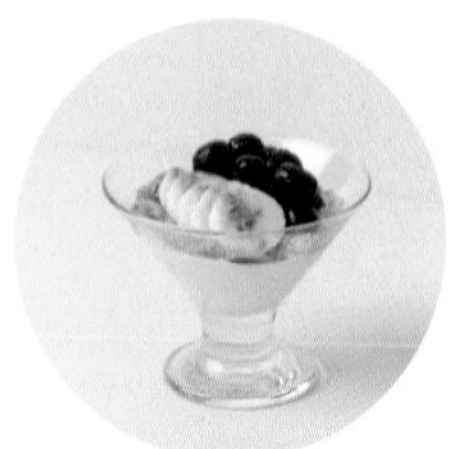

用充滿益生菌的優格暢快地開始一天吧！減肥過程中最重要的就是腸道健康。把富含維他命的麥芽粉和香醇的綜合堅果撒在優格上，吃下一口美味吧！

食材：無糖優格 80㎖、冷凍藍莓 1 匙、香蕉 ½ 條、嫩麥芽粉 1 匙、綜合堅果 1 匙。 不需要調理（將優格和食材裝入碗中，擺得美美的再享用。）

午餐

香嫩雞排瓜瓜套餐

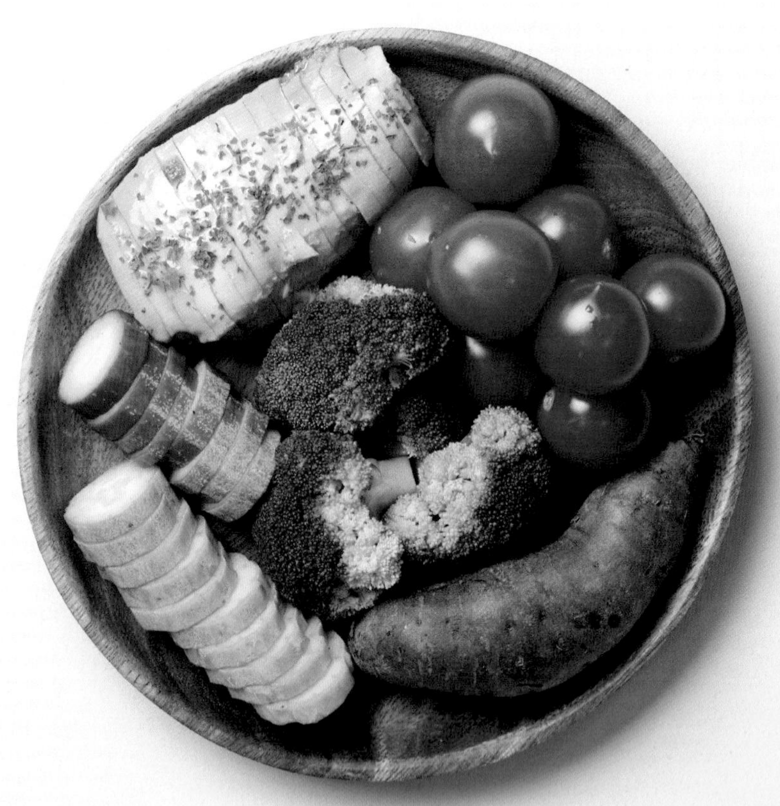

不能因為在控制飲食就只是一味地減少食量，這樣會讓減肥變得很辛苦，無法持久。反而要透過能帶來飽足感的蔬菜和水果維持進食量。其中小番茄和小黃瓜是優質的蔬菜，能提供充分的飽足感。

食材：小番茄 1 把、小黃瓜 1 條、蒸地瓜 1 條、綠花椰菜 ⅓ 顆、糖漿口味的雞胸肉 1 包。不需要調理（將雞胸肉放進微波爐加熱一至兩分鐘解凍後，拿出已經準備好的食材一起裝盤。）

善女的小撇步

吃越多對腸道好的益生菌，腸道環境就會越健康。益生菌是必備的！

休息一下

下午茶點心

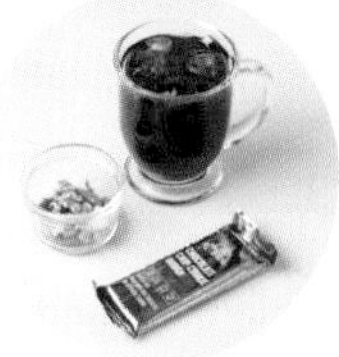

- 美式咖啡 1 杯
- 綜合堅果 1 把
- 蛋白棒 ½ 條

善女的悄悄話

今天晚餐吃萵苣包肉，實在是一絕。不僅提供飽足感，也顧及健康，令我非常滿意。減肥不該只是一味地少吃、餓著肚子，這樣對身體不好，我採取的減肥方式是聆聽並滿足我身體的需求，這樣才有益身心。雖然想起了甜滋滋的碳酸飲料，但我立刻喝一杯零熱量的氣泡水平息食慾，這樣就沒事了。今天也好好忍耐了。

晚餐

健康菜包肉地瓜餐

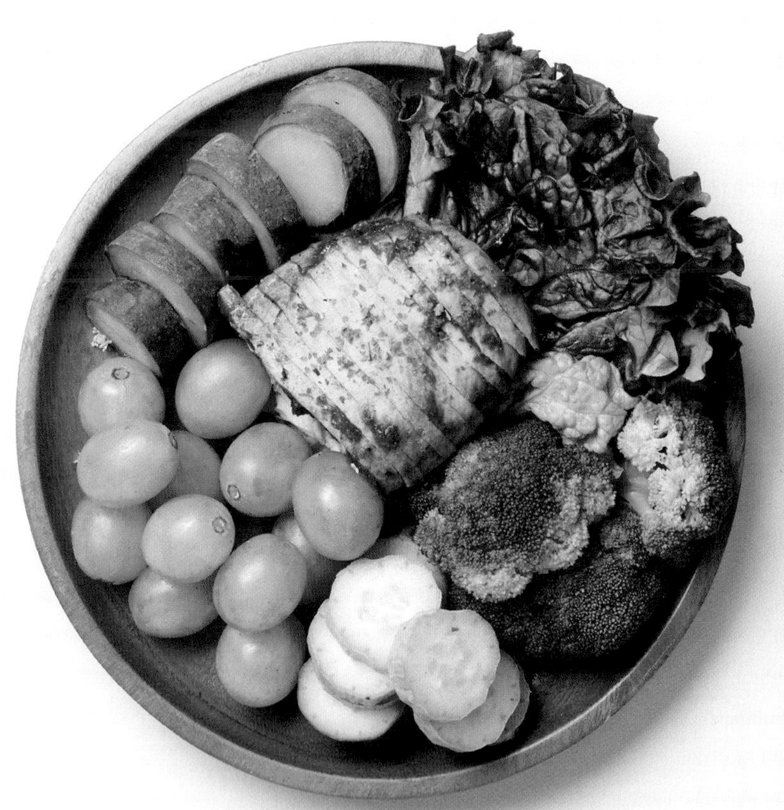

今天肚子特別餓，將一塊雞胸肉和各種蔬菜放在便宜又新鮮的萵苣裡，大口地吃下吧！還好雞胸肉是麻辣口味，讓這餐有如吃了欺騙餐一般滿足又實在。

食材：萵苣 3 片、蒸地瓜 1 條、麻辣口味的雞胸肉 1 包、小黃瓜 1 條、綠花椰菜 ⅓ 顆、綠葡萄 1 把。不需要調理（將雞胸肉放進微波爐加熱一至兩分鐘解凍後，拿出已經準備好的食材一起裝盤。）

善女的小撇步

足部匯集了所有跟腸道連結的神經，只要持續每天腳底按摩十分鐘，就對於排出老廢物質非常有幫助。

早餐

綜合堅果杏仁優格

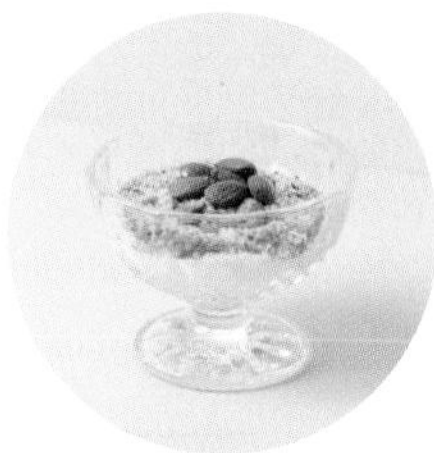

這次在優格裡加了新的食材——大麻籽，它含有很高的植物性蛋白，也有豐富的纖維質，能預防便祕。持續跟有益腸道健康的優格一起攝取吧！

食材：無糖優格 80㎖、綜合堅果 1 匙、杏仁 1 匙、嫩麥芽粉 1 匙、大麻籽 1 匙。不需要調理（將優格和食材裝入碗中，擺得美美的再享用。）

午餐

香甜嫩雞溫沙拉

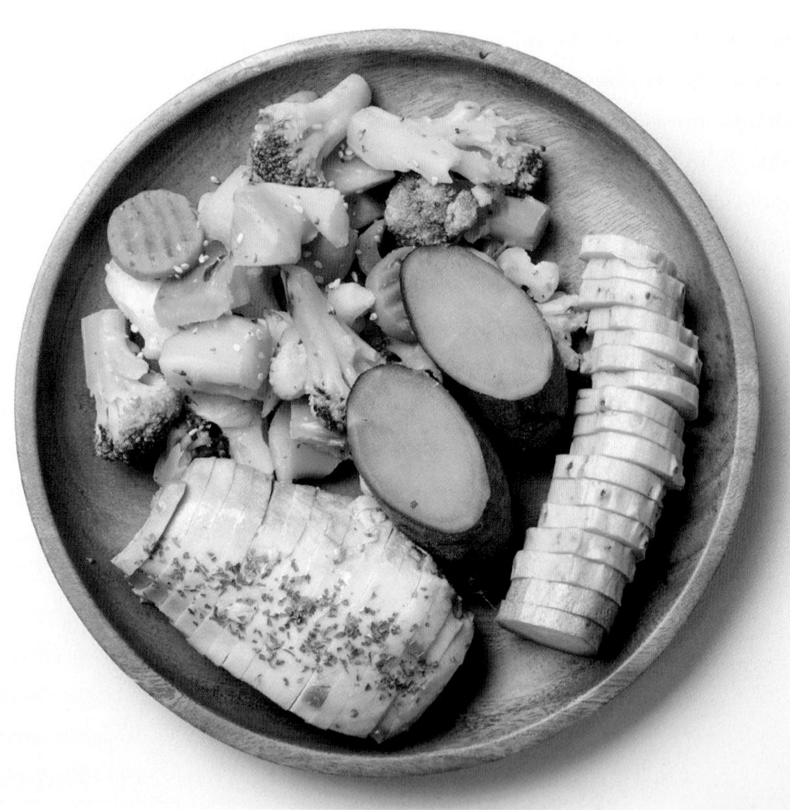

綠花椰菜、白花椰菜和紅蘿蔔處理起來都很費工，但冷凍蔬菜裡都已經處理好了，調理起來很方便。這三項蔬菜煮熟之後再吃，就能提高養分吸收率，所以稍微炒過一下就能吃得更健康、更美味。

食材：糖漿口味的雞胸肉 1 包、小黃瓜 1 條、蒸地瓜 1 條、冷凍蔬菜 1 把。需要調理：❶ 將橄欖油均勻倒入平底鍋中，放入冷凍蔬菜後，以小火輕輕翻炒。❷ 將雞胸肉放進微波爐加熱一至兩分鐘解凍後，與其它食材裝盤即可食用。

善女的小撇步

吃進不易消化的食物或是反覆暴飲暴食會造成腸道內的有害菌增加。

休息一下

下午茶點心

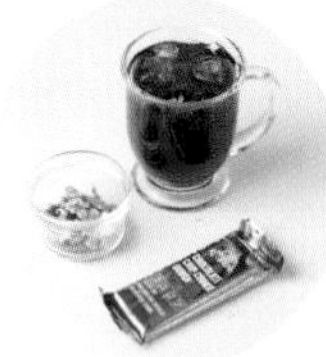

- 美式咖啡 1 杯
- 綜合堅果 1 把
- 蛋白棒 ½ 條

善女的悄悄話

幾天前在網路上買了一件褲子，想在秋天的時候穿。當時覺得以後應該會變得更瘦，就買了小一號的褲子。可是我收到褲子的時候就開始後悔了，覺得自己太有自信了。再怎麼想都覺得浪費了這筆錢。不過，怎麼回事？我竟然穿得下，沒有任何一點卡卡的感覺。通常穿牛仔褲後整個人看起來會變得很大隻、好像變胖了，所以我以前都會儘量避免，但現在鏡子裡的我看起來還不賴。運動和戒酒當然也很重要，但我覺得戒麵粉才是真正的原因。

晚餐

番茄雞肉地中海沙拉

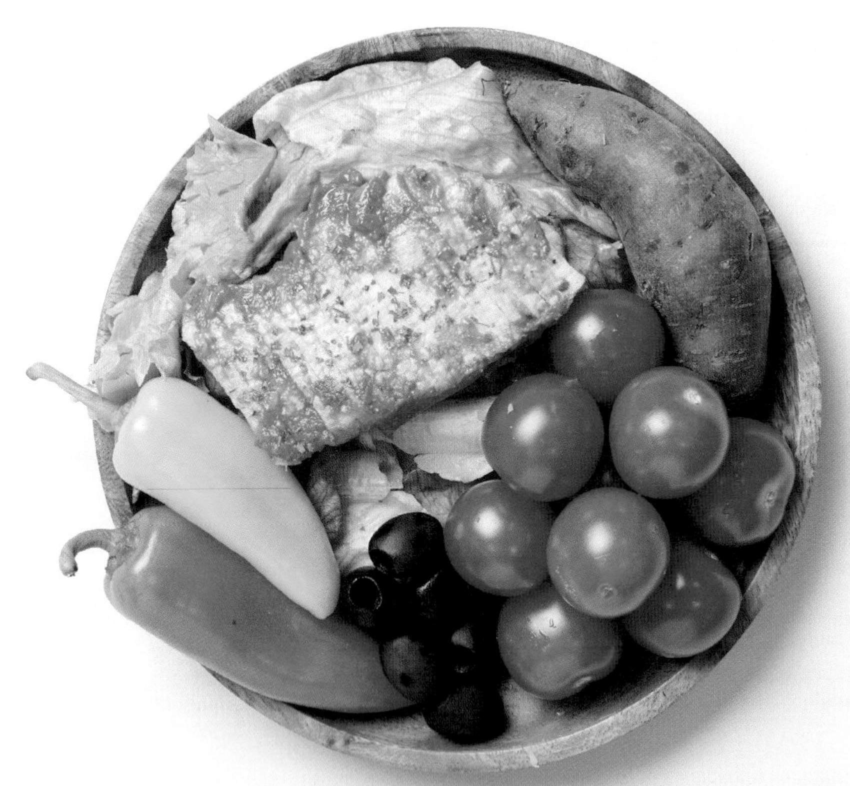

想吃義式料理的那一天就拿出黑橄欖和番茄口味的雞胸肉，搭配豐盛的蔬菜一起吃吧！雖然並不完美，但至少能立刻滿足食慾。

食材：番茄口味的雞胸肉 1 包、小番茄 1 把、蒸地瓜 1 條、甜椒 2 條、黑橄欖少許、結球萵苣 1 把。不需要調理（將雞胸肉放進微波爐加熱一至兩分鐘解凍後，拿出已經準備好的食材一起裝盤。）

善女的小撇步

每晚都會受到宵夜的誘惑，正是因為刺激食慾的激素「飢餓素」。這個激素會在用餐的四小時後分泌旺盛。調整用餐時間控制飢餓素吧！

早餐

草莓香蕉綠拿鐵

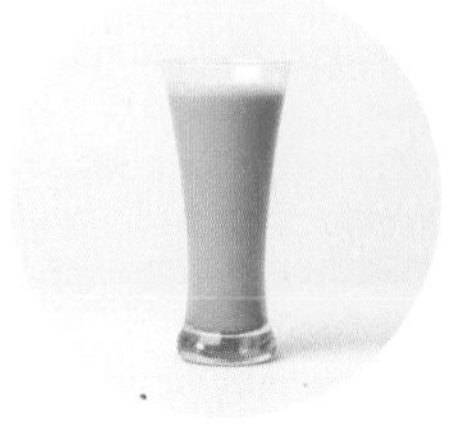

在家裡也能做出能取代一餐的奶昔，非常方便。鐵質豐富的羽衣甘藍加上甜滋滋的香蕉，就完成了一道又甜又健康的奶昔，還不用加糖漿。讓你不會羨慕外面果汁店賣的「草莓香蕉汁」。

食材：羽衣甘藍 5 片、冷凍草莓 2 匙、香蕉 1 條、椰子水 1 杯、水適量。
需要調理：❶ 將羽衣甘藍放入攪拌機。❷ 放入香蕉和冷凍草莓。❸ 在攪拌的過程中邊觀察濃稠度邊加椰子水和水。

午餐

煙燻雞胸佐紫甘藍沙拉

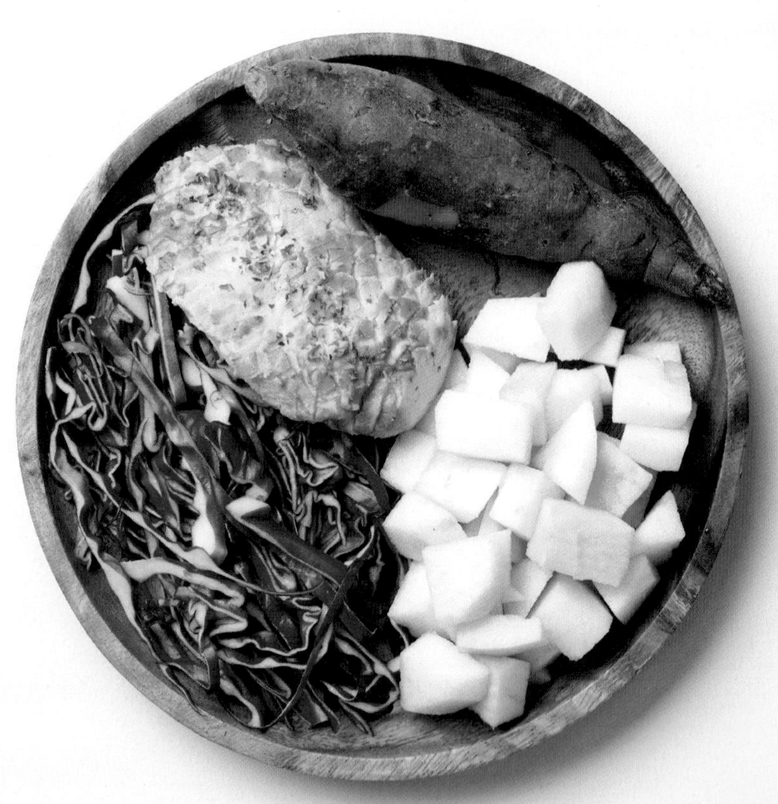

紫甘藍有多種吃法，切絲可以當成沙拉吃，打成汁可以當成排毒汁喝。還有一個不錯的方法是，配肉一起吃，一次吃一大口。紫甘藍含有豐富的鉀，能有效排出毒素，是減肥時不可或缺的多用途食材。

食材：紫甘藍 1 把、煙燻雞胸肉 1 包、蒸地瓜 1 條、蘋果 1 顆。
不需要調理（將雞胸肉放進微波爐加熱一至兩分鐘解凍後，拿出已經準備好的食材一起享用。）

善女的小撇步

如果在深夜吃宵夜，食物會帶給胃負擔，也會破壞睡眠品質，而且如果養成習慣，還會引發慢性疲勞。

休息一下

下午茶點心	善女的悄悄話
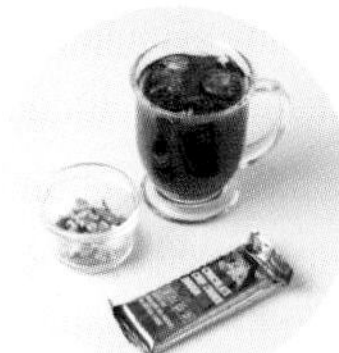 • 美式咖啡 1 杯 • 綜合堅果 1 把 • 蛋白棒 ½ 條	時不時會有人擔心：「你是不是只要吃麵粉就會變回以前的狀態？」不過，我現在有個很明確的目標，而且我會持續努力，讓現在的飲食習慣變成我一輩子的習慣、變成我的體質。就算無法完全戒掉，我也決定要儘可能遠離。

晚餐

香辣火雞菜包肉

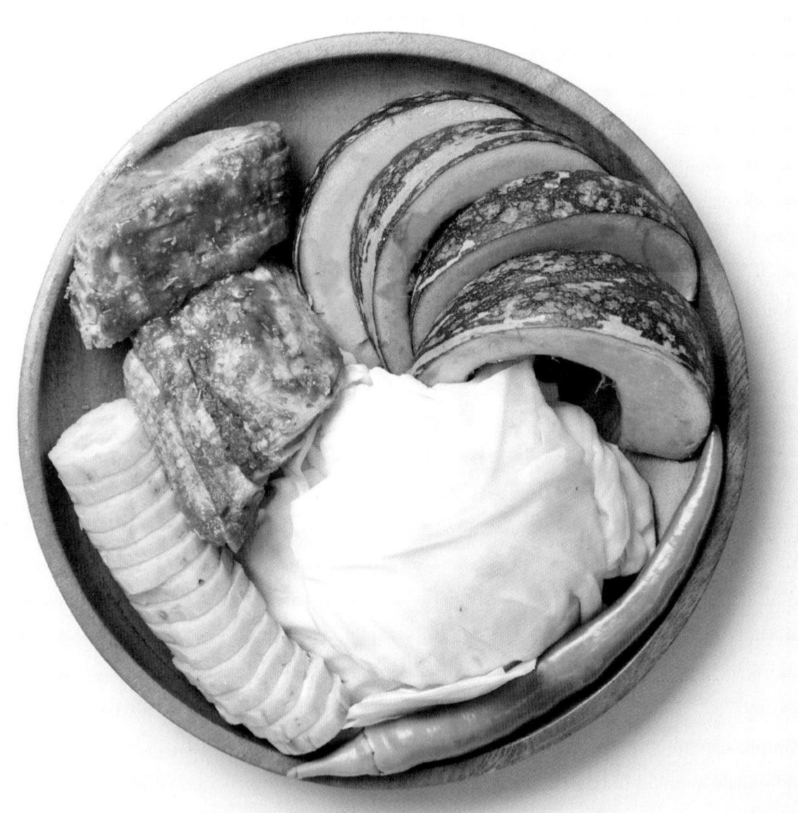

想吃辣味食物的時候非選這道不可。香辣烤雞口味的雞胸肉搭配剛煮好的高麗菜，簡直就是藝術。咬下一大口菜包肉，柔軟又清淡的高麗菜能中和雞胸肉的辣味，搭配起來非常剛好。如果再吃一口脆脆的小黃瓜，就不會想吃宵夜了。

食材：火辣烤雞風味的雞胸肉 1 包、小黃瓜 1 條、南瓜 ⅓ 顆、高麗菜 1 把、青辣椒 1 條。需要調理：❶ 將高麗菜放入鍋中，倒入能完全蓋過高麗菜的水，煮四至五分鐘。❷ 雞胸肉放進微波爐加熱一至兩分鐘解凍後，拿出已經準備好的食材一起裝盤。

善女的小撇步

辣椒裡含有辣椒素酯，能夠提升身體的代謝率，促進熱量消耗，有助於加速分解體脂肪。

早餐

羽衣甘藍藍莓優格

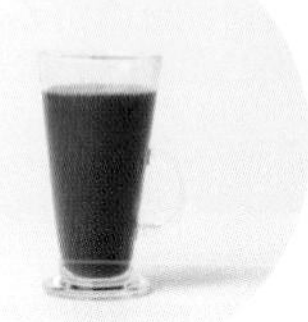

在許多水果中，我最喜歡的是藍莓。藍莓熱量很低，纖維質豐富，對皮膚特別好。一起床就能嚐到柔順又香甜的味道，為自己在早晨注入活力和好心情。

食材：冷凍藍莓2匙、羽衣甘藍5片、無糖優格少許、椰子水1杯、水適量。
需要調理：❶ 將羽衣甘藍、藍莓、優格、椰子水放入攪拌機中。❷ 在攪拌的過程中邊觀察濃稠度邊加水。

午餐

南瓜雞肉番茄套餐

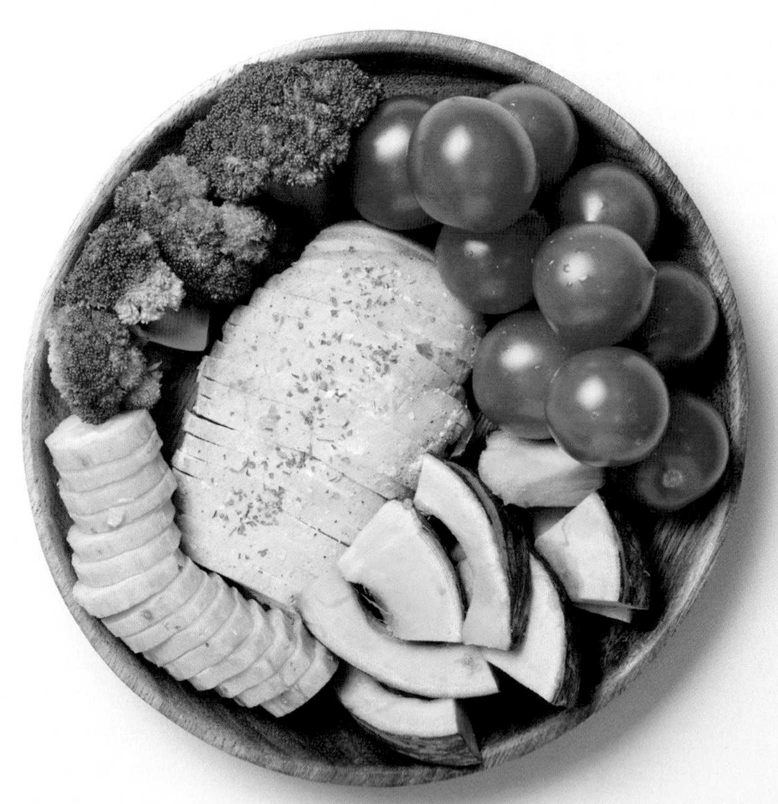

今天午餐的食材都是在超市或市場很容易找到的。由於太過平凡又普通，任何人都可能會厭煩。不過，這些可是會讓身體變健康、變漂亮的好朋友，所以要跟它們親近才是上上策。

食材：小番茄1把、小黃瓜1條、綠花椰菜⅓顆、南瓜⅓顆、煙燻雞胸肉1包。
不需要調理（雞胸肉放進微波爐加熱一至兩分鐘解凍後，拿出已經準備好的食材一起裝盤。）

善女的小撇步

如果想要讓控制飢餓和飽足的食慾中樞穩定，飲食就要規律。

休息一下

下午茶點心	善女的悄悄話
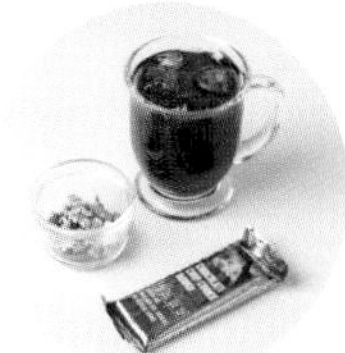 • 美式咖啡 1 杯 • 綜合堅果 1 把 • 蛋白棒 ½ 條	晚上有點沒精神，所以我加了豬頸肉。這是我的小確幸。隨著日子越來越接近欺騙餐，飢餓感也達到顛峰，這時不要只是忍耐，如果聽見身體的需求，就要調整菜單。用能滿足飢餓的最少量健康食材充飢後，就把注意力放到別的事情上。最近我都會看吃播來結束一天。不只是看別人吃來得到滿足，也是為了訓練我堅定的意志力。

晚餐

香煎松阪肉地瓜套餐

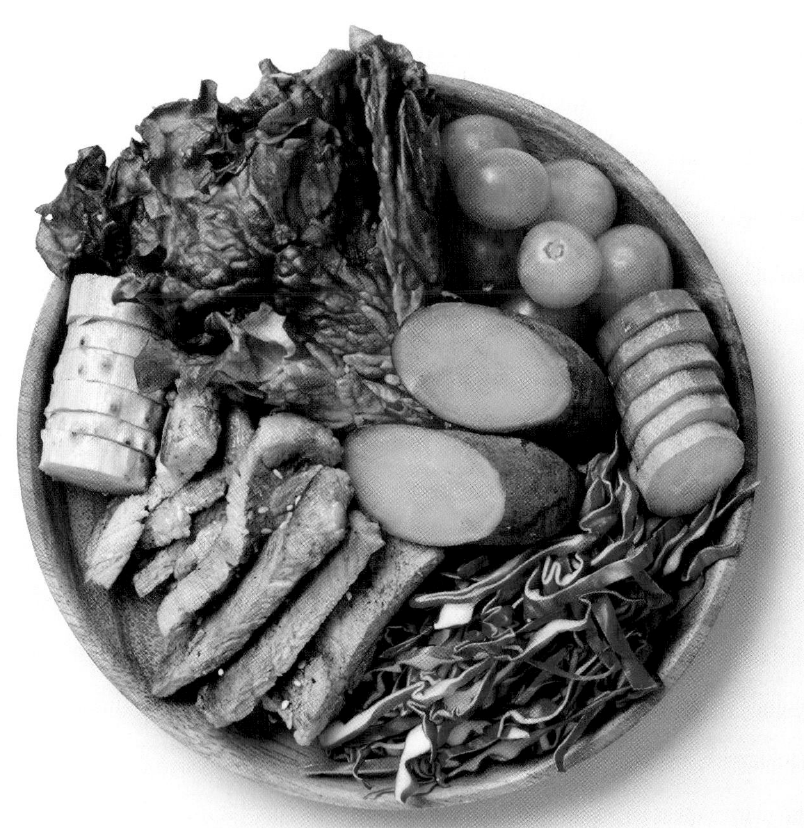

想吃肉的時候就準備最適合吃菜包肉的豬頸肉吧！豬頸肉是好的油脂，讓人能毫無負擔地補充優質蛋白質。拿一大塊肉包在萵苣裡面吃吧！再加上紫甘藍和小黃瓜，就能吃得飽足，不會過量。

食材：萵苣 6 片、小黃瓜 1 條、蒸地瓜 1 條、紫甘藍 1 把、綠葡萄 1 把、豬頸肉 100 克。需要調理：❶ 將豬頸肉放在已經預熱的平底鍋上，以小火翻炒。❷ 拿出已經準備好的食材，一起裝盤享用。

善女的小撇步

世界上沒有不好的食物。只要適量攝取，對自己都好。練習如何調整分量吧！

早餐

堅果香蕉優格

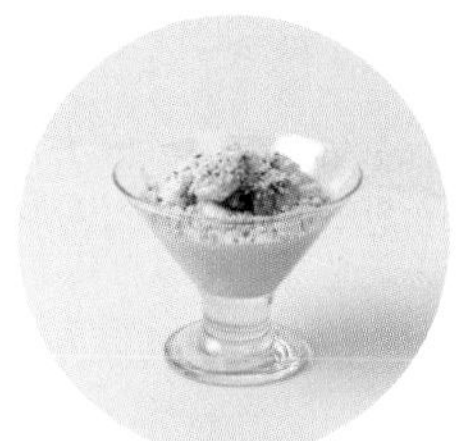

只要在早上做優格來吃，一整天都能忍住不吃點心。把各種食材擺在微酸的優格上，不僅美味，也值得欣賞。擺得美美後拍出的照片，一點都不輸給有名咖啡廳賣的早午餐。

食材：嫩麥芽粉 1 匙、綜合堅果 1 匙、香蕉 ½ 條、大麻籽 1 匙、無糖優格 80㎖。
不需要調理（將優格和食材裝入碗中，擺得美美的再享用。）

午餐

鮭魚雞肉沙拉（市售沙拉）

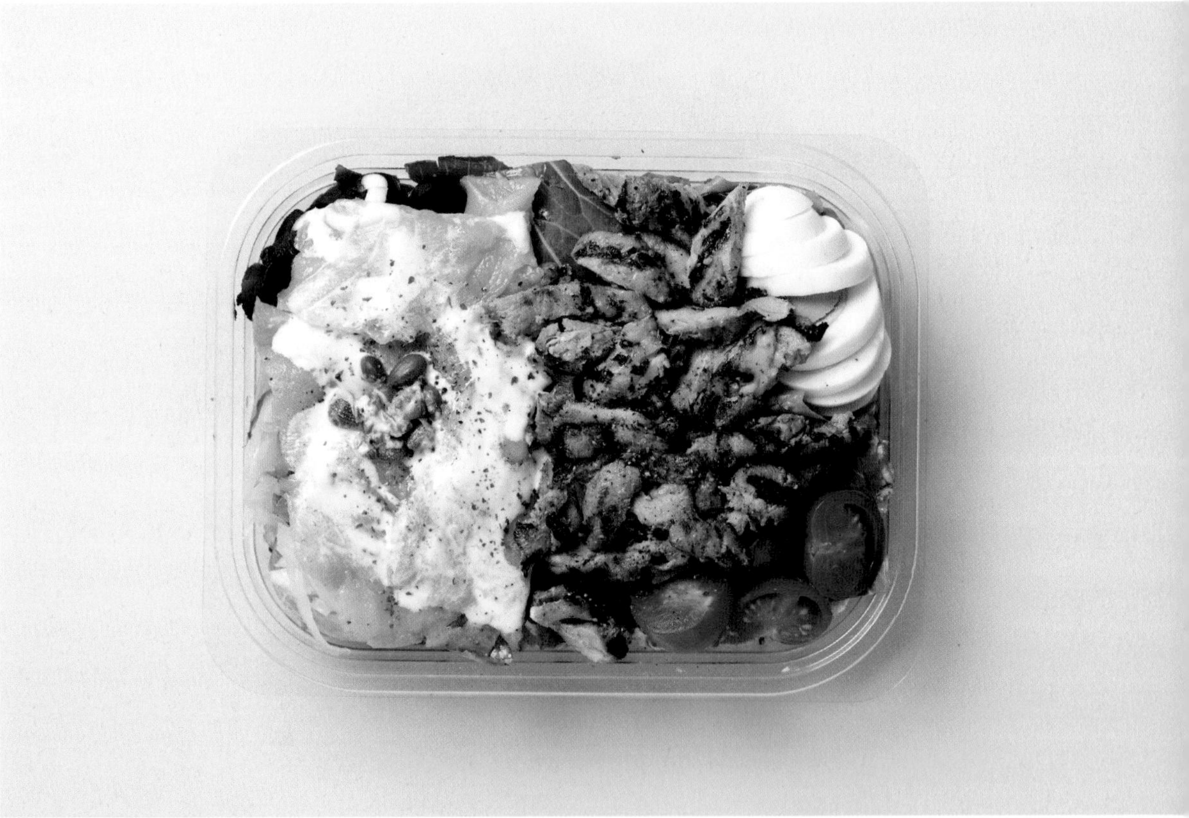

這是我控制飲食以來第一次買外面的沙拉來吃。因為食材比我自己做的更豐富，所以非常適合轉換心情。如果附近有沙拉店，一次買一種沙拉來嘗鮮吧！購買市售產品時，連上面的配料都要仔細確認。仔細看看背面的成分標示，避開麵粉吧！

休息一下

下午茶點心	善女的悄悄話
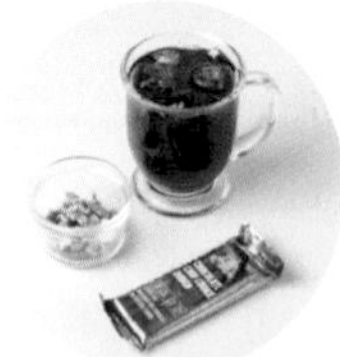 • 美式咖啡 1 杯 • 綜合堅果 1 把 • 蛋白棒 ½ 條	開始減肥以來，這是第一次沒有吃我自己做的便當，而是吃外面賣的沙拉。雖然跟其他食物相比，已經是很溫和的了，但我還是覺得口味很重。看來我的味蕾已經習慣自己做的減肥餐了。沙拉裡有雞腿肉還有鮭魚，可以吃到滿滿的蛋白質，在飽足感方面是一級棒。以前無法理解怎麼會有人花錢買生菜來吃，但現在覺得很感謝，即使在外面也可以吃到這麼好吃的沙拉。偶爾買來吃，就會有種在外吃飯的感覺，很不賴。

晚餐

納豆橄欖蔬菜沙拉

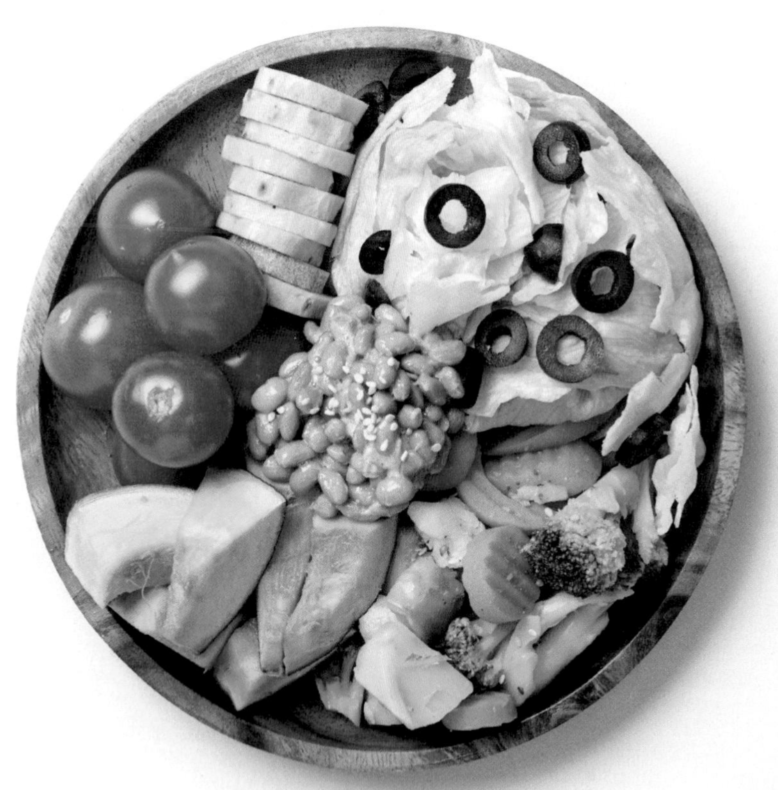

納豆是保護腸道健康的代表性食品，也是能方便補充蛋白質的來源。納豆能抑制腸道裡的有害菌、促進腸道活動，對於腸道像我一樣很差的人來說，這是最好的食品了。鹹納豆和蔬菜的組合真是沒話說。

食材：小番茄 1 把、南瓜 ⅓ 顆、結球萵苣 1 把、黑橄欖少許、冷凍蔬菜 1 把、納豆 1 盒、小黃瓜 ½ 條。需要調理：❶ 將橄欖油均勻倒入已經預熱的平底鍋中，放入冷凍蔬菜後，以小火翻炒。❷ 納豆儘可能多多攪拌（不要加入附贈的醬料）。❸ 拿出已經準備好的食材一起裝盤。

善女的小撇步

納豆用筷子多多攪拌，越牽絲越好。納豆絲很有營養。

早餐

藍莓香蕉綠拿鐵

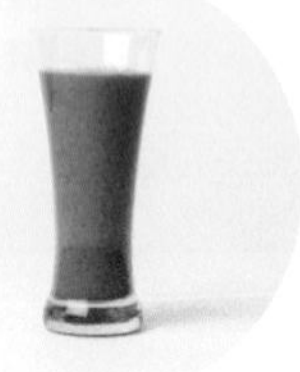

把酪梨加入常吃的奶昔後，奶昔的口感變得更溫和。直接吃酪梨就像吃奶油一樣，味道很淡，但攪拌後再吃，就變得很好吃，不會想要抗拒。酪梨含有豐富的維他命和礦物質，能解除疲勞，加進食材裡吧！

食材：香蕉 1 條、冷凍酪梨 1 匙、冷凍藍莓 1 匙、椰子水 1 杯、水適量。需要調理：❶ 將香蕉、藍莓、酪梨放入攪拌機中。❷ 加入椰子水後，在攪拌的過程中邊觀察濃稠度邊加水。

午餐

南瓜煙燻雞肉餐

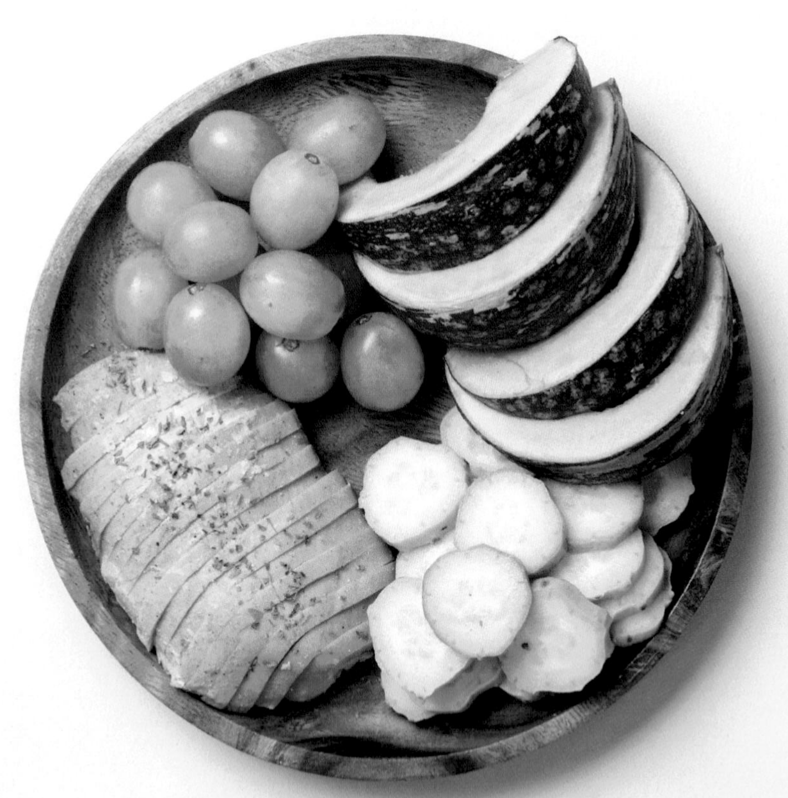

今天晚上有欺騙餐，但中午吃的量還是要跟平常一樣。我準備了豐富的雞胸肉、南瓜還有我喜歡的水果，不讓欺騙餐之前的空腹時間變長。

食材：南瓜 ⅓ 顆、綠葡萄 1 把、小黃瓜 1 條、煙燻雞胸肉 1 包。
不需要調理（雞胸肉放進微波爐加熱一至兩分鐘解凍後，拿出已經準備好的食材一起裝盤。）

善女的小撇步

如果難以一一處理並保存，也可以使用方便調理的冷凍食品。

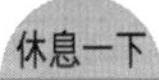

休息一下

下午茶點心	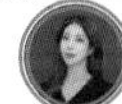 善女的悄悄話
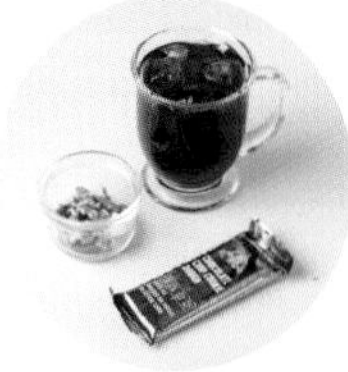 • 美式咖啡 1 杯 • 綜合堅果 1 把 • 蛋白棒 ½ 條	今天是跟我老公交往的四週年紀念日，也是欺騙餐，所以今天特別開心。很謝謝這段時間老公在我旁邊幫助我很多，我們去吃老公最喜歡的肋排。真的非常幸福又感謝。也許是因為忍耐了一週才吃到欺騙餐，覺得好吃又幸福到快流淚了。現在已經適應戒麵粉了，我自然地在欺騙餐時避開麵粉並控制食量。是因為這美味，我才能持續戒麵粉。

晚餐

欺騙餐

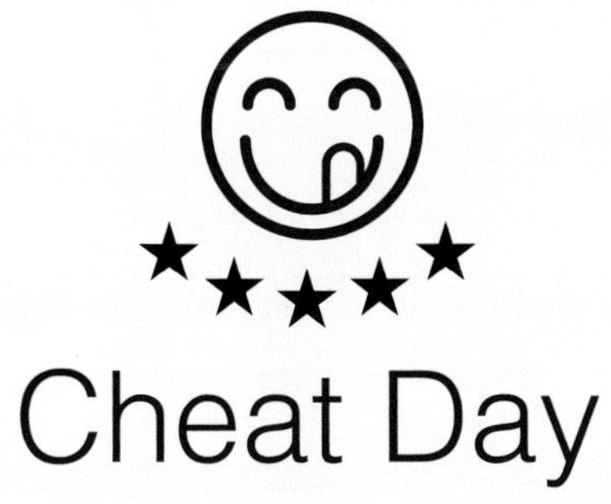

一週一次的欺騙餐，不僅能轉換心情，還能訓練身體不要只是習慣吃得過少。一週一兩次剛剛好。不過，當天並不是允許自己什麼都能吃。為了避免暴飲暴食或吃得過量，需要練習如何讓身體習慣只吃一人份也能吃得開心。

早餐

利水羽衣甘藍綠拿鐵

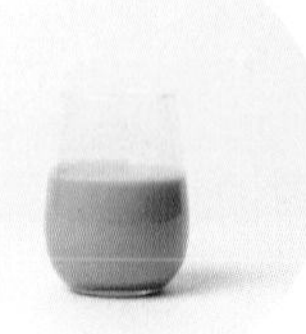

前一天很開心地吃比平常吃的更油膩、更重口味的欺騙餐，所以最好能喝到可以排出鈉的椰子水和香蕉。再次吃健康的食物，找回平常的節奏吧！

食材：羽衣甘藍 5 片、香蕉 1 條、椰子水 1 杯、水適量。
需要調理：❶ 將羽衣甘藍和香蕉放入攪拌機中。❷ 加入椰子水後，在攪拌的過程中邊觀察濃稠度邊加水。

午餐

辣炒豬肉便當（市售便當）

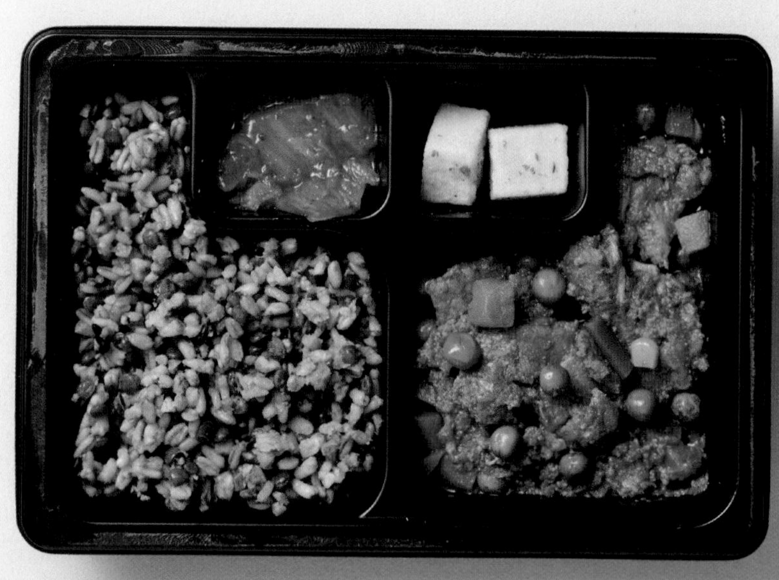

欺騙餐的隔天食慾最旺盛。很難克制的時候，就去買外面的減肥便當或沙拉餐盒。便當能方便攝取各種營養素，尤其適合在從減肥餐轉換成一般食物的時候吃。

不需要調理（將冷凍便當放進微波爐加熱兩至三分鐘後即可食用。）

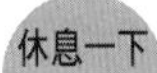

休息一下

下午茶點心

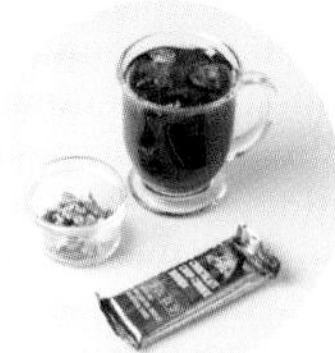

- 美式咖啡 1 杯
- 綜合堅果 1 把
- 蛋白棒 ½ 條

善女的悄悄話

也許是因為昨天剛吃完欺騙餐，今天特別嘴饞，一直想吃零食。不過，我已經從過去的五週當中學到，欺騙餐的隔天只要忍耐住，之後就會很輕鬆。晚上我完全沒有吃蔬菜或雞胸肉，而是吃自己做的優格，努力打消想吃零嘴的念頭。

晚餐

地瓜佐堅果優格

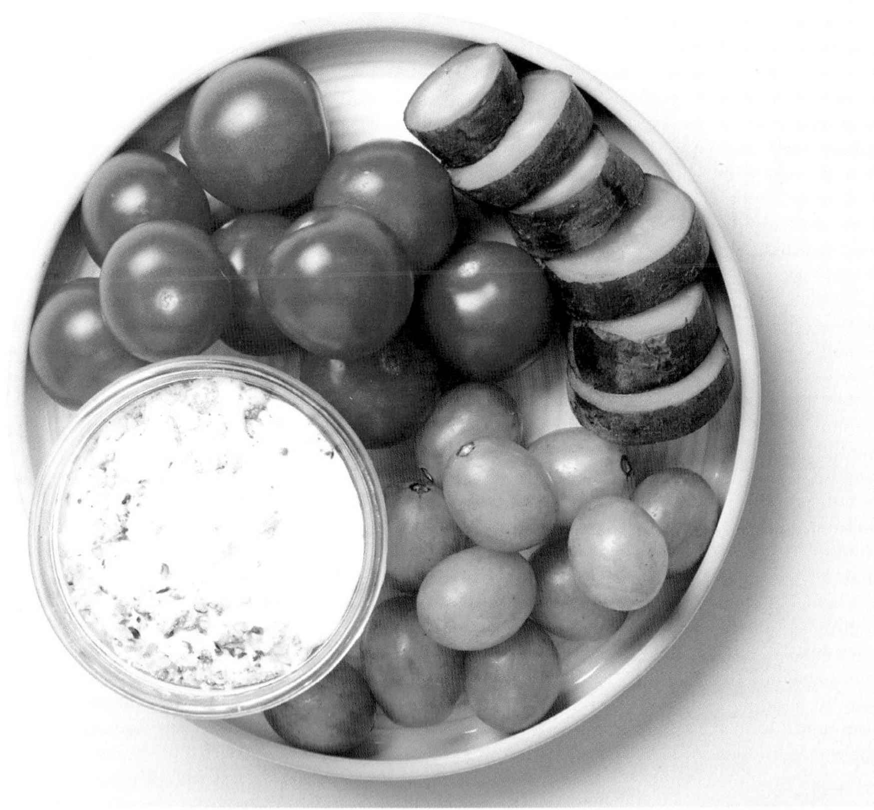

雖然還是要吃晚餐，但我已經吃膩蔬菜和雞胸肉，沒辦法再吃，這種時候這道料理是最好的。必須要牢記，絕對不能餓肚子或是過度減少進食量。要儘可能吃到身體需要的量。拿出優格，再放上自己喜歡的水果和地瓜來提升飽足感吧！

食材：蒸地瓜 1 條、綠葡萄 1 把、無糖優格 80mℓ、綜合堅果 1 匙、大麻籽 1 匙、小番茄 1 把。不需要調理（將優格、綜合堅果和大麻籽裝入碗中，再跟其餘的食材一起享用。）

善女的小撇步

奶昔或優格沒有一定只能在早上吃。在吃完油膩午餐後，晚餐吃優格可以助消化、清腸胃！

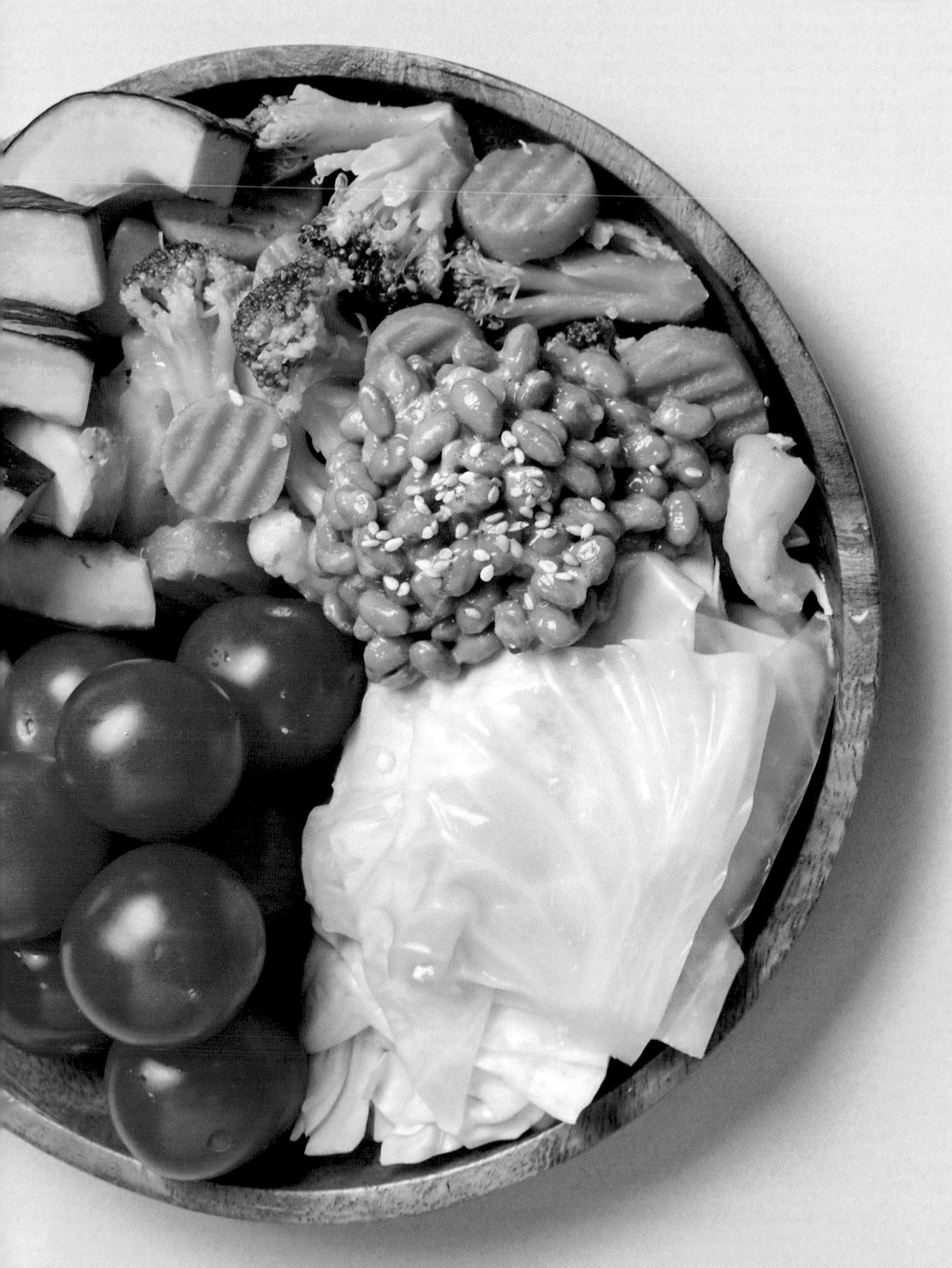

6th Week

第六週

This Week's Challenges

本週目標

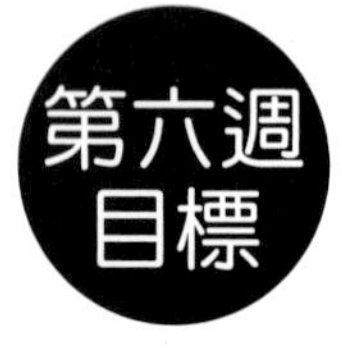

攝取多種蛋白質，讓料理更豐富吃不膩

肌力運動	有氧運動
抬腳十下／三組	健走運動四十分鐘

挑戰戒麵粉的過程中，我沒有得到任何人的幫助，都是憑著我自己的力量克服的。我去書店看健康相關書籍，上網爬文蒐集資訊。Google 搜尋引擎是我最好的朋友；與其向外尋求動機，不如專注在我自己身上！我羨慕的那人身上的優點，我也一定要擁有，帶著自己能做到的自信，努力去做吧！我能創造出成功的。

這週只要下定決心做到這個就行了！

01 認真伸展

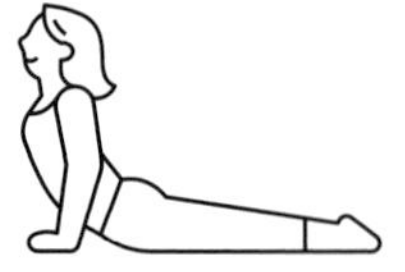

天氣越冷，肌肉越會收縮，人也會越陰沉。在運動前後充分伸展能防止受傷，也能維持關節和肌肉的穩定。即使是做同樣的運動，伸展也能提升運動效率，這點就不用我再多說了！運動前後專注地放鬆身體吧！

02 一天喝五杯水以上

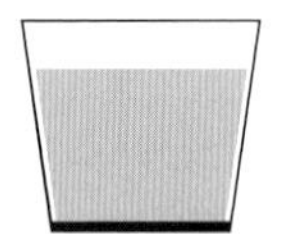

減肥時攝取水分是很重要的事情。如果攝取充分的水分，就能減緩空腹感，同時也能排出體內的老廢物質，促進腸胃蠕動，所以有助減肥。從今天起養成常喝水的習慣吧！

03 攝取好的益生菌

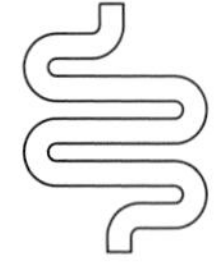

在戒麵粉的過程中，我越來越關心腸道健康。早上起床後喝一杯水也補充益生菌吧！改善腸道環境、增加腸道內益生菌是提升免疫力的關鍵！

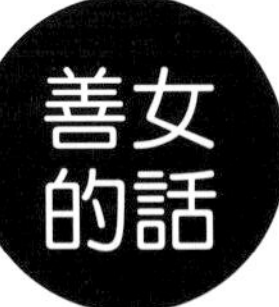

我的 100 天無麩質菜單計畫

建立好習慣造就我

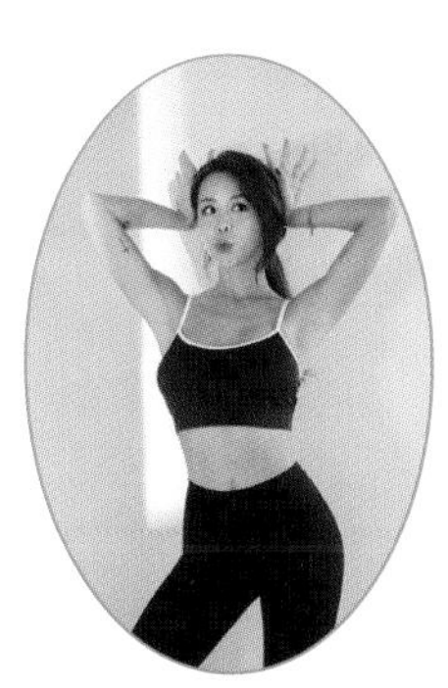

我不是意志力很強的人，也不太會按照計畫執行。不過，我從一開始就知道減肥的成敗取決於習慣，我覺得瞭解這點似乎讓我變得更有效率。我想持續建立好習慣。

早上起床後刷牙、想上廁所時去廁所、口渴時喝水，這些習慣並不需要付出很大的努力，都是非常自然的日常生活環節。就像這樣，當我持續努力改變生活中各種微小的習慣，就開始掌握到管理身材的訣竅。

我的身體總是只接觸熟悉的事物，但即使會讓身體不自在、或讓身體變得緊張，我還是覺得改變很重要。雖然習慣很難立刻改變，不過我相信只要熟悉了，就算不用很努力去做，這些行為也會自然而然地成為生活的一部分，會變得更從容、更自在。

不要放棄，堅持到底看看吧！

This Week's Meal Plan

第六週菜單索引

	第 36 天	第 37 天	第 38 天
早餐	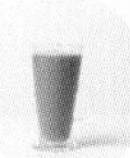 **藍莓香蕉綠拿鐵 P.142** ・冷凍藍莓 1 匙 ・香蕉 1 條 ・椰子水 1 杯 ・冷凍酪梨 1 匙 ・水 適量	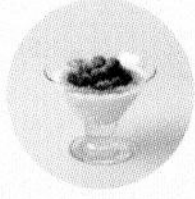 **藍莓優格碗 P.144** ・嫩麥芽粉 1 匙 ・大麻籽 1 匙 ・冷凍藍莓 1 匙 ・無糖優格 80mℓ	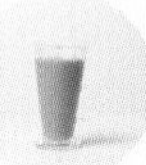 **羽衣甘藍酪梨綠拿鐵 P.146** ・羽衣甘藍 5 片 ・椰子水 1 杯 ・香蕉 1 條 ・冷凍酪梨 1 匙 ・水 適量
午餐	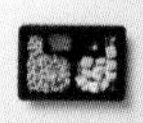 **咖哩雞肉便當 P.142** ・市售咖哩雞肉便當 1 盒	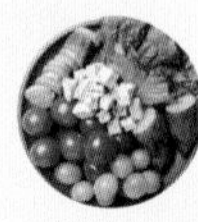 **地瓜番茄菜包肉 P.144** ・萵苣 5 片 ・小黃瓜 ½ 條 ・小番茄 1 把 ・綠葡萄 1 把 ・雞胸肉排 1 包 ・蒸地瓜 1 條	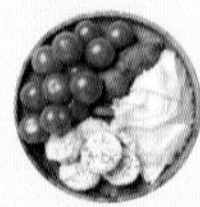 **番茄雞球地瓜餐 P.146** ・小番茄 1 把 ・蒸地瓜 1 條 ・雞胸肉球 1 包 ・高麗菜 1 把
晚餐	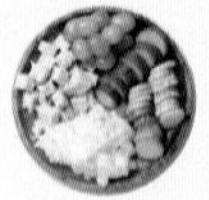 **蒸地瓜高麗菜雞肉餐 P.143** ・蒸地瓜 1 條 ・高麗菜 1 把 ・綠葡萄 1 把 ・小黃瓜 1 條 ・雞胸肉排 1 包	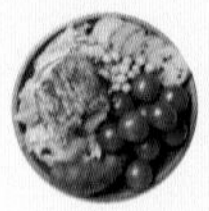 **火辣雞肉櫛瓜鷹嘴豆 P.145** ・火辣烤雞風味的雞胸肉 1 包 ・結球萵苣 1 把 ・櫛瓜 5 片 ・蒸地瓜 1 條 ・鷹嘴豆 少許 ・小番茄 1 把	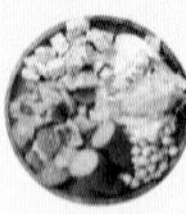 **鮮蔬地瓜雞排套餐 P.147** ・蒸地瓜 1 條 ・雞胸肉排 1 包 ・鷹嘴豆 少許 ・結球萵苣 1 把 ・冷凍蔬菜 1 把
點心	・綜合堅果 1 把 ・美式咖啡 1 杯 ・蛋白棒 ½ 條	・綜合堅果 1 把 ・美式咖啡 1 杯 ・蛋白棒 ½ 條	・綜合堅果 1 把 ・美式咖啡 1 杯 ・蛋白棒 ½ 條

本週著重在攝取多種蛋白質，除了平常吃的雞胸肉之外，還加了鮭魚、鷹嘴豆和半熟蛋來補充蛋白質。到了第六週，特別會因為每天都吃得很類似而吃膩。為了預防這點，可以多利用市售沙拉餐盒。

第 39 天	第 40 天	第 41 天	第 42 天
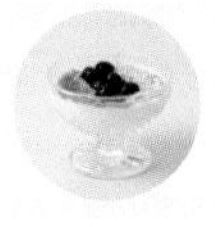 **藍莓堅果優格 P.148** ・優格 80mℓ ・冷凍藍莓 1 匙 ・嫩麥芽粉 1 匙 ・綜合堅果 1 匙	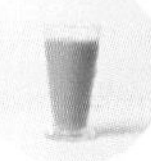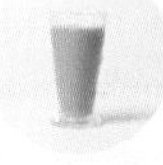 **羽衣甘藍酪梨綠拿鐵 P.150** ・羽衣甘藍 5 片 ・椰子水 1 杯 ・香蕉 1 條 ・冷凍酪梨 1 匙 ・水 適量	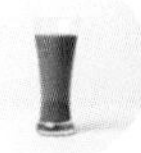 **藍莓香蕉綠拿鐵 P.152** ・冷凍藍莓 2 匙 ・香蕉 1 條 ・椰子水 1 杯 ・冷凍酪梨 1 匙 ・水 適量	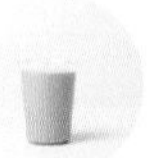 **酪梨豆奶綠拿鐵 P.154** ・羽衣甘藍 5 片 ・豆奶 1 罐 ・香蕉 1 條 ・冷凍酪梨 1 匙 ・水 適量
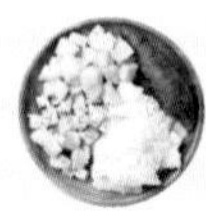 **蘋果地瓜雞肉餐 P.148** ・蘋果 1 顆 ・高麗菜 1 把 ・蒸地瓜 1 條 ・雞胸肉排 1 包	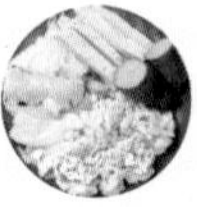 **地瓜炒蛋雞肉餐 P.150** ・蒸地瓜 1 條 ・結球萵苣 1 把 ・雞胸肉排 1 包 ・炒蛋（雞蛋 2 顆）	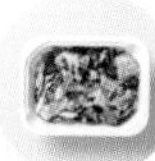 **牛肉蔬菜沙拉 P.152** ・市售牛肉蔬菜沙拉 1 包	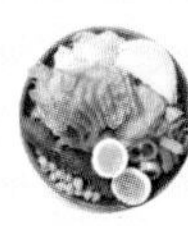 **鮭魚溏心蛋五彩沙拉 P.154** ・生鮭魚 100 克 ・結球萵苣 1 把 ・洋蔥切片 少許 ・甜椒 2 條 ・鷹嘴豆 少許 ・半熟蛋 1 顆 ・蒸地瓜 1 條
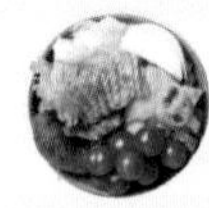 **鮭魚蔬果沙拉 P.149** ・生鮭魚 100 克 ・結球萵苣 1 把 ・洋蔥切片 少許 ・甜椒 2 條 ・蒸地瓜 1 條 ・小番茄 1 把	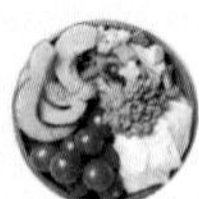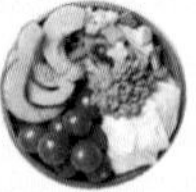 **納豆南瓜蔬果沙拉 P.151** ・小番茄 1 把 ・南瓜 ⅓ 顆 ・納豆 1 盒 ・冷凍蔬菜 1 把 ・高麗菜 1 把	 **欺騙餐！**	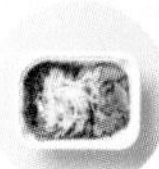 **地瓜泥煙燻鴨肉沙拉 P.155** ・市售地瓜泥煙熄燻鴨肉沙拉 1 包
・綜合堅果 1 把 ・美式咖啡 1 杯 ・蛋白棒 ½ 條	・綜合堅果 1 把 ・美式咖啡 1 杯 ・蛋白棒 ½ 條	・綜合堅果 1 把 ・美式咖啡 1 杯 ・蛋白棒 ½ 條	・綜合堅果 1 把 ・美式咖啡 1 杯 ・蛋白棒 ½ 條

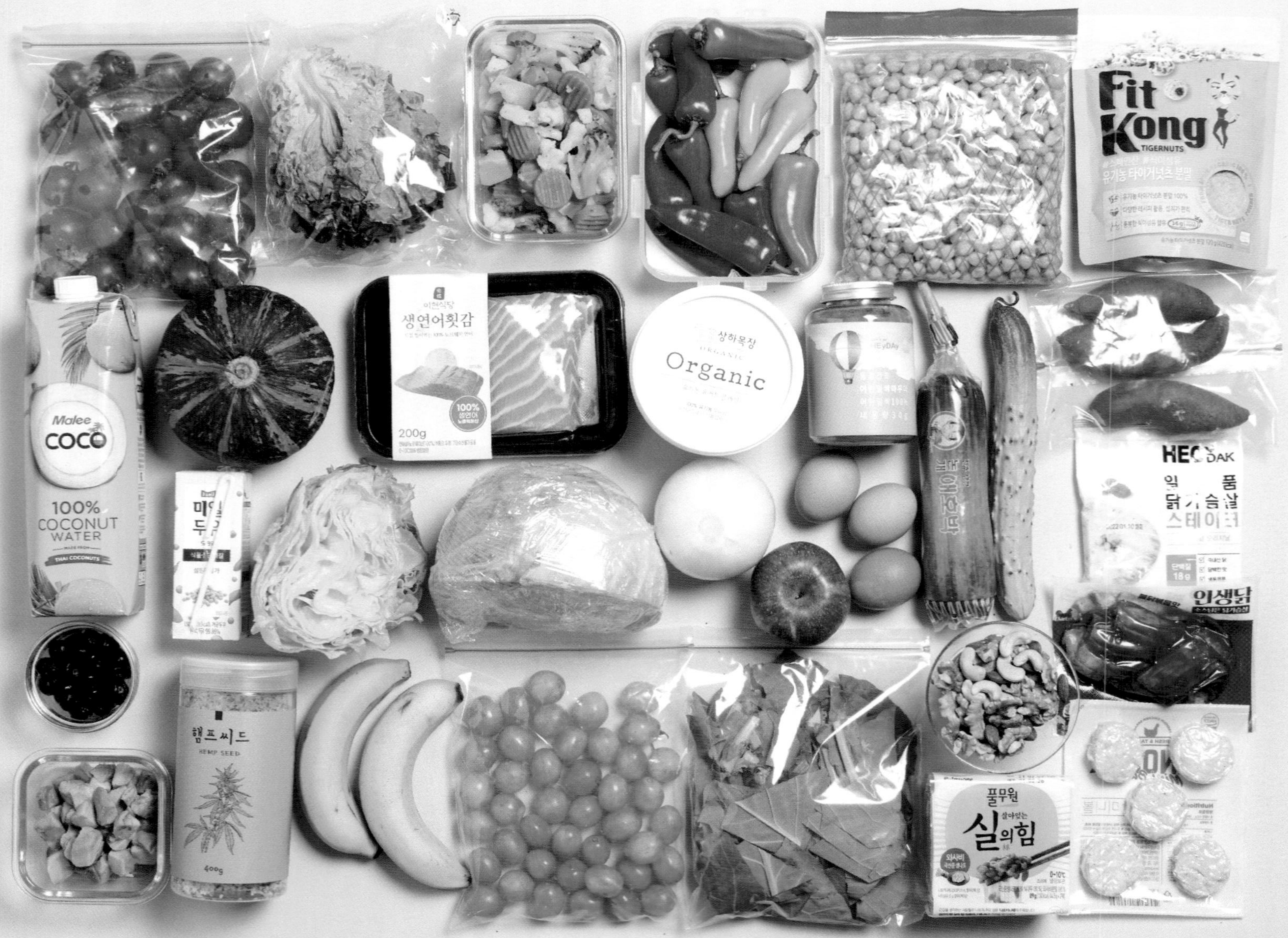
Fit
Kong
TIGERNUTS
유기농 타이거넛츠 분말
이현식당
생연어횟감
200g
상하목장
ORGANIC
Organic
Malee
COCO
100%
COCONUT
WATER
THAI COCONUTS
HEO DAK
닭가슴살
스테이크
인생닭
풀무원
실의힘
햄프씨드
HEMP SEED
400g

This Week's Meal Prep

第六週備餐計畫：買好之後放心地吃吧！

生鮮食材

- [x] 香蕉 5 條
- [ ] 羽衣甘藍 15 片
- [ ] 萵苣 5 片
- [ ] 小黃瓜 1.5 條
- [ ] 小番茄 5 把（1 把約 10-12 顆）
- [ ] 綠葡萄 2 把（1 把約 8-10 顆）
- [ ] 地瓜 9 條
- [ ] 高麗菜 4 把
- [ ] 蘋果 1 顆
- [ ] 結球萵苣 5 把
- [ ] 雞蛋 2 顆
- [ ] 生鮭魚 200 克
- [ ] 洋蔥 ½ 顆
- [ ] 甜椒 4 條
- [ ] 鷹嘴豆 1 把
- [ ] 櫛瓜 5 片
- [ ] 南瓜 ⅓ 顆

市售食材

- [x] 冷凍藍莓 5 匙（Well Fresh）
- [ ] 椰子水 4 杯（Malee）
- [ ] 嫩麥芽粉 2 匙（Pa Pa Organic）
- [ ] 冷凍酪梨 5 匙（Gom Gom）
- [ ] 大麻籽 1 匙（Cheon Ae Ji）
- [ ] 無糖優格 160mℓ（Sang Ha Farm）
- [ ] 綜合堅果 1 匙（Fit Kong）
- [ ] 每日豆奶 99.89 200mℓ 1 罐（每日）
- [ ] 雞胸肉排 5 包（Heo Dak）
- [ ] 雞胸肉球 1 包（Da No）
- [ ] 火辣烤雞風味的雞胸肉 1 包（In Saeng Dak）
- [ ] 半熟蛋 1 顆（Egg Korea）
- [ ] 冷凍蔬菜 2 把（Well Fresh）
- [ ] 絲之力納豆 1 盒（Pul Mu One）
- [ ] 綜合堅果 7 把（No Brand）
- [ ] 咖哩雞胸肉便當 1 包（My Bmeal）
- [ ] 牛肉蔬菜沙拉 1 包（Sweet Balance）
- [ ] 地瓜泥和煙燻鴨肉沙拉 1 包（Sweet Balance）
- [ ] 蛋白棒 3.5 條（科克蘭）

早餐

藍莓香蕉綠拿鐵

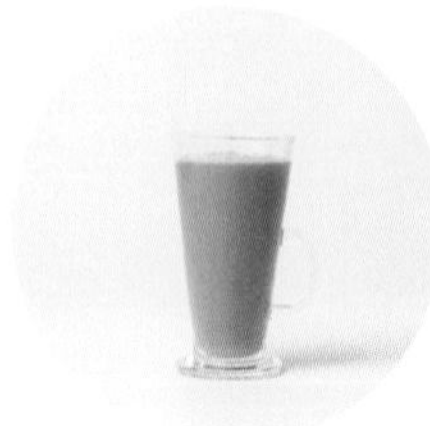

藍莓糖分低，是減肥時能毫無負擔地吃的水果。藍莓可說是代表長壽和健康的超級食物！一天只吃一把也有益健康，在提不起勁的星期一用藍莓奶昔開始吧！

食材：冷凍藍莓1匙、香蕉1條、椰子水1杯、冷凍酪梨1匙、水適量。需要調理：❶ 將藍莓、香蕉和酪梨放入攪拌機中。❷ 加入椰子水後，在攪拌的過程中邊觀察濃稠度邊加水。

午餐

咖哩雞肉便當（市售便當）

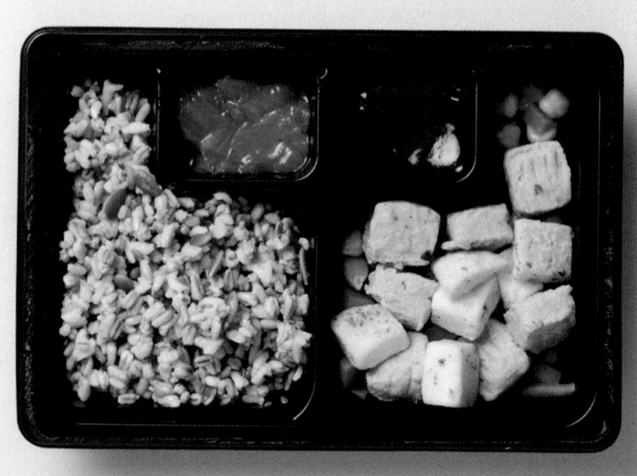

某一天會特別覺得自己弄食物來吃很麻煩，這時就拿出冰箱裡已經買好的市售便當，用微波爐簡單加熱來吃吧！可以省下備餐的過程，輕鬆地吃一頓開心又方便的一餐。

不需要調理（將便當放進微波爐裡加熱兩到三分鐘。）

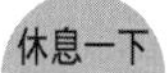

下午茶點心	善女的悄悄話
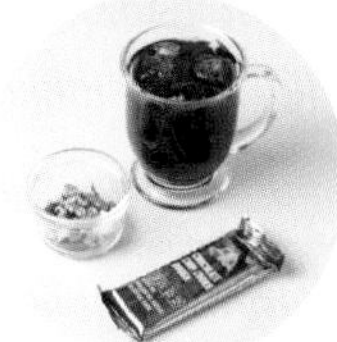 • 美式咖啡 1 杯 • 綜合堅果 1 把 • 蛋白棒 ½ 條	雖然現在還是限制澱粉的攝取，但今天我很想吃飯，所以沒有硬是忍耐，而是拿便當出來吃。如果身體傳遞出懇切的訊號，就適當地少吃一點，再吃點飯。多虧了今天有便當取代正餐，成功轉換心情！

晚餐

蒸地瓜高麗菜雞肉餐

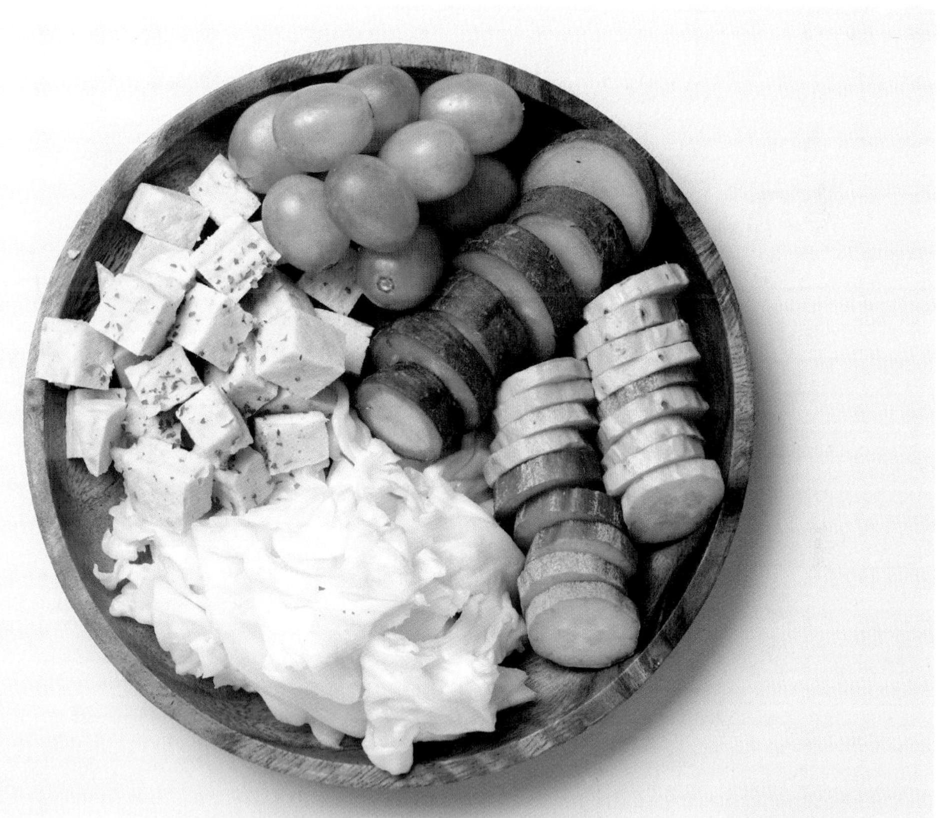

在戒麵粉的過程中，我最關心的就是腸胃健康！如果食材中含有高麗菜，不僅可以吃到爽脆的口感，還能帶來飽足感，對腸胃特別好。因為我找到了自己的喜好，所以很常加進菜單裡。

食材：蒸地瓜 1 條、高麗菜 1 把、綠葡萄 1 把、小黃瓜 1 條、雞胸肉排 1 包。

需要調理：❶ 將高麗菜放入鍋中，倒入能完全蓋過高麗菜的水，煮四至五分鐘。❷ 雞胸肉放進微波爐加熱一至兩分鐘解凍後，拿出已經準備好的食材一起裝盤。

善女的小撇步

要如何忍住想吃零食的念頭呢？我覺得重點是限制家中的食物存量，以及把點心放在看不到的地方。

早餐

藍莓優格碗

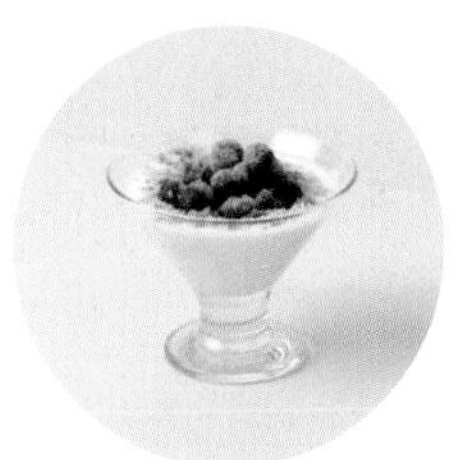

在空腹一整夜後，早上吃到酸甜的優格時會悸動不已。用喜歡的食材當成配料，再利用嫩麥芽粉補充容易缺乏的營養吧！優格是好朋友，能預防減肥時的不速之客「便祕」。

食材：嫩麥芽粉 1 匙、大麻籽 1 匙、冷凍藍莓 1 匙、無糖優格 80㎖。
不需要調理（將優格和食材裝入碗中，擺得美美的再享用。）

午餐

地瓜番茄菜包肉

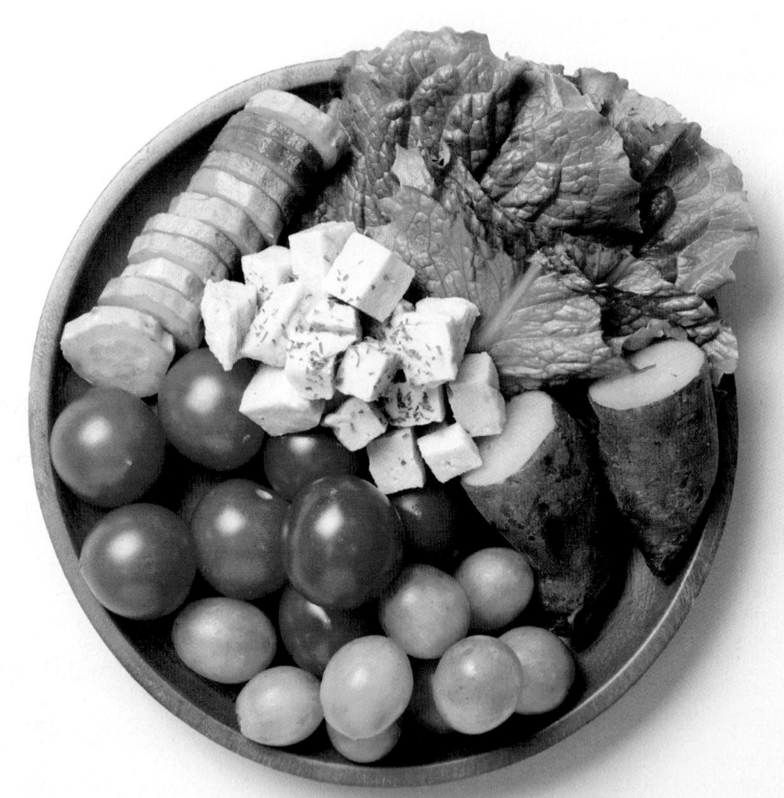

萵苣的維他命和纖維質豐富，熱量也很低，是非常有助減重的葉菜類之一。包著雞胸肉一起吃，就會很有飽足感，而且能以便宜的價格買到很多，CP 值非常高。

食材：萵苣 5 片、小黃瓜 ½ 條、小番茄 1 把、綠葡萄 1 把、雞胸肉排 1 包、蒸地瓜 1 條。不需要調理（雞胸肉放進微波爐加熱一至兩分鐘解凍後，拿出已經準備好的食材一起裝盤。）

善女的小撇步

葉菜類容易腐壞，建議一次購買少量，常常購買。控制飲食時，請離便利商店遠一點，多多靠近蔬菜區吧！

休息一下

下午茶點心	善女的悄悄話
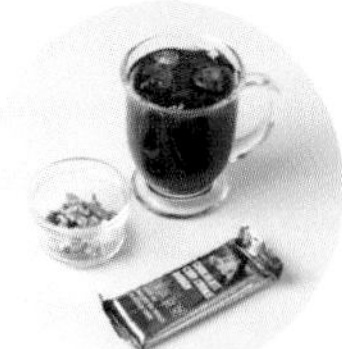 ・美式咖啡 1 杯 ・綜合堅果 1 把 ・蛋白棒 ½ 條	今天晚上老公吃韓式烤魷魚和烤五花肉。雖然快被口水淹死了，但我堅決不嘗一口味道，忍耐到最後。我只拿出一包辣烤雞口味的雞胸肉加熱來吃，雖然不是真的烤肉，但起碼已經足夠我不再去想那些烤肉了。今天也通過考驗了。先買各種口味的雞胸肉冰在冷凍庫真是明智之舉！

晚餐

火辣雞肉櫛瓜鷹嘴豆

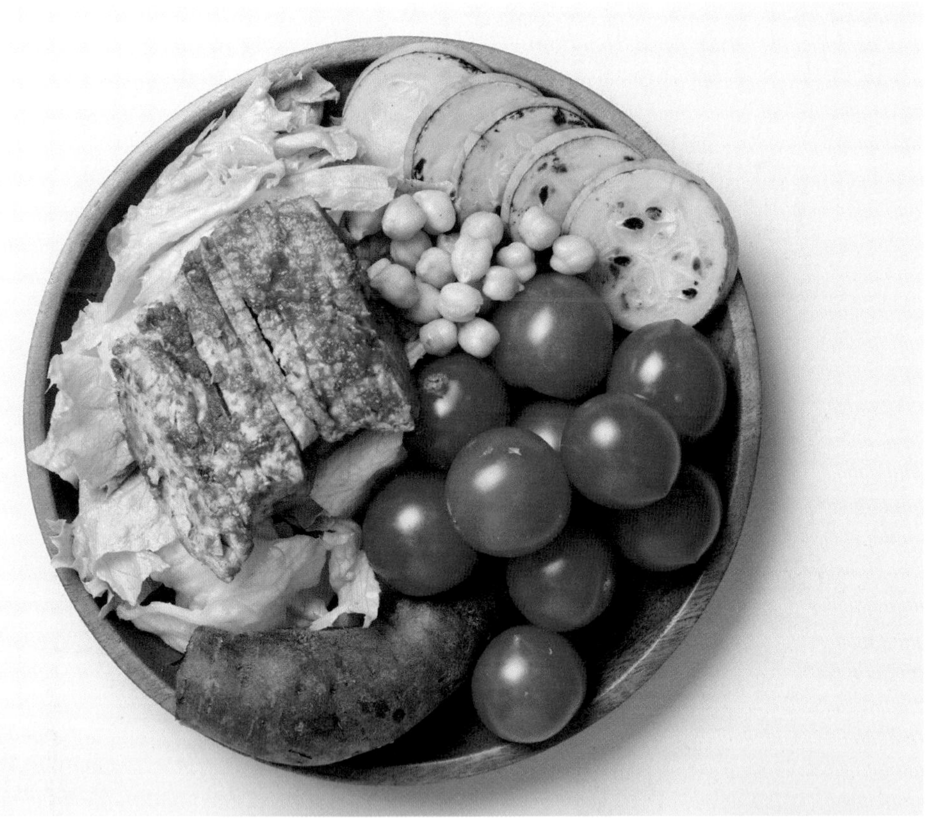

在減肥的時候總會遇到突然很懷念、很想吃重口味食物的時候。想吃辣食的那天，就不要猶豫，打開一包辣烤雞口味的雞胸肉，搭配豐盛的蔬菜一起吃吧！你會發現在肚子很餓的時候，光是吃幾塊也能吃飽，真的很神奇。

食材：火辣烤雞風味的雞胸肉 1 包、結球萵苣 1 把、櫛瓜 5 片、蒸地瓜 1 條、鷹嘴豆少許、小番茄 1 把。需要調理：❶ 將橄欖油均勻倒入平底鍋中，放入櫛瓜後，以小火輕輕翻炒。❷ 將雞胸肉放進微波爐加熱一至兩分鐘解凍後，拿出已經準備好的食材一起享用。

善女的小撇步

減肥的過程中如果一直失敗，成功率就會降低。學習如何堅持不懈吧！

早餐

羽衣甘藍酪梨綠拿鐵

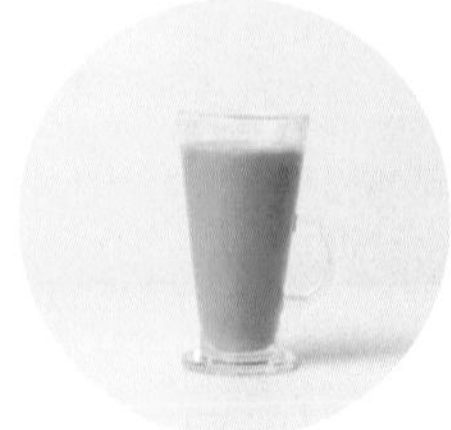

雖然每天早上吃的就是那幾種，但我還是儘可能努力讓食材不要每天都一樣。其中羽衣甘藍奶昔就是我每天早上起床後都能毫無負擔地喝下的最佳飲品！

食材：羽衣甘藍 5 片、椰子水 1 杯、香蕉 1 條、冷凍酪梨 1 匙、水適量。需要調理：❶ 將羽衣甘藍、香蕉和酪梨放入攪拌機中。❷ 加入椰子水後，在攪拌的過程中邊觀察濃稠度邊加水。

午餐

番茄雞球地瓜餐

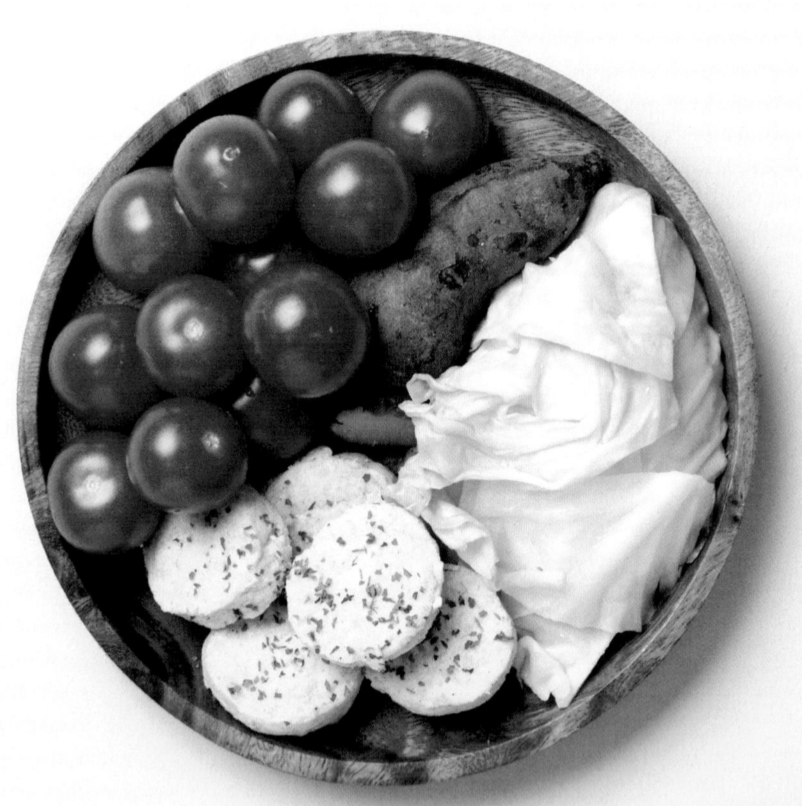

在控制飲食時，成敗的關鍵在於雞胸肉。要一直吃到美味的雞胸肉、不會厭煩，減肥才能持久。雖然雞胸肉看起來都差不多，但雞胸肉還是有很多不同的口味，吃著各種口味的雞胸肉來享受減肥吧！

食材：小番茄 1 把、蒸地瓜 1 條、雞胸肉球 1 包、高麗菜 1 把。需要調理：❶ 將高麗菜放入鍋中，倒入能完全蓋過高麗菜的水，煮四至五分鐘。❷ 將雞胸肉放進微波爐加熱一至兩分鐘解凍後，將準備好的食材一起裝盤。

善女的小撇步

擺脫暴飲暴食惡性循環的第一步就是規律飲食。

休息一下

下午茶點心	善女的悄悄話
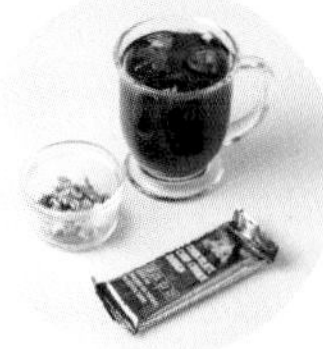 • 美式咖啡 1 杯 • 綜合堅果 1 把 • 蛋白棒 ½ 條	我逐漸領悟到，與其吃得太飽之後後悔「為什麼我要吃這麼多？」、「我又吃太多了」，倒不如讓自己餓，這樣心裡會比較輕鬆。如果不管怎麼做都會有壓力，那就少吃一點。看到自己擁有了想要的身材時，不就更幸福嗎？肚子餓的聲音就表示你正在變瘦。想著自己正在變健康吧！

晚餐

鮮蔬地瓜雞排套餐

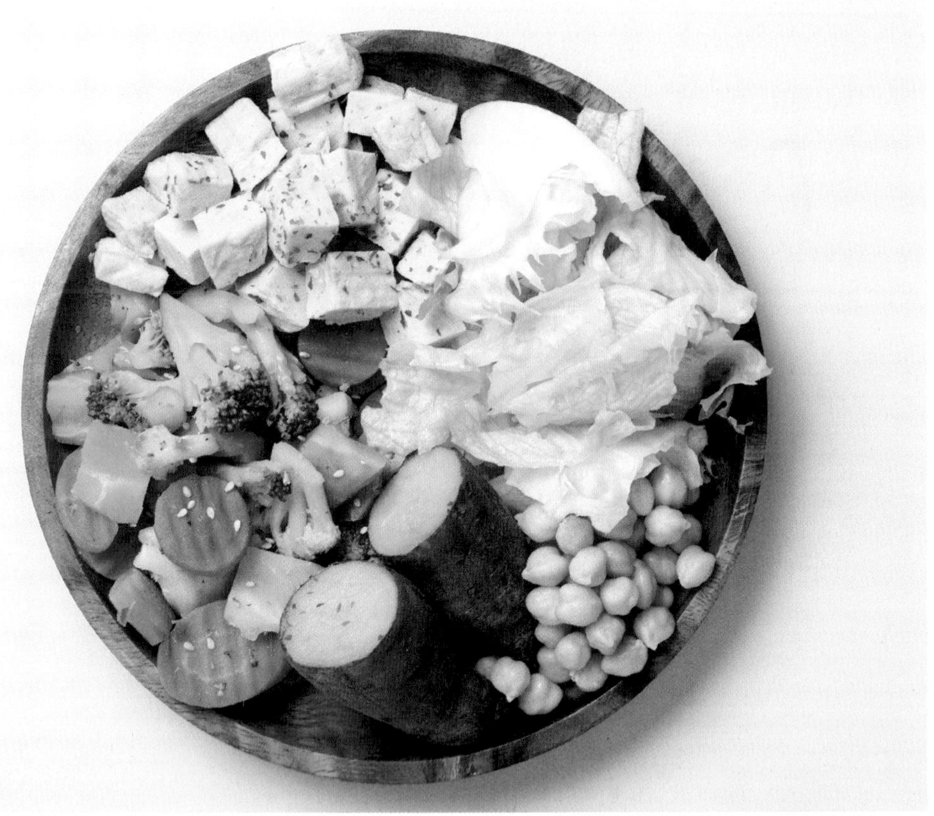

雞胸肉的動物性蛋白質和鷹嘴豆的植物性蛋白質組成高蛋白的一餐。如果搭配豐富的蔬菜一起吃，就能吃得實在又有益健康。在疲憊的一天，用營養豐富的高蛋白餐來結尾吧！

食材：蒸地瓜 1 條、雞胸肉排 1 包、鷹嘴豆少許、結球萵苣 1 把、冷凍蔬菜 1 把。需要調理：❶ 將橄欖油均勻倒入平底鍋中，放入冷凍蔬菜後翻炒。❷ 將雞胸肉放進微波爐加熱一至兩分鐘解凍後，將準備好的食材一起享用。

善女的小撇步

如果很難徒手伸展，可以買滾筒來伸展。這樣會非常舒服的。

早餐

藍莓堅果優格

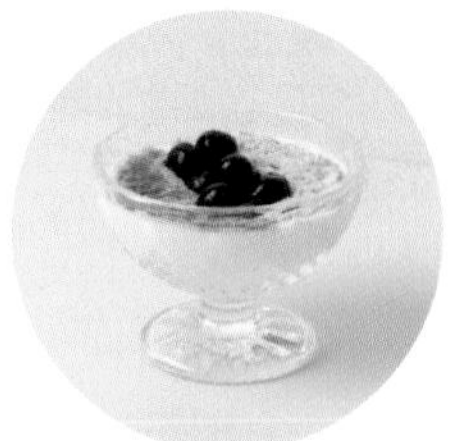

早餐吃了清爽的優格後，就能化解想吃點心的不必要的慾望。用嫩麥芽粉來補充容易流失的營養，再用綜合堅果和藍莓來補充纖維質吧！

食材：無糖優格 80mℓ、冷凍藍莓 1 匙、嫩麥芽粉 1 匙、綜合堅果 1 匙。
不需要調理（將優格和食材裝入碗中，擺得美美的再享用。）

午餐

蘋果地瓜雞肉餐

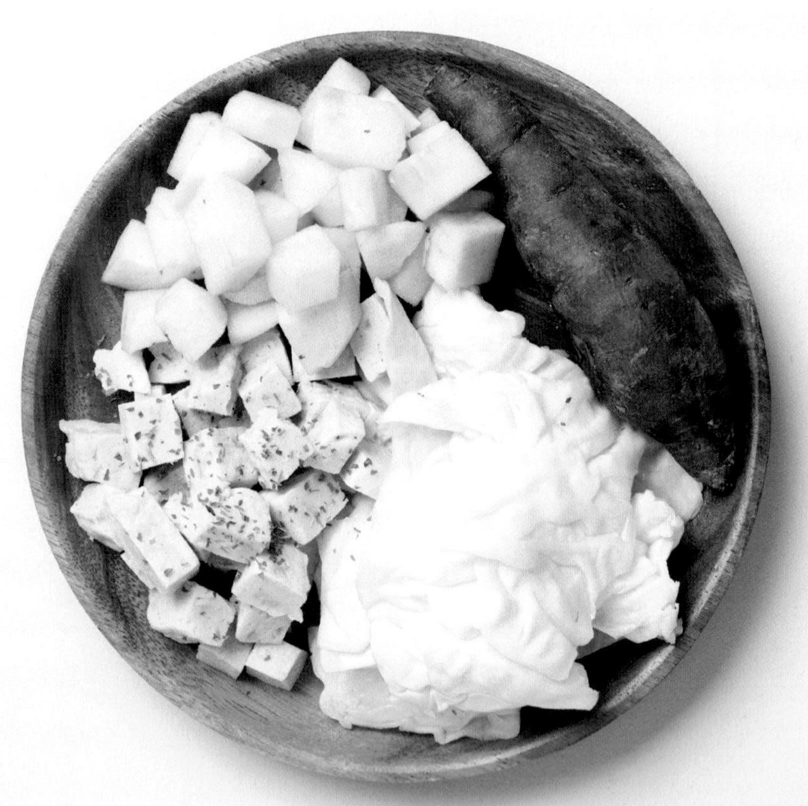

在特別想吃點心的時候，就吃一口甜椒或蘋果來排解食慾。脆脆的口感能平息食慾，還有豐富的維他命 C，讓你維持一整天的活力。

食材：蘋果 1 顆、高麗菜 1 把、蒸地瓜 1 條、雞胸肉排 1 包。需要調理：❶ 將高麗菜放入鍋中，倒入能完全蓋過高麗菜的水，煮四至五分鐘。❷ 將雞胸肉放進微波爐加熱一至兩分鐘解凍後，將準備好的食材一起裝盤。

善女的小撇步

蘋果的「果膠」能讓腸道變得活躍，預防便祕。

休息一下

下午茶點心	善女的悄悄話
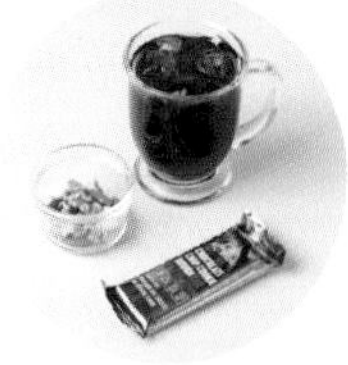 ・美式咖啡 1 杯 ・綜合堅果 1 把 ・蛋白棒 ½ 條	最近只吃雞胸肉，但今天吃到鮭魚，沒有比這更好的事了。原本想要沾滿甜甜的醋辣醬，但考量到醋辣醬裡面有太多糖，只好放棄，改成直接跟蔬菜一起吃。看上去會覺得沒什麼味道，但反而更突顯鮭魚原本的味道，比想像中還好吃。再加上洋蔥的辣味，這樣就足夠轉換心情了。今天是非常滿足的一天。

晚餐

鮭魚蔬果沙拉

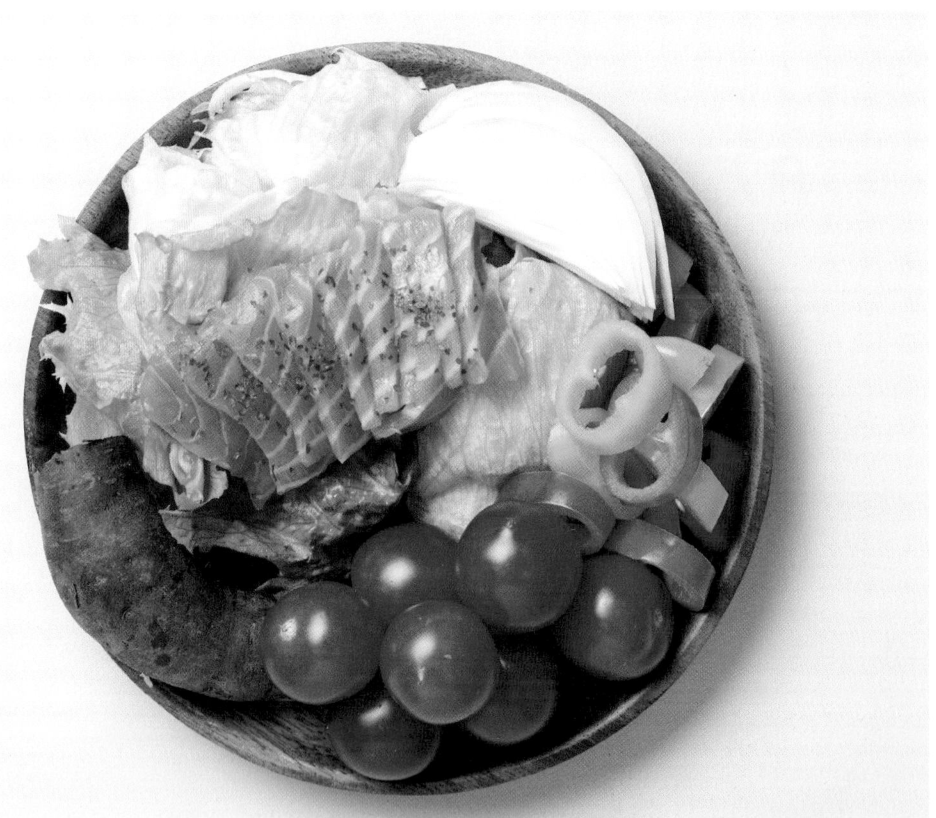

鮭魚中含有 Omega-3、維他命、DHA 等豐富營養，能預防過度減肥時可能引發的貧血或缺鈣等狀況。所以肚子餓的時候，盡情地吃美味的鮭魚吧！如果搭配洋蔥和甜椒就更完美了。

食材：生鮭魚 100 克、結球萵苣 1 把、洋蔥切片少許、甜椒 2 條、蒸地瓜 1 條、小番茄 1 把。不需要調理（拿出已經準備好的食材後裝盤，再搭配鮭魚一起享用。）

善女的小撇步

只要前一天訂鮭魚，就能收到一人份的新鮮鮭魚，任何時候都能輕鬆攝取。

早餐

羽衣甘藍酪梨綠拿鐵

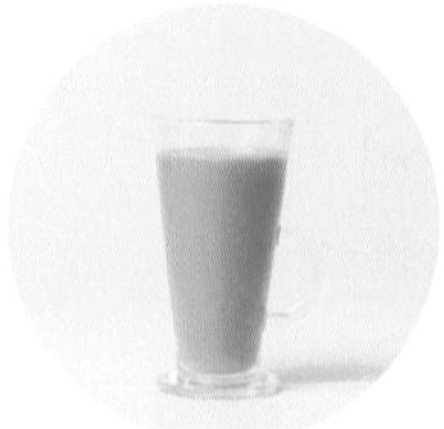

每天早上喝的綠拿鐵，魅力實在多到數不清。看起來很美，而且真的很好喝，光是一杯就能填飽肚子，非常實在。然而，最大的優點還是讓肚子結束長時間空腹，立刻解除空腹感。

食材：羽衣甘藍 5 片、椰子水 1 杯、香蕉 1 條、冷凍酪梨 1 匙、水適量。需要調理：❶ 將羽衣甘藍、香蕉和酪梨放入攪拌機中。❷ 加入椰子水後，在攪拌的過程中邊觀察濃稠度邊加水。

午餐

地瓜炒蛋雞肉餐

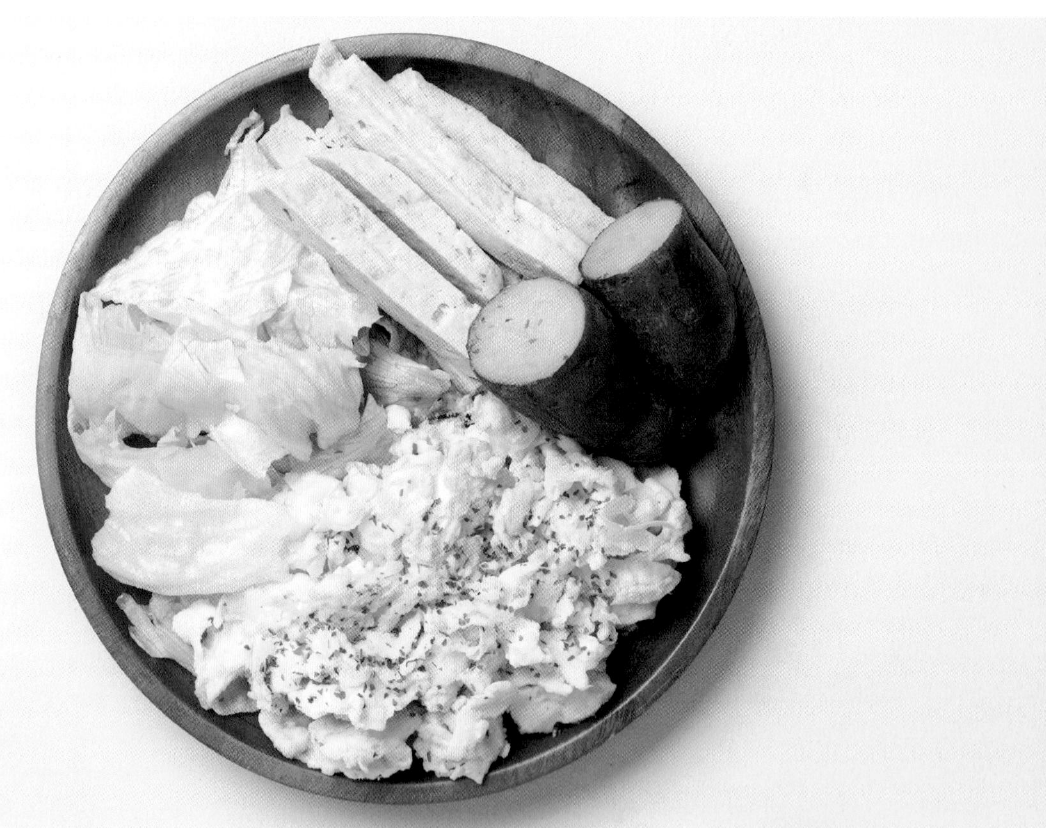

不用很努力就可以找到冰箱裡的雞蛋，把雞蛋做成炒蛋吧！搭配小片的結球萵苣和清淡的雞胸肉，就能像吃科布沙拉一樣吃得很精緻。

食材：蒸地瓜 1 條、結球萵苣 1 把、雞胸肉排 1 包、炒蛋（雞蛋 2 顆）。需要調理：❶ 將兩顆雞蛋打在已經預熱的平底鍋上，製成炒蛋。不需加油。❷ 將雞胸肉放進微波爐加熱一至兩分鐘解凍。❸ 拿出已經準備好的地瓜和結球萵苣裝盤，這時將結球萵苣切成入口大小。

善女的小撇步

結球萵苣的熱量非常低，纖維質很豐富。所以可以多吃一點也很好。

休息一下

下午茶點心

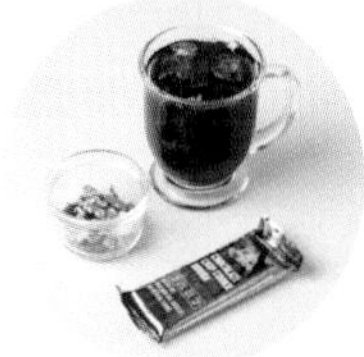

- 美式咖啡 1 杯
- 綜合堅果 1 把
- 蛋白棒 ½ 條

善女的悄悄話

我突然想到，今天竟然已經是第四十天了！如果有人問我：「在戒麵粉的時候要吃什麼？」我能自信滿滿地回答，就是任何人走到家門前的超市都能輕鬆買到的食材。我很想要在成功之後告訴大家，就算在忙碌的生活中做不出滿漢全席也充分能減重、讓自己變得健康。

晚餐

納豆南瓜蔬果沙拉

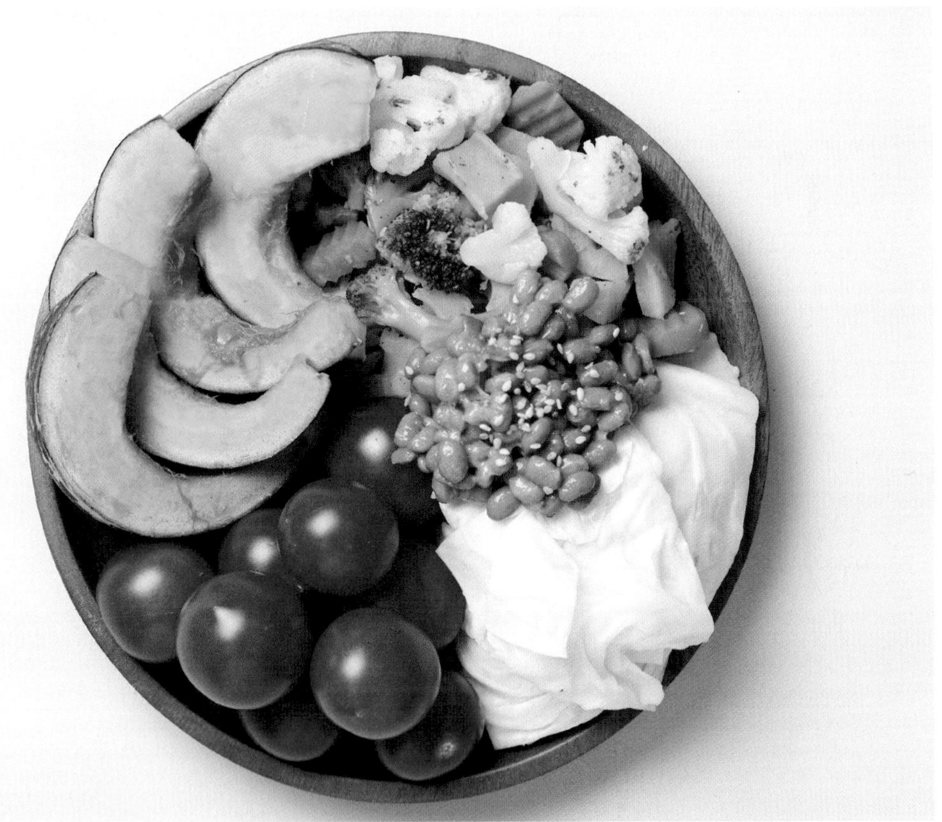

日本的納豆有跟韓國的大醬一樣的香味和神奇魅力，所以我減肥的時候經常吃納豆。如果把營養豐富的納豆和冷凍蔬菜一起包在剛煮好的高麗菜裡，就會在吃的時候嘗到納豆的鹹味，因此就算沒有另外調味也很好吃。

食材：小番茄 1 把、南瓜 ⅓ 顆、納豆 1 盒、冷凍蔬菜 1 把、高麗菜 1 把。
需要調理：❶ 將橄欖油均勻倒入已經預熱的平底鍋中，放入冷凍蔬菜翻炒。❷ 將高麗菜放入鍋中，倒入能完全蓋過高麗菜的水，煮四至五分鐘。❸ 拿出已經準備好的食材一起享用。

善女的小撇步

暴飲暴食會降低消化吸收率。只要吃六到七分飽就好。

早餐

藍莓香蕉綠拿鐵

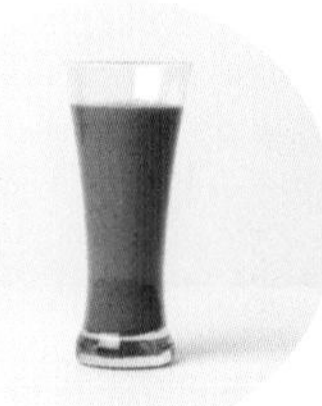

香蕉濃郁的口感和藍莓的清爽，這組合沒嘗過是絕對不會知道的。不管晚上有多餓，只要想到隔天的藍莓香蕉綠拿鐵，就會想要快點喝到而趕快睡覺。

食材：冷凍藍莓 2 匙、香蕉 1 條、椰子水 1 杯、冷凍酪梨 1 匙、水適量。需要調理：❶ 將藍莓、香蕉和酪梨放入攪拌機中。❷ 加入椰子水後，在攪拌的過程中邊觀察濃稠度邊加水。

午餐

牛肉蔬菜沙拉（市售便當）

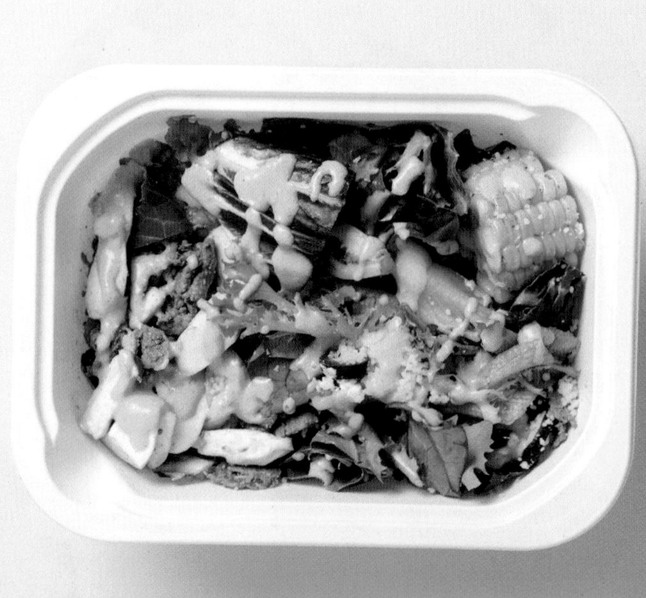

嘗嘗市面上販售的沙拉，研究看看裡面有什麼食材、適合哪種沾醬吧！其實研究只是藉口，吃到比平常調味更重的沙拉時，會因為很好吃而轉換心情。不要有罪惡感，偶爾盡情地吃特別的沙拉吧！

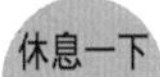

休息一下

下午茶點心	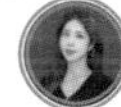 善女的悄悄話
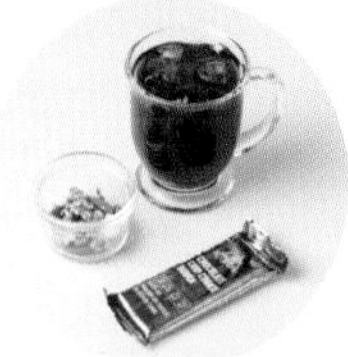 • 美式咖啡 1 杯 • 綜合堅果 1 把 • 蛋白棒 ½ 條	終於到了欺騙餐！一想到今天可以吃牛肉，我從早上開始就非常期待。我進去平常很常光顧的一間店，老闆看到我就說我好像瘦了。對減肥的人來說，還有比這更大的獎勵嗎？我心情很好、非常幸福。現在已經瘦到某種程度，也對於這段日子的努力感到自豪，所以今天吃得格外放心，沒那麼寒酸。我已經訂好下週需要的食材，準備明天開始回到控制飲食的模式，下週也要努力奔馳。

晚餐

欺騙餐

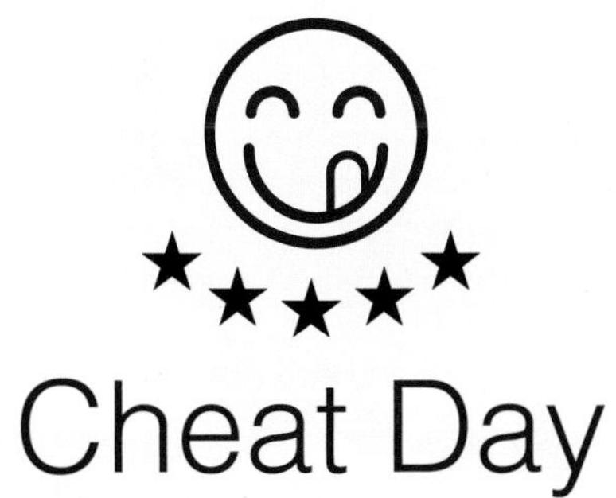

不能因為是欺騙餐就隨便亂吃。中午還是維持固定的進食量，然後思考什麼是對我的身體來說最需要的、最好的。今天吃的是牛肉。雖然是高蛋白食品，但如果沒有調整配菜和分量，還是會吃得過量，所以要小心才行。像米飯這種澱粉，我調整成半碗，然後儘量慢慢吃。

早餐

酪梨豆奶綠拿鐵

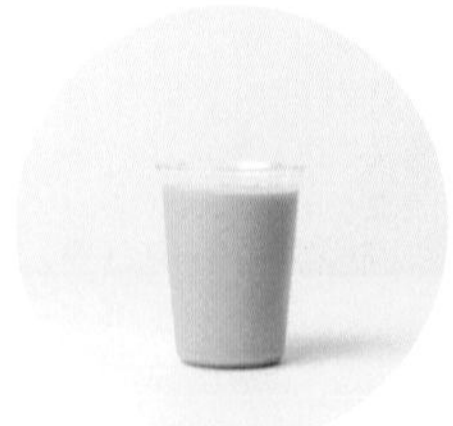

也許是因為昨天吃到肉，現在肚子沒那麼餓，要回到原本的節奏似乎有點吃力。為了讓身體回到這幾週來努力適應的模式，今天早上就跟平常一樣，用綠拿鐵輕盈地開始吧！

食材：羽衣甘藍 5 片、豆奶 1 罐、香蕉 1 條、冷凍酪梨 1 匙、水適量。
需要調理：❶ 將羽衣甘藍、香蕉和酪梨放入攪拌機中。❷ 放入豆奶後，在攪拌的過程中邊觀察濃稠度邊加水。

午餐

鮭魚溏心蛋五彩沙拉

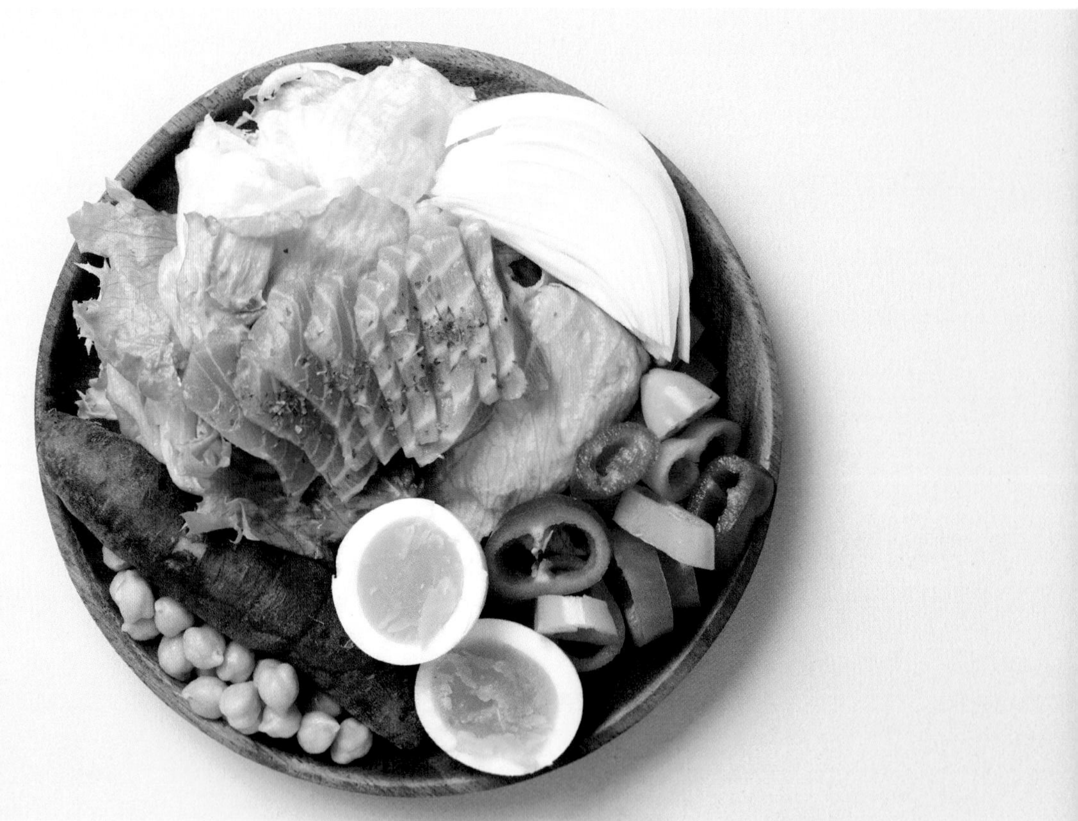

欺騙餐隔天最容易鬆懈，所以重點是要選擇自己最喜歡的食材。今天我很想吃鮭魚，還準備了豐盛的蔬菜。再加上半熟蛋和鷹嘴豆，吃得非常飽，讓我不會再想到昨天吃的牛肉。

食材：生鮭魚 100 克、結球萵苣 1 把、洋蔥切片少許、甜椒 2 條、鷹嘴豆少許、半熟蛋 1 顆、蒸地瓜 1 條。不需要調理（拿出已經準備好的食材，美美地裝盤後享用。）

善女的小撇步

在欺騙餐的隔天選擇最喜歡的食物吧！

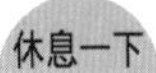

下午茶點心

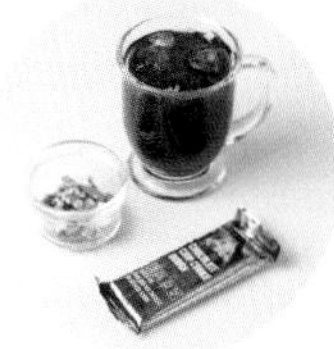

- 美式咖啡 1 杯
- 綜合堅果 1 把
- 蛋白棒 ½ 條

善女的悄悄話

可能是因為昨天吃牛肉吃得太飽，所以到早上還是一點都不餓，但為了維持這段時間規律的生活模式，我還是在同樣的時間起床喝綠拿鐵，然後伸展。以前的我就會說：「等肚子餓再吃就好了啊！」後來到了尷尬的時間，就因為肚子餓而吃零嘴，被假性飢餓騙過去，但今天我還是很規律地在同樣的時間吃飯，所以也跟平常一樣，平安無事地度過一天。

晚餐

地瓜泥煙燻鴨肉沙拉（市售沙拉）

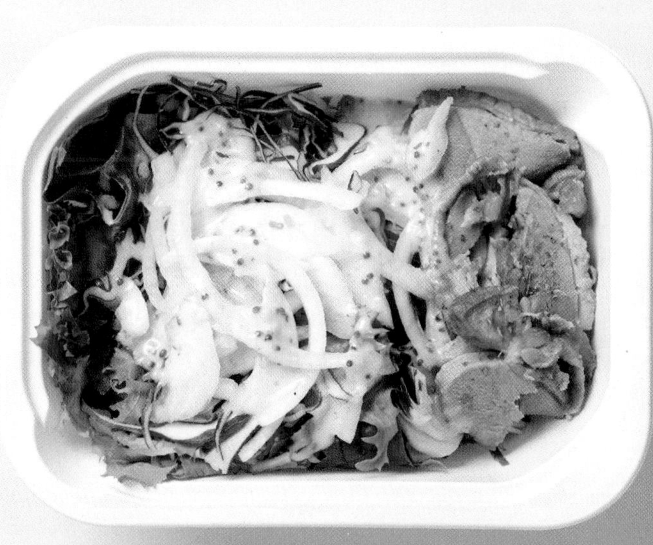

能壓制前一晚欺騙餐副作用的方法之一就是事先準備好自己喜歡的市售沙拉。因為有在外面吃飯的感覺，所以能甩開想吃世俗食物的念頭。有智慧地先準備便當冰在冰箱吧！一定會有需要的時候。

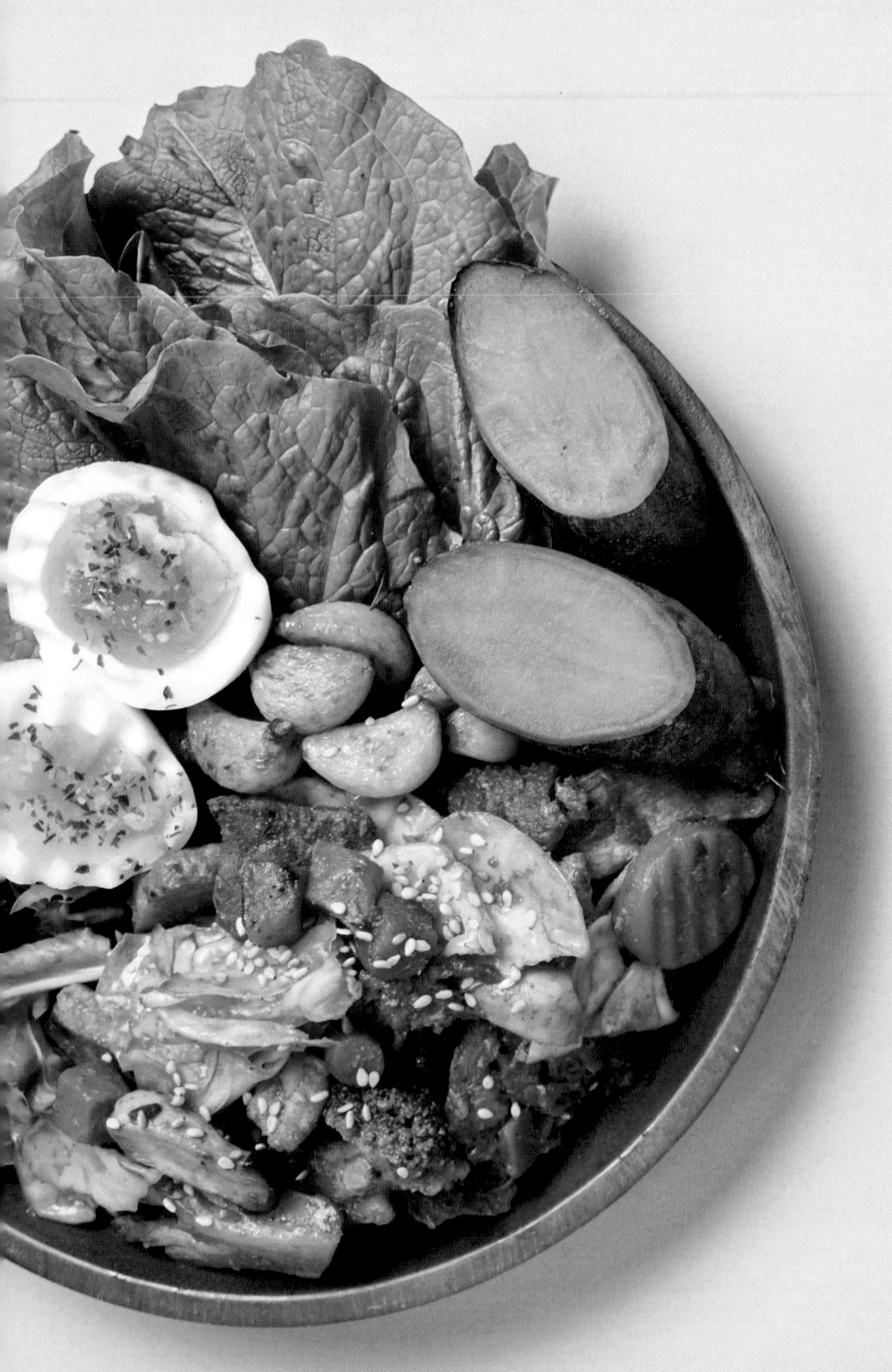

7th Week

第七週

This Week's Challenges

本週目標

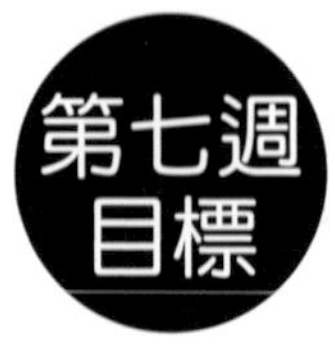

適量吃當季水果，補充多元植化素！

肌力運動	有氧運動
橋式二十下	健走運動四十分鐘

進入第七週之後，某種程度上已經養成了好習慣，也多少變瘦了，可能會安逸地想現在差不多了。不過現在距離戒麵粉百日目標只有一半而已，更應該調整想法才對。在面對食物的時候有可能會不自覺地鬆懈下來，找一些不得不吃的理由，意志力在美食面前也可能會一點一滴動搖。目前為止都忍耐且守得很好，所以第一回合也要堅持到底，加油！期待自己到了第一百天的樣子。

這週只要下定決心做到這個就行了！

01 體驗多款沙拉

目前為止大部分都是以容易準備的簡單食材為主。繼續在家裡自己做來吃也很好，但也可以偶爾去買外面賣的沙拉。不僅可以比較看看跟自己準備的食材哪裡不同，還可以順便轉換心情，有在外面吃飯的感覺。透過吃不一樣的食物，降低對減肥餐的壓力吧！

02 透過正念飲食控制心態

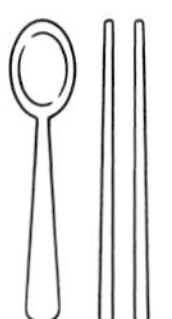

這是個會鬆懈且為自己找藉口的危險時期。這種時候更要專注在自己身上，嚴格地管理生活！專注地意識到自己正在吃東西，然後慢慢地吃！這就是正念飲食（mindful eating）。不要覺得吃東西很有罪惡感，想著自己正在吃各種優質的食物，專注在吃飯上，對食物心懷感謝！

03 在生活中隨時找空檔伸展

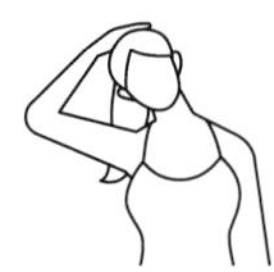

坐在椅子上的時候轉轉脖子來伸展；雙手十指交扣往背後延伸，伸伸懶腰；坐著的時候腹部出力，要相信在空檔時間做這些運動的效果。這些運動雖然微小卻很確實。努力在生活中多多做伸展運動！

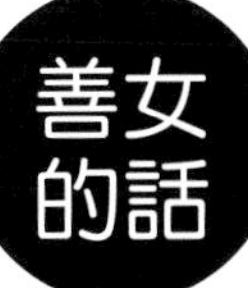

我的 100 天無麩質菜單計畫

從現在起減肥不再是三分鐘熱度

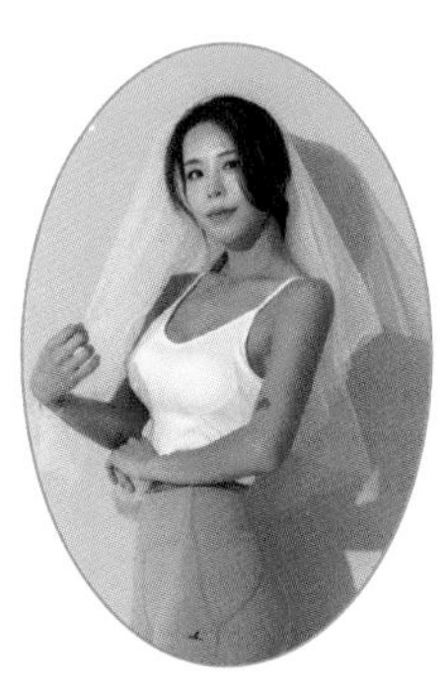

以前身材圓滾滾的時候不怎麼願意參加很久沒見的朋友聚會或是婚禮。每次挑選衣服時都覺得自己非常悲慘。我對於難看的身材沒有自信，所以很討厭跟人見面。一旦約成了，就會著急地開始減肥，明明知道身體不會因為兩三天少吃一點就有戲劇化的改變，卻總是抱持著一絲絲的希望，急忙地讓自己餓肚子，然後勉強自己運動。

不過，現在不一樣了。這次的減肥一點都不著急，我努力地讓自己按部就班、一步步地往上爬。也許是因為這次是連麵粉都不吃，跟之前的減肥方式非常不同，所以減重效果比想像中還好。用一句話來說就是超級成功。這週突然有拍照行程，但我發現自己很從容，沒有像火燒屁股一樣著急地減肥，我對這點感到非常驚訝。

這週再次感受到減肥並不是心血來潮的時候做的，而是一輩子都可以維持！

This Week's Meal Plan

第七週菜單索引

	第 43 天	第 44 天	第 45 天
早餐	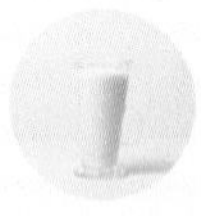 **蘋果香蕉綠拿鐵 P.164** ・蘋果 ½ 顆 ・椰子水 1 杯 ・香蕉 1 條 ・金桔汁 1 匙 ・水 適量	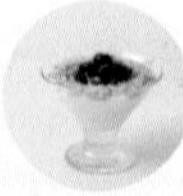 **藍莓優格碗 P.166** ・無糖優格 80mℓ ・嫩麥芽粉 1 匙 ・冷凍藍莓 2 匙 ・綜合堅果 1 匙	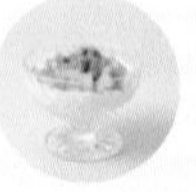 **香蘋堅果優格碗 P.168** ・無糖優格 80mℓ ・蘋果 ½ 顆 ・綜合堅果 1 匙 ・嫩麥芽粉 1 匙
午餐	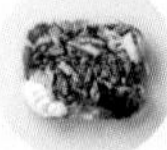 **雞腿沙拉 P.164** ・市售雞腿沙拉 1 包	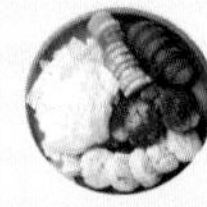 **雞球花椰地瓜餐 P.166** ・高麗菜 1 把 ・小黃瓜 ½ 條 ・蒸地瓜 1 條 ・綠花椰菜 ⅓ 顆 ・雞胸肉球 1 包	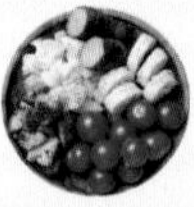 **雙色花椰地瓜雞球沙拉 P.168** ・白花椰菜 1 把 ・綠花椰菜 1 把 ・小番茄 1 把 ・蒸地瓜 1 條 ・雞胸肉球 1 包
晚餐	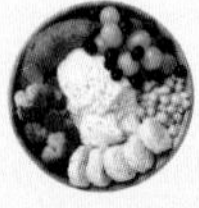 **高麗菜雞球地瓜餐 P.165** ・綠花椰菜 ⅓ 顆 ・綠葡萄 1 把 ・冷凍藍莓 1 匙 ・雞胸肉球 1 包 ・高麗菜 1 把 ・蒸地瓜 1 條 ・鷹嘴豆 1 把	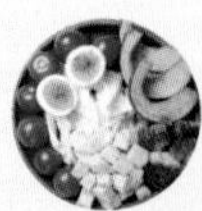 **雞肉彩虹沙拉 P.167** ・高麗菜 1 把 ・雞胸肉排 1 包 ・小番茄 1 把 ・綠花椰菜 ⅓ 顆 ・南瓜 ⅓ 顆 ・半熟蛋 1 顆	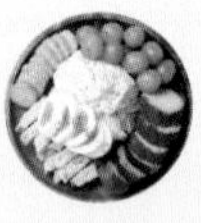 **高麗菜黃瓜雞肉蛋沙拉 P.169** ・雞胸肉排 1 包 ・小黃瓜 1 條 ・高麗菜 1 把 ・綠葡萄 1 把 ・半熟蛋 1 顆 ・蒸地瓜 1 條
點心	・綜合堅果 1 把 ・美式咖啡 1 杯 ・蛋白棒 ½ 條	・綜合堅果 1 把 ・美式咖啡 1 杯 ・蛋白棒 ½ 條	・綜合堅果 1 把 ・美式咖啡 1 杯 ・蛋白棒 ½ 條

雖然還是會繼續吃類似的食材，但偶爾可以吃一次市售沙拉，努力克服厭倦感。也可以平均地吃自己喜歡的當季水果，以免對減肥感到倦怠。

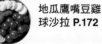

第 46 天	第 47 天	第 48 天	第 49 天
高麗菜酪梨綠拿鐵 P.170 • 羽衣甘藍 5 片 • 高麗菜 少許 • 冷凍酪梨 1 匙 • 冷凍藍莓 1 匙 • 椰子水 1 杯、水 適量	**金桔椰子汁 P.172** • 嫩麥芽粉 1 匙 • 椰子水 1 杯 • 金桔汁 1 匙 • 水 適量	**羽衣甘藍酪梨綠拿鐵 P.174** • 羽衣甘藍 5 片 • 香蕉 1 條 • 冷凍酪梨 1 匙 • 椰子水 1 杯 • 水 適量	**藍莓香蕉綠拿鐵 P.176** • 冷凍藍莓 1 匙 • 香蕉 1 條 • 冷凍酪梨 1 匙 • 椰子水 1 杯 • 水 適量
牛肉蔬菜沙拉 P.170 • 牛肉蔬菜沙拉 1 包	**地瓜鷹嘴豆雞球沙拉 P.172** • 蒸地瓜 1 條 • 小黃瓜 1 條 • 小番茄 1 把 • 雞胸肉球 1 包 • 鷹嘴豆 少許	**雞排雙瓜沙拉 P.174** • 結球萵苣 1 把 • 雞胸肉排 1 包 • 小番茄 1 把 • 蒸地瓜 1 條 • 小黃瓜 ½ 條	**溏心蛋優格沙拉 P.176** • 半熟蛋 1 條 • 小番茄 1 把 • 綠葡萄 1 把 • 蒸地瓜 1 條 • 無糖優格 1 碗
辣炒豬肉便當 P.171 • 辣炒豬肉便當 1 盒	**辣炒雞菜包肉 P.173** • 蘿蔓萵苣 6 片 • 菊苣 少許 • 青辣椒 1 條 • 辣炒雞 1 份 • 蒸地瓜 1 條 • 大蒜 8 顆 • 半熟蛋 1 顆	★★★★★ **欺騙餐！**	**雞球鮮蔬菜包肉 P.177** • 蘿蔓萵苣 6 片 • 綠花椰菜 ⅓ 顆 • 蒸地瓜 1 條 • 雞胸肉球 1 包 • 小番茄 1 把 • 鷹嘴豆 少許
• 綜合堅果 1 把 • 美式咖啡 1 杯 • 蛋白棒 ½ 條	• 綜合堅果 1 把 • 美式咖啡 1 杯 • 蛋白棒 ½ 條	• 綜合堅果 1 把 • 美式咖啡 1 杯 • 蛋白棒 ½ 條	• 綜合堅果 1 把 • 美式咖啡 1 杯 • 蛋白棒 ½ 條

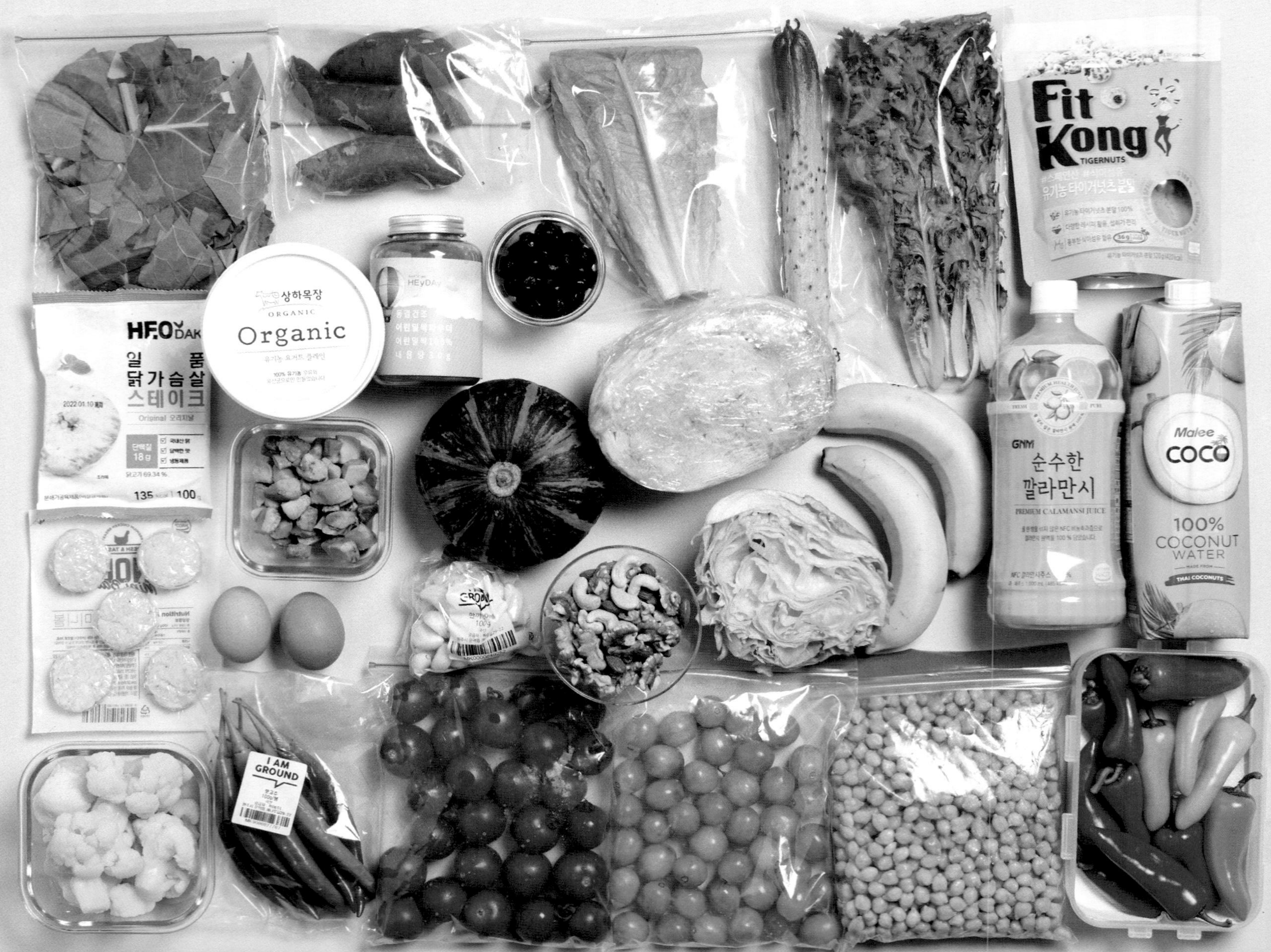

Fit Kong
TIGERNUTS
유기농 타이거넛츠 분말
HF.O DAK
일품 닭가슴살 스테이크
Original 오리지널
상하목장
ORGANIC
Organic
유기농 요거트 플레인
HEYDAY
GNM
순수한 깔라만시
PREMIUM CALAMANSI JUICE
Malee
COCO
100% COCONUT WATER
THAI COCONUTS
I AM GROUND

This Week's Meal Prep

第七週備餐計畫：買好之後放心地吃吧！

生鮮食材

- [x] 蘋果 1 顆
- [ ] 香蕉 3 條
- [ ] 羽衣甘藍 10 片
- [ ] 高麗菜 5 把
- [ ] 小黃瓜 3 條
- [ ] 地瓜 9 條
- [ ] 綠花椰菜 1.5 顆
- [ ] 白花椰菜 1 把
- [ ] 小番茄 6 把（1 把約 10-12 顆）
- [ ] 鷹嘴豆 1 把
- [ ] 結球萵苣 1 把
- [ ] 綠葡萄 3 把（1 把約 8-10 顆）
- [ ] 南瓜 ⅓ 顆
- [ ] 蘿蔓萵苣 12 片
- [ ] 菊苣 少許
- [ ] 青辣椒 1 條
- [ ] 蒜頭 8 顆

市售食材

- [x] 椰子水 5 杯（Malee）
- [ ] 純天然金桔汁 2 匙（GNM）
- [ ] 無糖優格 240mℓ（Sang Ha Farm）
- [ ] 嫩麥芽粉 3 匙（Pa Pa Organic）
- [ ] 冷凍藍莓 6 匙（Well Fresh）
- [ ] 綜合堅果 3 匙（Fit Kong）
- [ ] 冷凍酪梨 3 匙（Gom Gom）
- [ ] 雞胸肉球 5 包（Da No）
- [ ] 雞胸肉排 3 包（Heo Dak）
- [ ] 半熟蛋 4 顆（Egg Korea）
- [ ] 大麻籽 1 匙（Cheon Ae Ji）
- [ ] 綜合堅果 7 把（No Brand）
- [ ] 蛋白棒 3.5 條（科克蘭）
- [ ] 雞腿沙拉（To Go）
- [ ] 牛肉蔬菜沙拉（Sweet Balance）
- [ ] 辣炒豬肉便當（My Bmeal）

早餐

蘋果香蕉綠拿鐵

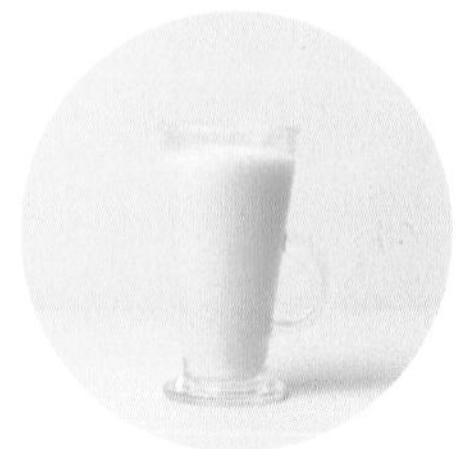

如果加了香蕉，就跟只有蘋果的時候不一樣，會更濃稠、更有飽足感。如果再加上有豐富維他命 C 的金桔汁，就能吃到充滿營養的一餐。

食材：蘋果 ½ 顆、椰子水 1 杯、香蕉 1 條、金桔汁 1 匙、水適量。
需要調理：❶ 將蘋果和香蕉放入攪拌機中。❷ 放入金桔汁後，在攪拌的過程中邊觀察濃稠度邊加椰子水和水。

午餐

雞腿沙拉（市售沙拉）

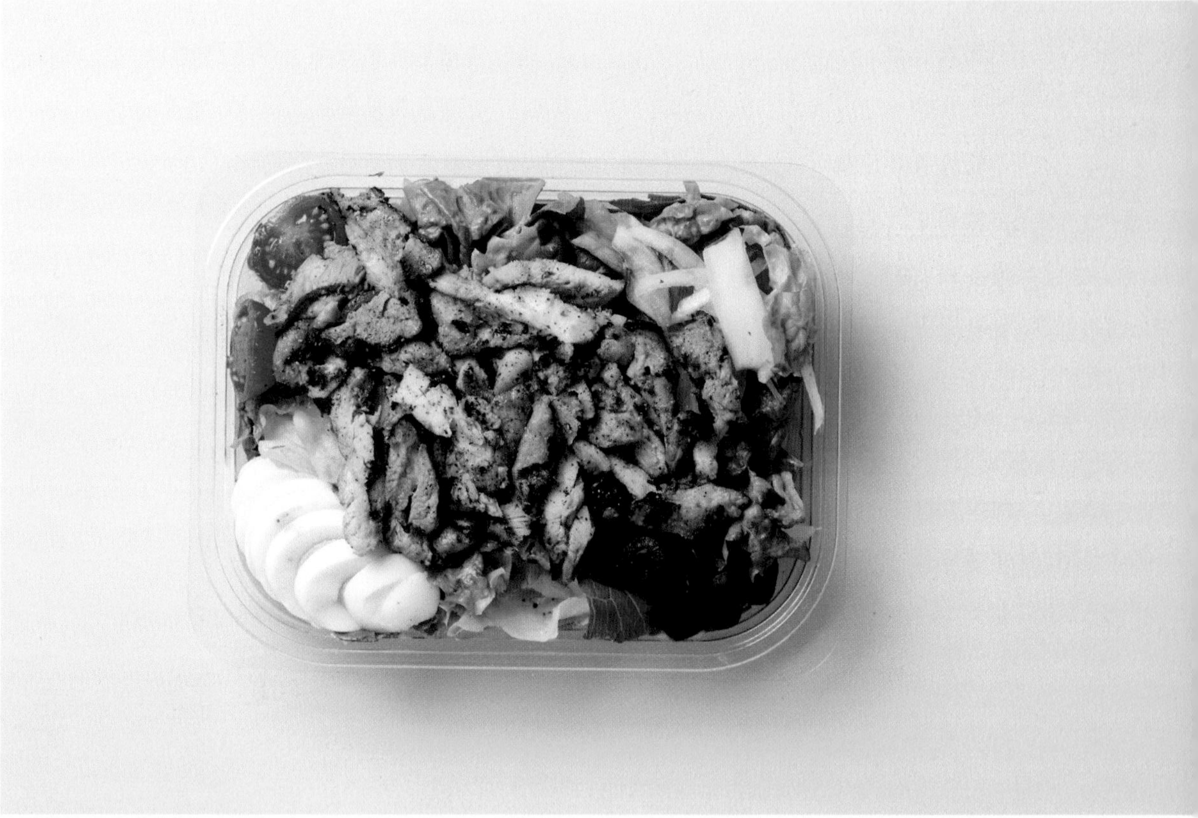

雖然我準備的減肥餐也不錯，但偶爾吃吃外面的沙拉，可以吃到平常吃不到的多種蔬菜。不僅有營養，還能感受到多種口味，吃得很開心。口味會比自己做的更重，可是就算只吃沙拉也感覺像在外面吃飯。

休息一下

下午茶點心	善女的悄悄話
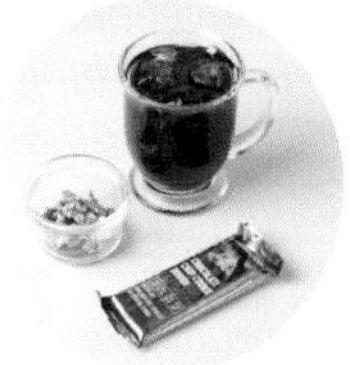 ・美式咖啡 1 杯 ・綜合堅果 1 把 ・蛋白棒 ½ 條	如果一開始為了建立好習慣而孤軍奮戰，那麼現在就是「習慣」為你開啟一條路，拉著你走。一旦養成習慣，就比我想的還更能夠忍耐。逐漸變得越來越瘦之後，覺得日子過得一天比一天有趣，雖然飲食還是有限制，但可以確定的是每天都維持在健康且良好的狀態。

晚餐

高麗菜雞球地瓜餐

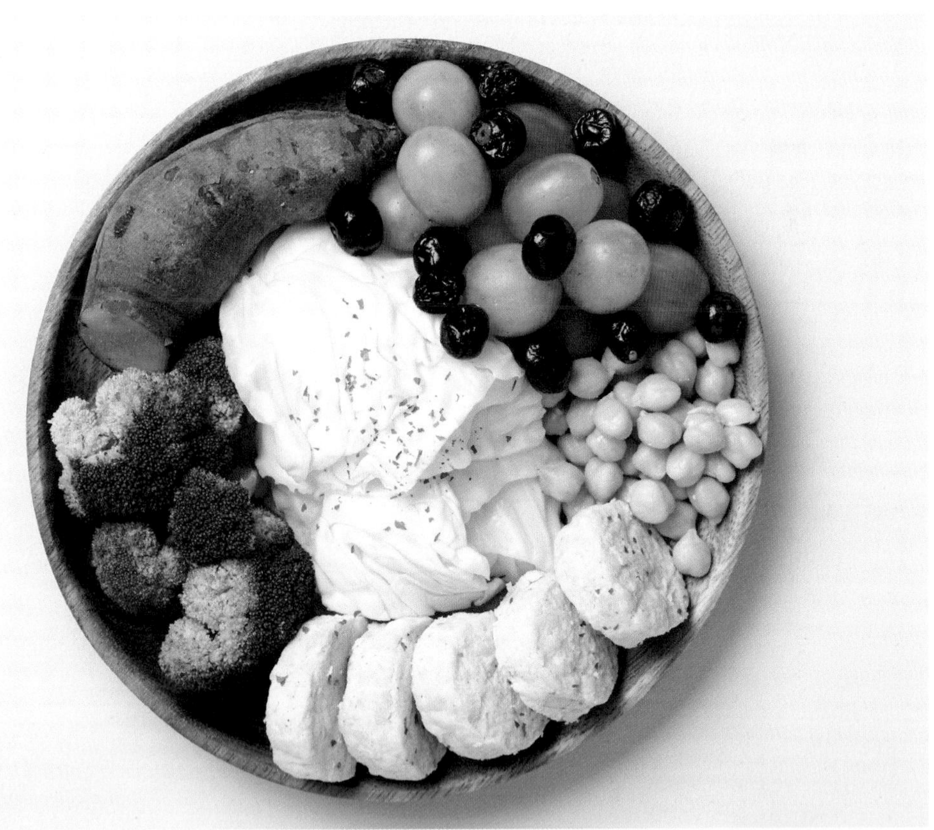

受週一症候群之苦的晚上，把雞胸肉、鷹嘴豆和綠花椰菜包在高麗菜裡吃吧！高蛋白的食材，不只讓飽足感提升兩倍，還帶給你能撐過一週的力量。把清爽的藍莓和綠葡萄當成甜點吃。

食材：綠花椰菜 ⅓ 顆、綠葡萄 1 把、冷凍藍莓 1 匙、雞胸肉球 1 包、高麗菜 1 把、蒸地瓜 1 條、鷹嘴豆 1 把。需要調理：❶ 將高麗菜放入鍋中，倒入能完全蓋過高麗菜的水，煮四至五分鐘。❷ 雞胸肉放進微波爐加熱一至兩分鐘解凍後，拿出已經準備好的食材一起裝盤。

善女的小撇步

不要被賣得大量又廉價的雞胸肉騙了，少量地購買多樣來享受各種口味吧！

早餐

藍莓優格碗

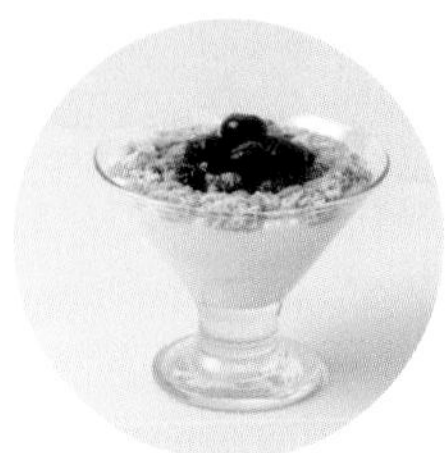

將嫩麥芽粉加在優格中補充營養，再用最喜歡的藍莓以及含有豐富纖維質的綜合堅果來提升口感和味道，這樣就完成了一道簡單又實在的早餐。

食材：無糖優格 80mℓ、嫩麥芽粉 1 匙、冷凍藍莓 2 匙、綜合堅果 1 匙。
不需要調理（將優格、嫩麥芽粉、藍莓和綜合堅果裝入碗中享用。）

午餐

雞球花椰地瓜餐

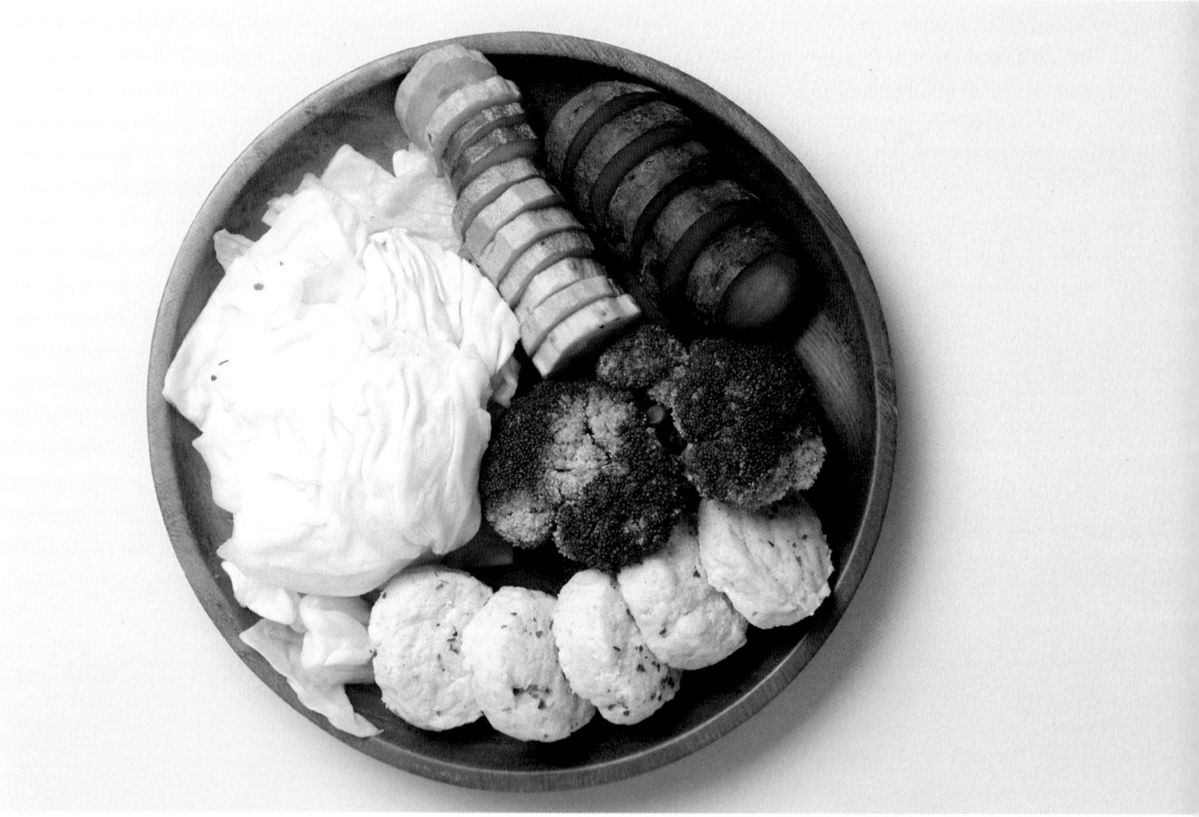

大家常說減肥的標配就是雞肉、地瓜和蔬菜。同樣都是雞胸肉，但我會吃不同口味的雞胸肉；同樣都是蔬菜，但我會改變蔬菜的組成，這就是看似相同卻又不同的黃金組合「雞肉、地瓜、蔬菜」。

食材：高麗菜 1 把、小黃瓜 ½ 條、蒸地瓜 1 條、綠花椰菜 ⅓ 顆、雞胸肉球 1 包。需要調理：❶ 將高麗菜放入鍋中，倒入能完全蓋過高麗菜的水，煮四至五分鐘。❷ 將雞胸肉放進微波爐加熱一至兩分鐘解凍後，拿出已經準備好的食材一起裝盤。

善女的小撇步

地瓜可以用蒸的、煮的、微波爐加熱或是用氣炸鍋炸，每種調理方式和工具煮出來的地瓜風味都有不同的魅力。

休息一下

下午茶點心

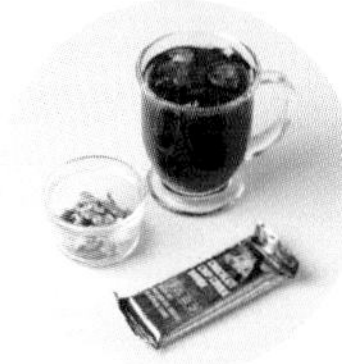

- 美式咖啡 1 杯
- 綜合堅果 1 把
- 蛋白棒 ½ 條

善女的悄悄話

我每天都會寫日記，記錄當天的心情，然後檢視自己有沒有按照計畫好好地吃、哪些部分做得還不夠，反省隔天該怎麼做。我並非茫然地喊著要努力的口號之後放任自己，而是記錄著每一天的情況並實踐著。覺得自己最近用心且努力地過著每一天，真的非常自豪。

晚餐

雞肉彩虹沙拉

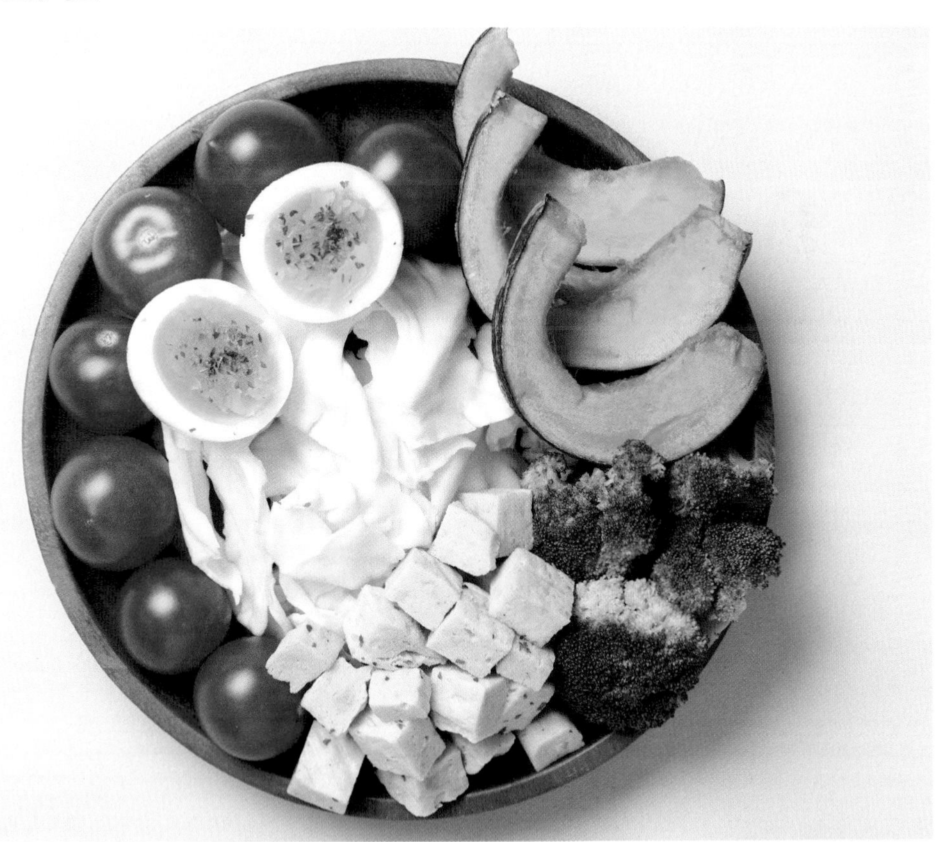

想要變健康就要攝取不同的食物。我吃的原型食物大部分都是花花綠綠的，呈現乾淨又明亮的色澤。新鮮的小番茄、脆脆的綠花椰菜，還有柔軟的半熟蛋，三種顏色構成一盤繽紛的菜色，視覺和味覺都是一種享受。

食材：高麗菜 1 把、雞胸肉排 1 包、小番茄 1 把、綠花椰菜 ⅓ 顆、南瓜 ⅓ 顆、半熟蛋 1 顆。不需要調理（將雞胸肉放進微波爐加熱一至兩分鐘解凍後，拿出已經準備好的食材一起裝盤。）

善女的小撇步

如果很難控制進食量，就指定一個自己專用的盤子。跟自己約定，盤子裡面裝滿後，這一餐就只吃這一盤。

早餐

香蘋堅果優格碗

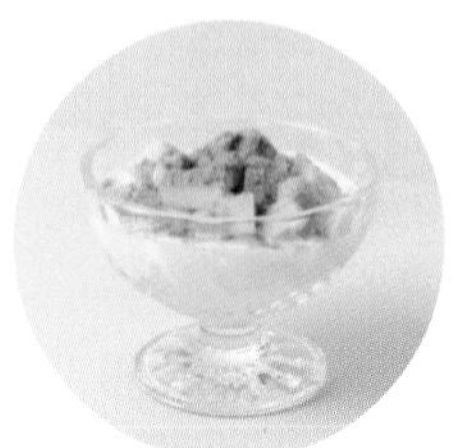

把又甜又脆的蘋果擺在微酸的優格上，再撒上鮮綠的嫩麥芽粉，完美的組合就誕生了。如果再加點綜合堅果當成配料，就完成一道清爽值破表的美味優格。

食材：無糖優格 80mℓ、蘋果 ½ 顆、綜合堅果 1 匙、嫩麥芽粉 1 匙。
不需要調理（將優格和食材裝入碗中，擺得美美的再享用。）

午餐

雙色花椰地瓜雞球沙拉

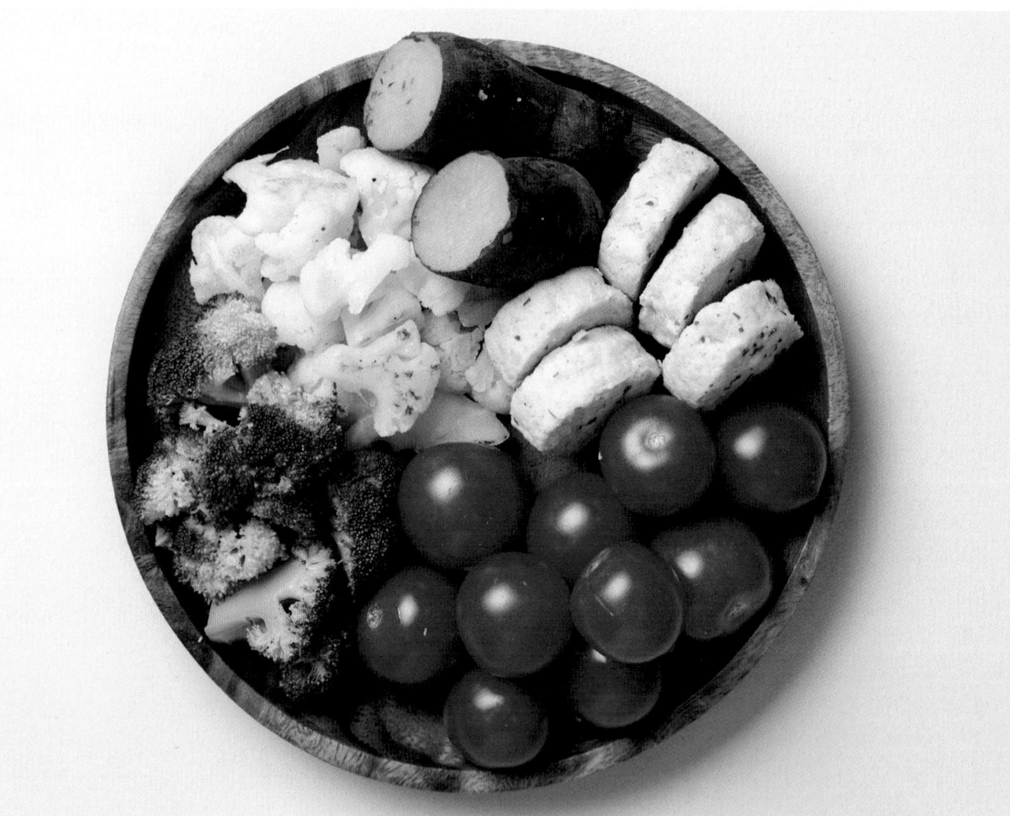

之前都是把綠花椰菜燙來吃，今天則是跟白花椰菜一起炒來吃。放入已經倒有橄欖油的平底鍋中，用小火翻炒並用胡椒粉稍微調味，就能吃到又脆又軟的花椰菜。

食材：白花椰菜 1 把、綠花椰菜 1 把、小番茄 1 把、蒸地瓜 1 條、雞胸肉球 1 包。需要調理：❶ 將橄欖油均勻倒入平底鍋中，放入白花椰菜和綠花椰菜後以小火輕輕翻炒。❷ 用少許胡椒粉調味。❸ 將已經微波解凍的雞胸肉跟已經準備好的食材一起享用。

善女的小撇步

冷凍食品的新鮮度不會太差。沒有時間的時候就使用方便的冷凍蔬菜吧！

休息一下

下午茶點心	善女的悄悄話
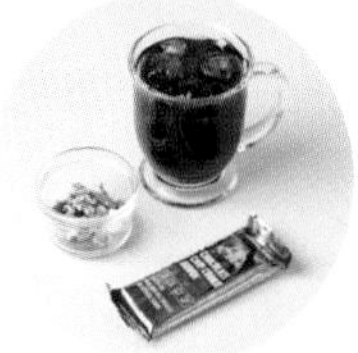 • 美式咖啡 1 杯 • 綜合堅果 1 把 • 蛋白棒 ½ 條	一到下午四點，肚子已經傳出陣陣咕嚕聲。下午四到六點的食慾反而比半夜更活躍，這段時間最難忍耐。我現在為了讓自己規律地按時吃飯，正努力儘量忍耐不要吃點心，這樣才會覺得晚餐更美味。也許是因為這樣，我覺得晚餐第一口吃下的半熟蛋魅力無法擋。吃完半熟蛋之後，似乎立刻緩解了空腹感，也讓心情平靜下來。

晚餐

高麗菜黃瓜雞肉蛋沙拉

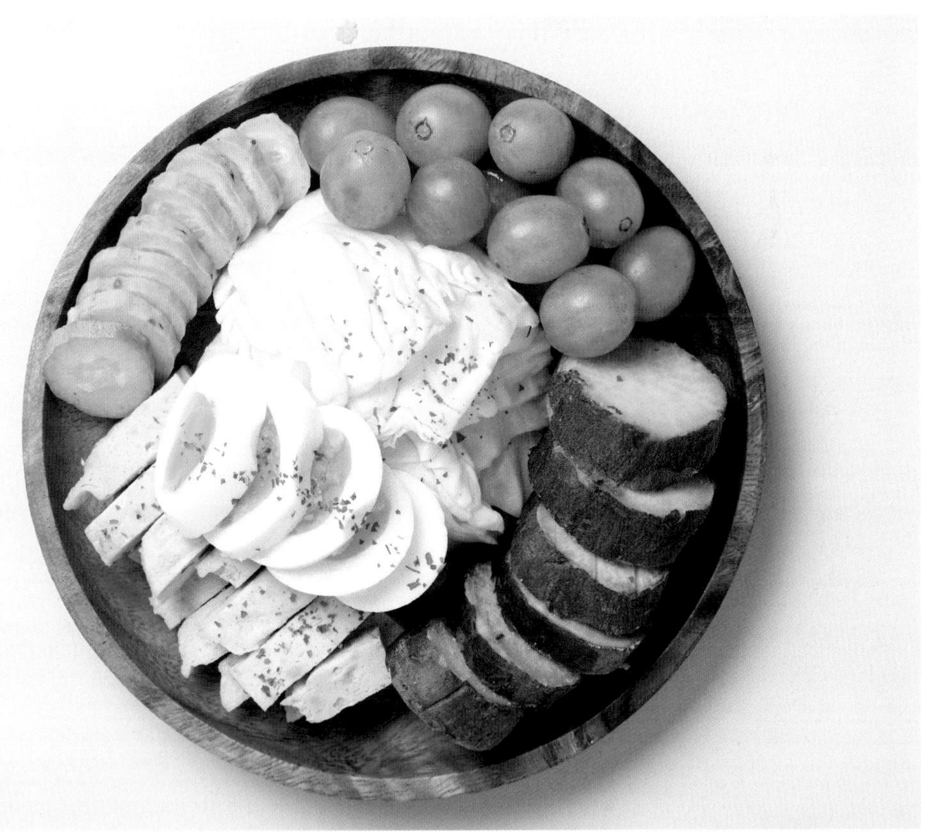

晚上肚子咕嚕咕嚕叫個不停。吃晚餐時，如果先吃半熟蛋來填飽肚子，就能預防自己狼吞虎嚥。半熟蛋的味道濃郁，是減肥的好良伴。這是我在經歷漫長的減肥期間後學到的技巧。

食材：雞胸肉排 1 包、小黃瓜 1 條、高麗菜 1 把、綠葡萄 1 把、半熟蛋 1 顆、蒸地瓜 1 條。需要調理：❶ 將高麗菜放入鍋中，倒入能完全蓋過高麗菜的水，煮四至五分鐘。❷ 將雞胸肉放進微波爐加熱一至兩分鐘解凍後，拿出已經準備好的食材一起裝盤。

善女的小撇步

在食材中加入少量的當季水果，就能抑制想吃甜點的念頭。

早餐

高麗菜酪梨綠拿鐵

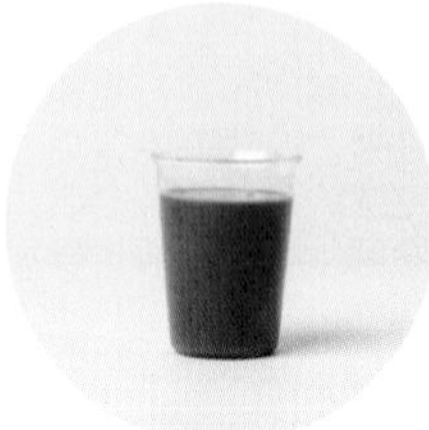

平常都是用高麗菜包肉來吃，這次跟其他的食材一起搭配，做成奶昔吧！放入藍莓和酪梨，就完成了這道濃郁的奶昔。這是會讓你變健康的味道。

食材：羽衣甘藍 5 片、高麗菜少許、冷凍酪梨 1 匙、冷凍藍莓 1 匙、椰子水 1 杯、水適量。需要調理：❶ 將羽衣甘藍、高麗菜、酪梨和藍莓放入攪拌機中。❷ 在攪拌的過程中邊觀察濃稠度邊加椰子水和水。

午餐

牛肉蔬菜沙拉（市售沙拉）

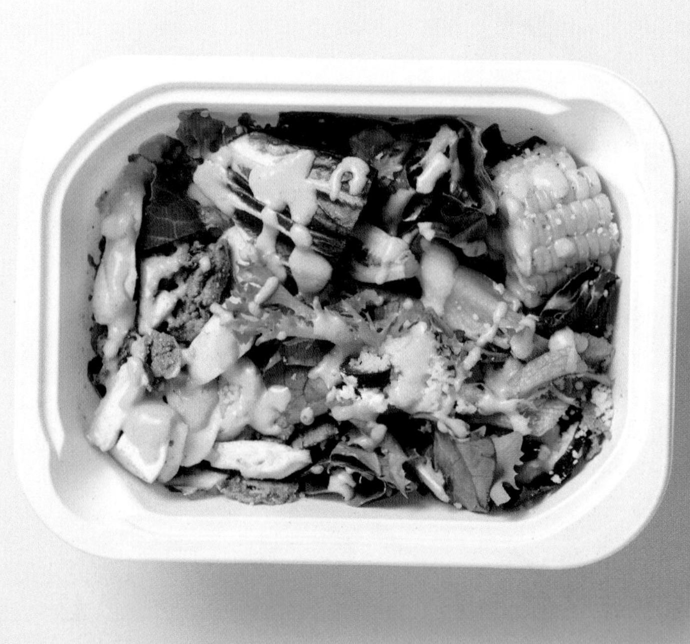

今天成功透過網購的沙拉轉換心情！如果覺得還少了什麼，就加地瓜、綠花椰菜和小黃瓜，吃得更豐盛吧！會感受到跟自己在家做的沙拉不同的魅力。

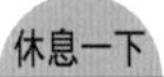

下午茶點心	善女的悄悄話
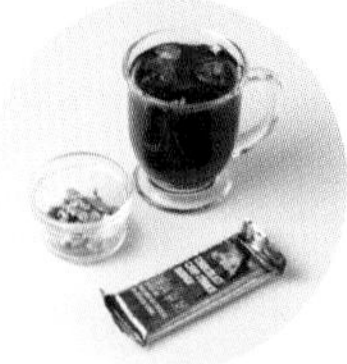 ・美式咖啡 1 杯 ・綜合堅果 1 把 ・蛋白棒 ½ 條	第五十天終於快要來到眼前了。我竟然可以戒麵粉五十天！一開始成功維持三週的時候，我已經覺得自己很厲害，結果一步步慢慢地做到現在，就到了第五十天。我覺得光是維持五十天也真的很厲害了，要不要到此為止？不過，現在我的下個目標是一百天。繼續吧！

晚餐

辣炒豬肉便當（市售便當）

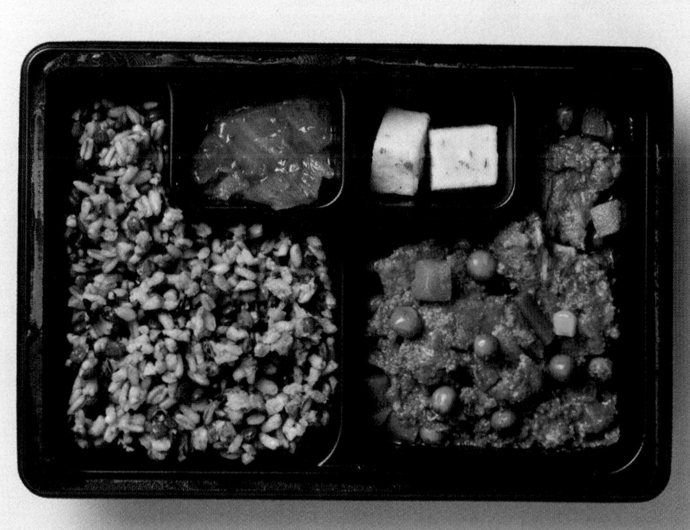

總是會有那麼一天，昨天覺得還很好，現在卻真的快忍不住，非常詭異。今天已經對減肥餐很厭煩了，也覺得減肥很難熬。到了晚上就更心煩意亂。這時不要勉強壓抑，拿出事前買好的便當吧！轉換口味，心情一定會變好的。

早餐

金桔椰子汁

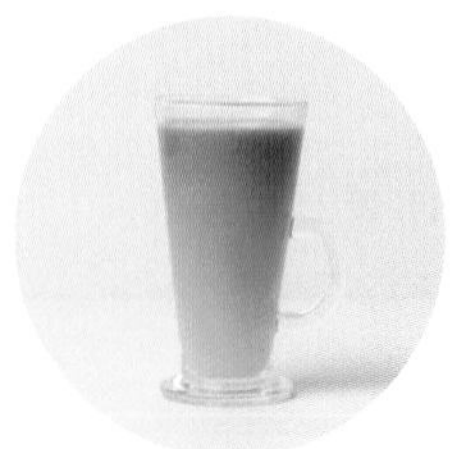

一大早有一個行程，得要空腹出門。按時吃三餐是我的原則，而且我想簡單吃飽，不想餓肚子，這時就選擇能輕鬆完成的「金桔奶昔」吧！把嫩麥芽粉、椰子水和金桔汁加在水裡之後，搖勻就可以喝了！

食材：嫩麥芽粉1匙、椰子水1杯、金桔汁1匙、水適量。不需要調理（先將水裝入瓶中，加入嫩麥芽粉、金桔汁和椰子水之後，搖勻即可食用。）

午餐

地瓜鷹嘴豆雞球沙拉

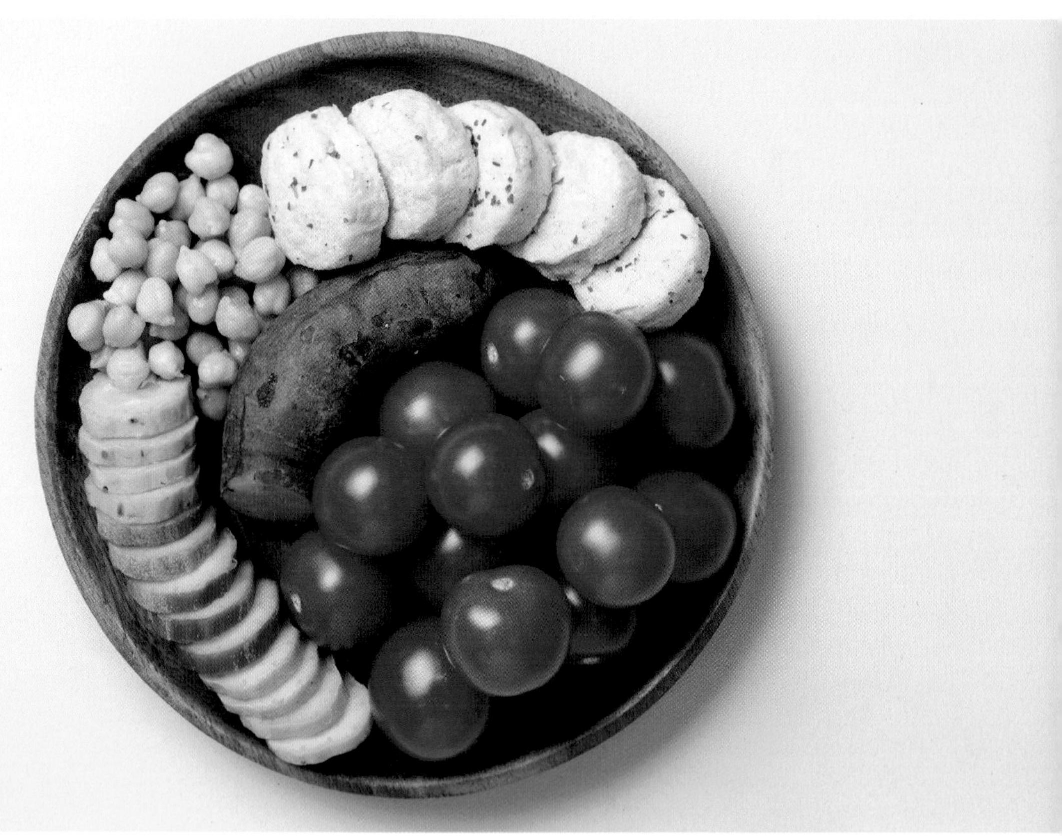

今天午餐時間剛好人在外面，得要在外面用餐。這種時候就準備在公園或室內都能方便享用、又不會發出味道的午餐吧！這道午餐可以放在包包裡隨身攜帶，出門在外也不會有負擔。

食材：蒸地瓜1條、小黃瓜1條、小番茄1把、雞胸肉球1包、鷹嘴豆少許。不需要調理（將雞胸肉放進微波爐加熱一至兩分鐘解凍後，把已經準備好的食材一起放在便當盒裡擺得美美的。）

善女的小撇步

為了能規律飲食，規畫行程時要儘量搭配用餐習慣。

休息一下

下午茶點心	善女的悄悄話
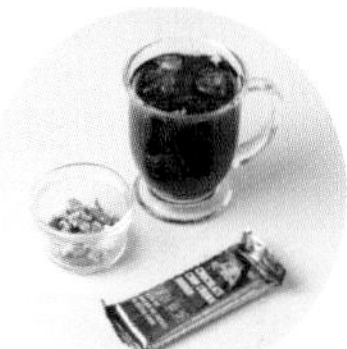 ・美式咖啡 1 杯 ・綜合堅果 1 把 ・蛋白棒 ½ 條	今天一整天行程非常忙碌，而且早餐和午餐吃得比較簡單，所以我希望至少晚餐能吃飽一點來慰勞自己。主食是我喜歡的辣炒雞。以前我吃到喜歡的食物就會吃到肚子撐破的地步，但現在已經很熟悉如何調整食量，所以可以跟老公一起吃辣炒雞。我吃得不多，覺得這一餐非常滿足。

晚餐

辣炒雞菜包肉

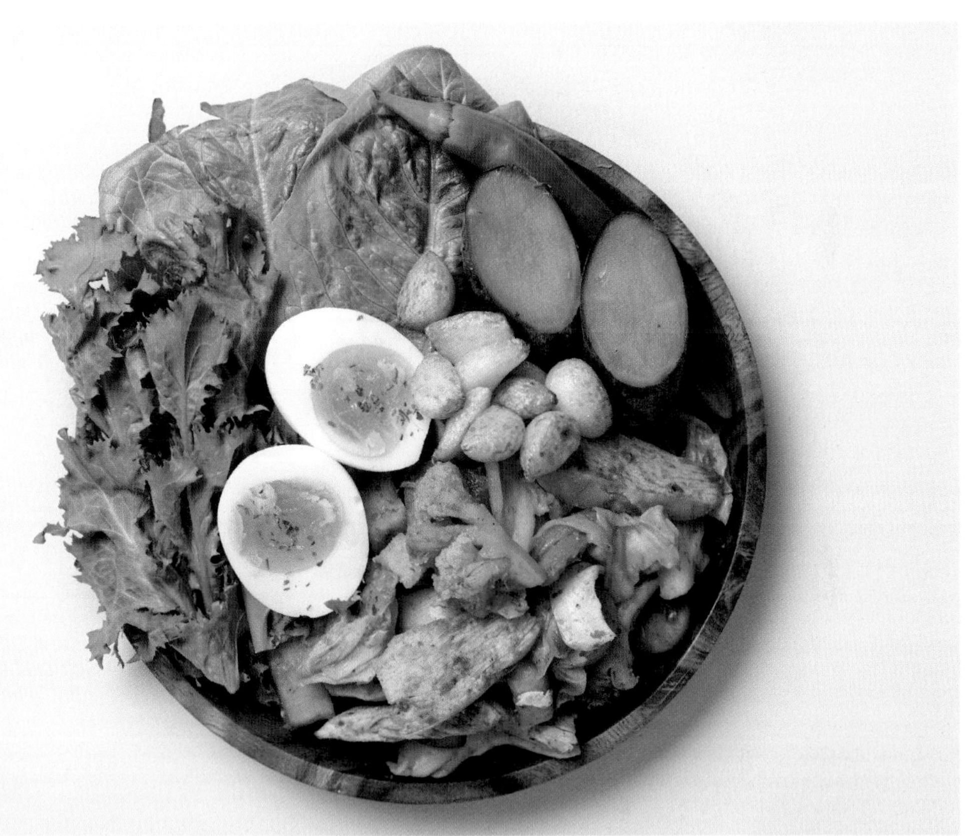

可能是因為今天的早餐和午餐都吃得比平常簡單，所以今天對身體有點抱歉。晚餐就用我喜歡的辣炒雞來補充精力。就算不是雞腿肉也沒關係，可以準備自己喜歡的主菜來享用！用各種蔬菜包肉來吃，再加上煎過的蒜頭，就能吃得適量又很有飽足感。

食材：蘿蔓萵苣 6 片、菊苣少許、青辣椒 1 條、辣炒雞 1 份、蒸地瓜 1 條、大蒜 8 顆、半熟蛋 1 顆。需要調理：❶ 將辣味雞胸肉放在平底鍋上炒過，或是外帶辣炒雞。❷ 將橄欖油均勻倒入平底鍋，將大蒜煎至微焦。❸ 將已經準備的食材裝盤後享用。

善女的小撇步

至少要吃二十分鐘才會分泌讓人感受到飽足的瘦體素。認知這點後慢慢地吃吧！

早餐

羽衣甘藍酪梨綠拿鐵

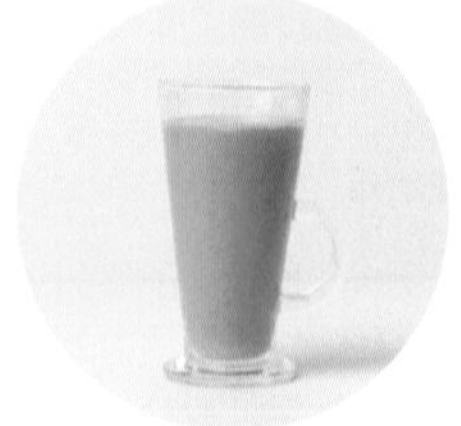

我最喜歡的組合就是羽衣甘藍、香蕉和酪梨。雖然之前不常吃酪梨，但因為能攝取到好的脂肪，所以現在每次做綠拿鐵的時候都會放，再加上香蕉的甜味，就是一杯味道豐富的綠拿鐵。

食材：羽衣甘藍 5 片、香蕉 1 條、冷凍酪梨 1 匙、椰子水 1 杯、水適量。需要調理：❶ 將羽衣甘藍、香蕉和酪梨放入攪拌機中。❷ 在攪拌的過程中邊觀察濃稠度邊加椰子水和水。

午餐

雞排雙瓜沙拉

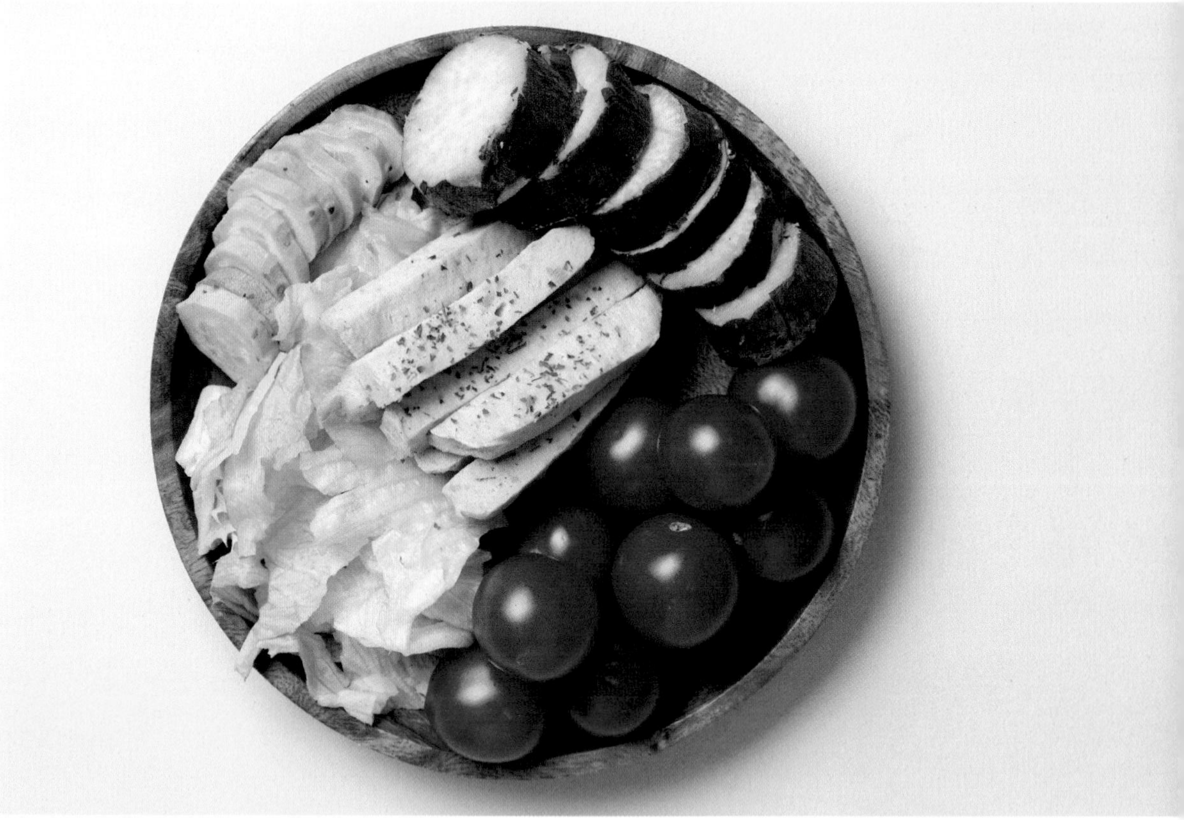

在欺騙餐之前吃到的食物總覺得比平常吃到的更美味。只要想著過不久可以嘗到的食物，就算是吃雞胸肉和蔬菜，也覺得非常美味。不過，早餐和午餐還是要像平常一樣保持均衡，才能防止晚餐暴飲暴食。

食材：結球萵苣 1 把、雞胸肉排 1 包、小番茄 1 把、蒸地瓜 1 條、小黃瓜 ½ 條。不需要調理（將雞胸肉放進微波爐加熱一至兩分鐘解凍後，跟已經準備好的食材一起裝盤。）

善女的小撇步

不要一次喝太多水，趁有空的時候分多次喝吧！

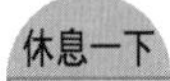

下午茶點心	善女的悄悄話
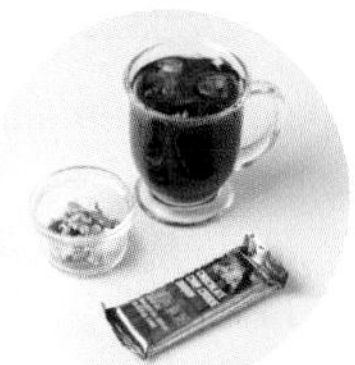 ・美式咖啡 1 杯 ・綜合堅果 1 把 ・蛋白棒 ½ 條	大部分紅紅的食物都含有很多的鈉，會導致隔天水腫。雖然要儘量避免，但也無法一輩子都逃避，所以我決定吃最少量來滿足身體的需求。我要學會如何在吃完辣味食物後，隔天還是能自動調整成原本的狀態，持續減肥。因為我的目標是戒麵粉，所以我打算用這種方式調整進食量，充分享受不含麵粉的食物。

晚餐

欺騙餐

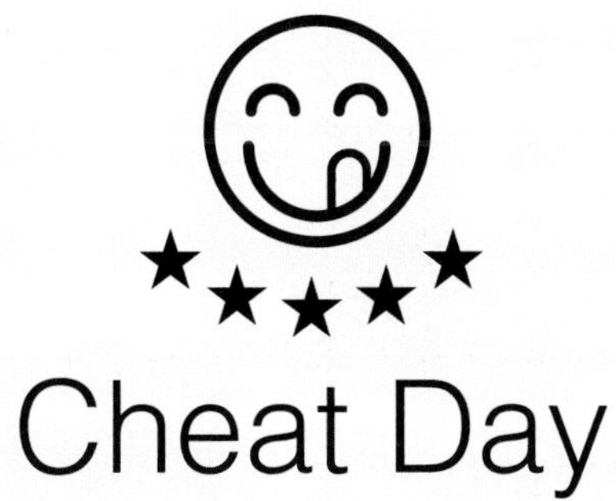

週六晚上的欺騙餐都是簡單地補償一週的辛勞，所以總是讓人很享受。之前已經盡情吃過很多五花肉、肋排和豬腳之類的肉類，今天我要選擇火辣辣的雞腳。從高蛋白食物中找到你自己的欺騙餐來解除一週累積的壓力吧！不過如果吃得太辣，可能會有灼熱感，記得要調整辣度喔！

早餐

藍莓香蕉綠拿鐵

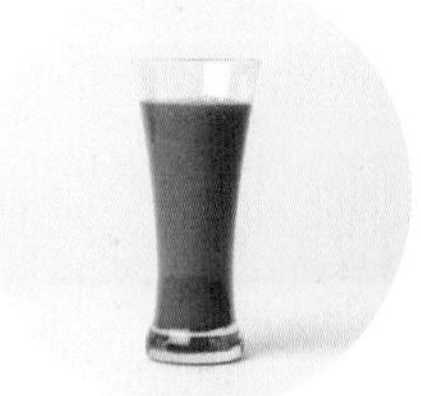

「香蕉藍莓奶昔」是我在研究各種綠拿鐵的組合後發現的最佳口味。甜滋滋的香蕉搭配清爽藍莓製成的酸甜奶昔。昨天吃的食物口味太重了，所以我選擇能排出鈉的椰子水作為基底。

食材：冷凍藍莓 1 匙、香蕉 1 條、冷凍酪梨 1 匙、椰子水 1 杯、水適量。需要調理：❶ 將藍莓、香蕉和酪梨放入攪拌機中。❷ 加入椰子水後，在攪拌的過程中邊觀察濃稠度邊加水。

午餐

溏心蛋優格沙拉

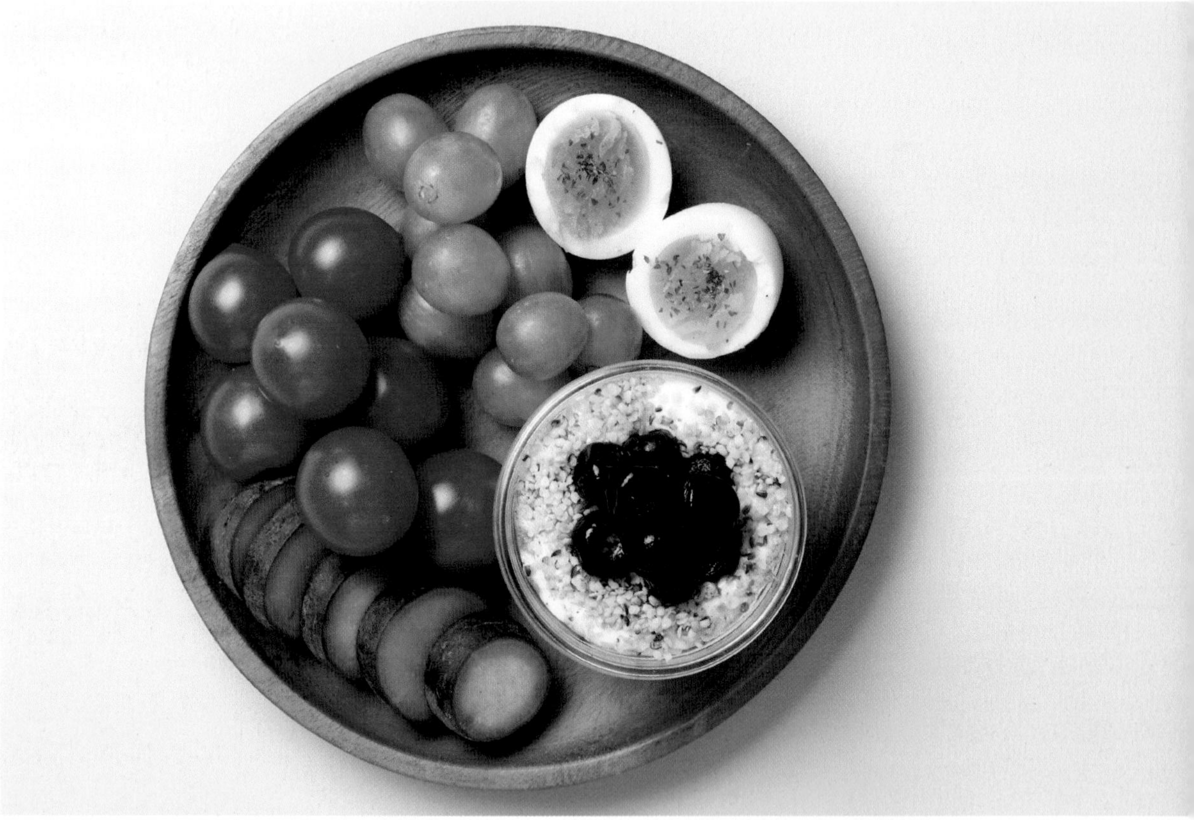

通常都是把優格當早餐吃，但今天我當午餐吃。隱約可以感受到昨晚欺騙餐帶來的沉重感，所以這是我給身體的特別處方。缺乏的蛋白質就由半熟蛋來補充吧！

食材：半熟蛋 1 顆、小番茄 1 把、綠葡萄 1 把、蒸地瓜 1 條、無糖優格 1 碗（優格 80mℓ、綜合堅果 1 匙、冷凍藍莓 1 匙、大麻籽 1 匙）。不需要調理（將優格和食材裝入碗中，拿出已經準備好的食材後裝盤。）

善女的小撇步

冷凍藍莓建議用流動的水沖洗過再吃。

休息一下

下午茶點心

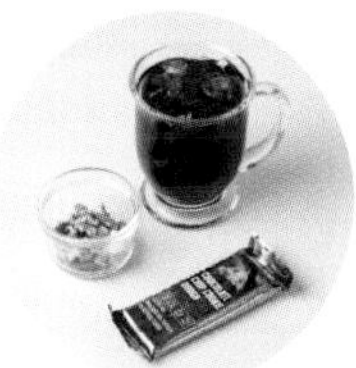

- 美式咖啡 1 杯
- 綜合堅果 1 把
- 蛋白棒 ½ 條

善女的悄悄話

在欺騙餐的副作用之下，今天身體還是腫腫的。雖然一整天都會一直想到重口味的食物，但這種時候我更努力活動身體，不希望身體的節奏被打亂。為了能趕快消除水腫，我做了有氧運動，晚上還泡了半身浴。經過這番努力後才好不容易找回原本的感覺。我把目標訂為一百天戒麩質瘦身，明天開始繼續加油！

晚餐

雞球鮮蔬菜包肉

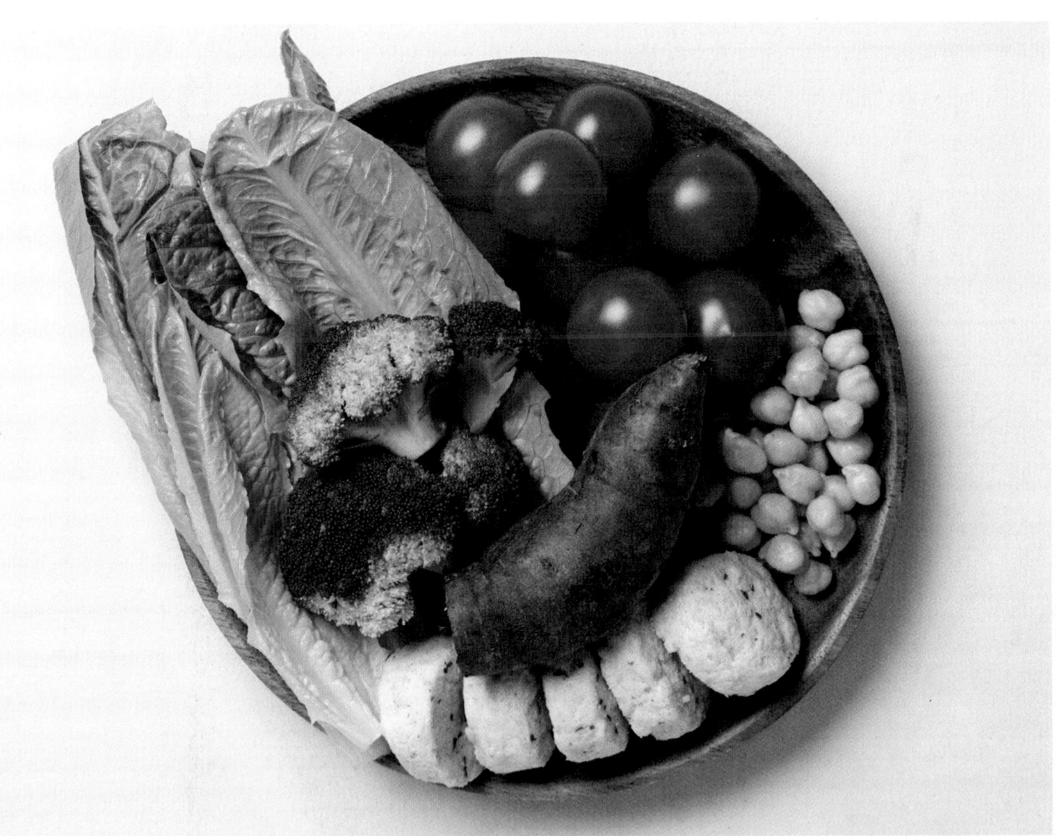

在一直被重口味的食物吸引之前，先準備能帶來飽足感的菜包肉，趕快讓身體恢復到原本的節奏吧！把綠花椰菜、雞胸肉和鷹嘴豆包在蘿蔓萵苣裡面，吃下一大口。再加上小番茄作為飯後甜點，讓這一餐更有飽足感。

食材：蘿蔓萵苣 6 片、綠花椰菜 ⅓ 顆、蒸地瓜 1 條、雞胸肉球 1 包、小番茄 1 把、鷹嘴豆少許。不需要調理（將雞胸肉放進微波爐加熱一至兩分鐘解凍後，跟已經準備好的食材一起裝盤。）

善女的小撇步

晚餐後可以泡個半身浴來消水腫。把身體浸在溫水中，水位到胸口下方，泡三十分鐘即可。

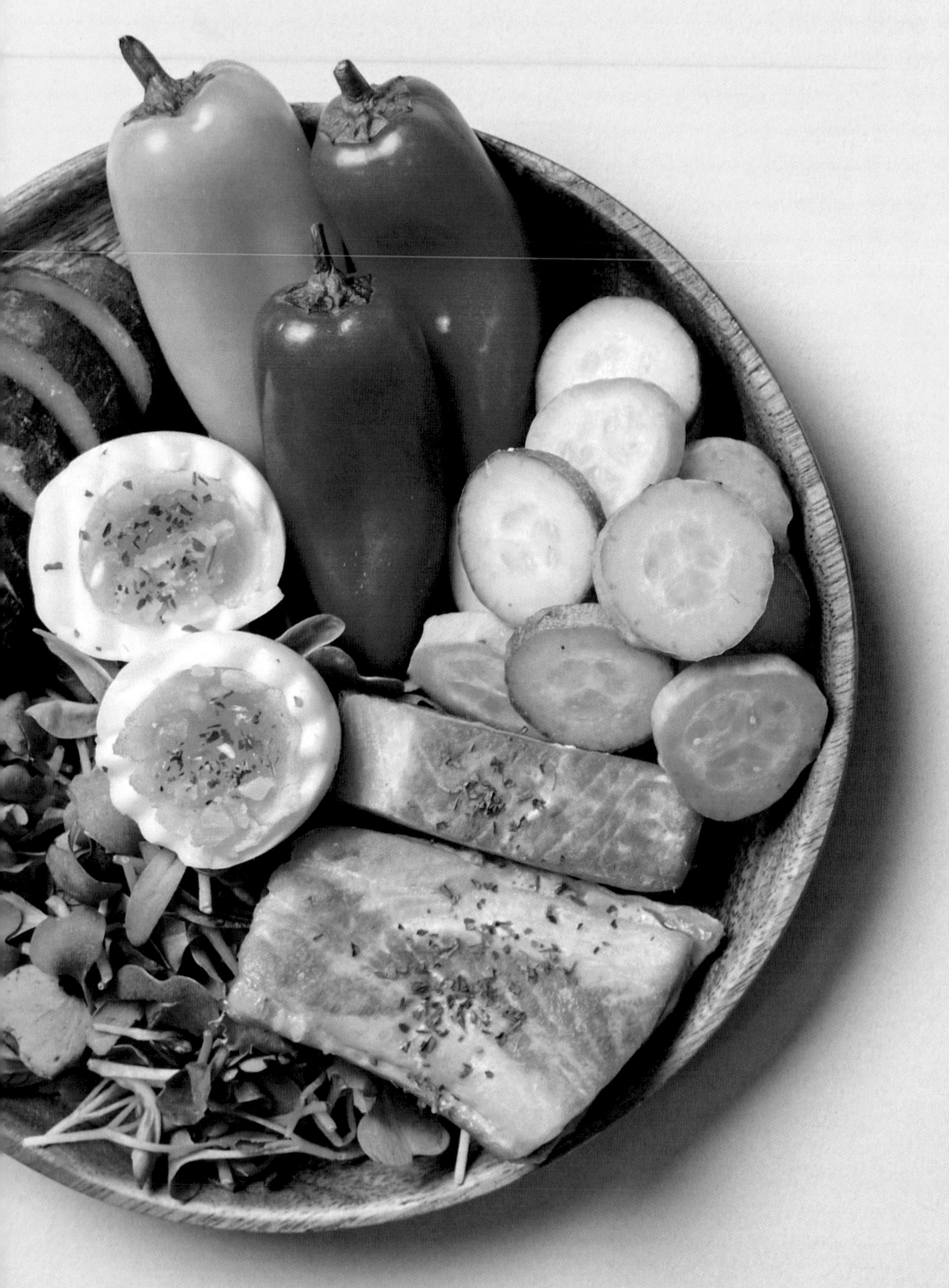

8th Week

第八週

This Week's Challenges

本週目標

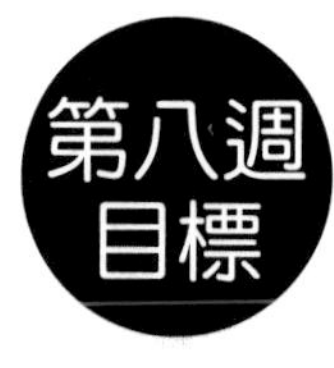

要持續備餐，養成寫飲食紀錄的習慣

肌力運動	有氧運動
弓箭步二十下／三組	健走運動四十分鐘

這五十天來努力戒麵粉，真的做得好。這時很容易因為一個不小心就會沉浸在五十天瘦身的成就感而落入麵粉（麩質）製品的誘惑。對現在的我來說，控制心態反而比之前還更重要。不要把現在做的運動或是飲食控制當成一時的表演，我想要投資一百天來養成一輩子的習慣，透過持續備餐和每天寫的飲食日記來回顧一整天，盡全力養成習慣吧！

這週只要下定決心做到這個就行了！

01 自己做來吃

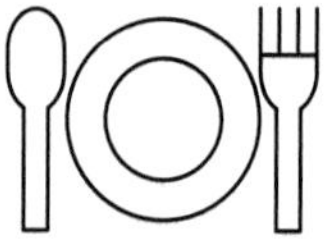

最近網路上很容易找到各種減肥食譜。雖然食物是一樣的，但如果可以吃得更美味、更多樣化，多少能消除減肥的壓力。就算很簡單也為自己下廚看看吧！

02 用眼睛看比用體重計量更好

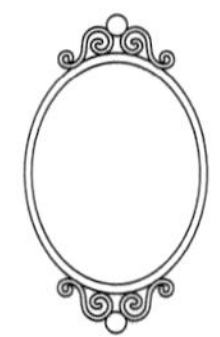

每天早上一睜開眼睛就站上體重計，透過數字確認自己的狀態，這個做法雖然很好，但不要對體重太執著。就像我從一開始建議的，站在全身鏡前檢視自己身材吧！脂肪和肌肉的重量明顯不同。絕對不要因為數字而開心或悲傷。請記住，眼睛看到的身材才是最重要的。

03 寫下感謝日記

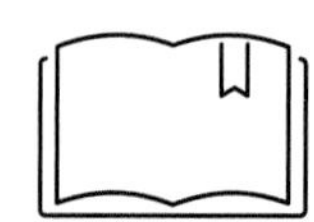

每天晚上在日記裡寫下當天食物和水分的攝取量、排便情形、心情和身體狀態等等，除此之外還寫個感謝日記吧！如果從生活中發生的小事開始一一感謝，就會感到滿足，也會懂得自制。就算不是很了不起的事也沒關係。感謝身邊的一切吧！

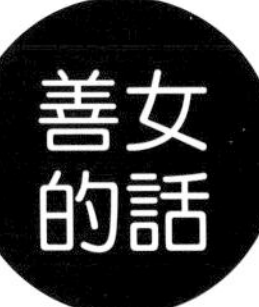

我的 100 天無麩質菜單計畫

名為「我」的計畫由自己來規畫

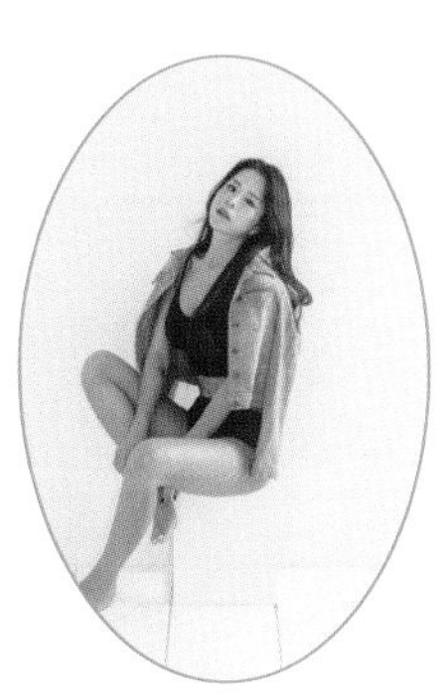

我一開始訂的目標是三週，後來變成五十天；原本目標是五十天，現在變成了一百天。我已經決定，這次不是單純地減肥，而是要「用我身體可以適應的時間來養成維持一輩子的習慣」，所以不管會重來幾次，我都想要繼續努力。要改掉現在為止擁有的習慣並讓身體適應新習慣，這並非容易的事，有時候也會非常疲憊。光是減肥就已經很痛苦了，還要同時戒麵粉，真的很不容易。不過我相信在忍耐的過程中，只要默默堅持，這習慣就會讓我走得越來越順利。

如果就到此結束，那麼目前為止養成的體質和習慣都白費了。持續相信自己並向前邁進吧！

持續到一百天。Go ！ Go ！

This Week's Meal Plan

第八週菜單索引

	第 50 天	第 51 天	第 52 天
早餐	**羽衣甘藍酪梨綠拿鐵 P.186** • 羽衣甘藍 5 片 • 香蕉 1 條 • 冷凍酪梨 1 匙 • 椰子水 1 杯 • 水 適量	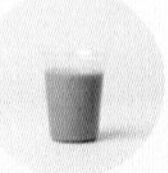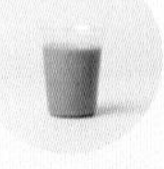 **羽衣甘藍香蕉綠拿鐵 P.188** • 羽衣甘藍 5 片 • 香蕉 1 條 • 冷凍酪梨 1 匙 • 椰子水 1 杯 • 嫩麥芽粉 1 匙、水 適量	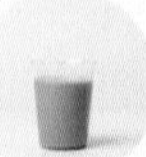 **羽衣甘藍香蕉綠拿鐵 P.190** • 羽衣甘藍 5 片 • 香蕉 1 條 • 冷凍酪梨 1 匙 • 椰子水 1 杯 • 嫩麥芽粉 1 匙、水 適量
午餐	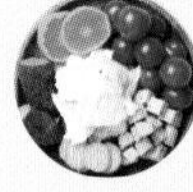 **鮮蔬雞肉地瓜沙拉 P.186** • 蒸地瓜 1 條 • 高麗菜 1 把 • 小番茄 1 把 • 橘子 1 顆 • 小黃瓜 ½ 條 • 雞胸肉排 1 包	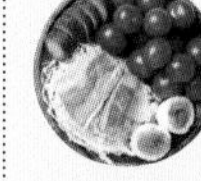 **香煎鮭魚小番茄餐 P.188** • 鮭魚 100 克 • 半熟蛋 1 顆 • 蒸地瓜 1 條 • 高麗菜 1 把 • 小番茄 1 把	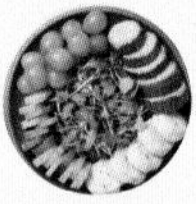 **嫩葉雞球蔬菜沙拉 P.190** • 雞胸肉球 1 包 • 嫩葉 1 把 • 綠葡萄 1 把 • 小黃瓜 1 條 • 蒸地瓜 1 條
晚餐	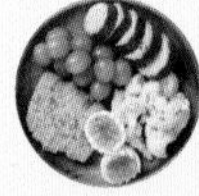 **溏心蛋地瓜花椰雞肉餐 P.187** • 半熟蛋 1 顆 • 蒸地瓜 1 條 • 綠葡萄 1 把 • 白花椰菜 1 把 • 煙燻雞胸肉 1 包	**半熟蛋地瓜泥嫩葉沙拉 P.189** • 半熟蛋地瓜泥 • 雞胸肉排 1 包 • 嫩葉 1 把 • 鷹嘴豆 少許 • 橘子 ½ 顆	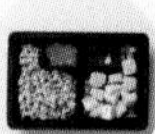 **咖哩雞肉便當 P.191** • 咖哩雞肉便當 1 盒
點心	• 綜合堅果 1 把 • 美式咖啡 1 杯 • 蛋白棒 ½ 條	• 綜合堅果 1 把 • 美式咖啡 1 杯 • 蛋白棒 ½ 條	• 綜合堅果 1 把 • 美式咖啡 1 杯 • 蛋白棒 ½ 條

我會上網找大家在社群上分享的各種減肥菜單和料理，然後試著照做看看！我覺得不需要太過依賴食譜，只要在心血來潮的時候偶爾下下廚，就能降低減肥的壓力，更開心地控制飲食。

第 53 天	第 54 天	第 55 天	第 56 天
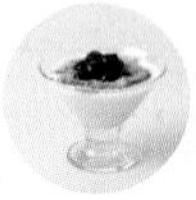 **彩虹優格碗 P.192** • 無糖優格 80mℓ • 冷凍藍莓 1 匙 • 綜合堅果 1 匙 • 嫩麥芽粉 1 匙	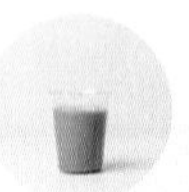 **羽衣甘藍香蕉綠拿鐵 P.194** • 羽衣甘藍 5 片 • 香蕉 1 條 • 冷凍酪梨 1 匙 • 椰子水 1 杯 • 嫩麥芽粉 1 匙、水 適量	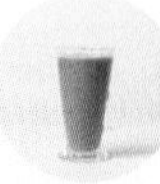 **紫色藍莓綠拿鐵 P.196** • 香蕉 1 條 • 冷凍藍莓 1 匙 • 冷凍酪梨 1 匙 • 椰子水 1 杯 • 水 適量	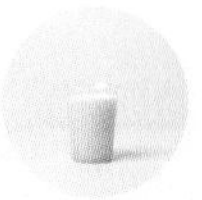 **椰子水排毒汁 P.198** • 椰子水 1 杯 • 金桔汁 1 匙 • 水 適量
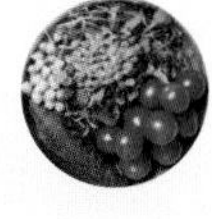 **黃綠紅地瓜沙拉 P.192** • 嫩葉 1 把 • 小番茄 1 把 • 納豆 1 盒 • 蒸地瓜 1 條 • 鷹嘴豆 少許	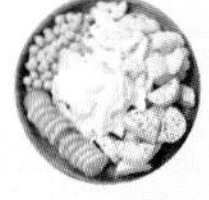 **花椰菜炒鷹嘴豆 P.194** • 雞胸肉球 1 包 • 白花椰菜 1 把 • 鷹嘴豆 1 把 • 小黃瓜 1 條 • 高麗菜 1 把	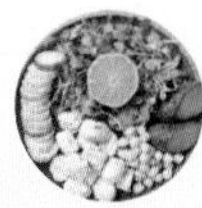 **起司雞球瓜瓜沙拉 P.196** • 蒸地瓜 1 條 • 小黃瓜 1 條 • 起司球雞胸肉 1 包 • 嫩葉 1 把 • 鷹嘴豆 少許 • 橘子 ½ 顆 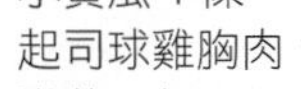	**鮭魚甜椒地瓜餐 P.198** • 半熟蛋 1 顆 • 嫩葉 1 把 • 鮭魚 100 克 • 甜椒 3 條 • 小黃瓜 ½ 條 • 蒸地瓜 1 條
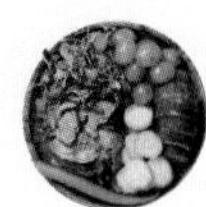 **煙燻鴨嫩葉沙拉 P.193** • 煙燻鴨肉 100 克 • 嫩葉 1 把 • 青陽辣椒 1 條 • 綠葡萄 1 把 • 蒸地瓜 1 條 • 小黃瓜 ½ 條	**半熟蛋地瓜塊雞塊套餐 P.195** • 半熟蛋地瓜泥 • 綠葡萄 1 把 • 冷凍藍莓 1 匙 • 雞胸肉排 1 包 • 高麗菜 1 把 • 小黃瓜 ½ 條	 **欺騙餐！**	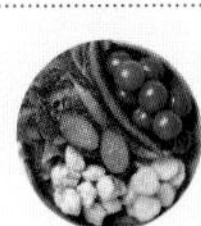 **辣味起司雞菜包肉 P.199** • 蒸地瓜 1 條 • 起司球雞胸肉 1 包 • 小番茄 1 把 • 辣椒 2 條 • 萵苣 5 片 • 小黃瓜 ½ 條
• 綜合堅果 1 把 • 美式咖啡 1 杯 • 蛋白棒 ½ 條	• 綜合堅果 1 把 • 美式咖啡 1 杯 • 蛋白棒 ½ 條	• 綜合堅果 1 把 • 美式咖啡 1 杯 • 蛋白棒 ½ 條	• 綜合堅果 1 把 • 美式咖啡 1 杯 • 蛋白棒 ½ 條

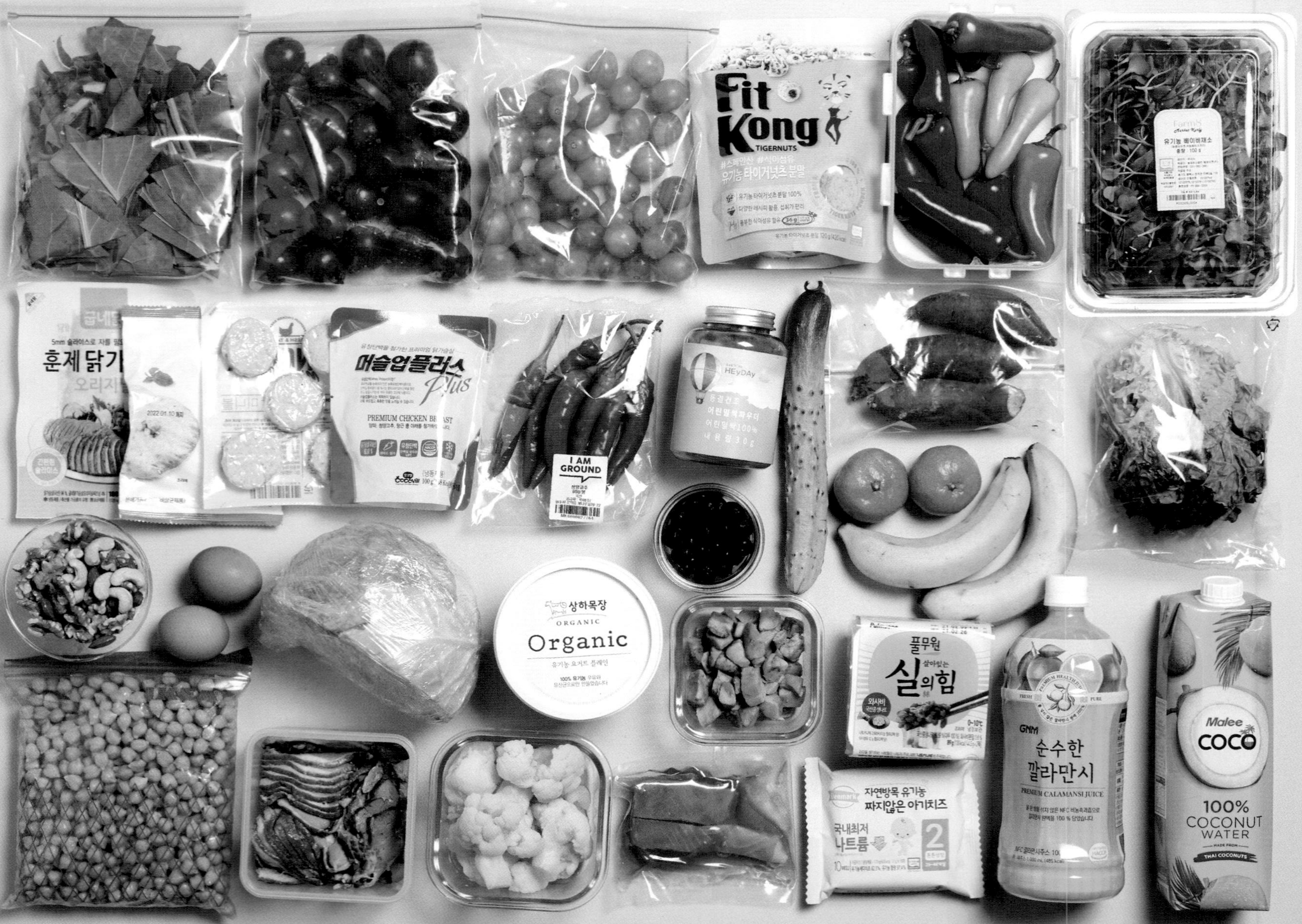
Fit Kong
TIGERNUTS
유기농 타이거넛츠 분말
유기농 베이비채소
훈제 닭가
머슬업플러스
Plus
PREMIUM CHICKEN BREAST
I AM GROUND
HEyDAy
상하목장
ORGANIC
Organic
유기농 요거트 플레인
풀무원
실의힘
자연방목 유기농 짜지않은 아기치즈
국내최저 나트륨
GNM
순수한 깔라만시
PREMIUM CALAMANSI JUICE
Malee
COCO
100% COCONUT WATER
THAI COCONUTS

This Week's Meal Prep

第八週備餐計畫：買好之後放心地吃吧！

生鮮食材

- [x] 羽衣甘藍 20 片
- [ ] 香蕉 5 條
- [ ] 地瓜 11 條
- [ ] 高麗菜 4 把
- [ ] 小番茄 4 把（1 把約 10-12 顆）
- [ ] 橘子 2 顆
- [ ] 小黃瓜 4.5 條
- [ ] 冷凍鮭魚 200g
- [ ] 嫩葉 6 把
- [ ] 綠葡萄 4 把（1 把約 8-10 顆）
- [ ] 鷹嘴豆 4 把
- [ ] 雞蛋 2 顆
- [ ] 白花椰菜 2 把
- [ ] 甜椒 3 條
- [ ] 寶寶起司 1 片
- [ ] 青陽辣椒 1 條
- [ ] 辣椒 2 條
- [ ] 萵苣 5 片

市售食材

- [x] 冷凍酪梨 5 匙（Gom Gom）
- [ ] 椰子水 6 杯（Malee）
- [ ] 嫩麥芽粉 4 匙（Pa Pa Organic）
- [ ] 無糖優格 80mℓ（Sang Ha Farm）
- [ ] 冷凍藍莓 3 匙（Well Fresh）
- [ ] 綜合堅果 1 匙（Fit Kong）
- [ ] 純天然金桔汁 1 匙（GNM）
- [ ] 半熟蛋 3 顆（Egg Korea）
- [ ] 雞胸肉排 3 包（Heo Dak）
- [ ] 雞胸肉球 2 包（Da No）
- [ ] 起司球雞胸肉 2 包（Co Co Vill）
- [ ] 煙燻雞胸肉 1 包（Goob Ne）
- [ ] 絲之力納豆 1 盒（Pul Mu One）
- [ ] 煙燻鴨 100 克（DahYang 鴨）
- [ ] 綜合堅果 7 把（No Brand）
- [ ] 蛋白棒 3.5 條（科克蘭）
- [ ] 咖喱雞肉便當（My Bmeal）

早餐

羽衣甘藍酪梨綠拿鐵

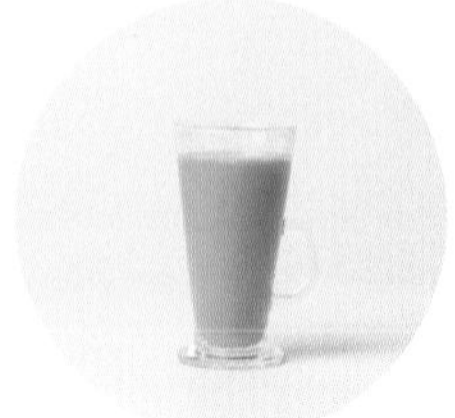

用最喜歡的綠拿鐵組合來克服週一症候群吧！尤其羽衣甘藍含有非常多的鐵質，在一個月會遇到一次的那天，非常適合攝取綠拿鐵。

食材：羽衣甘藍 5 片、香蕉 1 條、冷凍酪梨 1 匙、椰子水 1 杯、水適量。需要調理：❶ 將香蕉、酪梨和羽衣甘藍放入攪拌機中。❷ 加入椰子水後，在攪拌的過程中邊觀察濃稠度邊加水。

午餐

鮮蔬雞肉地瓜沙拉

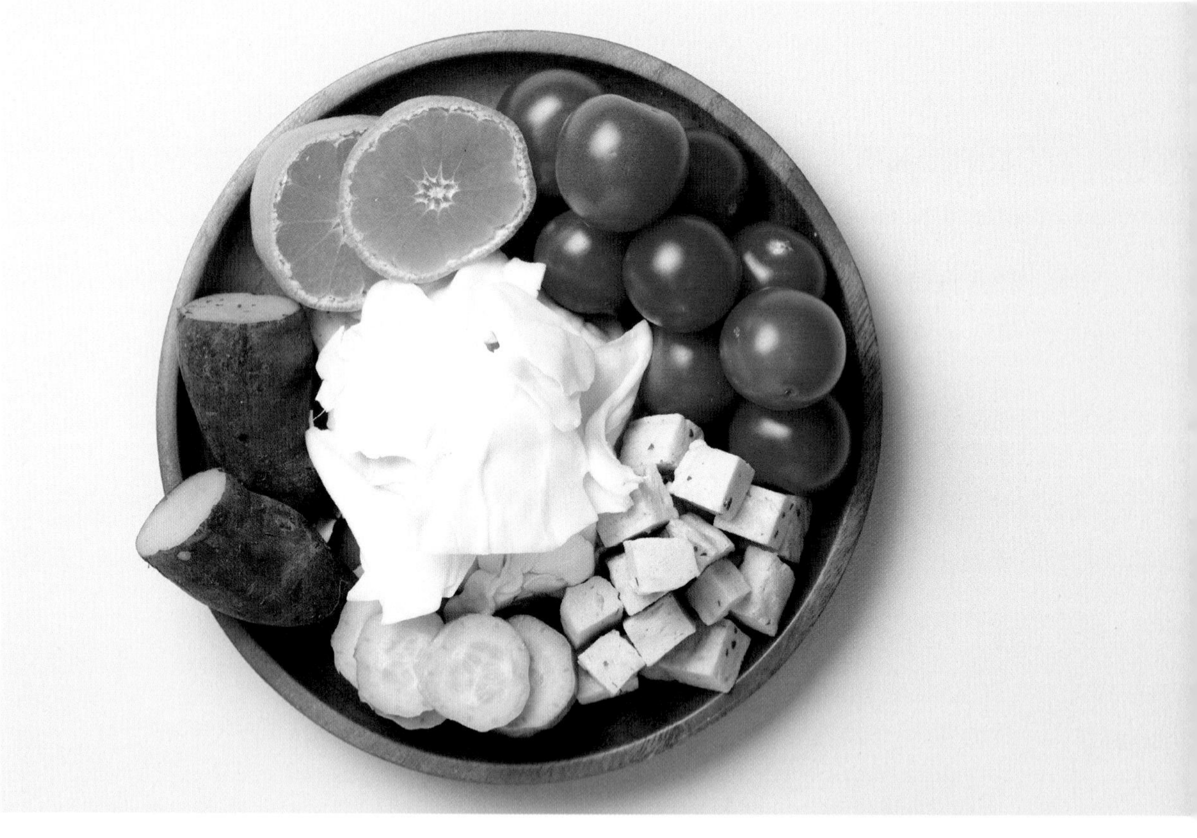

就算忙到沒時間吃飯，也不要只是喝東西，努力吃點高麗菜或小黃瓜之類營養密度高的蔬菜吧！用力嚼到後來就能平息食慾。

食材：蒸地瓜 1 條、高麗菜 1 把、小番茄 1 把、橘子 1 顆、小黃瓜 ½ 條、雞胸肉排 1 包。不需要調理（將雞胸肉放進微波爐加熱一至兩分鐘解凍後，跟已經準備好的食材一起裝盤。）

善女的小撇步

高麗菜生吃或煮來吃都很好。配合當天的心情來調理吧！

休息一下

下午茶點心	善女的悄悄話
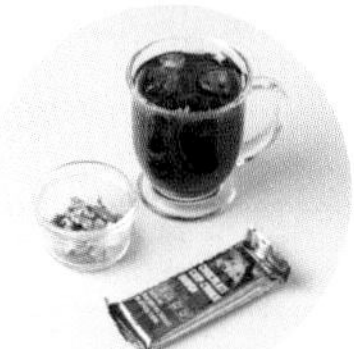 • 美式咖啡 1 杯 • 綜合堅果 1 把 • 蛋白棒 ½ 條	一想到還要再忍耐五十天，老實說覺得有點憂鬱，但有人曾說過，如果要達成願望，至少要努力一百天，然後要瘋狂地做一年。沒錯，我以後真的要對減肥瘋狂才行。不要覺得這是一種痛苦。要享受，效果才會加倍！

晚餐

溏心蛋地瓜花椰雞肉餐

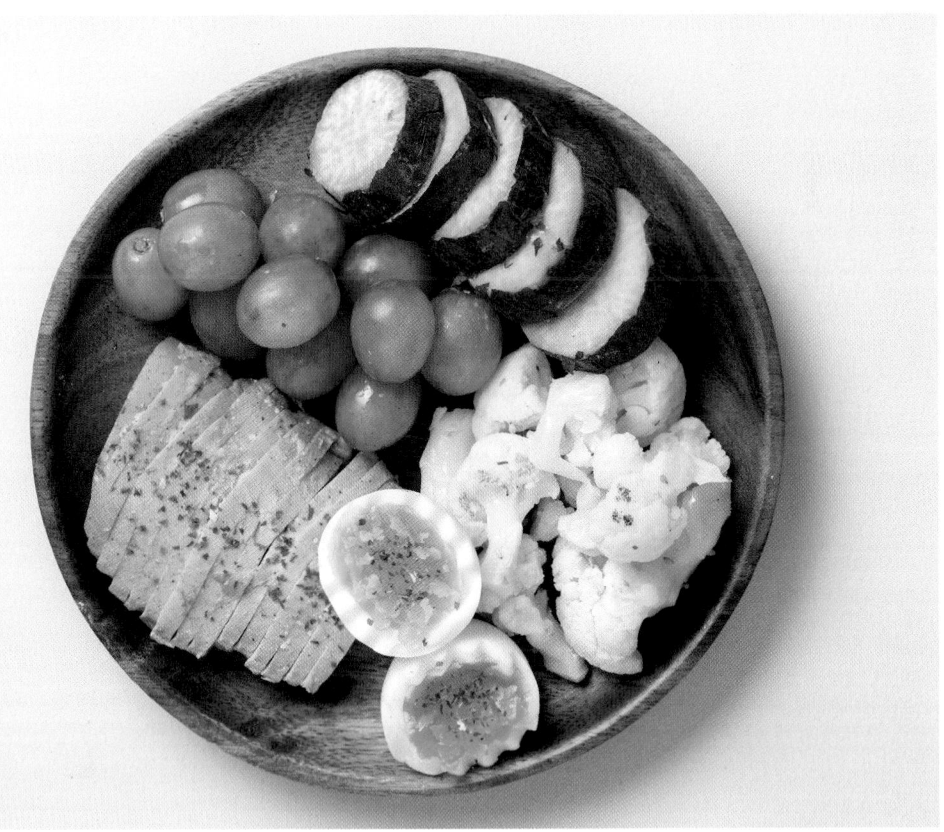

白花椰菜是含有豐富的纖維質和維他命 C 的超級食物。口感柔軟，味道也很棒。

食材：半熟蛋 1 顆、蒸地瓜 1 條、綠葡萄 1 把、白花椰菜 1 把、煙燻雞胸肉 1 包。需要調理：❶ 將少許的橄欖油均勻倒入平底鍋中，放入白花椰菜後以小火翻炒。❷ 將雞胸肉放進微波爐加熱一至兩分鐘解凍。❸ 跟準備好的食材一起裝盤。

善女的小撇步

先將綠葡萄冰在冷凍庫一下下再拿出來吃吧！冰冰的更好吃。

早餐

羽衣甘藍香蕉綠拿鐵

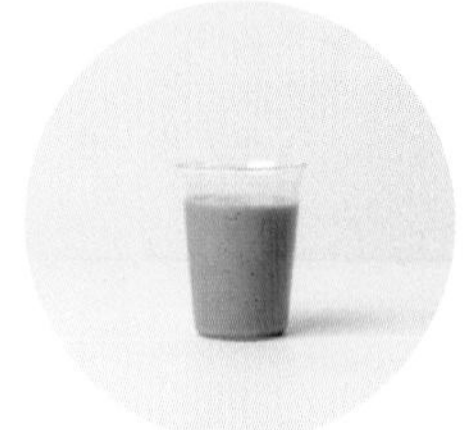

將嫩麥芽粉加入常喝的綠拿鐵中看看。這樣就能做出營養升級又健康的飲品！

食材：羽衣甘藍5片、香蕉1條、冷凍酪梨1匙、椰子水1杯、嫩麥芽粉1匙、水適量。需要調理：❶ 將羽衣甘藍、香蕉、酪梨和嫩麥芽粉放入攪拌機中。❷ 加入椰子水後，在攪拌的過程中邊觀察濃稠度邊加水。

午餐

香煎鮭魚小番茄餐

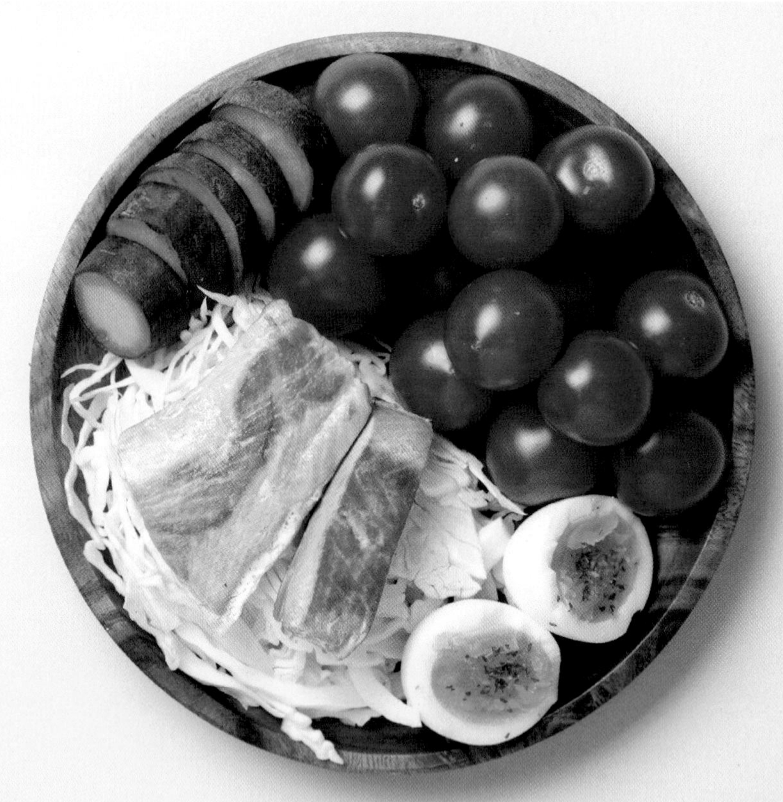

偶爾來吃個煎得金黃的鮭魚排吧！脆脆的高麗菜能去除鮭魚的油膩感，享受到更純粹的味道。用一句話來說就是最佳組合。

食材：鮭魚100克、半熟蛋1顆、蒸地瓜1條、高麗菜1把、小番茄1把。需要調理：❶ 將少許的橄欖油倒在平底鍋上，將鮭魚正反面煎熟。❷ 拿出已經準備好的食材一起裝盤。

善女的小撇步

如果不煎，鮭魚也可以用氣炸鍋做出外酥內軟的口感。

休息一下

下午茶點心	善女的悄悄話
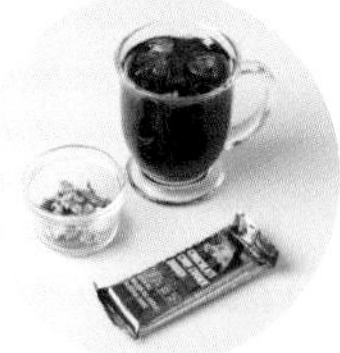 • 美式咖啡 1 杯 • 綜合堅果 1 把 • 蛋白棒 ½ 條	我在減肥之前可是個無飯不歡的人，不過我這五十天竟然能持續吃地瓜代替飯，真的很神奇。尤其今天晚上我試著做 Egg Slut，實在太好吃了，以後我應該會更愛地瓜。而且今天的體重達到最低值。雖然很開心，但我還是告訴自己，不要因為體重計上的數字而一下子開心、一下子難過。比起用數字衡量，還是用眼睛觀察身體的變化吧！

晚餐

半熟蛋地瓜泥嫩葉沙拉

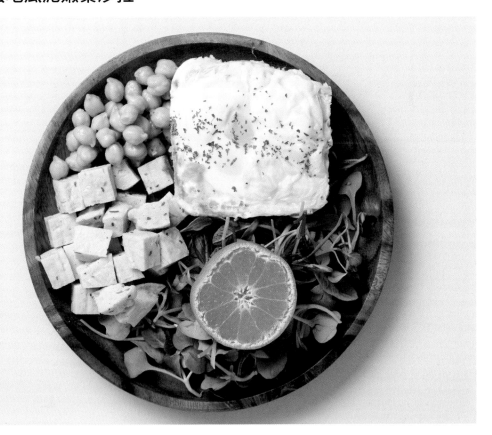

這是我第一次挑戰 Egg Slut（在 LA 流行的 Egg Slut 是以馬鈴薯製作，我改成地瓜版本），口感非常柔軟，味道濃郁又香甜。比我想的還容易，步驟非常簡單。缺乏的蛋白質就用雞胸肉和鷹嘴豆補足吧！

食材：半熟蛋地瓜泥（雞蛋 1 顆、寶寶起司 ½ 片、蒸地瓜 1 條）、雞胸肉排 1 包、嫩葉 1 把、鷹嘴豆少許、橘子 ½ 顆。需要調理：❶ 將地瓜放在可微波的容器內壓成泥，中間挖出一個洞。❷ 將雞蛋打在洞裡面，再用叉子戳破蛋黃膜。❸ 把 ½ 片的寶寶起司放在上面，用微波爐加熱兩三分鐘，即可跟準備好的食材一起裝盤。

善女的小撇步

寶寶起司的鈉含量低，適合在控制飲食時食用。

早餐

羽衣甘藍香蕉綠拿鐵

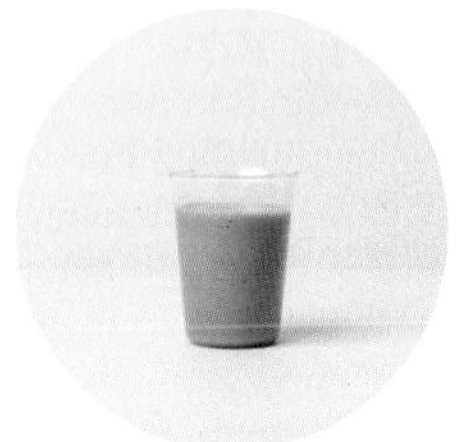

如果今天早上需要比平常更快準備出門，就趕快打一杯綠拿鐵裝進瓶子裡帶走。因為沒有味道，適合放在包包裡隨身攜帶，不管人在哪裡，都能配合用餐時間享用。

食材：羽衣甘藍5片、香蕉1條、冷凍酪梨1匙、椰子水1杯、嫩麥芽粉1匙、水適量。需要調理：❶ 將羽衣甘藍、香蕉、酪梨和嫩麥芽粉放入攪拌機中。❷ 加入椰子水後，在攪拌的過程中邊觀察濃稠度邊加水。

午餐

嫩葉雞球蔬菜沙拉

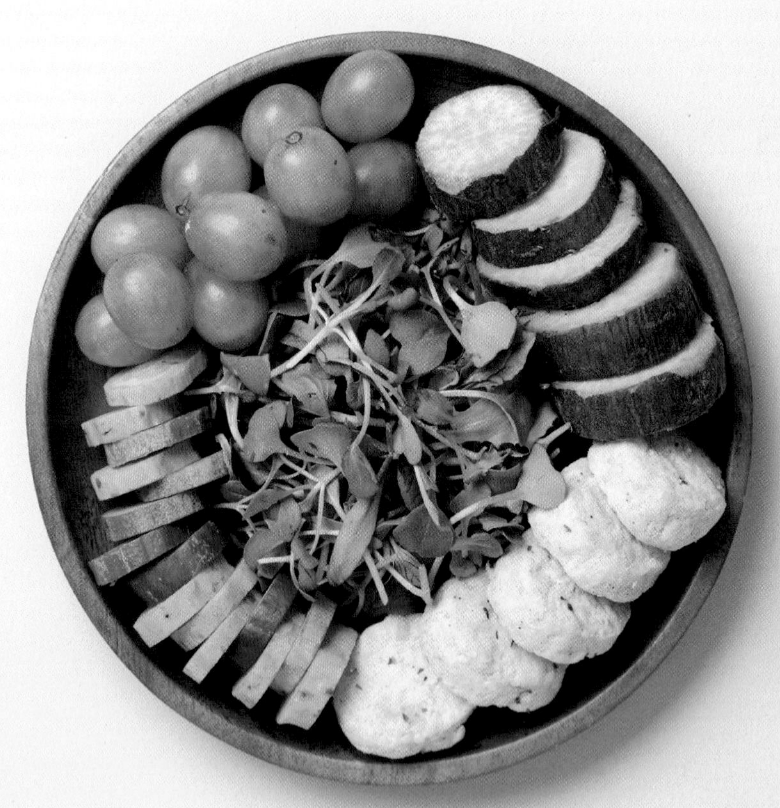

今天中午我得要在披薩和炸雞等麵粉製品的包圍中忍耐。雖然今天比以往還要更難熬，但還好有先在家裡準備雞胸肉便當，才能順利撐過。挑個喜歡的雞胸肉做成美味的便當吧！

食材：雞胸肉球1包、嫩葉1把、綠葡萄1把、小黃瓜1條、蒸地瓜1條。不需要調理（將雞胸肉放進微波爐加熱一至兩分鐘解凍後，跟已經準備好的食材一起裝盤。）

善女的小撇步

要在許多人面前拿出便當時很需要勇氣！不要退卻，有自信地拿出來吃吧！

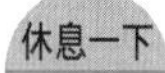

休息一下

下午茶點心	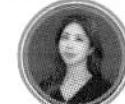 善女的悄悄話
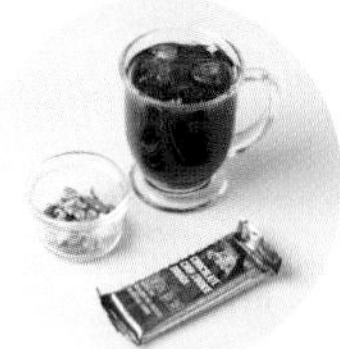 • 美式咖啡 1 杯 • 綜合堅果 1 把 • 蛋白棒 ½ 條	今天有團體運動會，所以一大早開始活動量就很大，想當然爾，我比平常更快餓，但我能仰賴的只有從家裡帶來的便當。運動會場上充滿餅乾、巧克力，還有披薩、炸雞和辣炒年糕。雖然旁邊都是許多我該避開的食物，我還是在眾目睽睽之下堅定地吃完了便當。雖然感到不好意思，不過我還是撐過了。今天我也忍得很好，覺得自己非常了不起。

晚餐

咖哩雞肉便當（市售便當）

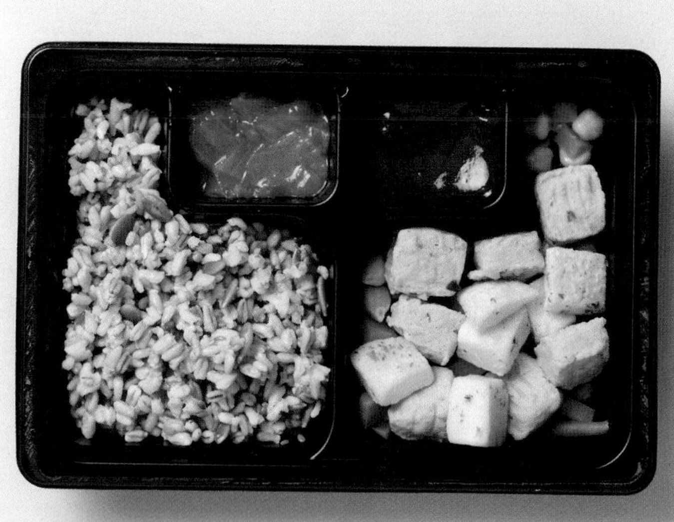

每次需要轉換心情的時候就吃市售便當吧！如果已經疲於每天準備食材，偶爾就像這樣用市售便當簡單地轉換心情吧！

早餐

彩虹優格碗

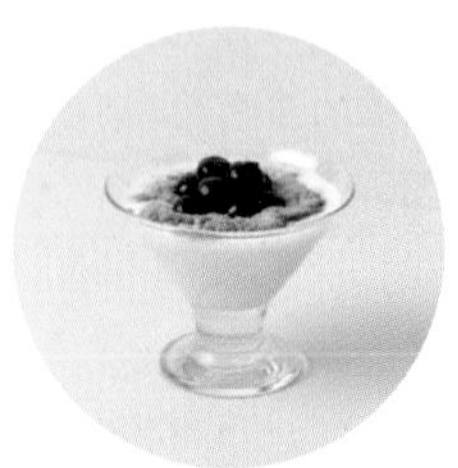

雖然是常吃的優格，但如果搭配各種顏色的食材一起吃，就能吃到五顏六色的一餐，令人賞心悅目。完成這碗視覺滿分的優格後就想拍照炫耀。

食材：無糖優格 80mℓ、冷凍藍莓 1 匙、綜合堅果 1 匙、嫩麥芽粉 1 匙。
不需要調理（將優格和食材裝入碗中，擺得美美的再享用。）

午餐

黃綠紅地瓜沙拉

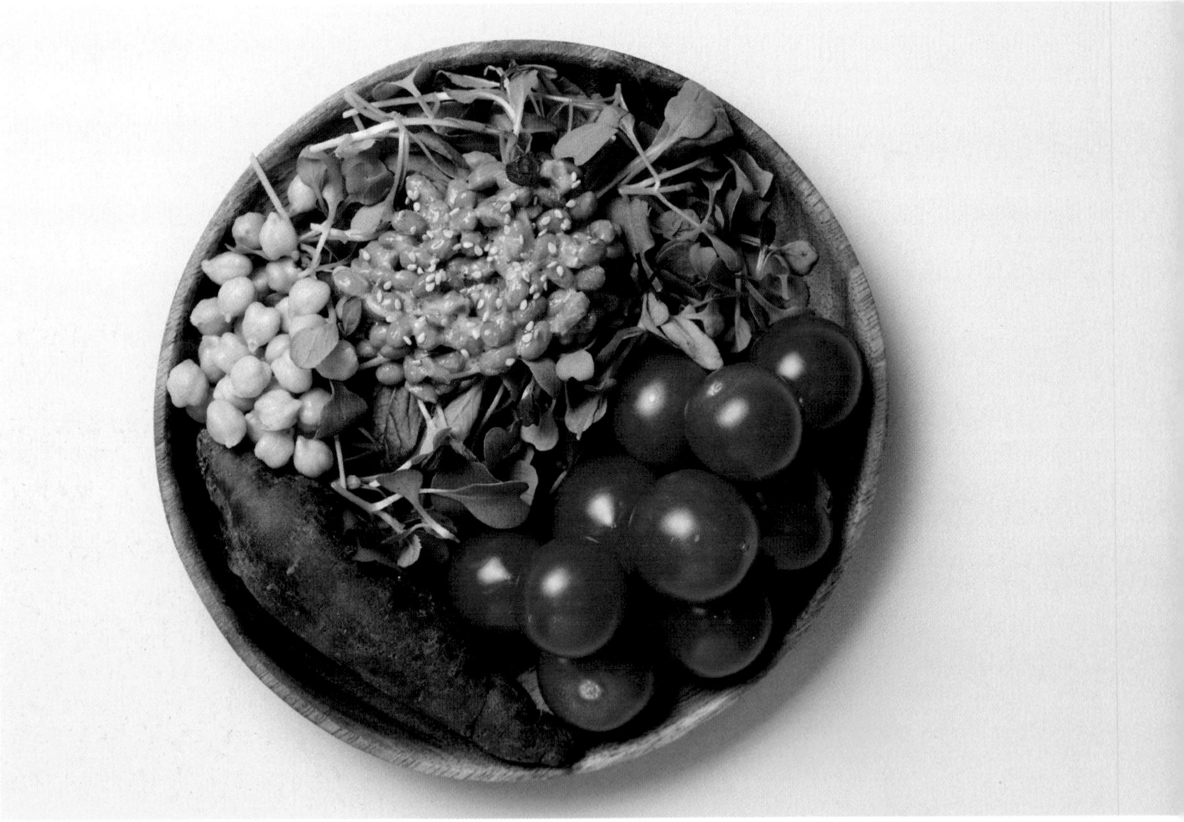

納豆至少要攪一百下，才能享受到更濃、更深層的味道，而且納豆絲能提升免疫力！不要用附贈的醬料，淋點芥末醬來吃吧！享受散發芥末香的與眾不同的納豆吧！

食材：嫩葉 1 把、小番茄 1 把、納豆 1 盒、蒸地瓜 1 條、鷹嘴豆少許。
不需要調理（將納豆攪拌數次後，跟已經準備好的食材一起裝盤。）

善女的小撇步

每個牌子的納豆味道都會有點不同，買不同款的納豆來嘗嘗看也不錯。

休息一下

下午茶點心

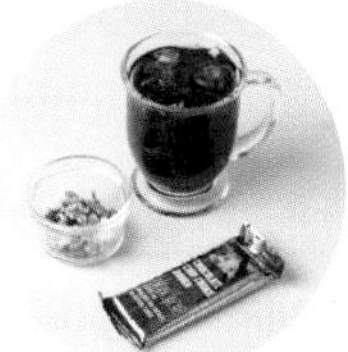

- 美式咖啡 1 杯
- 綜合堅果 1 把
- 蛋白棒 ½ 條

善女的悄悄話

今天肚子特別餓，我沒有忽略身體的要求，吃得非常飽。午餐吃納豆、晚餐吃鴨肉，因此我的心情變好，狀態也改善了很多。天氣越來越冷，不太想動，只想縮在家裡，但我再次決定要趁冬天來臨之前更努力運動來克服。

晚餐

煙燻鴨嫩葉沙拉

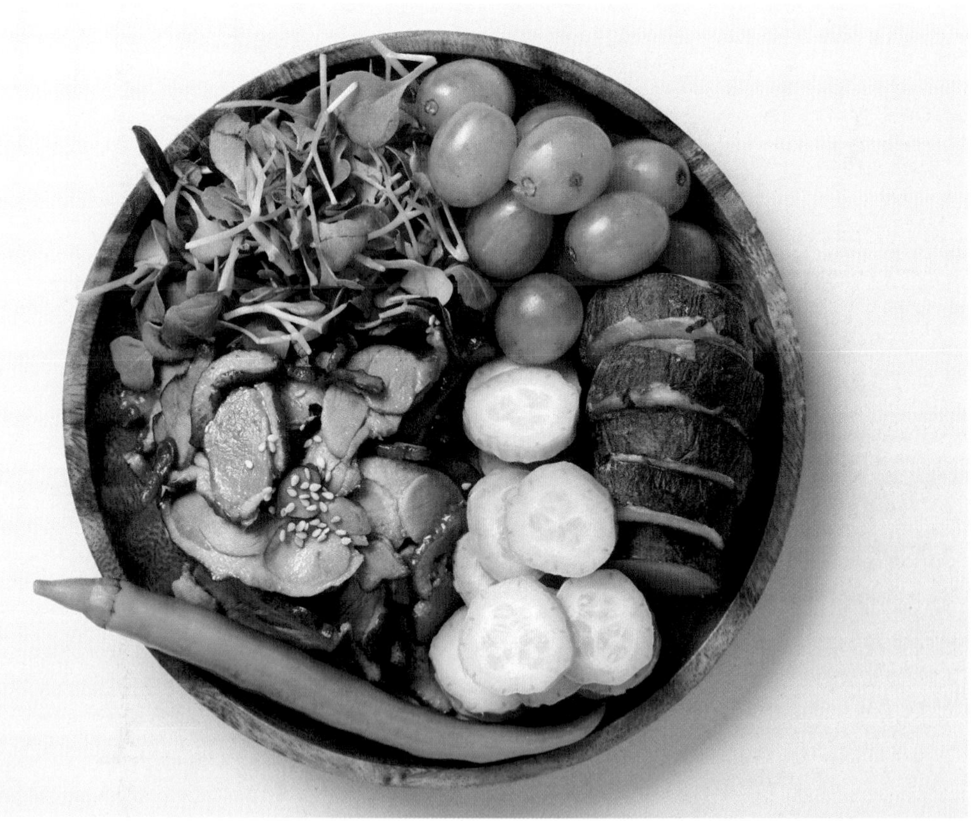

不想吃雞肉的時候，煎個清淡的鴨肉搭配蔬菜一起吃。不僅補充了減肥時缺少的元氣，還能轉換心情，有吃外食的感覺。搭配辣辣的青陽辣椒一起吃，就是一道不輸給外食的餐點。

食材：煙燻鴨肉 100 克、嫩葉 1 把、青陽辣椒 1 條、綠葡萄 1 把、蒸地瓜 1 條、小黃瓜 ½ 條。需要調理：❶ 將鴨肉放到滾水中汆燙後再移到平底鍋上翻炒。❷ 拿出已經準備好的食材後裝盤。

善女的小撇步

如果擔心鴨肉的油脂太多，可以先用熱水汆燙後再放到平底鍋上炒。

早餐

羽衣甘藍香蕉綠拿鐵

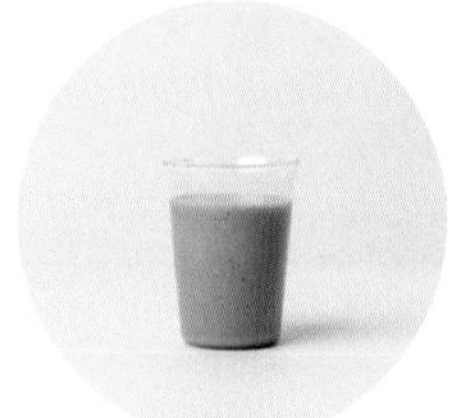

現在已經習慣早上打杯飲品來喝。經過一夜空腹後，早上起床時肚子非常餓，但是在空腹的狀態下，相較於吃重口味或是有負擔的食物，像這樣喝杯順口的綠拿鐵對胃是更好的。

食材：羽衣甘藍5片、香蕉1條、冷凍酪梨1匙、椰子水1杯、嫩麥芽粉1匙、水適量。需要調理：❶ 將羽衣甘藍、香蕉、酪梨和嫩麥芽粉放入攪拌機中。❷ 加入椰子水後，在攪拌的過程中邊觀察濃稠度邊加水。

午餐

花椰菜炒鷹嘴豆

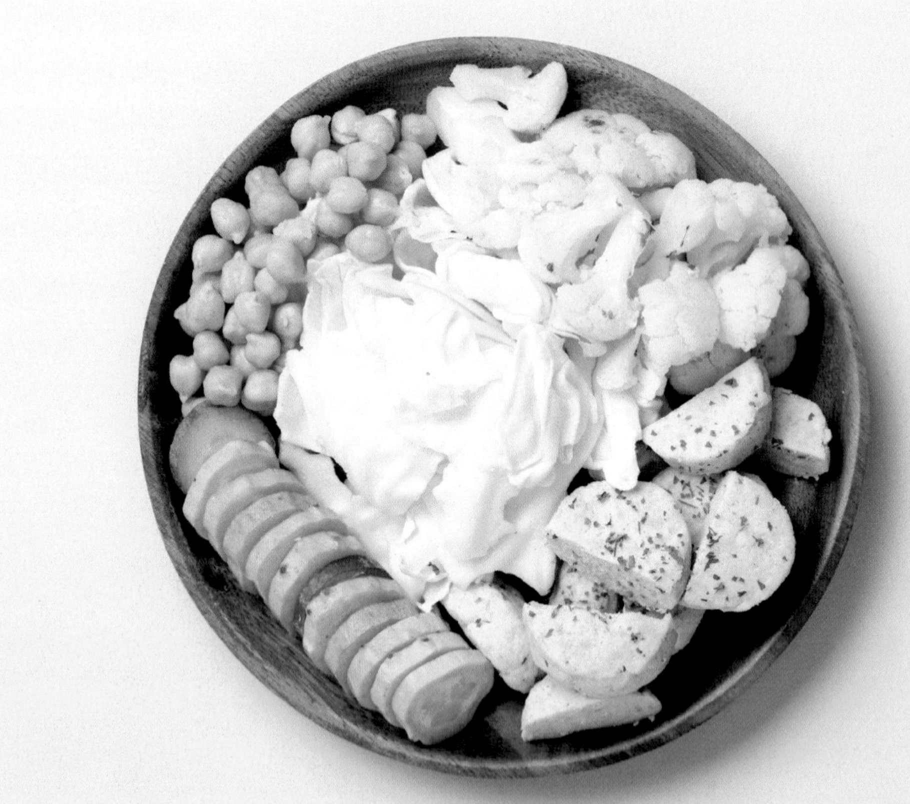

把香脆的白花椰菜和鷹嘴豆一起炒，再用胡椒調味。這是在別的地方吃不到的食譜，因為是我新發明的。雖然不是會讓人一再想念的味道，卻是能嘗到蔬菜原本風味的健康味道。

食材：雞胸肉球1包、白花椰菜1把、鷹嘴豆1把、小黃瓜1條、高麗菜1把。需要調理：❶ 將橄欖油均勻倒入平底鍋中，放入白花椰菜和鷹嘴豆後輕輕翻炒。❷ 將雞胸肉放進微波爐加熱一至兩分鐘解凍後，跟已經準備好的食材一起裝盤。

善女的小撇步

如果吃不慣涼的蔬菜，可以放到平底鍋上炒過再吃。

休息一下

下午茶點心

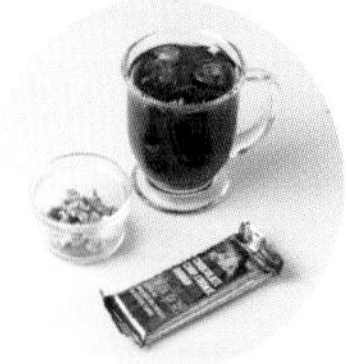

- 美式咖啡 1 杯
- 綜合堅果 1 把
- 蛋白棒 ½ 條

善女的悄悄話

在戒麵粉的過程中體驗到一件神奇的事情就是，晚上早一點睡，然後隔天一大早輕鬆地起床。變成了晨型人之後，覺得一天的時間變長，能過得充實真的很好。我透過戒麵粉親身體驗到我變得健康，現在沒辦法放棄戒麵粉了。今天很感謝我變得健康又幸福。

晚餐

半熟蛋地瓜泥雞塊套餐

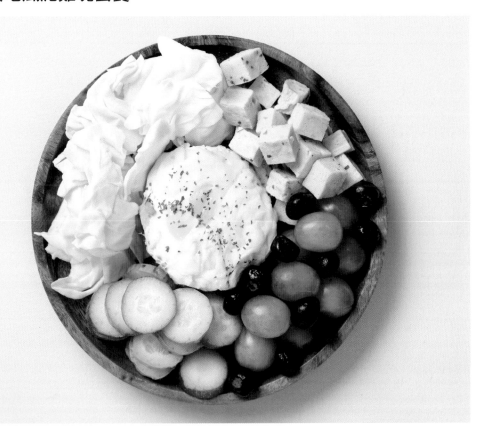

我很懷念前幾天吃的半熟蛋地瓜泥的味道，今天再次挑戰！在雞蛋上面撒點胡椒粉，就不會那麼油膩，美味更升級。

食材：半熟蛋地瓜泥（雞蛋 1 顆、寶寶起司 ½ 片、蒸地瓜 1 條）、綠葡萄 1 把、冷凍藍莓 1 匙、雞胸肉排 1 包、高麗菜 1 把、小黃瓜 ½ 條：需要調理：❶ 將地瓜放在可微波的容器內壓成泥，中間弄出一個洞。❷ 將雞蛋打在洞裡面，再用叉子戳破蛋黃膜。❸ 把 ½ 片的寶寶起司放在上面，用微波爐加熱兩三分鐘，即可跟準備好的食材一起裝盤。

善女的小撇步

新鮮藍莓較難保存，所以使用完整保留味道與型態的冷凍藍莓也不錯。

早餐

紫色藍莓綠拿鐵

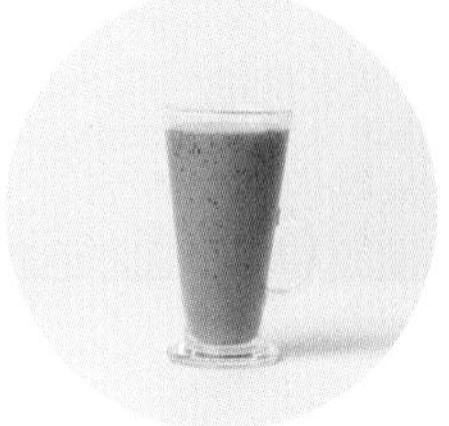

喝到藍莓綠拿鐵時，心情會因為美麗的藍紫色而變好，還會覺得很幸福。不僅好喝也好看，每天早上都來打一杯飲品吧！這是每天早上都會讓心情變好的紫色魔法！

食材：香蕉 1 條、冷凍藍莓 1 匙、冷凍酪梨 1 匙、椰子水 1 杯、水適量。
需要調理：❶ 將香蕉、藍莓和酪梨放入攪拌機中。❷ 加入椰子水後，在攪拌的過程中邊觀察濃稠度邊加水。

午餐

起司雞球瓜瓜沙拉

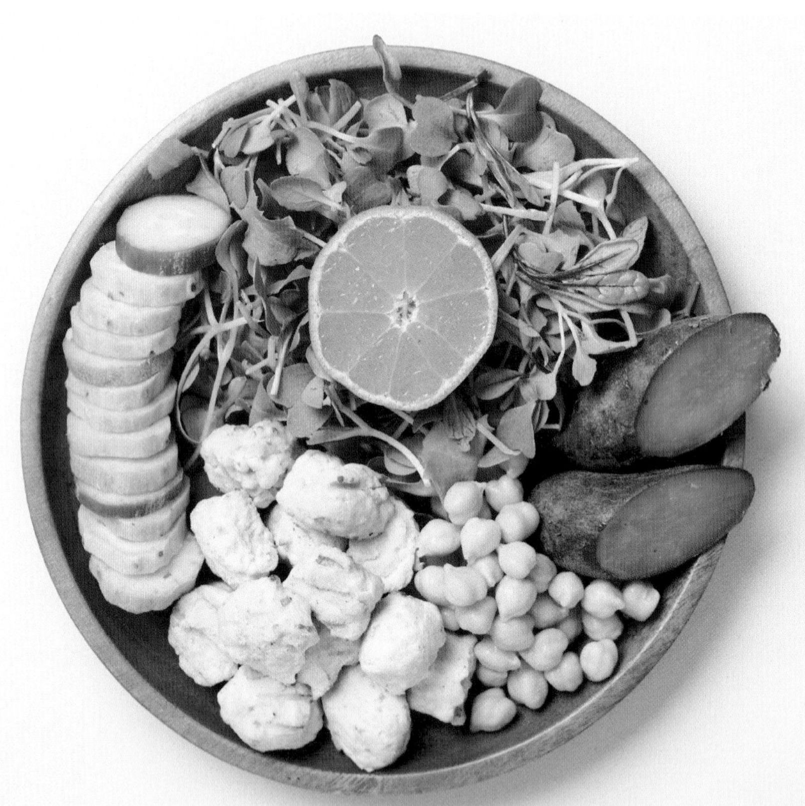

我準備了減肥餐標配：雞胸肉、地瓜和蔬菜。不能因為當天有欺騙餐，就故意餓肚子或是從午餐開始吃得過量，像平常一樣吃得簡單來維持節奏是最好的。

食材：蒸地瓜 1 條、小黃瓜 1 條、起司球雞胸肉 1 包、嫩葉 1 把、鷹嘴豆少許、橘子 ½ 顆。不需要調理（將雞胸肉放進微波爐加熱一至兩分鐘解凍後，跟已經準備好的食材一起裝盤。）

善女的小撇步

鷹嘴豆可以先浸泡過再跟米一起煮成飯來吃。

休息一下

下午茶點心

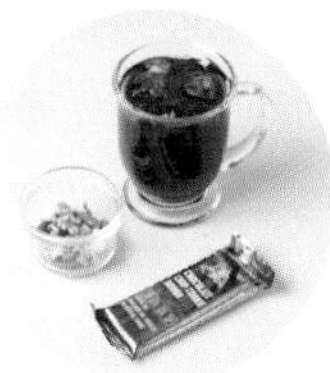

- 美式咖啡 1 杯
- 綜合堅果 1 把
- 蛋白棒 ½ 條

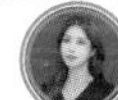

善女的悄悄話

我選擇最近流行的麻辣燙當成今天晚上的欺騙餐。上週吃了辣味雞爪後，水腫得非常誇張，辛苦了好幾天。但我覺得吃想吃的東西也很重要，所以還是選擇了麻辣燙。我一一詢問老闆配料有沒有含麵粉，然後整碗湯裡面只有滿滿的青菜，雖然有點對不起老闆，但我吃得很開心。即使整碗都是青菜，我也覺得非常幸福、非常感謝。

晚餐

欺騙餐

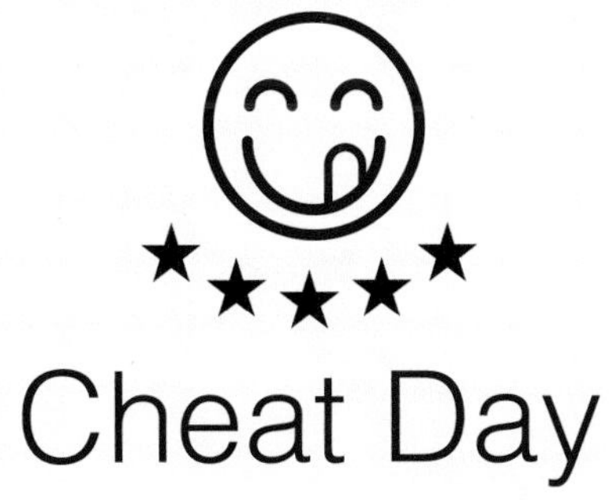

只要有技巧地利用欺騙餐，減肥也能很愉快。一週只有一次的機會能用好吃的食物來補償自己，所以不要想太多，開心地把這頓飯當成送給自己的禮物吧！當然還是要以沒有麵粉的蛋白質為主囉！

早餐

椰子水排毒汁

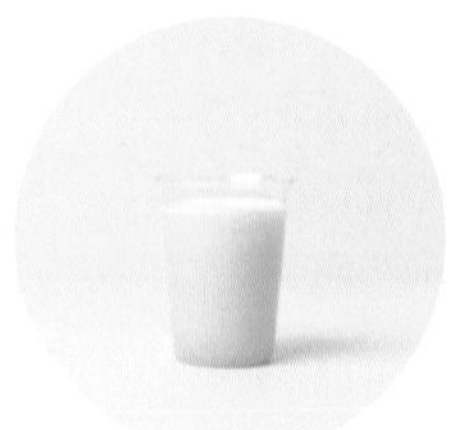

前一晚重口味的食物導致全身水腫。這種時候不要勉強地吃東西，稍微保持空腹狀態會更舒服。椰子水能幫忙排出體內的鹽分，搭配金桔汁一起喝，就是一個緊急排毒汁。水也要喝夠。

食材：椰子水 1 杯、金桔汁 1 匙、水適量。不需要調理（加入椰子水和金桔汁後，再倒水調整濃度，充分攪拌後飲用。）

午餐

鮭魚甜椒地瓜餐

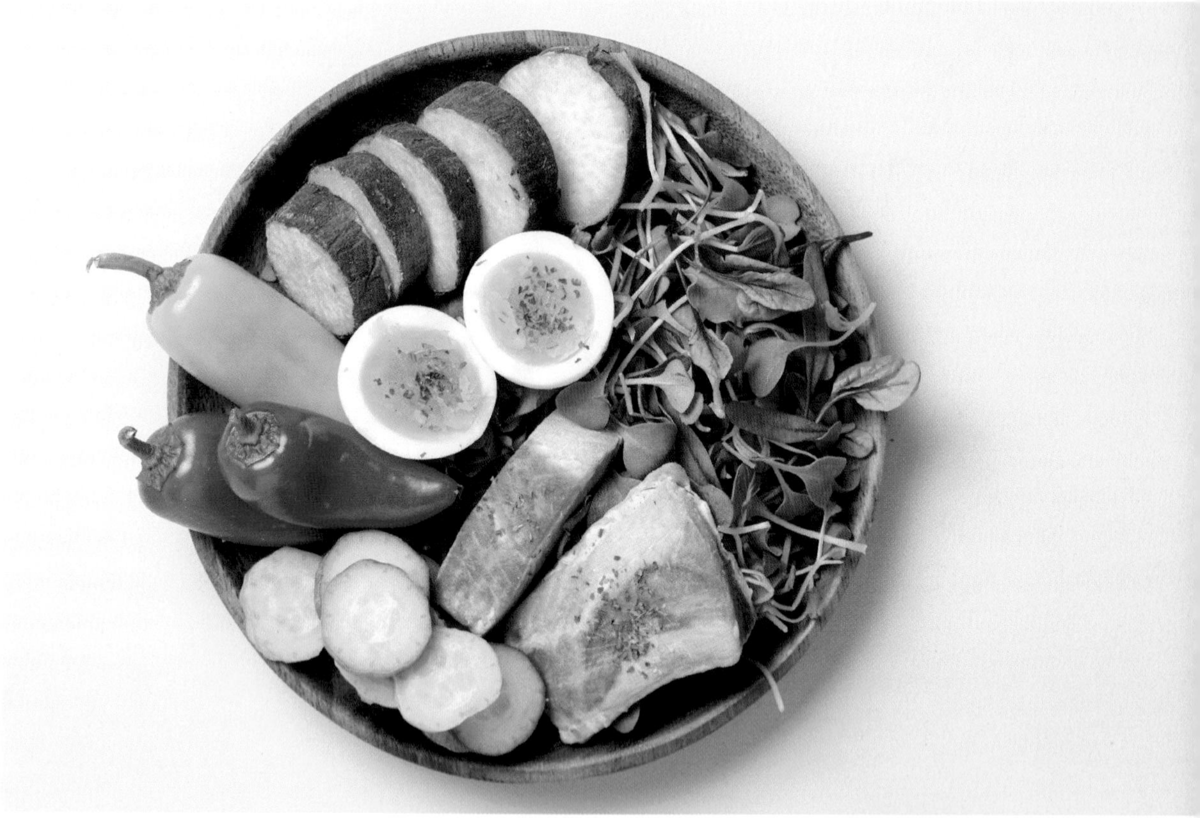

這餐主要是健康和新鮮的食材，讓前一晚被欺騙餐刺激到的身體和口味能回到正軌。平常吃很多雞胸肉，可能已經吃膩了，所以我決定煎個更好吃的、沒有調味過的鮭魚，好讓欺騙餐的後遺症能趕快消散。

食材：半熟蛋 1 顆、嫩葉 1 把、鮭魚 100 克、甜椒 3 條、小黃瓜 ½ 條、蒸地瓜 1 條。需要調理：❶ 將橄欖油均勻倒入平底鍋中，將鮭魚的正反面煎至金黃。❷ 拿出已經準備好的食材一起裝盤。

善女的小撇步

甜椒水分豐富，可以生吃，用炒的或用燉的都很不錯。

休息一下

下午茶點心	善女的悄悄話
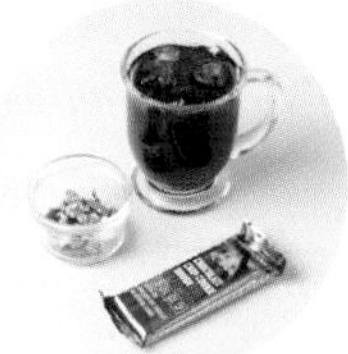 • 美式咖啡 1 杯 • 綜合堅果 1 把 • 蛋白棒 ½ 條	今天身體還腫腫的，都是因為昨天的欺騙餐。雖然一整天都會一直想到重口味的食物，但這種時候我就更努力活動，也做有氧運動，晚上還泡半身浴，讓水腫快點消退。只要這麼做一天，就能立刻找回感覺。明天又要開始新的一週。下週也憑著這氣勢繼續加油吧！

晚餐

辣味起司雞菜包肉

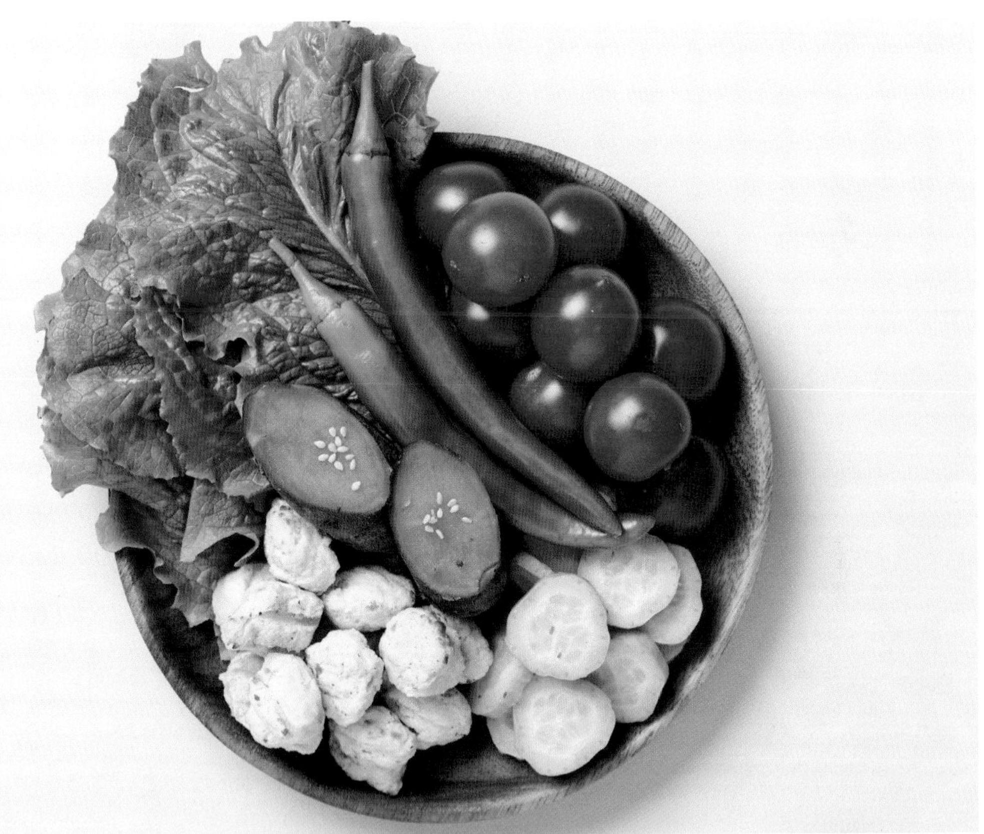

又想到重口味的食物之前，先準備很有飽足感的菜包肉，吃下一大口吧！把雞胸肉和辣椒放在萵苣裡面一起吃，真是太美味了！我還準備小番茄和小黃瓜當飯後甜點，更增添飽足感。

食材：蒸地瓜 1 條、起司球雞胸肉 1 包、小番茄 1 把、辣椒 2 條、萵苣 5 片、小黃瓜 ½ 條。不需要調理（將雞胸肉放進微波爐加熱一至兩分鐘解凍後，跟已經準備好的食材一起裝盤。）

善女的小撇步

辣椒能提振精神，增添既辣又清爽的辛辣風味。

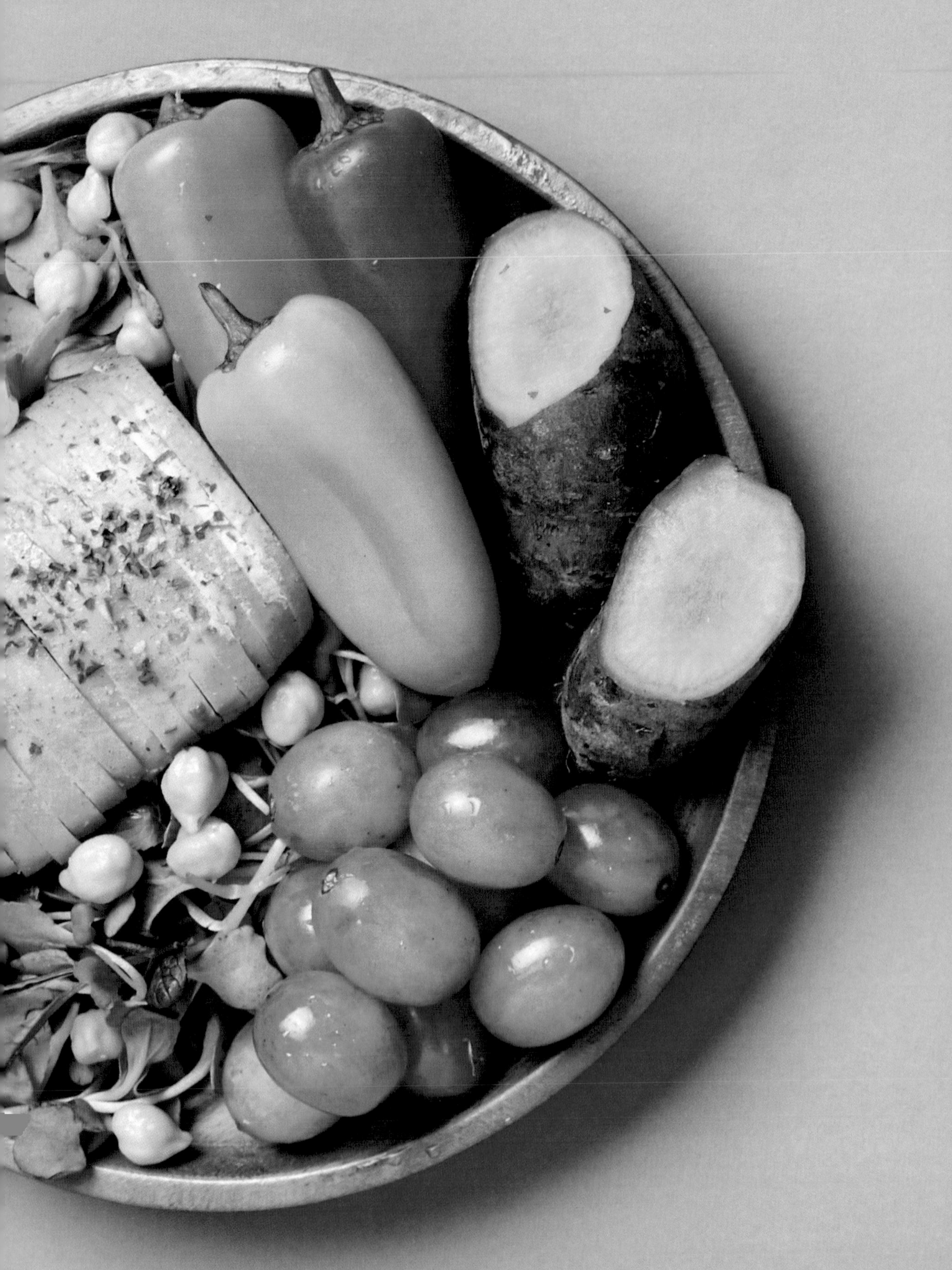

PART 3.

無麩質瘦身第三階段：
攝取多種蛋白質增強肌肉

9th Week

第九週

This Week's Challenges

本週目標

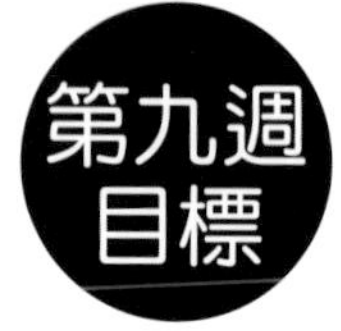

加入迷你欺騙餐，變化口味增添新鮮感！

肌力運動	有氧運動
深蹲二十五下／五組＋全棒式五十秒／三組	健走運動四十分鐘

戒麵粉以來五十天都平安無事地度過了。如果說現在為止都是在咬牙忍耐的痛苦時刻，那麼從本週起，我想要更自在，並且重新檢視自己。如果只是一味地往前衝、過度奔馳，到後來就很容易筋疲力盡。回顧自己努力累積的一切，並對於整個過程心懷感恩吧！當我感謝所擁有的東西時，就變得更幸福。

這週只要下定決心做到這個就行了！

01 享受當季水果

體溫只要少了一度，免疫力就會大幅降低。攝取含有豐富維生素和礦物質的當季水果來提升免疫力吧！不只是對身體好，也能讓口腹之慾得到充分的滿足。如果常常把水果加入菜單中，就能甩開一直想吃零嘴的誘惑。

02 享受迷你欺騙餐

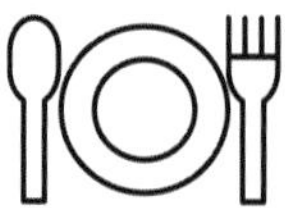

如果一週只有一次欺騙餐，就會在欺騙餐的時候吃得過量。為了避免發生這種狀況，可以允許自己在欺騙餐之前吃喜歡的食物，但只能吃一人份的量，不要過量。利用這種有彈性的方式調整，就能在控制飲食時讓正常飲食和減肥餐的界線變得稍微模糊，輕鬆但不鬆懈。

03 睡眠要充足

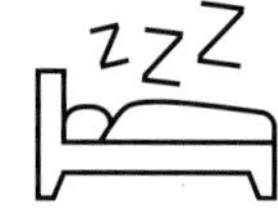

睡覺的時候，我們的身體會關閉所有的電源，致力於治療和恢復。為了維持身心的穩定，在睡覺前要盡可能遠離手機，充分睡滿七個小時。如果睡眠時間不規律，食慾就會被刺激，所以好好睡覺跟好好吃飯一樣重要。

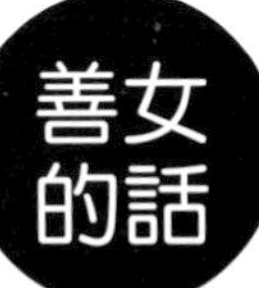

我的 100 天無麩質菜單計畫

自制力會創造出自信心

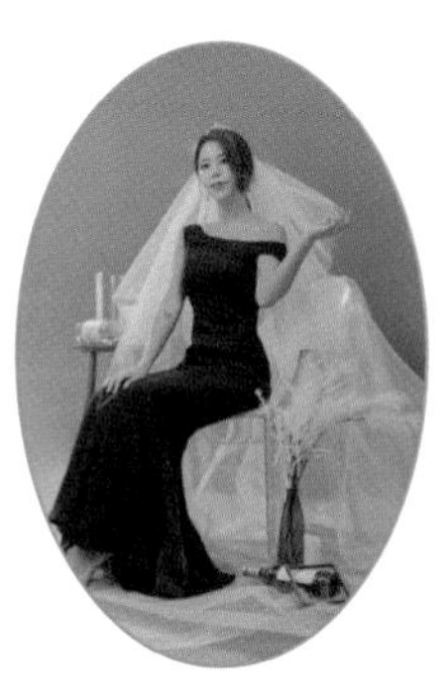

戒麵粉到現在我最滿意的成果之一就是睡眠品質提升。我實際感受到，度過充實的一天後的睡眠品質，在戒麵粉前後明顯不同。當然有時會因為肚子太餓而感到辛苦，但是我比之前睡得好上許多，早上起床時的精神變好。我親身體驗到這個變化後，覺得更神奇、更有成就感。晚上睡得好、早上起床時神清氣爽，變成我日常生活寫照後，我對生活的滿意度增加，也變得更專注。因為更專注，理所當然每件事情做起來就更有效率、更有成就感。以結果面來看，我忍耐並克制不吃麵粉製品的努力似乎讓我的自信心提升了。

之前欺騙餐一週只有一次，限制了很多吃外面食物的機會，但現在我會逐漸增加一般的食物，給身體一些時間來適應。我現在適度地跟想要吃美食的身體妥協，也正努力找到能靈活地克制的方法。用一句話來說就是在習慣如何邊享受邊忍耐。千萬要牢記，吃東西並不是罪。只是要吃各種健康又美味的食物。

This Week's Meal Plan

第九週菜單索引

	第 57 天	第 58 天	第 59 天
早餐	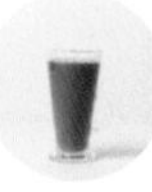 **羽衣甘藍酪梨綠拿鐵 P.208** ・羽衣甘藍 5 片 ・冷凍酪梨 1 匙 ・冷凍藍莓 1 匙 ・椰子水 1 杯 ・嫩麥芽粉 1 匙、水 適量	**香蕉堅果優格 P.210** ・無糖優格 80ml ・嫩麥芽粉 1 匙 ・綜合堅果 1 匙 ・香蕉 ½ 條	 **羽衣甘藍香蕉綠拿鐵 P.212** ・羽衣甘藍 5 片 ・香蕉 1 條 ・冷凍酪梨 1 匙 ・椰子水 1 杯 ・水 適量
午餐	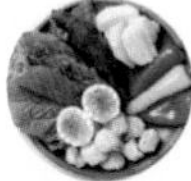 **起司雞萵苣菜包肉 P.208** ・蘿蔓萵苣 6 片 ・起司球雞胸肉 1 包 ・甜椒 3 條 ・半熟蛋 1 顆 ・蘋果 ½ 顆 ・蒸地瓜 1 條	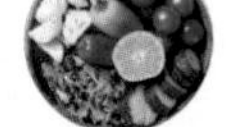 **雞球甜椒嫩葉套餐 P.210** ・甜椒 2 條 ・小番茄 1 把 ・雞胸肉球 1 包 ・嫩葉 1 把 ・蒸地瓜 1 條 ・橘子 ½ 顆	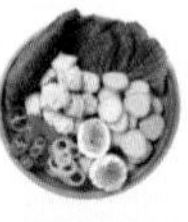 **紫蘇葉起司雞球餐 P.212** ・紫蘇葉 5 片 ・起司球雞胸肉 1 包 ・半熟蛋 1 顆 ・小黃瓜 ⅓ 條 ・甜椒 3 條 ・蒸地瓜 1 條
晚餐	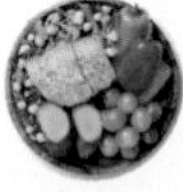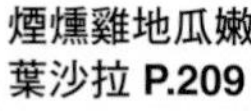 **煙燻雞地瓜嫩葉沙拉 P.209** ・煙燻雞胸肉 1 包 ・嫩葉 1 把 ・鷹嘴豆 少許 ・甜椒 3 條 ・綠葡萄 1 把 ・蒸地瓜 1 條	★★★★★ **迷你欺騙餐！**	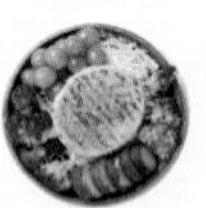 **雞排蔬菜餐宴 P.213** ・雞胸肉排 1 包 ・高麗菜 1 把 ・綠葡萄 1 把 ・蒸地瓜 1 條 ・綠花椰菜 1 把
點心	・綜合堅果 1 把 ・美式咖啡 1 杯 ・蛋白棒 ½ 條	・綜合堅果 1 把 ・美式咖啡 1 杯 ・蛋白棒 ½ 條	・綜合堅果 1 把 ・美式咖啡 1 杯 ・蛋白棒 ½ 條

本週開始除了週末欺騙餐可以吃到飽之外，我還決定偶爾有「迷你欺騙餐」來享受一點美食，目的是要因應突然爆發的食慾。我正努力在常吃的食物中加入多種食材，增添新鮮感，在吃一般的食物時也能告訴身體該怎麼自己控制。

第 60 天	第 61 天	第 62 天	第 63 天
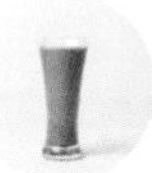 **羽衣甘藍藍莓綠拿鐵 P.214** ・羽衣甘藍 5 片 ・香蕉 1 條 ・冷凍藍莓 1 匙 ・椰子水 1 杯 ・水 適量	 **三色藍莓優格 P.216** ・無糖優格 80mℓ ・冷凍藍莓 1 匙 ・穀麥 少許 ・嫩麥芽粉 1 匙 ・綜合堅果 1 匙	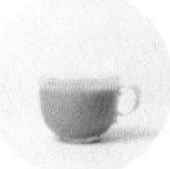 **水果綠拿鐵 P.218** ・羽衣甘藍 5 片 ・香蕉 1 條 ・椰子水 1 杯 ・冷凍酪梨 1 匙 ・綠葡萄 1 匙、水 適量	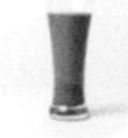 **紫色藍莓綠拿鐵 P.220** ・香蕉 1 條 ・冷凍酪梨 1 匙 ・椰子水 1 杯 ・冷凍藍莓 1 匙 ・水 適量
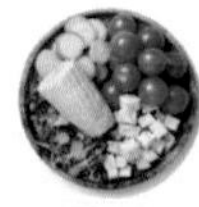 **香甜玉米雞肉嫩葉沙拉 P.214** ・小番茄 1 把 ・小黃瓜 ½ 條 ・玉米 ½ 條 ・嫩葉 1 把 ・雞胸肉排 1 包	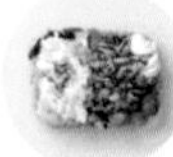 **鮭魚雞腿肉沙拉 P.216** ・市售鮭魚雞腿肉沙拉 1 包	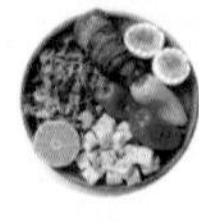 **蔬菜雞肉繽紛樂 P.218** ・嫩葉 1 把 ・雞胸肉排 1 包 ・半熟蛋 1 顆 ・甜椒 3 條 ・蒸地瓜 1 條 ・橘子 ½ 顆	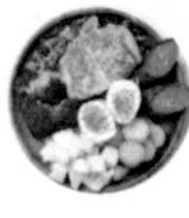 **地瓜蘋果雞肉顧腸餐 P.220** ・蒸地瓜 1 條 ・蘋果 ½ 顆 ・半熟蛋 1 顆 ・嫩葉 1 把 ・煙燻雞胸肉 1 包 ・綠花椰菜 ⅓ 顆 ・小黃瓜 ½ 條
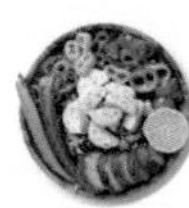 **辣椒雞肉包菜 P.215** ・雞胸肉球 1 包 ・嫩葉 1 把 ・橘子 ½ 顆 ・甜椒 3 條 ・蒸地瓜 1 條 ・青辣椒 2 條	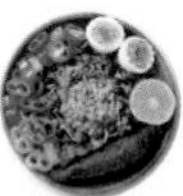 **納豆地瓜嫩葉沙拉 P.217**  ・嫩葉 1 把 ・納豆 1 盒 ・蒸地瓜 1 條 ・半熟蛋 1 顆 ・橘子 ½ 顆 ・甜椒 3 條	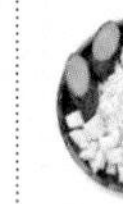 **起司雞高麗菜蒸地瓜 P.219** 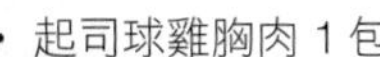 ・起司球雞胸肉 1 包 ・高麗菜 1 把 ・半熟蛋 1 顆 ・蒸地瓜 1 條 ・蘋果 ½ 顆	 **欺騙餐！**
・綜合堅果 1 把 ・美式咖啡 1 杯 ・蛋白棒 ½ 條	・綜合堅果 1 把 ・美式咖啡 1 杯 ・蛋白棒 ½ 條	・綜合堅果 1 把 ・美式咖啡 1 杯 ・蛋白棒 ½ 條	・綜合堅果 1 把 ・美式咖啡 1 杯 ・蛋白棒 ½ 條

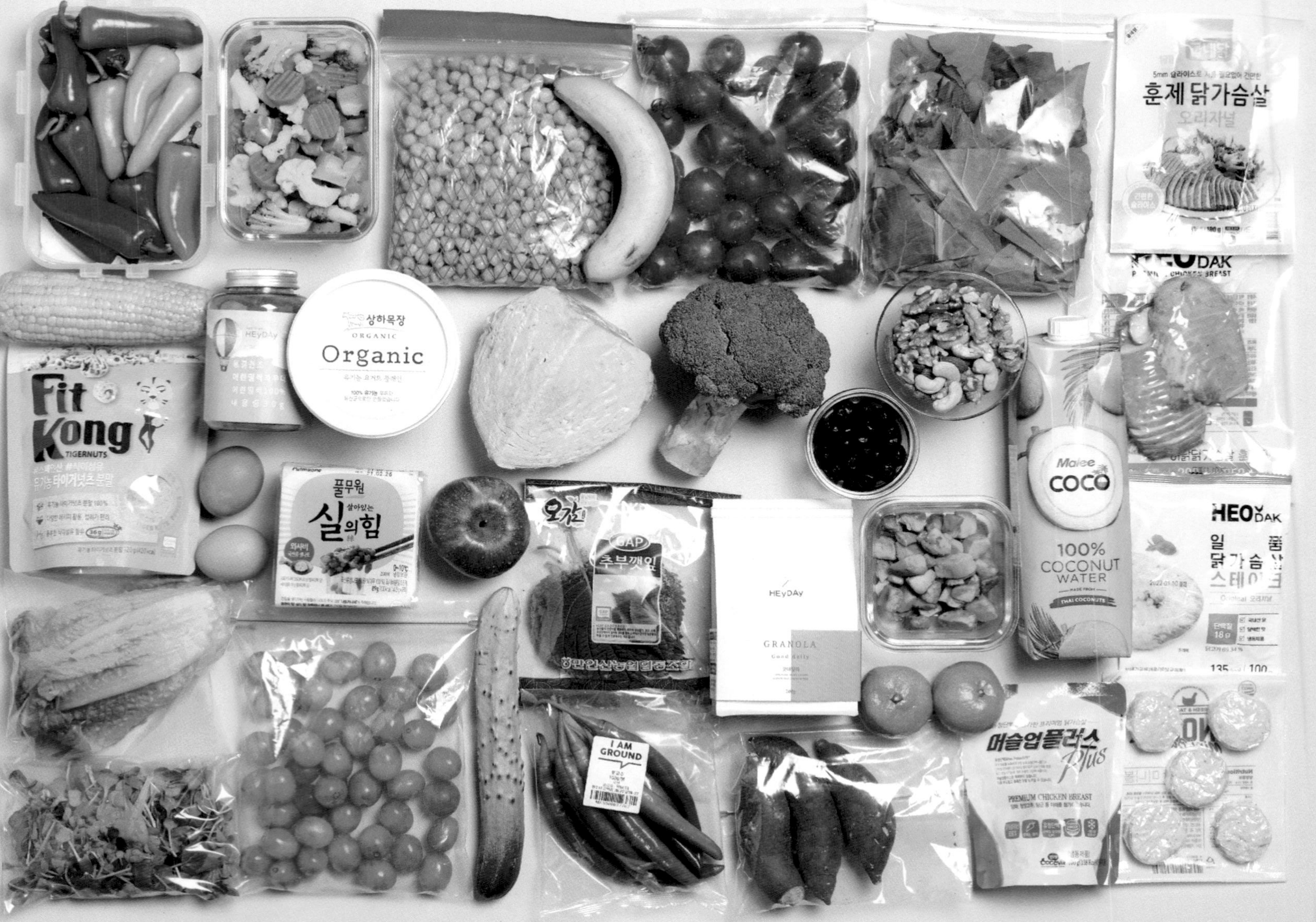

훈제 닭가슴살
오리지널
HEODAK
Malee
COCO
100% COCONUT WATER
PREMIUM CHICKEN BREAST
HEYDAY
GRANOLA
I AM GROUND
상하목장
ORGANIC
Organic
풀무원
HEYDAY
Fit Kong
TIGERNUTS

This Week's Meal Prep

第九週備餐計畫：買好之後放心地吃吧！

生鮮食材	市售食材
☑ 羽衣甘藍 20 片	☑ 冷凍酪梨 4 匙（Gom Gom）
☐ 香蕉 4.5 條	☐ 冷凍藍莓 4 匙（Well Fresh）
☐ 綠葡萄 2 把（1 把約 8-10 顆）	☐ 椰子水 5 杯（Malee）
☐ 蘿蔓萵苣 6 片	☐ 嫩麥芽粉 3 匙（Pa Pa Organic）
☐ 甜椒 19 條	☐ 無糖優格 160ml（Sang Ha Farm）
☐ 蘋果 1.5 顆	☐ 綜合堅果 2 匙（Fit Kong）
☐ 地瓜 10 條	☐ 穀麥 少許（Pa Pa Organic）
☐ 小番茄 2 把（1 把約 10-12 顆）	☐ 半熟蛋 6 顆（Egg Korea）
☐ 嫩葉 7 把	☐ 絲之力納豆 1 盒（Pul Mu One）
☐ 橘子 2 顆	☐ 起司球雞胸肉 3 包（Co Co Vill）
☐ 紫蘇葉 5 片	☐ 雞胸肉球 2 包（Da No）
☐ 小黃瓜 1.5 條	☐ 雞胸肉排 3 包（Heo Dak）
☐ 玉米 ½ 條	☐ 煙燻雞胸肉 1 包（Heo Dak）
☐ 綠花椰菜 2 把	☐ 煙燻雞胸肉 1 包（Goob Ne）
☐ 鷹嘴豆 少許	☐ 綜合堅果 7 把（No Brand）
☐ 高麗菜 2 把	☐ 蛋白棒 3.5 條（科克蘭）
☐ 青辣椒 2 條	☐ 鮭魚雞腿肉沙拉（To Go）

早餐

羽衣甘藍酪梨綠拿鐵

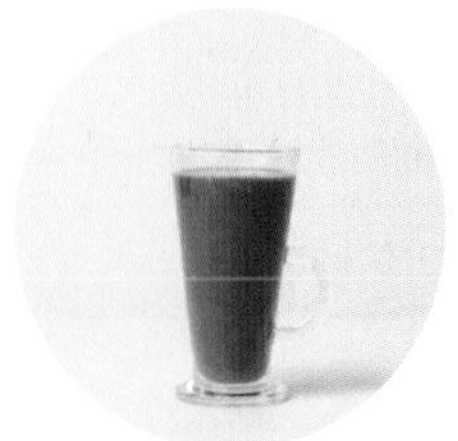

在減肥的過程中，有時候會因為吃得太少而暈眩、眼冒金星。羽衣甘藍富含對女性很好的鐵質，每天早上喝杯羽衣甘藍打成的順口綠拿鐵能預防暈眩。

食材：羽衣甘藍 5 片、冷凍酪梨 1 匙、冷凍藍莓 1 匙、椰子水 1 杯、嫩麥芽粉 1 匙、水適量。需要調理：❶ 將羽衣甘藍、酪梨、藍莓和嫩麥芽粉放入攪拌機中。❷ 加入椰子水後，在攪拌的過程中邊觀察濃稠度邊加水。

午餐

起司雞萵苣菜包肉

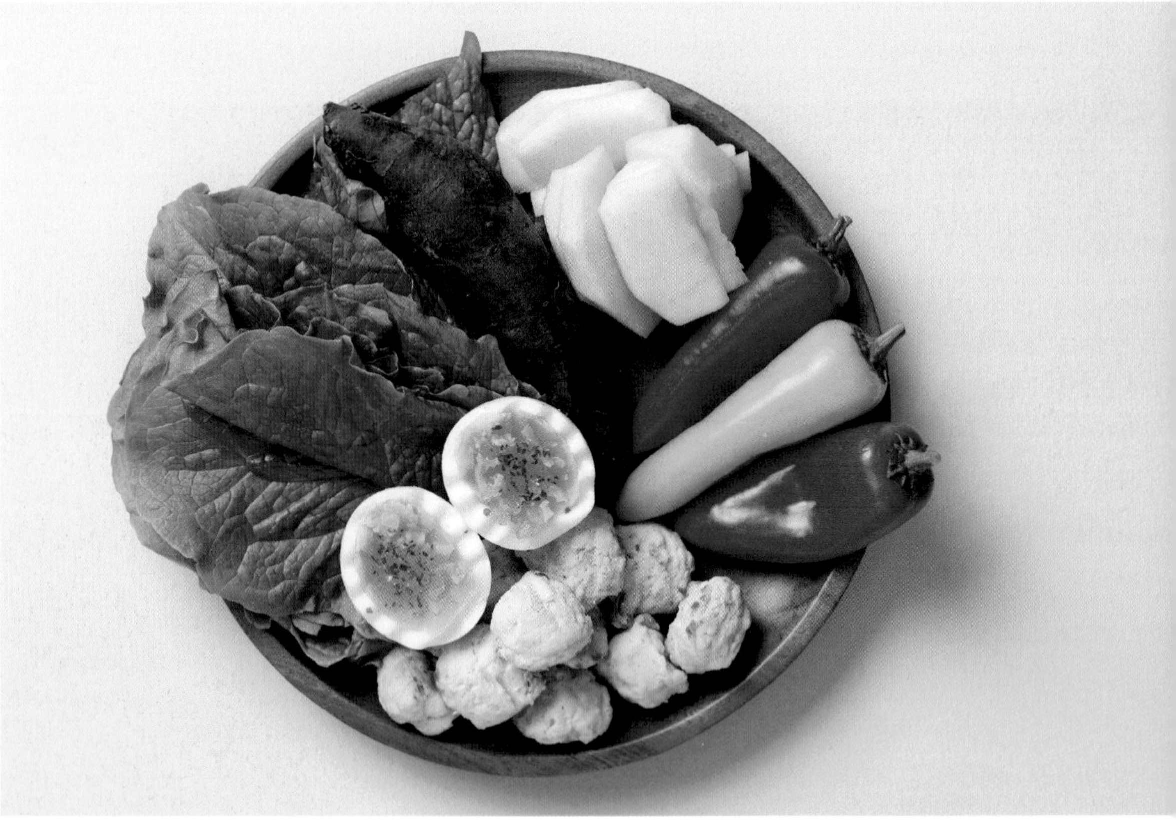

在肚子特別餓的那天，用生菜包很多食材，然後大口吃下吧！這樣吃會比分開吃更有飽足感，也會讓心情變好。把酸酸甜甜的蘋果當成飯後甜點，甚至能轉換下午的心情。

食材：蘿蔓萵苣 6 片、起司球雞胸肉 1 包、甜椒 3 條、半熟蛋 1 顆、蘋果 ½ 顆、蒸地瓜 1 條。不需要調理（將雞胸肉放進微波爐加熱一至兩分鐘解凍後，跟已經準備好的食材一起裝盤。）

善女的小撇步

有時候真的很餓，可以吃一～兩顆半熟蛋就能輕鬆填飽肚子。

休息一下

下午茶點心

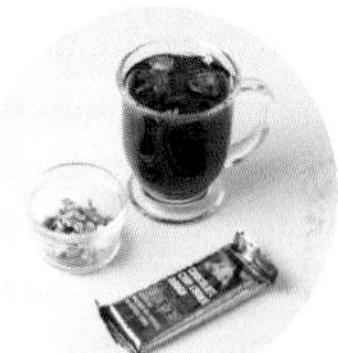

- 美式咖啡 1 杯
- 綜合堅果 1 把
- 蛋白棒 ½ 條

善女的悄悄話

我開始戒麵粉之後也一起戒酒，目前為止都沒有破戒。原本我非常愛喝酒，也喜歡跟人喝酒，但現在我徹底戒掉麵粉和酒，連我自己也覺得非常神奇又驚訝。當然我並不打算一輩子都不喝酒。我計畫在成功戒麵粉到某種程度後就適度喝酒，不是吃下酒菜，而是單純喝酒。

晚餐

煙燻雞地瓜嫩葉沙拉

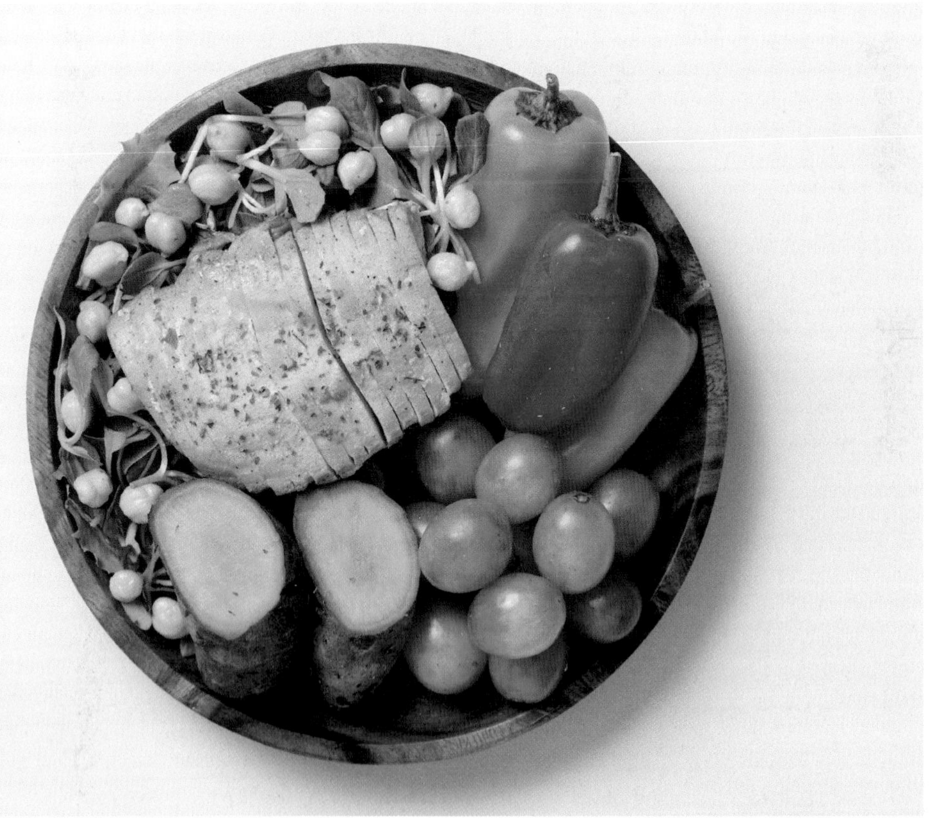

鷹嘴豆這高蛋白食品雖然很香，但有點乾。如果跟水分豐富且脆口的甜椒一起吃，就能吃得更爽口，就像在嘴巴裡淨化一樣。吃完之後，再搭配清爽值破表的綠葡萄，這一餐就更完美了。

食材：煙燻雞胸肉 1 包、嫩葉 1 把、鷹嘴豆少許、甜椒 3 條、綠葡萄 1 把、蒸地瓜 1 條。不需要調理（將雞胸肉放進微波爐加熱一至兩分鐘解凍後，跟已經準備好的食材一起裝盤。）

善女的小撇步

喝酒的隔天最好不要勉強運動，讓肝專心解毒就好。

早餐

香蕉堅果優格

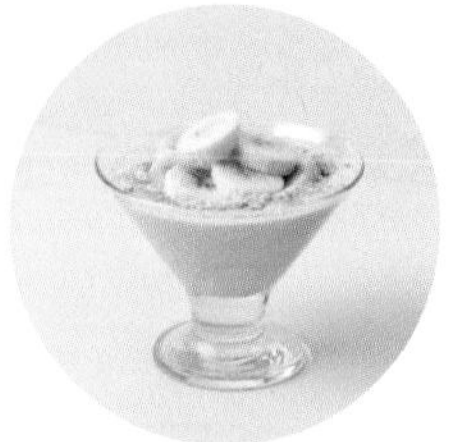

把淡綠的嫩麥芽粉撒在雪白的優格上，增添淡淡的色澤後再切點香蕉作為裝飾。最後放上綜合堅果當成配料，就完成了這道不輸給咖啡店的超簡單優格！

食材：無糖優格 80㎖、嫩麥芽粉 1 匙、綜合堅果 1 匙、香蕉 ½ 條。
不需要調理（將雞胸肉放進微波爐加熱一至兩分鐘解凍後，跟已經準備好的食材一起裝盤。）

午餐

雞球甜椒嫩葉套餐

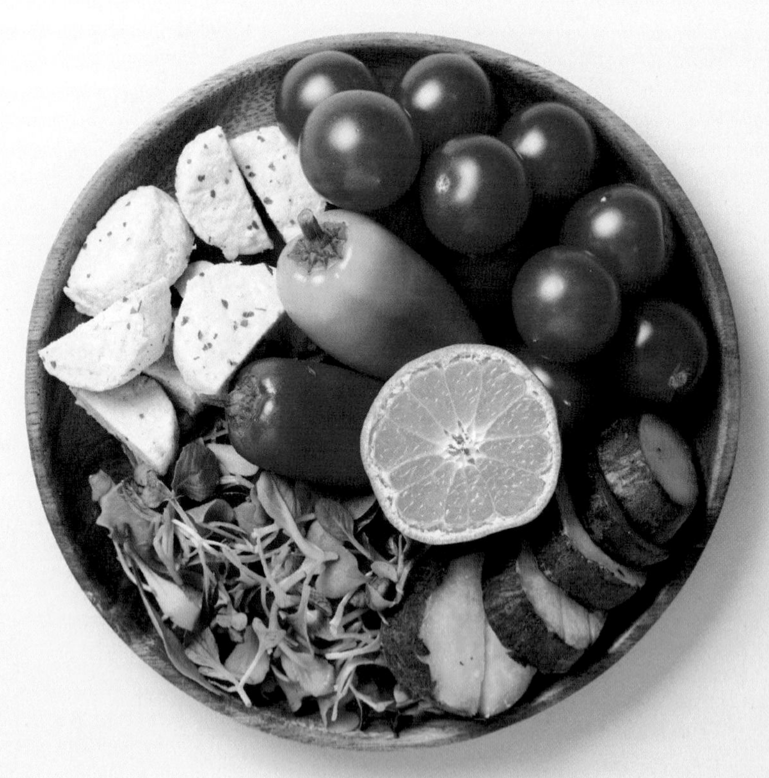

嫩葉的菜味不重，不會讓人抗拒，現在到賣場都可以買到，非常適合當成減肥食材，尤其是做成便當帶出去吃。

食材：甜椒 2 條、小番茄 1 把、雞胸肉球 1 包、嫩葉 1 把、蒸地瓜 1 條、橘子 ½ 顆。不需要調理（將雞胸肉放進微波爐加熱一至兩分鐘解凍後，跟已經準備好的食材一起裝盤。）

善女的小撇步

每天記下自己吃的東西吧！以後會很有幫助的。

休息一下

下午茶點心

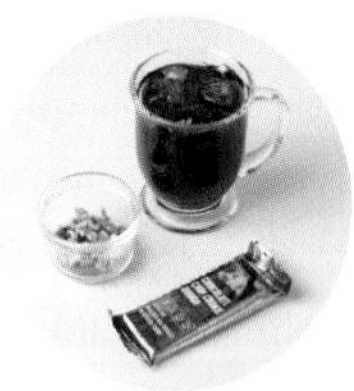

- 美式咖啡 1 杯
- 綜合堅果 1 把
- 蛋白棒 ½ 條

善女的悄悄話

今天有點快感冒的感覺，一整天都很累。在身體這麼虛弱、這麼辛苦的時候，最好不要運動或是餓肚子，而是要儘量滿足身體的需求。剛好之前決定今天是迷你欺騙餐，我用最喜歡的大醬和炒飯做出有飽足感的一餐，吃完之後就休息了。現在我好像學會了配合每天的狀況調整菜單和運動的技巧。

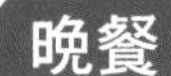

迷你欺騙餐

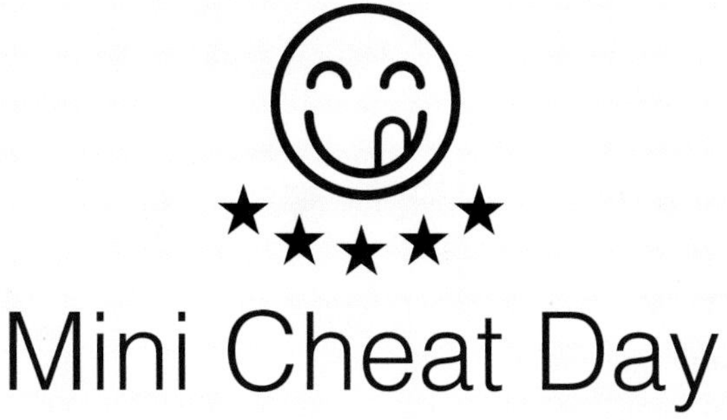

在正式的欺騙餐之前，中間可以享受一次迷你欺騙餐。我選擇喜歡的韓國傳統食物而非重口味的食物。以前我會吃超過一人份，現在則是為了養成少食的習慣而只吃一點點、慢慢地吃。選擇可以轉換心情的食物來當成欺騙餐吧！只要少量就行了。不要害怕吃東西！

早餐

羽衣甘藍香蕉綠拿鐵

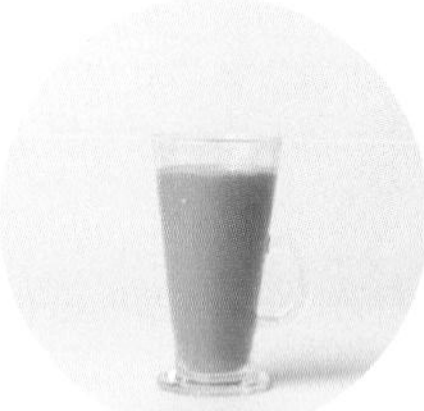

前一天吃了迷你欺騙餐，因為是比平常的口味還更重的一般食物，所以必須提振精神。我準備綠拿鐵來預防可能會發生的水腫。

食材：羽衣甘藍 5 片、香蕉 1 條、冷凍酪梨 1 匙、椰子水 1 杯、水適量。需要調理：❶ 將羽衣甘藍、香蕉和酪梨放入攪拌機中。❷ 加入椰子水後，在攪拌的過程中邊觀察濃稠度邊加水。

午餐

紫蘇葉起司雞球餐

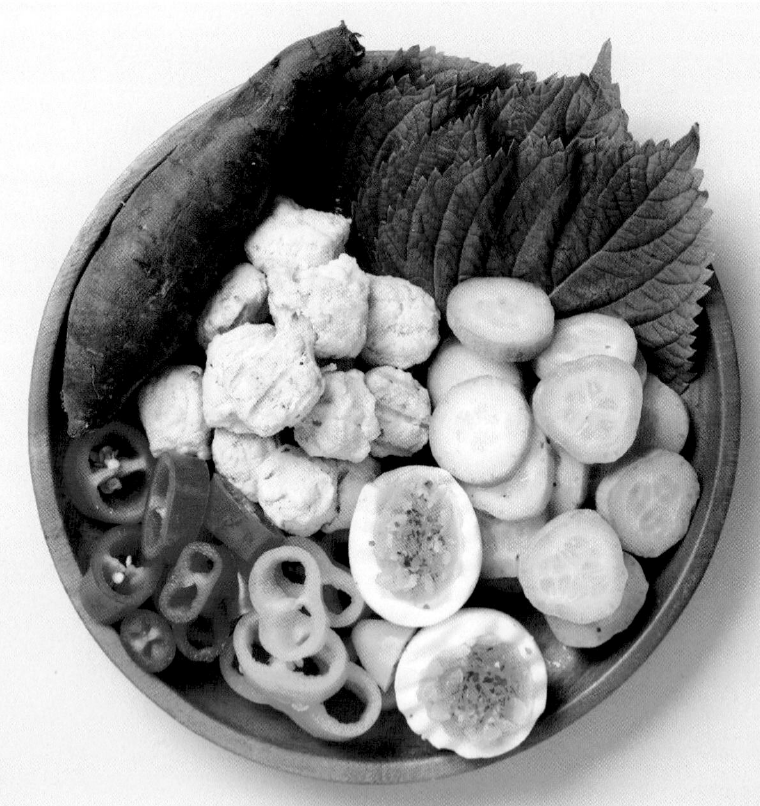

把雞胸肉和脆脆的甜椒放在紫蘇葉上，因為有紫蘇葉的香味，這一餐吃起來非常開心，似乎連肚子都覺得很清爽。跟其它蔬菜包在一起吃也很不錯。

食材：紫蘇葉 5 片、起司球雞胸肉 1 包、半熟蛋 1 顆、小黃瓜 ⅓ 條、甜椒 3 條、蒸地瓜 1 條。不需要調理（將雞胸肉放進微波爐加熱一至兩分鐘解凍後，跟已經準備好的食材一起裝盤。）

善女的小撇步

「我的餐盤」飲食法的特點就是限制自己只吃一定的分量。

休息一下

下午茶點心	善女的悄悄話
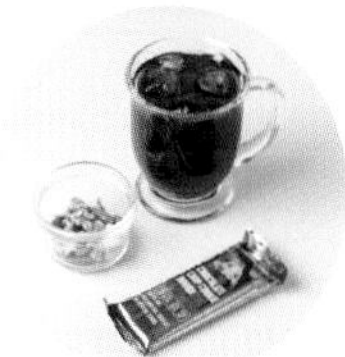 ・美式咖啡 1 杯 ・綜合堅果 1 把 ・蛋白棒 ½ 條	以前我很喜歡看 YouTube 上的吃播，現在根本沒有想看的念頭。雖然嘗過的味道也會有風險，但沒有嘗過的味道風險更大。我覺得如果看到新推出食物的試吃影片，就會非常想知道味道究竟如何。因此我開給自己的緊急處方箋就是暫時先遠離吃播。

晚餐

雞排蔬菜餐宴

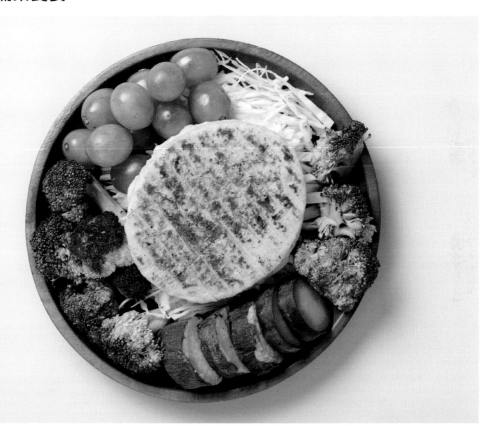

一整天中肚子最餓的時候就是晚上。準備各種蔬菜來增加飽足感吧！相較於只吃生菜，稍微炒過的菜更有飽足感。如果在最後吃地瓜，就會感覺食物滿到下巴，這樣就能控制食慾。

食材：雞胸肉排 1 包、高麗菜 1 把、綠葡萄 1 把、蒸地瓜 1 條、綠花椰菜 1 把。需要調理：❶ 將橄欖油均勻倒入平底鍋中，放入綠花椰菜後以小火翻炒。❷ 將雞胸肉放進微波爐加熱一至兩分鐘解凍後，跟已經準備好的食材一起裝盤。

善女的小撇步

如果很難只吃青菜，可以允許一茶匙的沾醬。之後可以再逐漸減少。

早餐

羽衣甘藍藍莓綠拿鐵

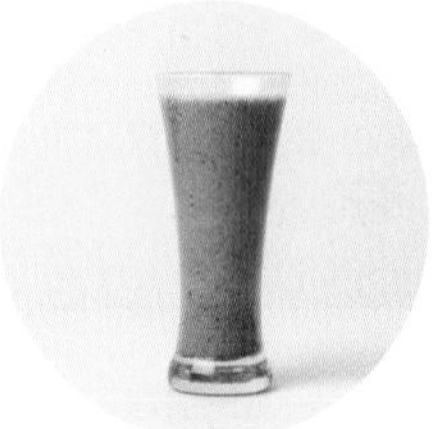

減肥的時候會因為過度減少進食量，導致整個人無精打采或是身體狀況變差。所以最好能吃健康的食品，而不是過度節食。不要省略早餐，打個鐵質豐富的羽衣甘藍奶昔補充營養，好好照顧身體吧！

食材：羽衣甘藍 5 片、香蕉 1 條、冷凍藍莓 1 匙、椰子水 1 杯、水適量。需要調理：❶ 將羽衣甘藍、香蕉和藍莓放入攪拌機中。❷ 加入椰子水後，在攪拌的過程中邊觀察濃稠度邊加水。

午餐

香甜玉米雞肉嫩葉沙拉

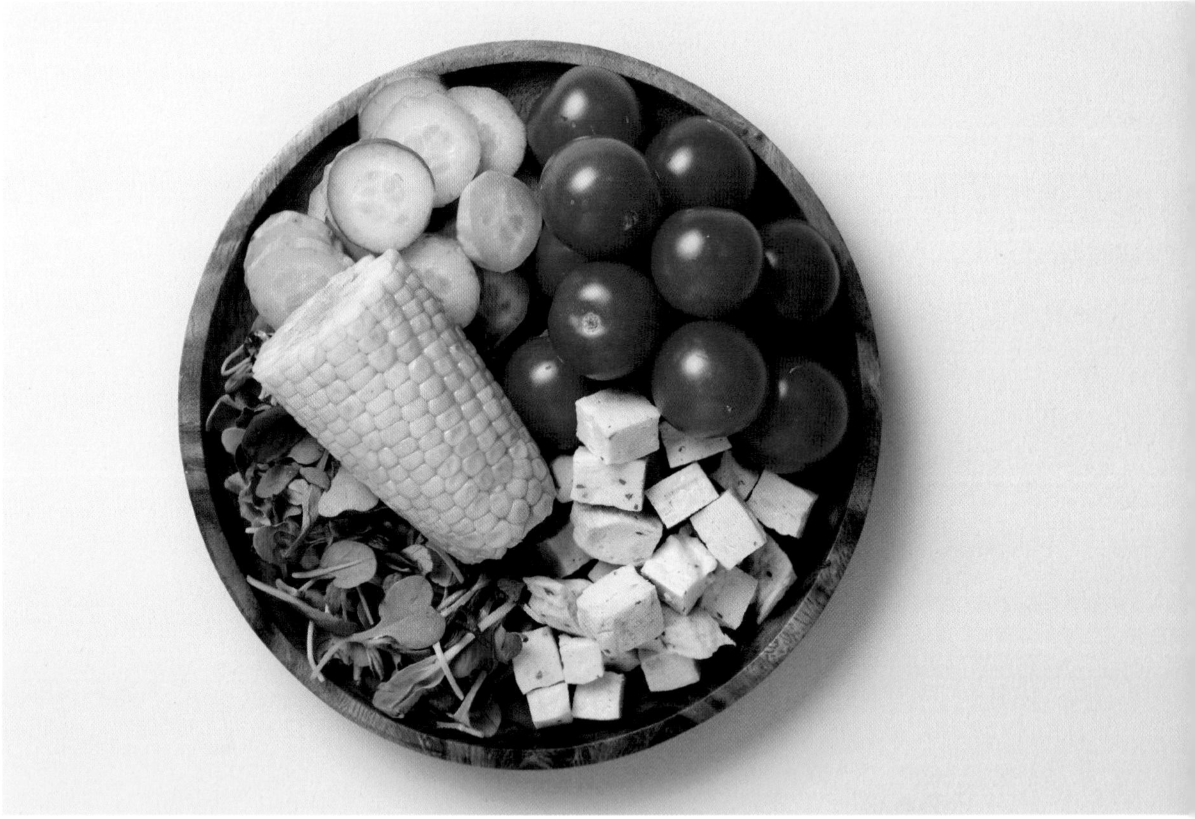

目前為止我都只吃地瓜來攝取澱粉，開始有點膩了。在我找新的澱粉來源的時候，找到跟地瓜一樣是救荒食物的玉米，我覺得應該還不錯。均衡地吃各種食物，試試看哪個食物合自己的口味，也是管理自己的其中一個好方法。

食材：小番茄 1 把、小黃瓜 ½ 條、玉米 ½ 條、嫩葉 1 把、雞胸肉排 1 包。不需要調理（將雞胸肉放進微波爐加熱一至兩分鐘解凍後，跟已經準備好的食材一起裝盤。）

善女的小撇步

用氣泡水取代碳酸飲料吧！只是不能太過依賴、不能當水喝。

休息一下

下午茶點心	善女的悄悄話
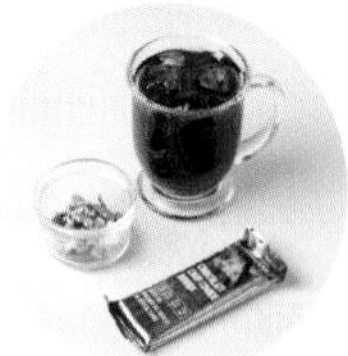 · 美式咖啡 1 杯 · 綜合堅果 1 把 · 蛋白棒 ½ 條	我想嘗試不同種類的澱粉，所以很好奇玉米適不適合。蒸玉米比地瓜的熱量更高，飽足感卻比想像中還低。果然還是地瓜比較適合我！我又更瞭解自己了。努力體驗各種食物來找出最適合自己的吧！

晚餐

辣椒雞肉包菜

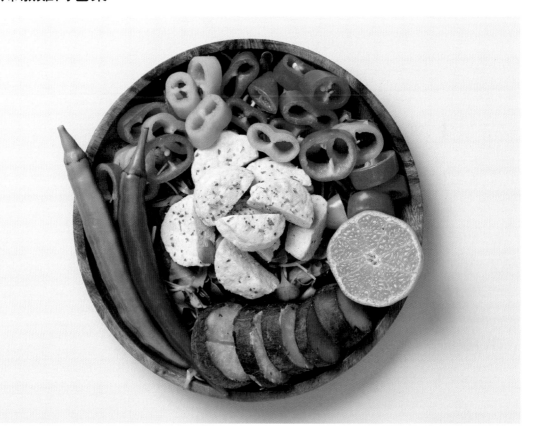

控制飲食的時候，吃甜椒這類需要咀嚼高營養密度的蔬菜，就能控制食慾。如果很懷念辣味食物，就搭配脆脆的青辣椒吧！火辣的味道很適合轉換心情。肉類和辣椒的組合永遠都是最佳的。

食材：雞胸肉球 1 包、嫩葉 1 把、橘子 ½ 顆、甜椒 3 條、蒸地瓜 1 條、青辣椒 2 條。不需要調理（將雞胸肉放進微波爐加熱一至兩分鐘解凍後，跟已經準備好的食材一起裝盤。）

善女的小撇步

不用花時間煩惱栗子地瓜和一般地瓜哪種熱量比較低，選擇自己喜歡的，然後開心地吃吧！

早餐

三色藍莓優格

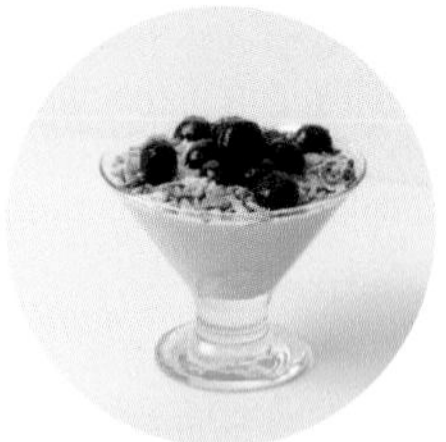

每次到了要吃我愛的優格當天，我就會比平常更早睜開眼。優格加上各種配料就更美味了。紫色的藍莓、黃棕色的堅果和淺綠色的嫩麥芽粉放在上面，就形成了美麗的三色優格！

食材：無糖優格 80㎖、冷凍藍莓 1 匙、穀麥少許、嫩麥芽粉 1 匙、綜合堅果 1 匙。不需要調理（將優格和食材裝入碗中，擺得美美的再享用。）

午餐

鮭魚雞腿肉沙拉（市售沙拉）

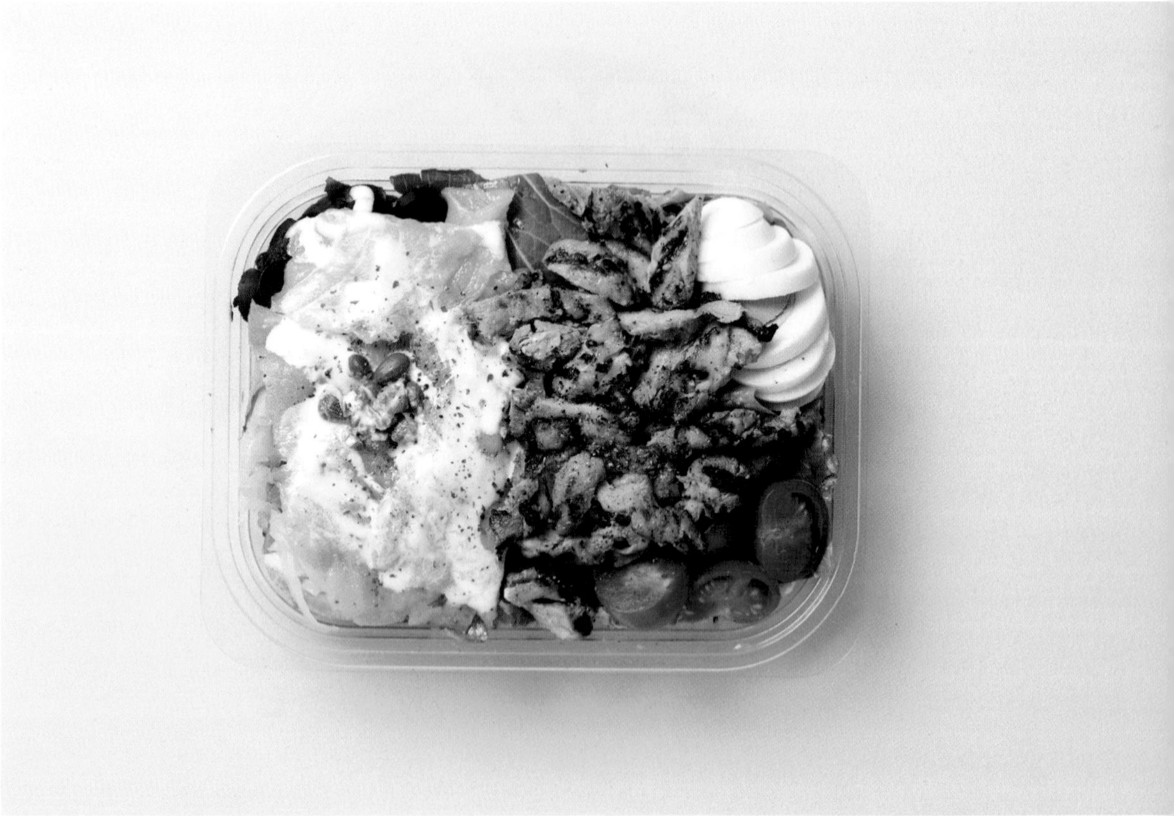

執行無麩質飲食瘦身後常去某間沙拉店。今天我點了最喜歡的雞腿肉和鮭魚。如果覺得有點不夠，可以事先準備地瓜來補充澱粉。轉換心情大、大、大成功！

休息一下

下午茶點心	善女的悄悄話
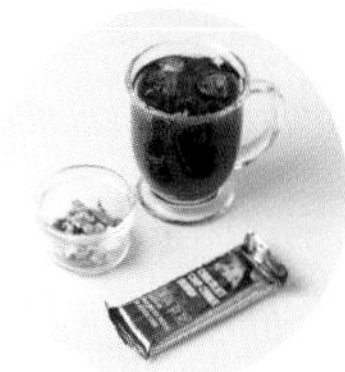 ・美式咖啡 1 杯 ・綜合堅果 1 把 ・蛋白棒 ½ 條	好久沒有吃美味的市售沙拉。再怎麼說都是沙拉專賣店做的，應該會比自己在家做的沙拉更好吃，但很奇怪的是，今天我覺得自己做的沙拉更好吃。看來我的菜單越來越合我的口味了。最近每個人看到我都說我瘦了、看起來更嬌小。果然，我在每個人眼中看來都是最幸福的。我還發現自己在準備餐點時連一點厭煩的念頭都沒有。

晚餐

納豆地瓜嫩葉沙拉

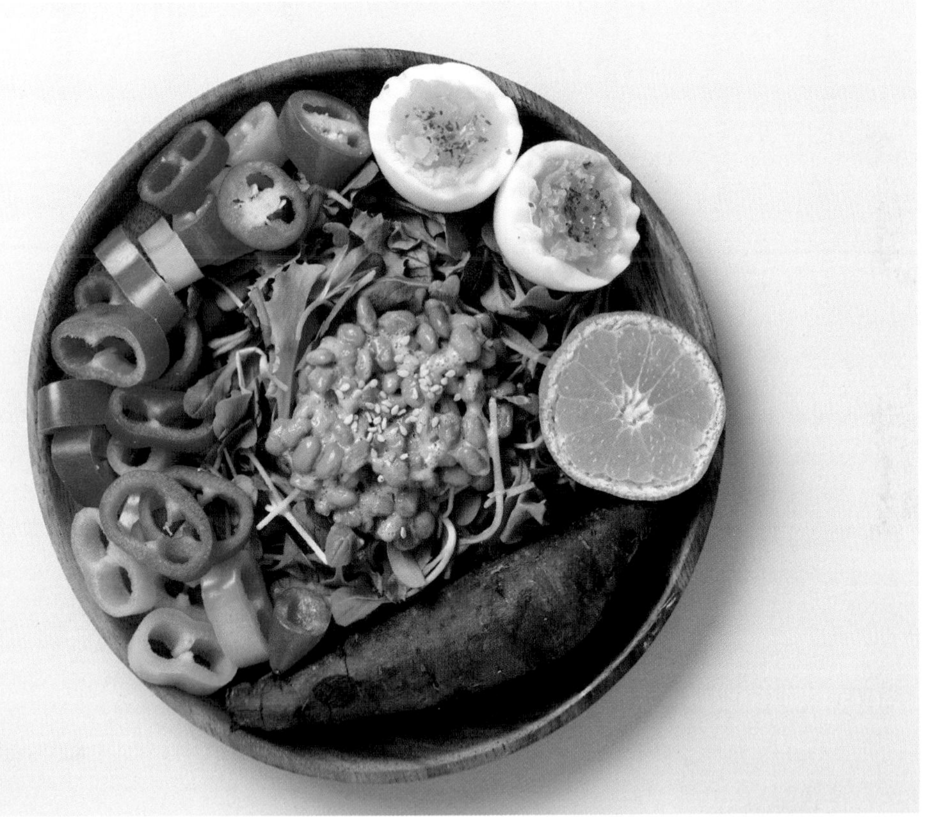

納豆是有益健康的發酵食品，能預防便祕，也能製造許多對身體好的有益菌、除去有害菌。就算不喜歡也要偶爾吃一下，這樣才能更健康地減肥。

食材：嫩葉 1 把、納豆 1 盒、蒸地瓜 1 條、半熟蛋 1 顆、橘子 ½ 顆、甜椒 3 條。不需要調理（多次攪拌納豆，不要加入附贈的醬料，即可跟已經準備好的食材一起享用。）

善女的小撇步

我們身體的免疫力是由腸道負責的。實行無麩質料理會讓腸道變健康。

早餐

水果綠拿鐵

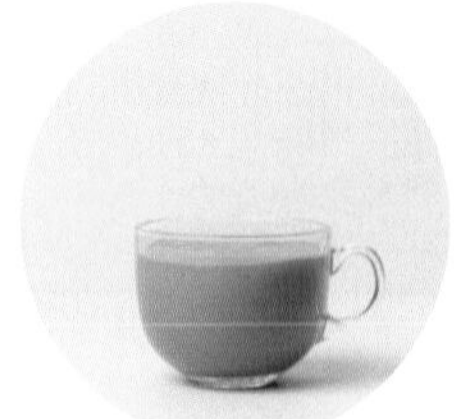

綠拿鐵的基底是蔬菜，但只要加點少量的當季水果，就會更甜、更順口。今天加了我最喜歡的葡萄。替換成當天想吃的水果吧！

食材：羽衣甘藍 5 片、香蕉 1 條、冷凍酪梨 1 匙、綠葡萄 1 匙、椰子水 1 杯、水適量。需要調理：❶ 將羽衣甘藍、香蕉、酪梨和綠葡萄放入攪拌機中。❷ 加入椰子水後，在攪拌的過程中邊觀察濃稠度邊加水。

午餐

蔬菜雞肉繽紛樂

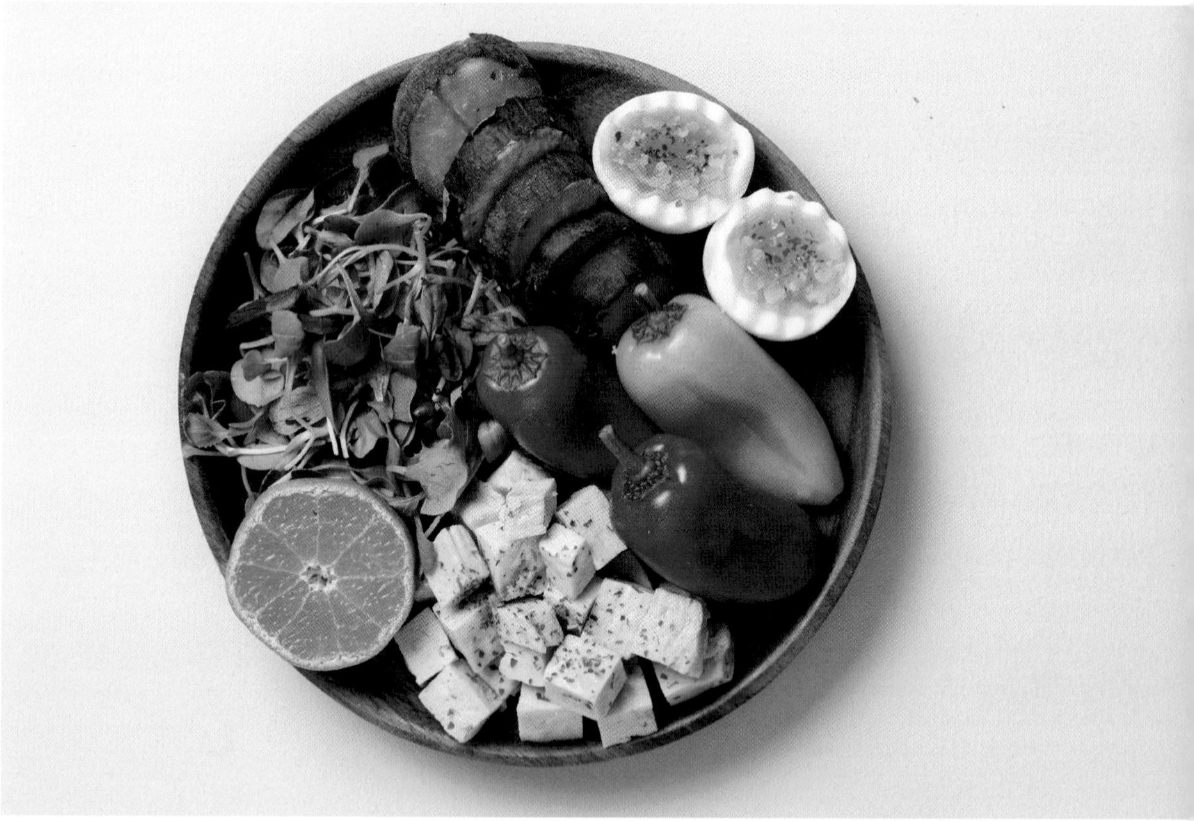

半熟蛋的黃色、甜椒的紅色、橘子的橘色，還有新鮮嫩葉的淡綠色，這四種顏色在盤子上非常和諧。擺盤不要隨便，稍微花點心思弄得美美的吧！這是送給自己的禮物。

食材：嫩葉 1 把、雞胸肉排 1 包、半熟蛋 1 顆、甜椒 3 條、蒸地瓜 1 條、橘子 ½ 顆。不需要調理（將雞胸肉放進微波爐加熱一至兩分鐘解凍後，跟已經準備好的食材一起裝盤。）

善女的小撇步

運動時沒流汗不代表沒有瘦下來或沒有效果，要持續動起來！

休息一下

下午茶點心	善女的悄悄話
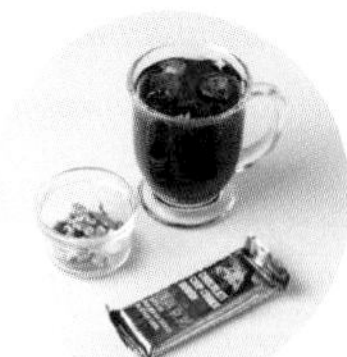 • 美式咖啡 1 杯 • 綜合堅果 1 把 • 蛋白棒 ½ 條	通常都是週六晚上吃欺騙餐，但這週的欺騙餐是週日，不是今天。剛好今天下午有約出門，經過很多餐廳的地方時聞到各種美食的香味。我一心想著明天，專注地吃我帶來的便當，平息食慾。我的自制力讓我忍住了！我要大力稱讚自己！

晚餐

起司雞高麗菜蒸地瓜

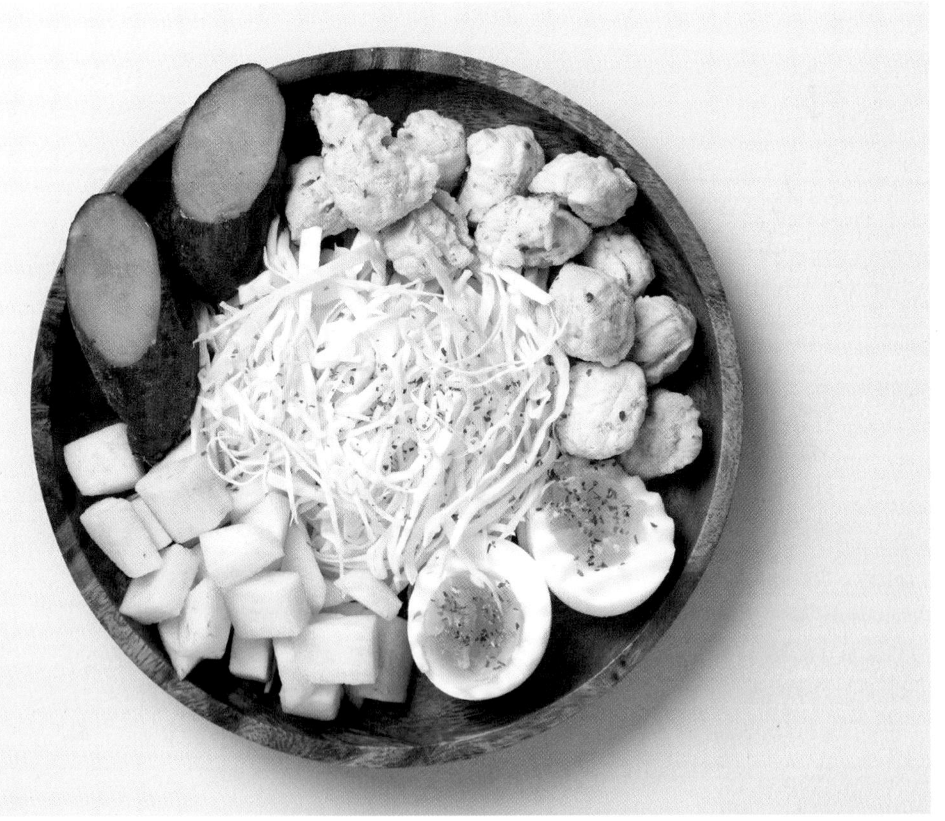

這週欺騙餐是星期天，不是星期六。星期六晚上沒有吃欺騙餐，所以比平日還要忍耐更多誘惑。選出最喜歡的食物，然後裝一大盤吧！

食材：起司球雞胸肉 1 包、高麗菜 1 把、半熟蛋 1 顆、蒸地瓜 1 條、蘋果 ½ 顆。不需要調理（將雞胸肉放進微波爐加熱一至兩分鐘解凍後，跟已經準備好的食材一起裝盤。）

善女的小撇步

當自己狀態消沉的時候，我不會喝酒，會少吃一點，直到身心恢復為止。

早餐

紫色藍莓綠拿鐵

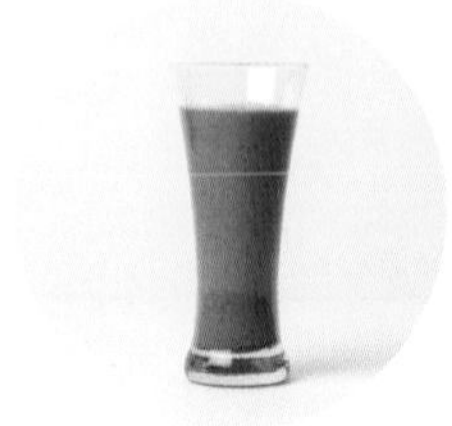

每天早上都要準備食材再用攪拌機做成奶昔，可能會讓人有點厭煩。但是，不要帶著「我的身體我會自己看著辦」的想法省略早餐，一定要吃早餐。如果不想用攪拌機，就把香蕉或藍莓等這類好吃的水果直接放在嘴巴裡品嘗吧！

食材：冷凍藍莓 1 匙、香蕉 1 條、冷凍酪梨 1 匙、椰子水 1 杯、水適量。需要調理：❶ 將藍莓、香蕉和酪梨放入攪拌機中。❷ 加入椰子水後，在攪拌的過程中邊觀察濃稠度邊加水。

午餐

地瓜蘋果雞肉顧腸餐

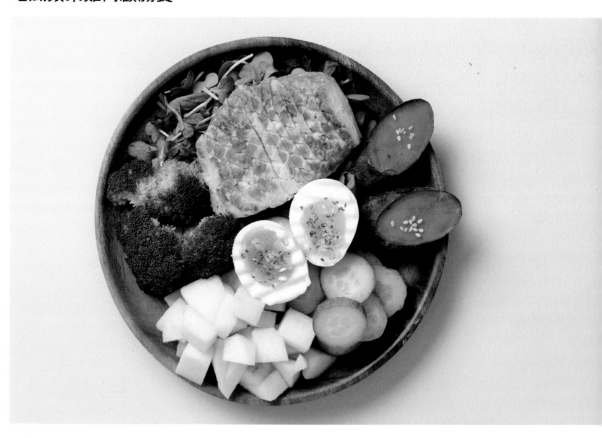

我常聽到有人說，控制飲食的祕訣就是，在欺騙餐前的進食量要維持跟平常一樣。午餐要吃得適量，才能預防晚餐吃得過量，也才能補充缺乏的營養。要像平常一樣按時吃三餐，這件事應該不需要再多說了。

食材：蒸地瓜 1 條、蘋果 ½ 顆、半熟蛋 1 顆、嫩葉 1 把、煙燻雞胸肉 1 包、綠花椰菜 ⅓ 顆、小黃瓜 ½ 條。不需要調理（將雞胸肉放進微波爐加熱一至兩分鐘解凍後，跟已經準備好的食材一起裝盤。）

善女的小撇步

建議不要同時攝取油脂類和砂糖。這兩樣加在一起的時候會更加速變胖。

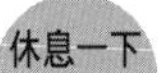

下午茶點心

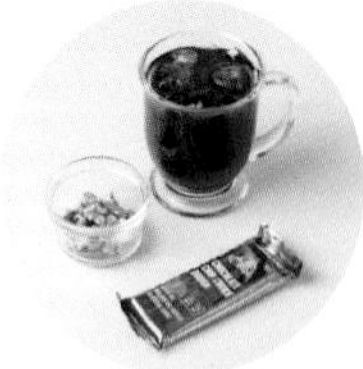

- 美式咖啡 1 杯
- 綜合堅果 1 把
- 蛋白棒 ½ 條

善女的悄悄話

有句減肥名言說：「不用吃也知道那是什麼味道。」（譯註：減肥的人面對自己想吃的東西，會告訴自己這句話，勸自己不要吃。）但我完全無法理解。我覺得熟悉的味道的風險更高。我在欺騙餐的時候吃到減肥前愛吃的韓式辣燉雞，覺得甜甜辣辣的，非常好吃。一週以來為了控制飲食已經吃了很多苦，現在終於能享受到美食，覺得這機會非常寶貴，也很感謝能吃到。好，既然已經吃飽了，下週還要繼續邁向 S 號。

晚餐

欺騙餐

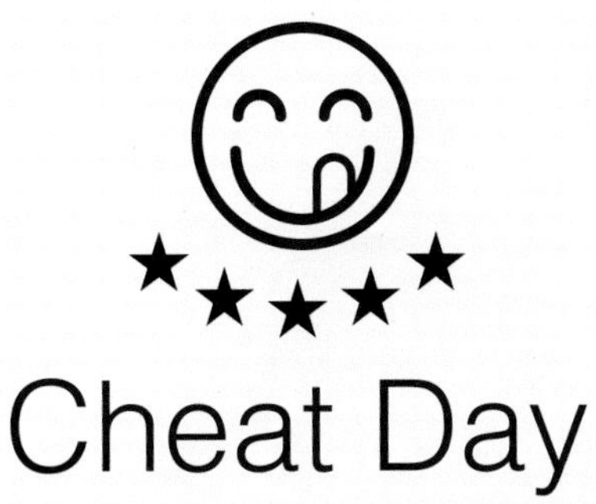

終於來到一週中最期待的欺騙餐。可能是因為這週不是在星期六，而是延後了一天到星期天，所以更難忍耐、更難等待。你已經忍得很好了，現在只剩盡情地吃了。當然還是吃高蛋白的食物，不能吃麵粉，也不要過量。以前想吃什麼就吃什麼、想做什麼就去做，但現在我克制自己，也戒了麵粉，因此變得很珍惜欺騙餐，真的會開始珍惜我吃的每個食物。最近甚至學到要感謝食物。無麩質飲食讓我開始對一切心懷感謝。

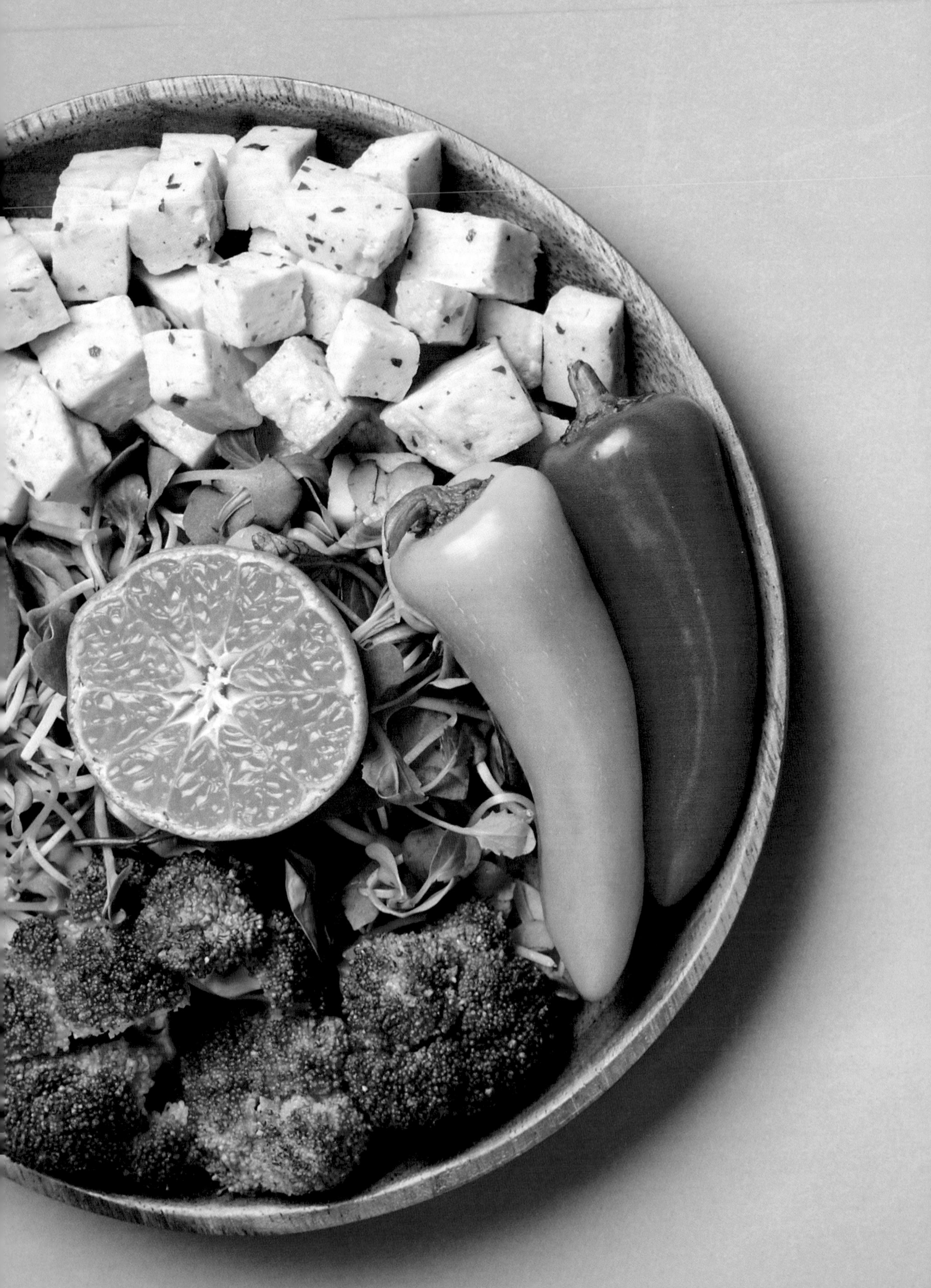

10th Week

第十週

This Week's Challenges

本週目標

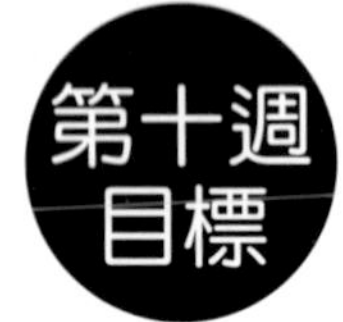

檢查無麩質食材庫存，避免鬧空城亂吃

肌力運動	有氧運動
橋式三十下＋驢子踢腿三十下	健走運動四十分鐘

韓國有句話說：「在和平的日子吃吐司邊勝過在煩惱中吃的山珍海味。」為了要打破吃一般食物就會變胖的刻板印象，必須在減肥餐和一般食物中取得平衡，有彈性地克制自己。雖然吃減肥餐也很重要，但是不可能一輩子都不吃一般的食物。不要把食物想得很可怕，而且逃避無法解決一切。要不斷學習在任何的場合、在任何的狀況中吃東西都能自我節制的方法，然後要讓身體習慣。

這週只要下定決心做到這個就行了！

01 學會感受身體發出的訊號

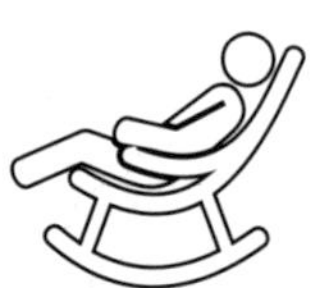

當你特別疲倦或不舒服、生理期前後狀態不佳或是感覺快要感冒了，這時就不要勉強自己運動，察覺身體發出的訊號並安慰自己吧！不要忘記，減肥就是一輩子都管理自己。因為健康第一。

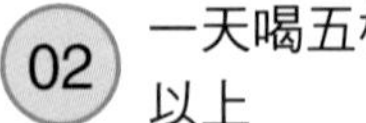

02 一天喝五杯水以上

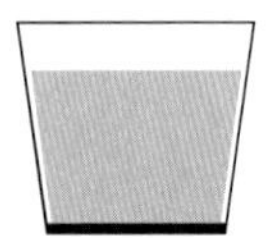

減肥時攝取水分是很重要的事情。如果攝取充分的水分，就能減緩空腹感，同時也能排出體內的老廢物質，促進腸胃蠕動，所以有助減肥。從今天起養成常喝水的好習慣吧！

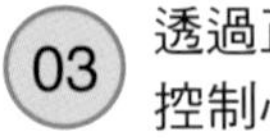

03 透過正念飲食控制心態

這是非常危險時期，會鬆懈且為自己的行為找藉口。這種時候更專注在自己身上，更嚴格地管理自己的生活！專注意識到自己正在吃東西，然後慢慢地吃吧！這就是正念飲食（mindful eating）。不要覺得吃東西很有罪惡感，想著自己正在吃各種優質的食物，專注在吃飯上，對食物心懷感謝吧！

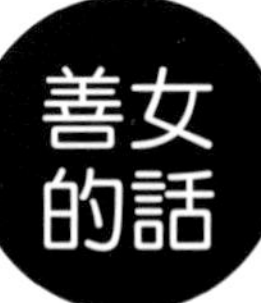

我的 100 天無麩質菜單計畫

大膽地說「我穿 S 號」吧！

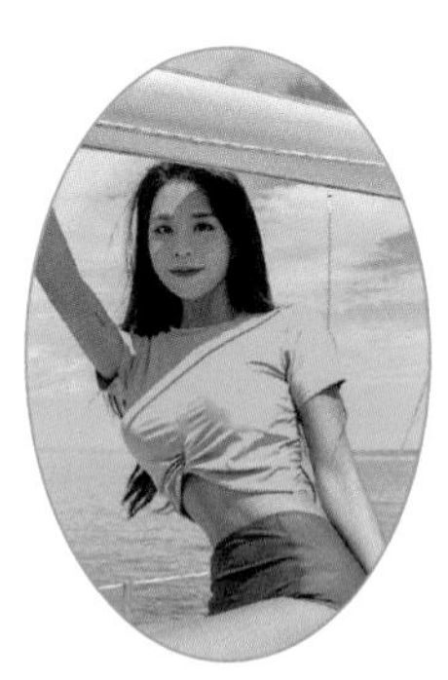

現在再回去穿以前穿的褲子會發現，已經寬到要用手抓住才不會滑掉。這表示我已經瘦了這麼多。雖然大家都一樣，但我真的很喜歡穿漂亮的衣服。當我可以毫無顧忌地購買任何我想穿的好看衣服時，感覺所有的壓力都消失了。曾經讓我最痛苦的時刻就是站在衣櫃面前崩潰、面對衣服時感到悲慘；儘管穿不下想穿的衣服時會感到懊惱，但面對想吃的食物卻又失去防備。

有人問我：「何必只是為了穿上好看的衣服，這麼辛辛苦苦地減肥呢？」如果我能在穿上展現自己的衣服、好看的衣服、想穿的衣服等世界上任何款式的衣服時，都讓所有人覺得我很漂亮，那麼對我來說這絕對不是「只是」。一次都沒嘗試過的人當然會覺得這件事沒什麼大不了，但我很清楚，現在的喜悅比吃飽的喜悅還大上百倍。

如今不需要煩惱尺寸，實在是非常幸福。現在買衣服的時候不用在意店員的臉色。在派對裡不必再對自己的身材感到挫折，堂堂正正地展現出來吧！

This Week's Meal Plan

第十週菜單索引

	第 64 天	第 65 天	第 66 天
早餐	**金桔椰子汁 P.230** ・椰子水 1 杯 ・金桔汁 1 匙 ・水 適量	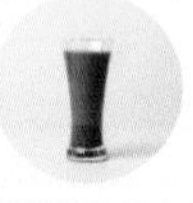 **羽衣甘藍酪梨綠拿鐵 P.232** ・羽衣甘藍 5 片 ・香蕉 1 條 ・冷凍藍莓 1 匙 ・冷凍酪梨 1 匙 ・椰子水 1 杯、水 適量	**羽衣甘藍酪梨綠拿鐵 P.234** ・羽衣甘藍 5 片 ・香蕉 1 條 ・冷凍酪梨 1 匙 ・冷凍藍莓 1 匙 ・椰子水 1 杯、水 適量
午餐	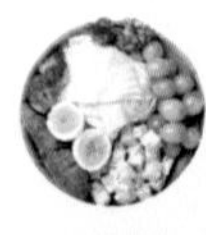 **溏心蛋蒸地瓜雞排餐 P.230** ・綠葡萄 1 把 ・蒸地瓜 1 條 ・半熟蛋 1 顆 ・高麗菜 1 把 ・綠花椰菜 ⅓ 顆 ・雞胸肉排 1 包	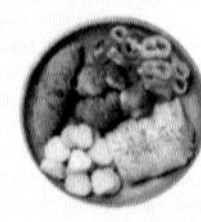 **燻雞綠花椰地瓜餐 P.232** ・綠花椰菜 ½ 顆 ・煙燻雞胸肉 1 包 ・小黃瓜 ½ 條 ・蒸地瓜 1 條 ・甜椒 2 條	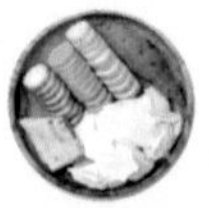 **綜合蔬菜沙拉 P.234** ・高麗菜 1 把 ・小黃瓜 1 條 ・紅蘿蔔 ½ 條 ・蛋白棒 ½ 條 ・蒸地瓜 1 條
晚餐	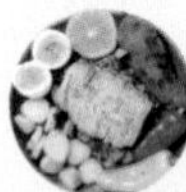 **煙燻雞蔬食輕沙拉 P.231** ・蒸地瓜 1 條 ・煙燻雞胸肉 1 包 ・半熟蛋 1 顆 ・橘子 ½ 顆 ・嫩葉 1 把 ・小黃瓜 ½ 條 ・甜椒 2 條	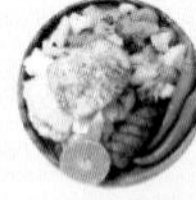 **燻雞蔬食餐 P.233** ・橘子 ½ 顆 ・青辣椒 2 條 ・高麗菜 1 把 ・蒸地瓜 1 條 ・煙燻雞胸肉 1 包 ・冷凍蔬菜 1 把	 迷你欺騙餐！
點心	・綜合堅果 1 把 ・美式咖啡 1 杯 ・蛋白棒 ½ 條	・綜合堅果 1 把 ・美式咖啡 1 杯 ・蛋白棒 ½ 條	・綜合堅果 1 把 ・美式咖啡 1 杯 ・蛋白棒 ½ 條

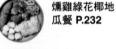

為了避免備餐的食材見底，需要常常檢查冰箱裡食材存量，然後適當補充。如果食材都沒了或是沒有提早準備，就可能會僥倖地想「今天吃別的好了」，然後在衝動之下吃其他食物。只要找一次藉口，就會出現第二次和第三次。此外，不要只是買備餐的食材，也要注意冰箱裡的食物。

第 67 天	第 68 天	第 69 天	第 70 天
羽衣甘藍酪梨綠拿鐵 P.236 • 羽衣甘藍 5 片 • 香蕉 1 條 • 冷凍酪梨 1 匙 • 冷凍藍莓 1 匙 • 椰子水 1 杯、水 適量	**紅蕉綠拿鐵 P.238** • 羽衣甘藍 5 片 • 紅蘿蔔 ½ 條 • 香蕉 1 條 • 椰子水 1 杯 • 水 適量	**羽衣甘藍酪梨綠拿鐵 P.240** • 羽衣甘藍 5 片 • 香蕉 1 條 • 冷凍酪梨 1 匙 • 冷凍藍莓 1 匙 • 椰子水 1 杯、水 適量	**金桔椰子汁 P.242** • 椰子水 1 杯 • 金桔汁 1 匙 • 水 適量
雞腿肉沙拉 P.236 • 市售雞腿肉沙拉 1 包	**鮭魚嫩葉甜椒沙拉 P.238** • 生鮭魚 100 克 • 嫩葉 1 把 • 甜椒 1 條 • 橘子 ½ 顆 • 蒸地瓜 1 條 • 綠花椰菜 ⅓ 顆	**蝦仁雞胸佐冰心地瓜 P.240** • 蝦仁雞胸肉炒蔬菜 • 半熟蛋 1 顆 • 甜椒 2 條 • 蒸地瓜 1 條 • 嫩葉 1 把	**雞肉炒青江菜套餐 P.242** • 蒸地瓜 1 條 • 甜椒 3 條 • 小黃瓜 ½ 條 • 半熟蛋 1 顆 • 雞胸肉炒青江菜
雞塊嫩葉地瓜沙拉 P.237 • 雞胸肉排 1 包 • 蒸地瓜 1 條 • 橘子 ½ 顆 • 嫩葉 1 把 • 綠花椰菜 ½ 顆 • 甜椒 2 條	**香脆五彩沙拉 P.239** • 蒸地瓜 1 條 • 雞胸肉排 1 包 • 甜椒 2 條 • 高麗菜 1 把 • 紅蘿蔔 ½ 條	★★★★★ **欺騙餐！**	**紅蘿蔔雞肉沙拉 P.243** • 紅蘿蔔 ⅓ 條 • 半熟蛋 1 顆 • 雞胸肉排 1 包 • 葡萄柚 ½ 顆 • 蒸地瓜 1 條 • 嫩葉 1 把
• 綜合堅果 1 把 • 美式咖啡 1 杯 • 蛋白棒 ½ 條	• 綜合堅果 1 把 • 美式咖啡 1 杯 • 蛋白棒 ½ 條	• 綜合堅果 1 把 • 美式咖啡 1 杯 • 蛋白棒 ½ 條	• 綜合堅果 1 把 • 美式咖啡 1 杯 • 蛋白棒 ½ 條

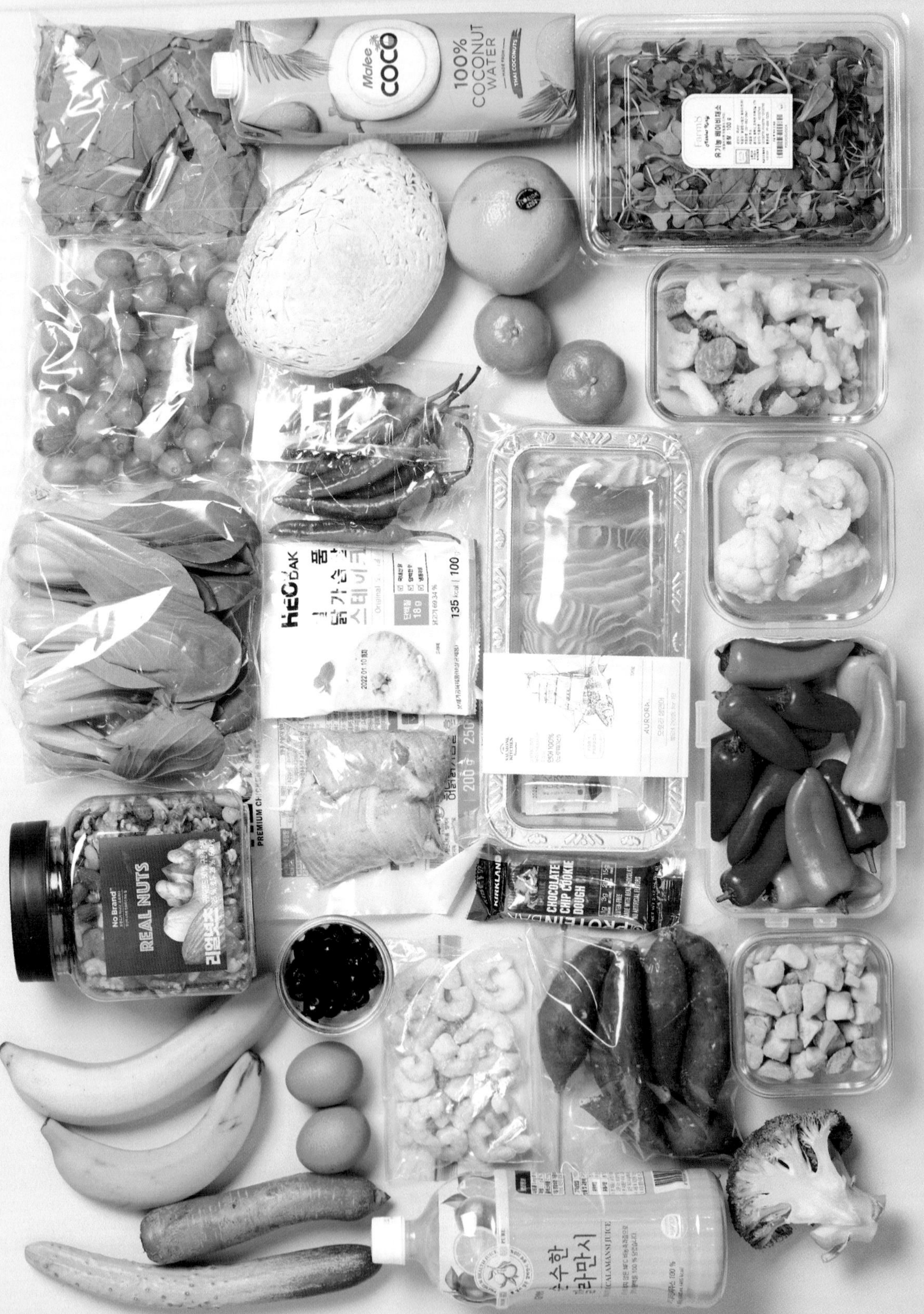

Malee
COCO
100% COCONUT WATER
THAI COCONUTS
HEO DAK
2022.01.10
135 kcal | 100
No Brand
REAL NUTS
리얼넛츠
KIRKLAND
CHOCOLATE CHIP COOKIE DOUGH
AURORA
CALAMANSI JUICE

This Week's Meal Prep

第十週備餐計畫：買好之後放心地吃吧！

生鮮食材

- [x] 羽衣甘藍 25 片
- [ ] 香蕉 5 條
- [ ] 紅蘿蔔 2 條
- [ ] 綠葡萄 1 把（1 把約 8-10 顆）
- [ ] 地瓜 11 條
- [ ] 高麗菜 4 把
- [ ] 綠花椰菜 1.5 顆
- [ ] 小黃瓜 2.5 條
- [ ] 甜椒 14 條
- [ ] 嫩葉 5 把
- [ ] 橘子 2 顆
- [ ] 白花椰菜 1 把
- [ ] 青江菜 2 把
- [ ] 青辣椒 2 條
- [ ] 葡萄柚 ½ 顆
- [ ] 生鮭魚 100 克
- [ ] 冷凍去殼蝦 10 隻

市售食材

- [x] 椰子水 7 杯（Malee）
- [ ] 純天然金桔汁 2 匙（GNM）
- [ ] 冷凍酪梨 4 匙（Gom Gom）
- [ ] 冷凍藍莓 4 匙（Well Fresh）
- [ ] 半熟蛋 5 顆（Nature Aechan）
- [ ] 雞胸肉排 4 包（Heo Dak）
- [ ] 煙燻雞胸肉 2 包（Goob Ne）
- [ ] 蛋白棒 4 條（科克蘭）
- [ ] 煙燻雞胸肉 3 包（Heo Dak）
- [ ] 冷凍蔬菜 1 把（Well Fresh）
- [ ] 綜合堅果 7 把（No Brand）
- [ ] 雞腿肉沙拉（To Go）

早餐

金桔椰子汁

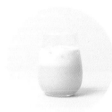

為了減緩因前一天欺騙餐產生的水腫，最好能讓胃暫時休息。斷食越久，越能把前一天吃的食物當成能量來源使用，所以要儘量延長空腹時間，建議從午餐開始回到正常飲食。

食材：椰子水 1 杯、金桔汁 1 匙、水適量。
不需要調理（將椰子水、金桔汁和水倒入瓶中，搖勻即可食用。）

午餐

溏心蛋蒸地瓜雞排餐

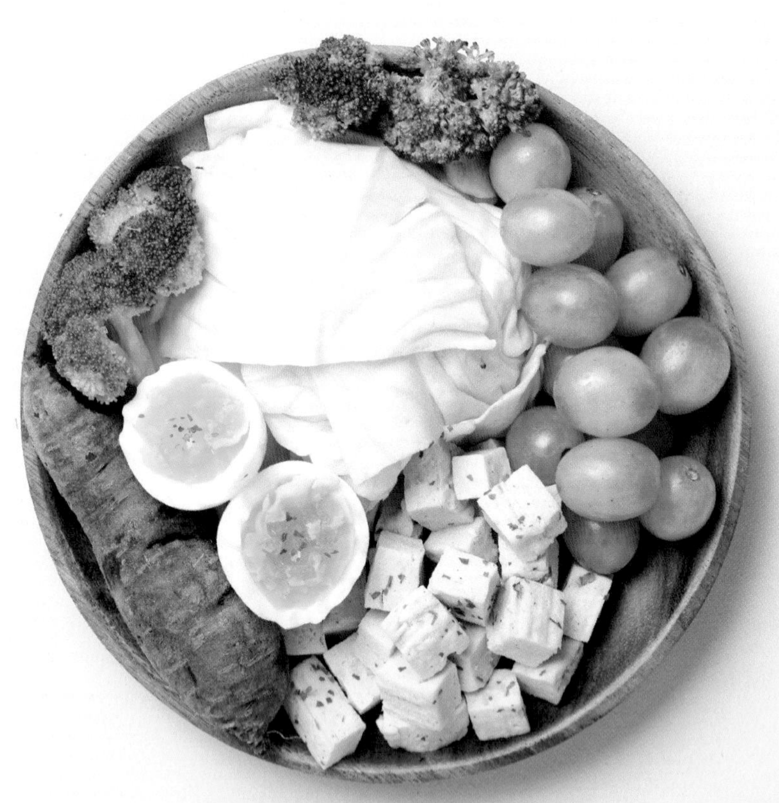

我想在欺騙餐的隔天吃多一點蔬菜。把雞胸肉包在剛煮好的柔軟高麗菜裡一起吃，不只有飽足感，味道也很棒。

食材：綠葡萄 1 把、蒸地瓜 1 條、半熟蛋 1 顆、高麗菜 1 把、綠花椰菜 ⅓ 顆、雞胸肉排 1 包。需要調理：❶ 將高麗菜放入鍋中，倒入能完全蓋過高麗菜的水，煮四至五分鐘。❷ 將雞胸肉放進微波爐加熱一至兩分鐘解凍後，拿出已經準備好的食材一起裝盤。

善女的小撇步

就算欺騙餐的隔天會想要鬆懈，還是帶著「只要穩住這一天，就能找回節奏」的想法忍耐吧！

休息一下

下午茶點心

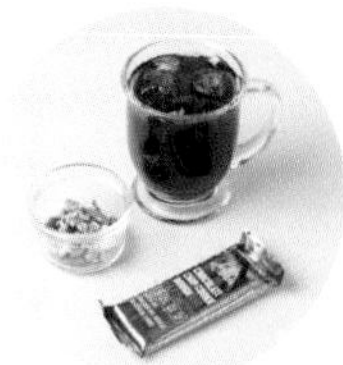

- 美式咖啡 1 杯
- 綜合堅果 1 把
- 蛋白棒 ½ 條

善女的悄悄話

昨天吃了重口味的火辣食物，我以為今天身體會很腫，但早上起來後發現沒有想像中那麼腫。沒想到吃完欺騙餐之後，狀態反而變得很好，體力也很好，運動表現變得更好了。即使如此，我還是打算要盡可能淨空腸胃來調整心態，讓可能會想要怠惰的精神重新振作。只要好好撐過欺騙餐的隔天，接下來就會輕鬆很多。

晚餐

煙燻雞蔬食輕沙拉

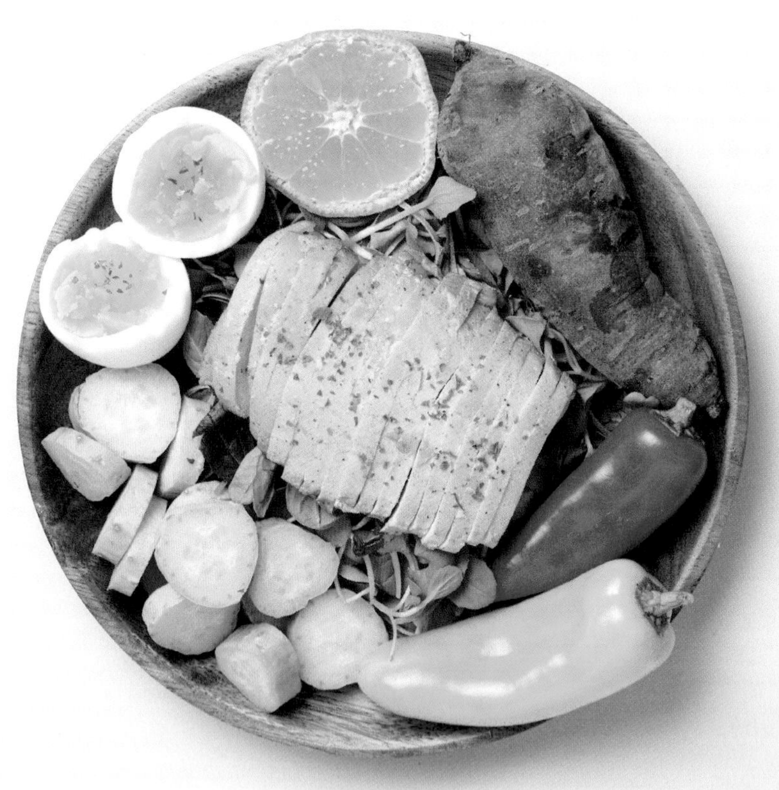

小黃瓜和甜椒都是水分豐富的蔬菜。如果運動的時候流很多汗，就多多攝取這類蔬菜吧！將會有助於維持體內水分平衡。

食材：蒸地瓜 1 條、煙燻雞胸肉 1 包、半熟蛋 1 顆、橘子 ½ 顆、嫩葉 1 把、小黃瓜 ½ 條、甜椒 2 條。不需要調理（將雞胸肉放進微波爐加熱一至兩分鐘解凍後，跟已經準備好的食材一起裝盤。）

善女的小撇步

重點不是體重，是身體的組成比例！不要太執著於體重計上的數字，而是努力雕塑出好看的身材吧！

早餐

羽衣甘藍酪梨綠拿鐵

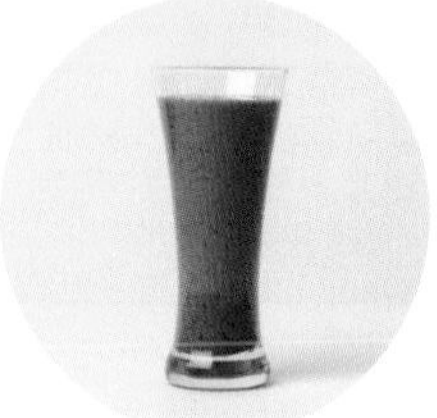

雖然綠拿鐵裡面加什麼都很好喝，但還是要加甜甜的香蕉才完美。濃純又香甜的組合非常和諧，形成順口又有飽足感的綠拿鐵。

食材：羽衣甘藍 5 片、冷凍酪梨 1 匙、香蕉 1 條、冷凍藍莓 1 匙、椰子水 1 杯、水適量。需要調理：❶ 將羽衣甘藍、酪梨、香蕉和藍莓放入攪拌機中。❷ 加入椰子水後，在攪拌的過程中邊觀察濃稠度邊加水。

午餐

燻雞綠花椰地瓜餐

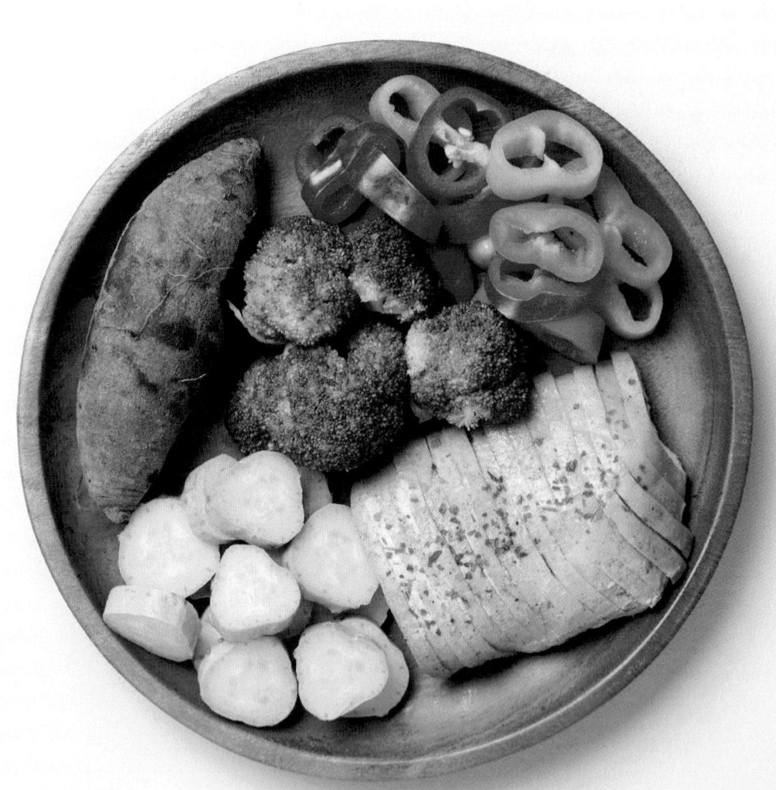

每天持續在網路上記錄飲食，就會越來越著重視覺效果。明明是同樣的蔬菜，擺得漂亮就會更想吃。俗話說好看的餅也會好吃，我能持續減肥的獨門祕訣就是不會隨便擺盤。

食材：綠花椰菜 ½ 顆、煙燻雞胸肉 1 包、小黃瓜 ½ 條、蒸地瓜 1 條、甜椒 2 條。不需要調理（將雞胸肉放進微波爐加熱一至兩分鐘解凍後，跟已經準備好的食材一起裝盤。）

善女的小撇步

深夜宵夜和不規律的睡眠節奏有害健康。早點吃、早點睡吧！

休息一下

下午茶點心	善女的悄悄話
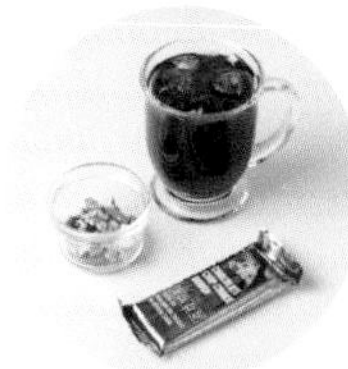 • 美式咖啡 1 杯 • 綜合堅果 1 把 • 蛋白棒 ½ 條	我一開始戒麵粉是以三週為目標，當時只覺得每天的時間過得很慢。之後把目標延長到五十天後，也懷疑過自己是否能繼續做下去。但當我在五十天過後訂了一百天的新目標時，很神奇的是，已經完全不會想到麵粉製品了。這一切反而變得非常自然、非常熟悉，我體驗到習慣的威力。今天我也好好忍耐了。我真棒！

晚餐

燻雞蔬食餐

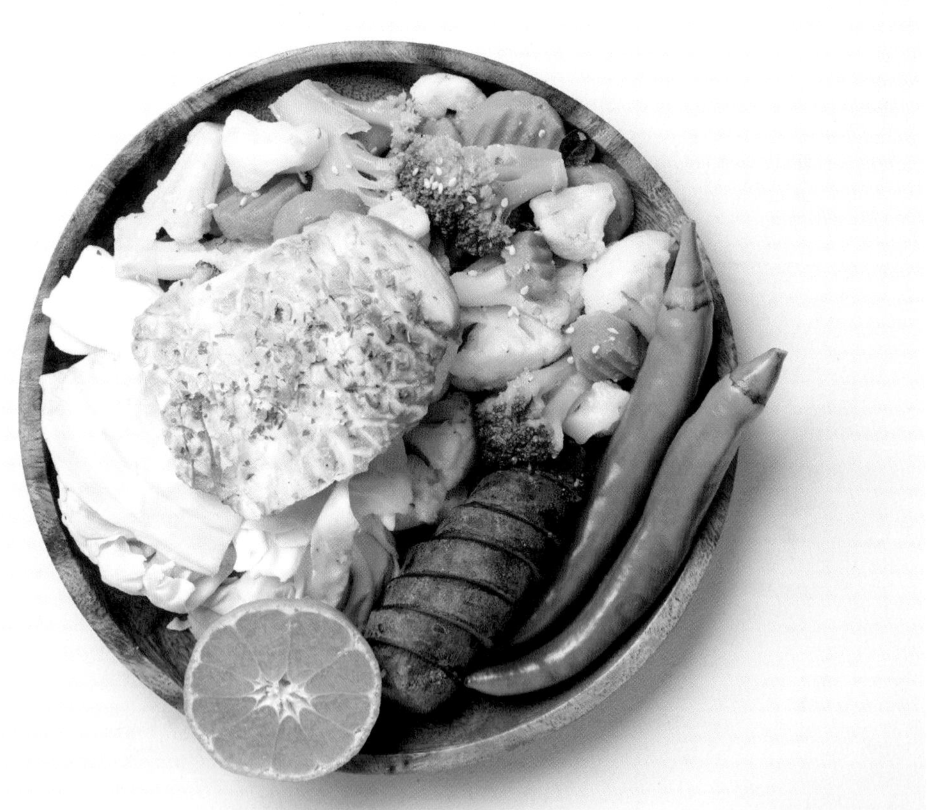

每個人都有屬於自己的飲食療法，可以說自己就是自己最棒的主治醫生。有人會參考其他人提供的資訊，有人會研究適合自己的健康祕訣。其中有個確實的健康方法，男女老少都適用，那就是持續攝取蔬菜。

食材：橘子 ½ 顆、青辣椒 2 條、高麗菜 1 把、蒸地瓜 1 條、煙燻雞胸肉 1 包、冷凍蔬菜 1 把。需要調理：❶ 將橄欖油均勻倒入平底鍋中，放入冷凍蔬菜後以小火輕輕翻炒。❷ 將雞胸肉放進微波爐加熱一至兩分鐘解凍。❸ 拿出已經準備好的食材一起裝盤。

善女的小撇步

堅果的抗癌效果卓越，持續攝取吧！

早餐

羽衣甘藍酪梨綠拿鐵

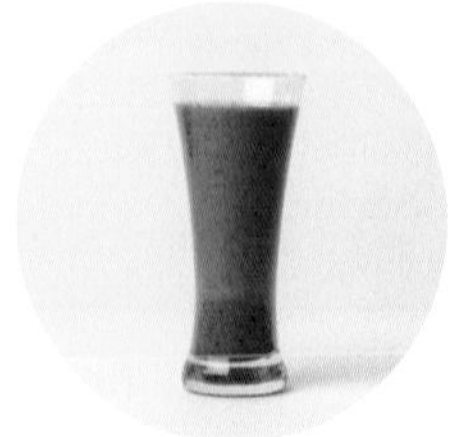

總會有需要提早外出的日子，這種時候也絕對不能漏掉早餐！把早餐裝在瓶子裡帶出門，這樣在外面也能方便飲用。雖然很麻煩，建議還是喝當天現打的，不要前一天先打好。

食材：羽衣甘藍 5 片、香蕉 1 條、冷凍酪梨 1 匙、冷凍藍莓 1 匙、椰子水 1 杯、水適量。需要調理：❶ 將羽衣甘藍、香蕉、酪梨和藍莓放入攪拌機中。❷ 加入椰子水後，在攪拌的過程中邊觀察濃稠度邊加水。

午餐

綜合蔬菜沙拉

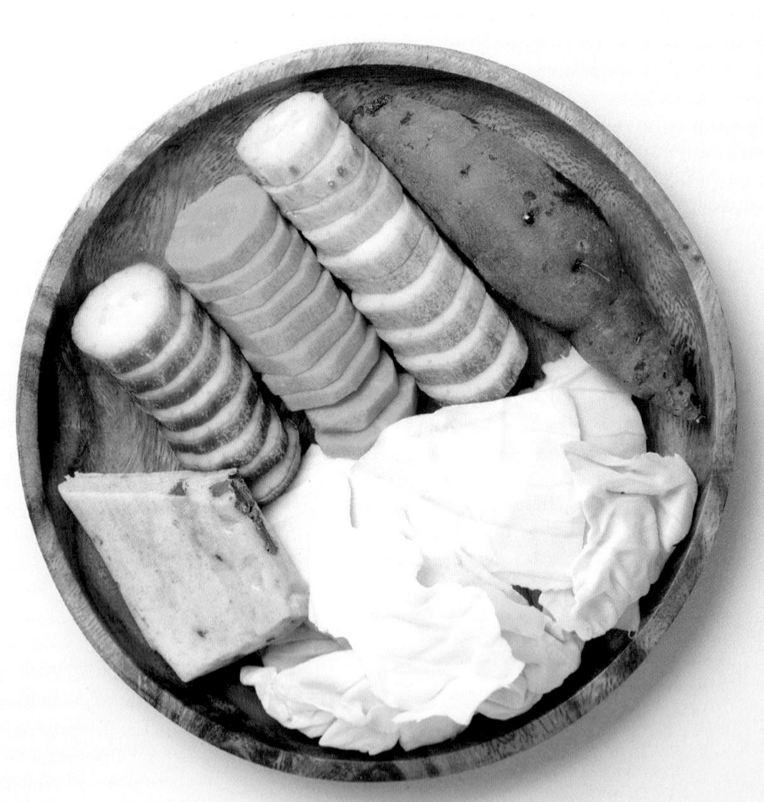

不能因為在戒麵粉就連旅行都放棄。不管是出去旅遊還是郊遊都能戒麵粉。果決地放棄當地美食，準備能保鮮、不會有味道的小黃瓜、紅蘿蔔和高麗菜帶過去吧！再搭配蛋白棒和地瓜補足蛋白質和碳水化合物的一餐。

食材：高麗菜 1 把、小黃瓜 1 條、紅蘿蔔 ½ 條、蛋白棒 ½ 條、蒸地瓜 1 條。不需要調理（將已經準備好的食材裝盤享用。）

善女的小撇步

睡覺的時候盡量阻絕光線和聲音，將有助進入深眠。

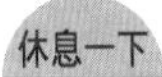

下午茶點心

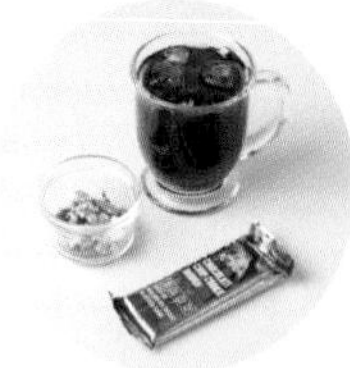

- 美式咖啡 1 杯
- 綜合堅果 1 把
- 蛋白棒 ½ 條

善女的悄悄話

我去濟州島進行兩天一夜的輕旅遊。雖然以前的我是把旅遊當成美食之旅，但這次旅行有點不一樣。我決定只有一餐是欺騙餐，不僅是麵粉製品，連零食都不吃。這次的旅行不是為了吃東西，而是享受旅遊本身，所以相較之下沒辦法吃就沒那麼痛苦了。我無論如何都想遵守跟自己的約定。

晚餐

迷你欺騙餐

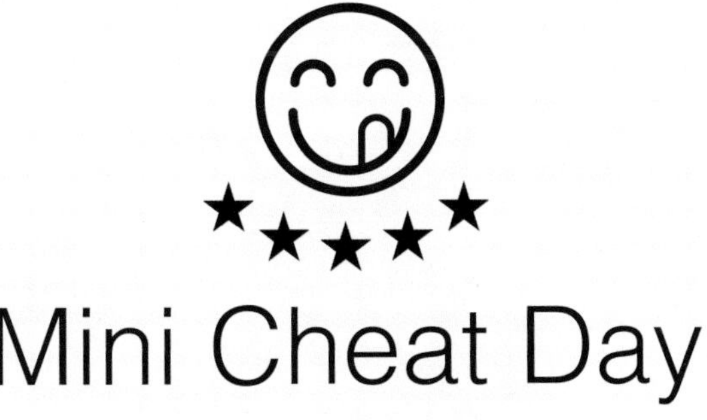

雖然我喜歡品酒的美食之旅，但這次不一樣。我選擇不刺激的豬頸肉作為迷你欺騙餐。油脂較少的脖子肉，蛋白質含量很高，有助減肥。如果跟蔬菜一起吃，就能吃得飽足又美味。至於鍋物或口味較重的小菜，就儘可能節制吧！酒和麵粉當然是拜拜！

早餐

羽衣甘藍酪梨綠拿鐵

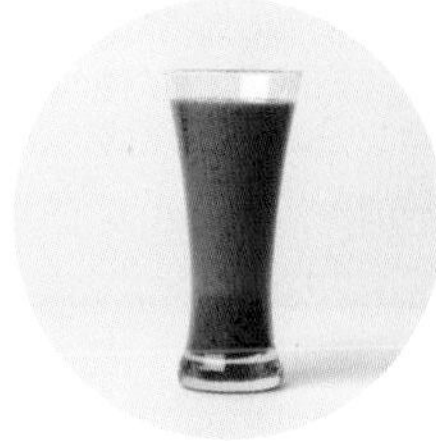

出外旅行也不能錯過綠拿鐵。前一天打好後冰起來，先裝在密封袋裡冷凍，抵達住宿地點後再冰冷凍庫，隔天解凍就能吃到新鮮又清爽的綠拿鐵。減肥的重點就是無論發生什麼狀況都絕對不能餓肚子。

食材：羽衣甘藍 5 片、香蕉 1 條、冷凍酪梨 1 匙、冷凍藍莓 1 匙、椰子水 1 杯、水適量。需要調理：❶ 將羽衣甘藍、香蕉、酪梨和藍莓放入攪拌機中。❷ 加入椰子水後，在攪拌的過程中邊觀察濃稠度邊加水。

午餐

雞腿肉沙拉（市售沙拉）

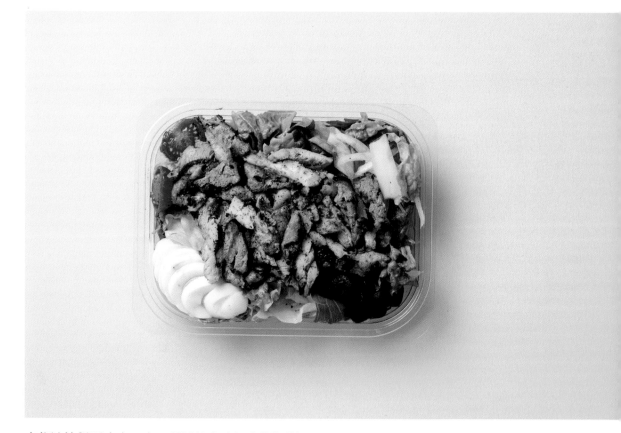

市售沙拉偶爾才吃一次，所以什麼時候吃都很開心，可以吃到各種葉菜類，也比我平常吃的口味更重。昨天晚上吃了迷你欺騙餐，所以今天我不是選擇大多數可能會造成身體負擔的便當，而是選擇蔬菜和雞肉組成的沙拉。欺騙餐的隔天或是心情不美麗的時候就選擇「市售沙拉」，轉換口味！

休息一下

下午茶點心

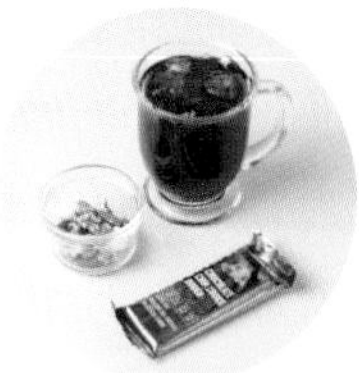

- 美式咖啡 1 杯
- 綜合堅果 1 把
- 蛋白棒 ½ 條

善女的悄悄話

為期兩天的濟州島旅行結束了，今天要回首爾。在旅遊過程中頻頻受到麵粉的誘惑，但我完美地忍耐了。回到首爾後，我也沒有想太多，而是立刻回家，按照平常的慣例，吃我自己準備的餐。因為吃到平常的食物，我反而鬆了一口氣。我相信只要自己有想控制的意志，隨時隨地都會有勇氣能做到。

晚餐

雞塊嫩葉地瓜沙拉

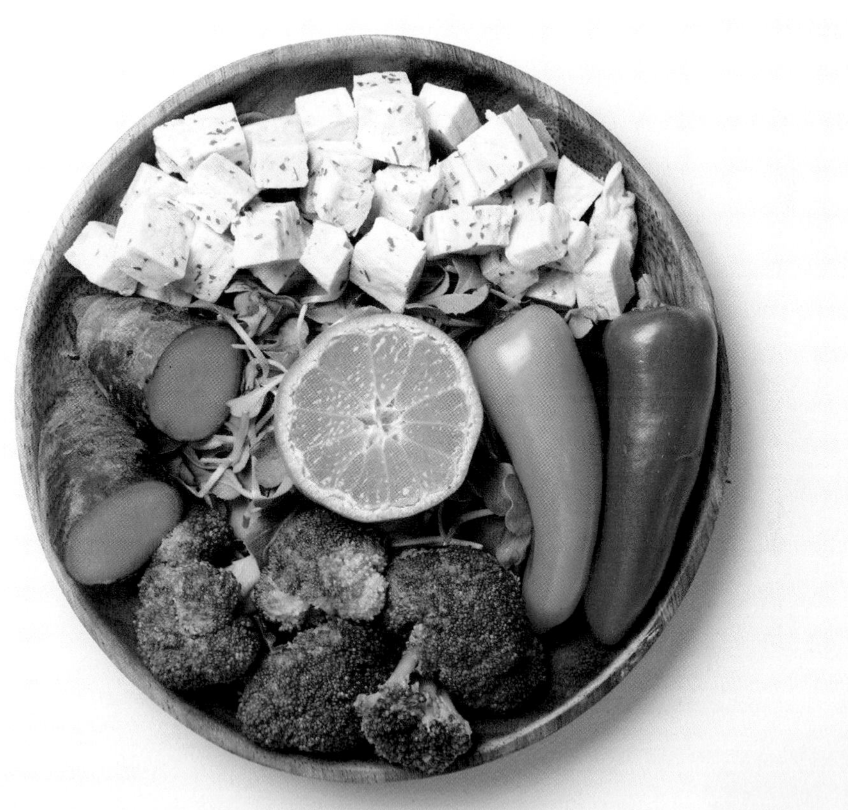

吃完迷你欺騙餐後又接著吃市售沙拉，害得我今天晚上很奇怪，心情亂糟糟的。如果腦中沒有浮現特定的食物，但還是想吃點什麼，就用精心設計的菜單來讓快要怠惰的精神重新振作吧！

食材：雞胸肉排 1 包、蒸地瓜 1 條、橘子 ½ 顆、嫩葉 1 把、綠花椰菜 ½ 顆、甜椒 2 條。不需要調理（將雞胸肉放進微波爐加熱一至兩分鐘解凍後，跟已經準備好的食材一起裝盤。）

善女的小撇步

如果沒有特定想吃的食物，卻一直想找點什麼來吃，就有可能是假性飢餓作祟。學會正確掌握飢餓的信號吧！

早餐

紅蕉綠拿鐵

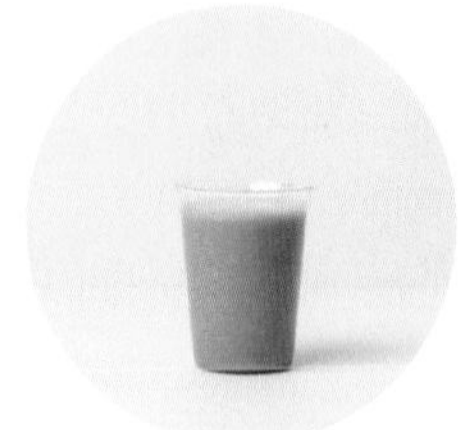

今日早晨飲品的食材中新加了紅蘿蔔。不知道是不是因為紅蘿蔔帶點苦味，我完全感受不到香蕉的甜味，但聽說紅蘿蔔對視力很好，所以我決定要常常吃。健康比好喝更重要！

食材：羽衣甘藍 5 片、紅蘿蔔 ½ 條、香蕉 1 條、椰子水 1 杯、水適量。
需要調理：❶ 將羽衣甘藍、紅蘿蔔和香蕉放入攪拌機中。❷ 加入椰子水後，在攪拌的過程中邊觀察濃稠度邊加水。

午餐

鮭魚嫩葉甜椒沙拉

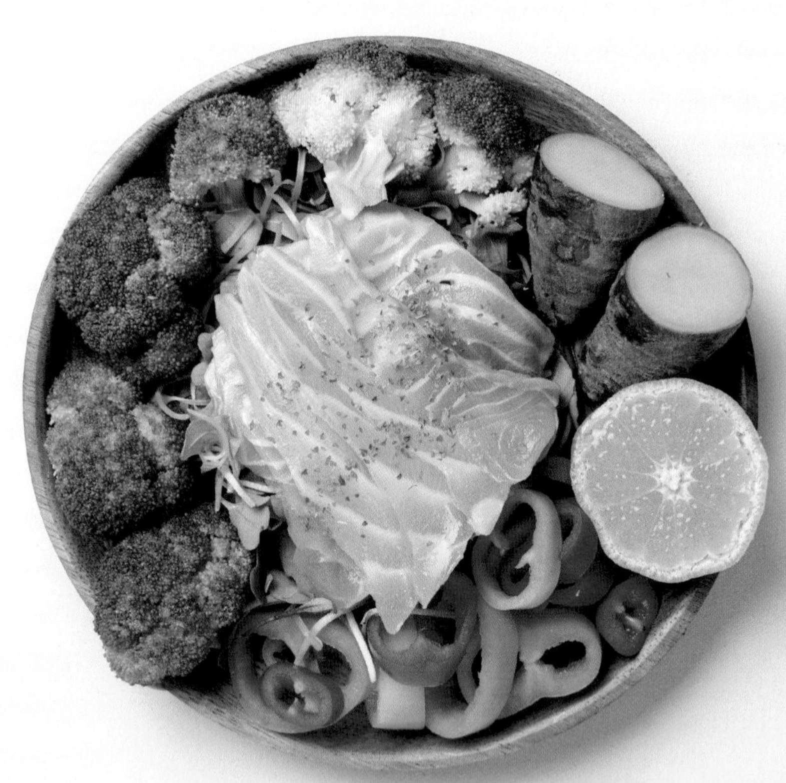

許多人都很喜歡鮭魚，雖然味道很清淡，但如果太常吃，可能還是會覺得太油膩。嫩葉的魅力就是有些微的苦味，搭配鮭魚一起吃，就不會太油膩，能盡情享用。

食材：生鮭魚 100 克、嫩葉 1 把、甜椒 1 條、橘子 ½ 顆、蒸地瓜 1 條、綠花椰菜 ⅓ 顆。不需要調理（將已經準備好的食材裝盤享用。）

善女的小撇步

嫩葉的特點是菜味道不重，吃起來不會有負擔。

休息一下

下午茶點心

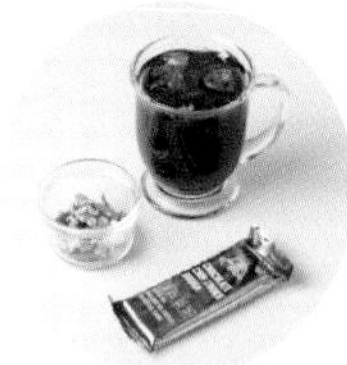

- 美式咖啡 1 杯
- 綜合堅果 1 把
- 蛋白棒 ½ 條

善女的悄悄話

我已經六十八天沒有吃麵粉了，實在無法相信。通常禮拜五我都會跟朋友聚餐，暢快地喝酒，每個週末都盡情享用宵夜。但最近我的週末行程已經有了一百八十度的轉變。每個熱情的週五，我都不會喝酒，而是做有氧運動和泡半身浴徹底燃燒脂肪。我的生活逐漸產生變化中，令我非常滿意。

晚餐

香脆五彩沙拉

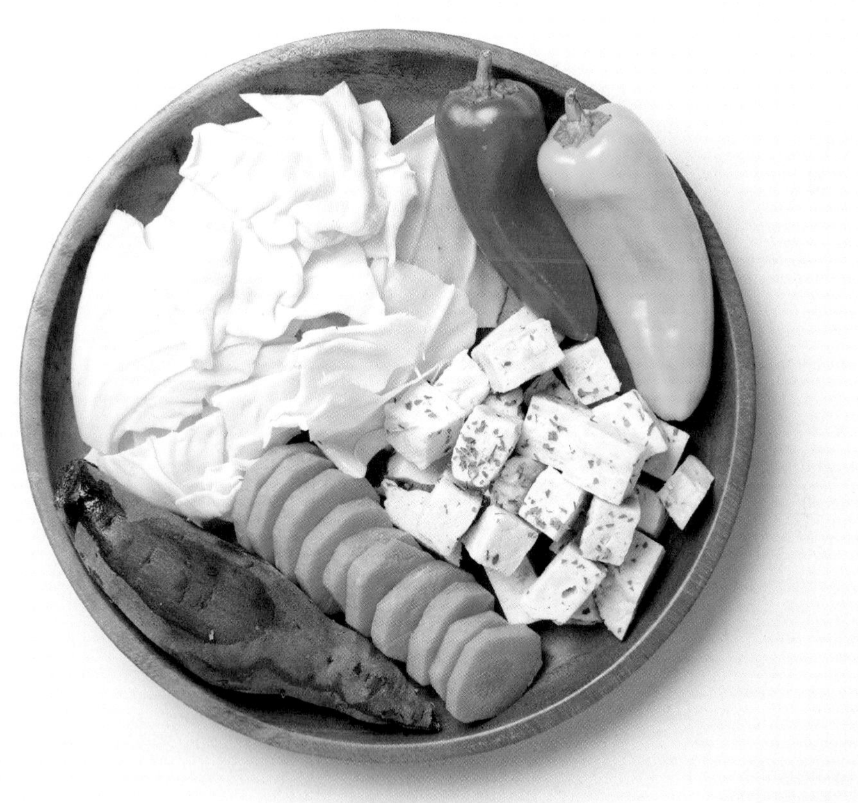

紅蘿蔔是我們非常熟悉的蔬菜。被稱為「維他命 A 之王」的紅蘿蔔，營養非常豐富。尤其大家最熟知的就是對眼睛很好，香脆甜蜜的口感能滿足食慾。

食材：蒸地瓜 1 條、雞胸肉排 1 包、甜椒 2 條、高麗菜 1 把、紅蘿蔔 ½ 條。不需要調理（將雞胸肉放進微波爐加熱一至兩分鐘解凍後，跟已經準備好的食材一起裝盤。）

善女的小撇步

我挑選蔬菜時沒什麼特別的訣竅，但我喜歡吃在地當季的。

早餐

羽衣甘藍酪梨綠拿鐵

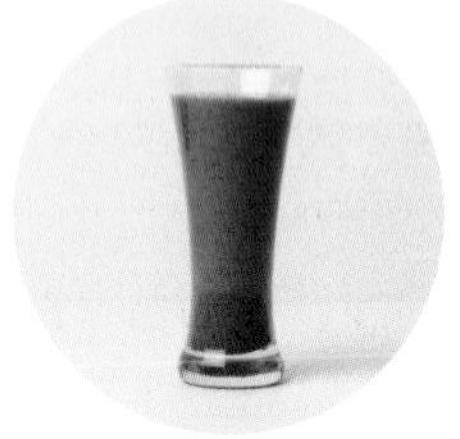

在長時間空腹、全身無力的早晨，來杯綠拿鐵補充活力吧！可以讓一整天都維持愉快的心情。因為我都是上午運動，所以適合在運動前喝一杯，不會有負擔。

食材：羽衣甘藍 5 片、香蕉 1 條、冷凍酪梨 1 匙、冷凍藍莓 1 匙、椰子水 1 杯、水適量。需要調理：❶ 將羽衣甘藍、香蕉、酪梨和藍莓放入攪拌機中。❷ 加入椰子水後，在攪拌的過程中邊觀察濃稠度邊加水。

午餐

蝦仁雞胸佐冰心地瓜

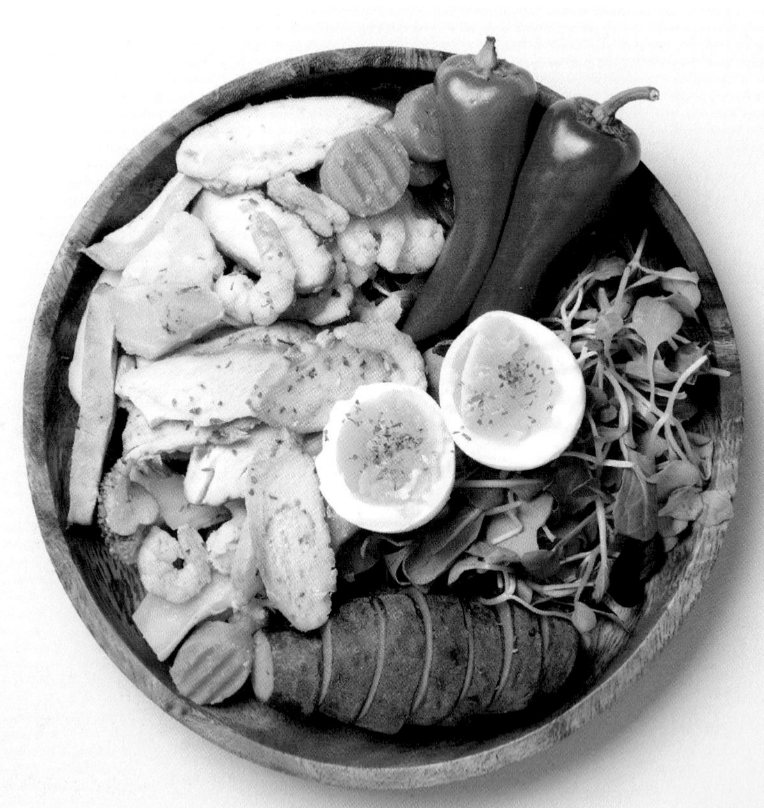

地瓜先蒸過之後再冰冷凍庫，等到要吃之前再拿出來，放在室溫下解凍，這樣就能吃到像雪酪一樣綿密的口感。剛蒸好的熱地瓜也很好吃，但冰地瓜也真的是讓人無法忘懷。

食材：蝦仁雞胸肉炒蔬菜（去殼蝦 10 隻、煙燻雞胸肉 1 包、冷凍蔬菜 1 把）、半熟蛋 1 顆、甜椒 2 條、蒸地瓜 1 條、嫩葉 1 把。需要調理：❶ 將雞胸肉放進微波爐解凍後，切成適口大小。❷ 將橄欖油倒入鍋中，放入雞胸肉、蝦仁和冷凍蔬菜後以小火翻炒。❸ 拿出已經準備好的食材裝盤。

善女的小撇步

地瓜蒸好之後可以冰在冷凍庫結凍後再吃，就能吃到像雪酪一般、與眾不同的特別口感。

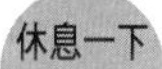

下午茶點心

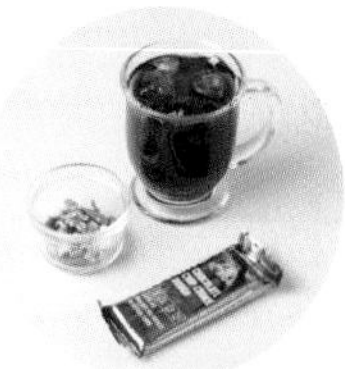

- 美式咖啡 1 杯
- 綜合堅果 1 把
- 蛋白棒 ½ 條

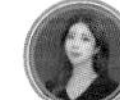

善女的悄悄話

今天晚上必須參加家族聚餐，所以我簡單弄了點不含澱粉的食物來吃。為了避免吃得太多，我選擇吃牛肉來攝取蛋白質。一開始戒麵粉的時候覺得很難分辨食物中有沒有麵粉，但現在我一到韓式料理店，馬上就能知道哪些有麵粉、哪些沒有。今天似乎又更瞭解自己了。

晚餐

欺騙餐

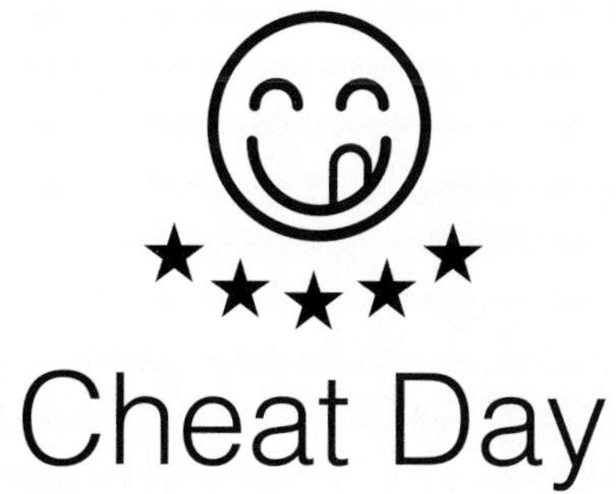

你在這一週都很努力忍耐，現在盡情地吃吧！當然還是要以蛋白質為主，哪怕只是一點點，如果因為是欺騙餐就鬆懈而吃了麵粉製品，那麼這段時間累積的所有習慣，就會瞬間崩塌。在餐廳的菜單上找出除了麵粉製品之外最喜歡的食物吧！如果忍過了，成就感是更大的。

早餐

金桔椰子汁

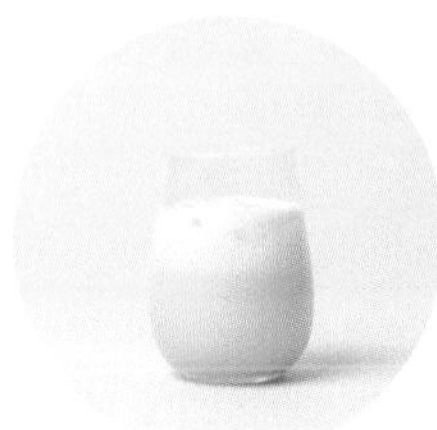

前一天吃完欺騙餐後，胃的負擔比其他天更沉重，所以今天早上決定吃簡單一點。我想要讓空腹時間更長，讓前一天吃的食物作為能量消耗。另外，別忘記空檔時要補充水分！

食材：椰子水1杯、金桔汁1匙、水適量。
不需要調理（將椰子水、金桔汁和水倒入瓶子裡拌勻後飲用。）

午餐

雞肉炒青江菜套餐

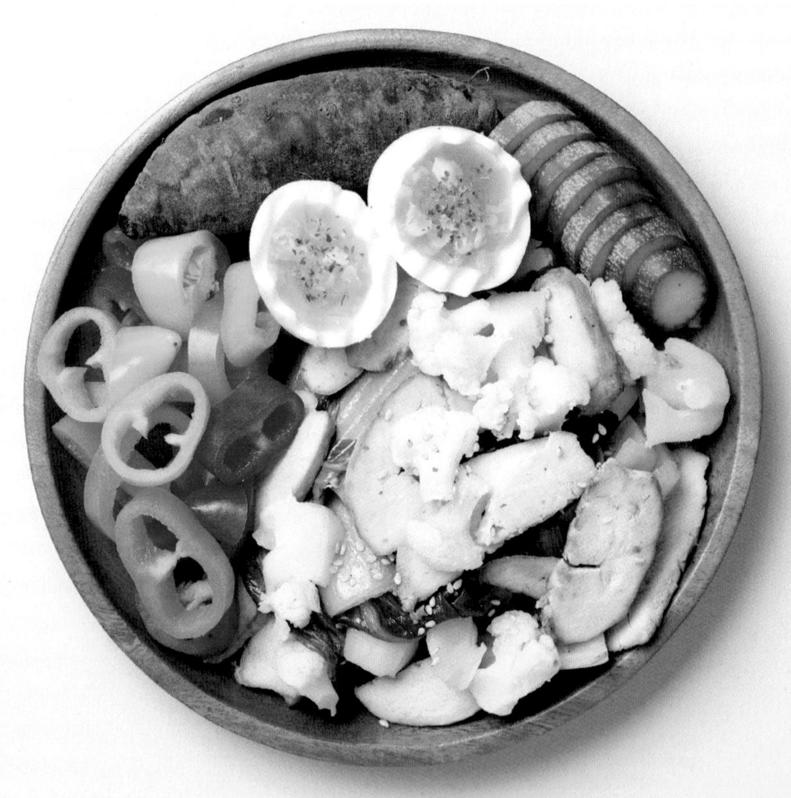

青江菜裡的 β-胡蘿蔔素屬於脂溶性維生素，所以要用油炒過才能提高吸收率。如果跟雞胸肉和白花椰菜一起炒，就是一道美味又飽足的料理。

食材：蒸地瓜1條、甜椒3條、小黃瓜½條、半熟蛋1顆、雞胸肉炒青江菜（煙燻雞胸肉1包、青江菜2把、白花椰菜1把）。需要調理：❶ 將雞胸肉放進微波爐加熱解凍後，切成適口大小。❷ 將橄欖油倒入鍋中，放入雞胸肉、白花椰菜和青江菜後以小火翻炒。❸ 拿出已經準備好的食材裝盤。

善女的小撇步

青江菜稍微燙過或炒過後就會有不同的清甜滋味。

休息一下

下午茶點心	善女的悄悄話
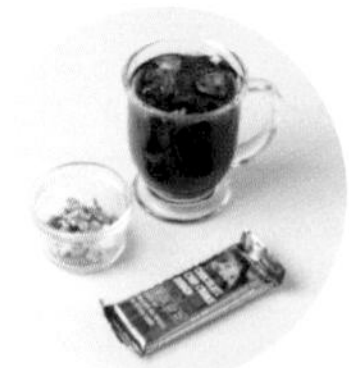 ・美式咖啡 1 杯 ・綜合堅果 1 把 ・蛋白棒 ½ 條	戒麵粉到現在正好滿七十天。時間真的過得好快。很奇怪的是，一天天過去後，越來越少想到麵粉製品。看來是因為已經習慣不吃，所以身體也不願意吃了。星期天是老公的休假，原本我們都會一起享受美食。就算我已經適應不吃麵粉了，還是無法適應我們沒辦法再一起吃東西。雖然很惋惜，但在這一百天還是唯有專注在我的目標上吧！

晚餐

紅蘿蔔雞肉沙拉

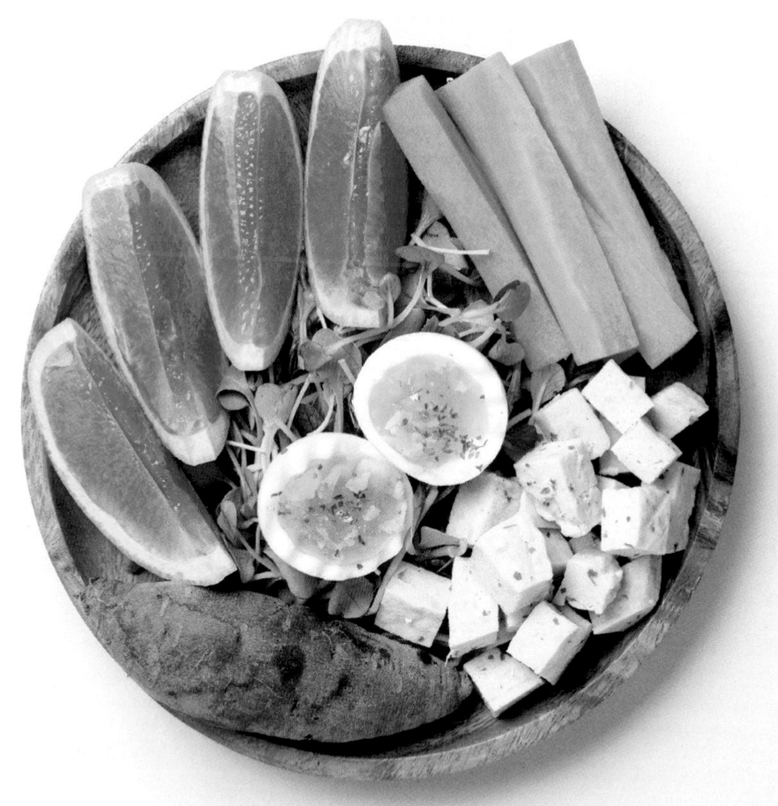

減肥時的吃飯順序和菜單一樣重要。要先從蔬菜和雞胸肉開始吃，最後再吃地瓜。吃飯時間至少要超過二十分鐘，要以非常緩慢的速度進食。地瓜含有豐富的纖維質，所以就算只吃一點點，也會有充分的飽足感。

食材：紅蘿蔔 ⅓ 條、半熟蛋 1 顆、雞胸肉排 1 包、葡萄柚 ½ 顆、蒸地瓜 1 條、嫩葉 1 把。不需要調理（將雞胸肉放進微波爐加熱一至兩分鐘解凍後，跟已經準備好的食材一起裝盤。）

善女的小撇步

用相機拍下自己吃飯的過程來培養細嚼慢嚥的飲食習慣，這也是一個好方法。

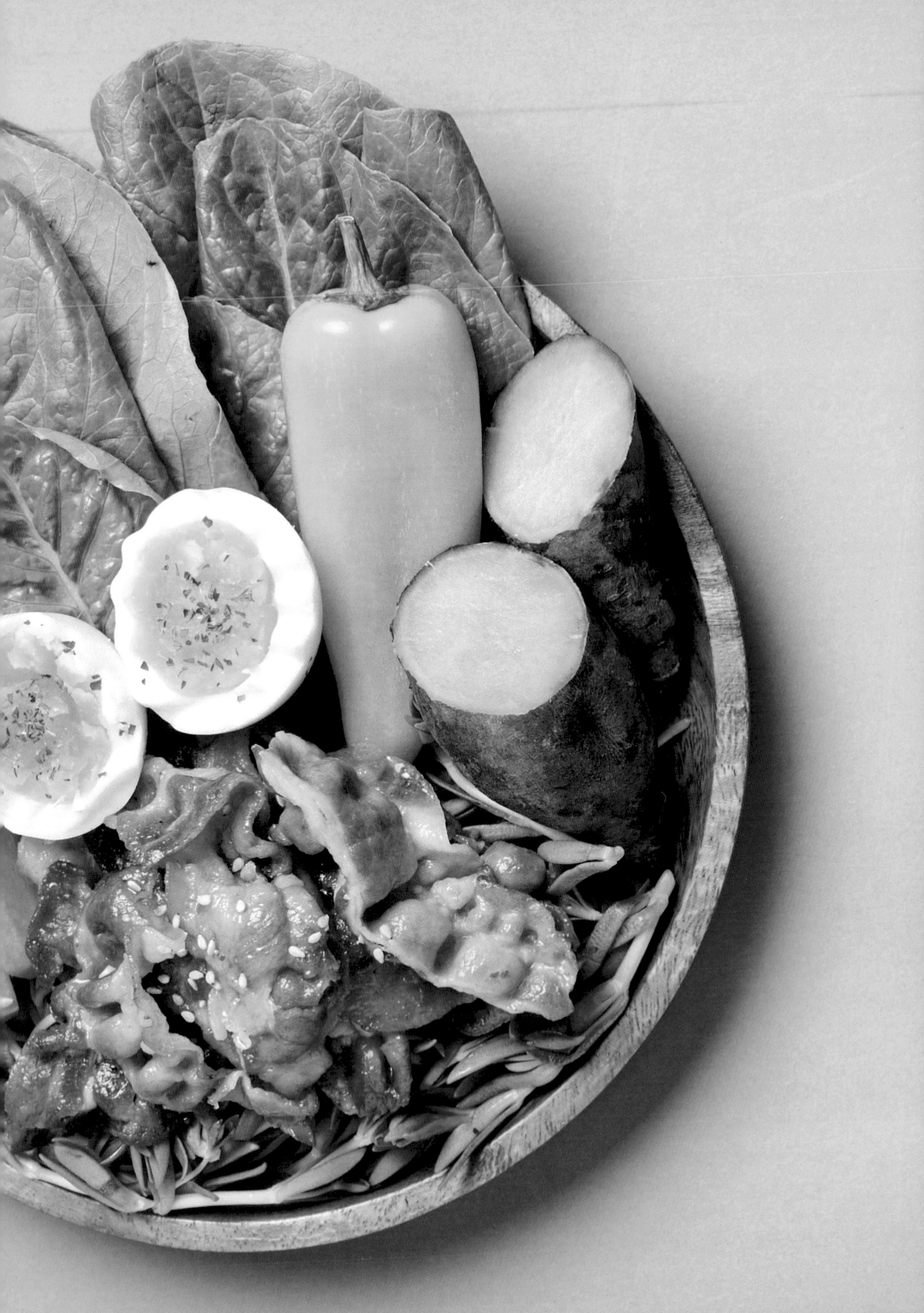

11th Week

第十一週

This Week's Challenges

本週目標

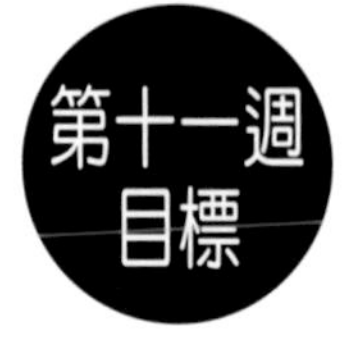

調味要儘量簡單，吃過多醬料是減重大忌！

肌力運動	有氧運動
捲腹二十下／四組＋抬腿十五下／四組	健走運動四十分鐘

以前都是透過喝酒玩樂填補內心的空虛感，所以把錢用在喝酒玩樂上的時候一點都不會心疼，不把身體健康當一回事。不過，現在我覺得每個從口中吃進身體的食物都很重要。我很感謝自己能選擇並吃到健康的食物，也很感謝自己能夠運動。以前覺得減肥太痛苦、太煎熬，所以不想減肥，但現在想到我能夠保護自己、守護自己，唯有感謝而已。

這週只要下定決心做到這個就行了！

01 自己激勵自己

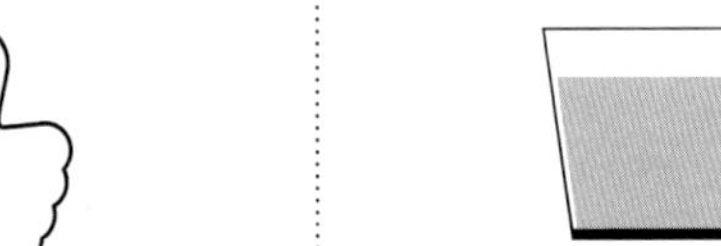

拋下害怕跟別人比較、害怕失敗的念頭及相對剝奪感，不間斷給自己好的刺激，這些都是很重要的。努力一定會有結果，要相信當你專注在目標上時，就連看似不可能的事也能做到。擁有好的想法、美麗的念頭和正面的力量吧！

02 一天喝五杯水以上

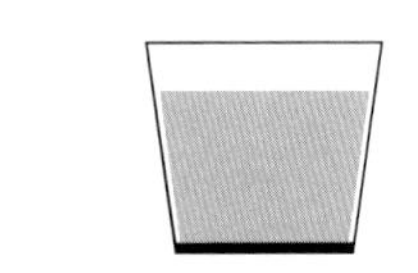

減肥時攝取水分是很重要的事情。如果攝取充分的水分，就能減緩空腹感，同時也能排出體內的老廢物質，促進腸胃蠕動，所以有助減肥。養成常喝水的習慣吧！

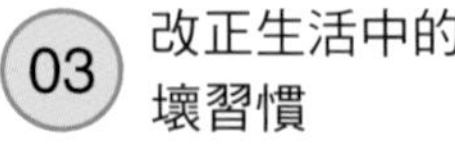

03 改正生活中的壞習慣

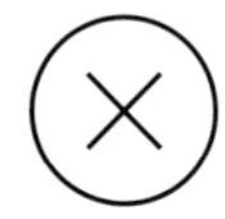

睡前遠離手機、減少戴耳機的次數，保護耳朵健康吧！平常的坐姿也要端正。多留意過去不怎麼重視的微小習慣，試著建立好習慣吧！

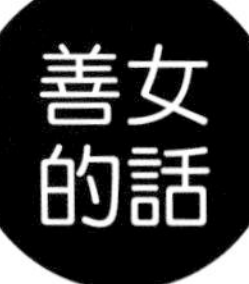

我的 100 天無麩質菜單計畫

盡情地愛著每天都在改變的身體

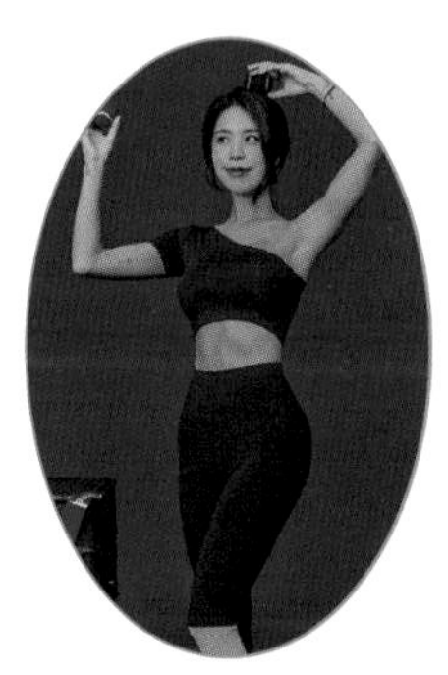

當我持續養成吃蔬菜、吃得少的習慣，也開始規律運動後，彷彿聽到我的身體在跟我道謝。最近除了飲食和運動之外，我還再多努力一件事情，就是減少戴耳機的次數，努力地聽聽外面大自然發出的聲音；少碰手機，多注意脖子和身體姿勢；不要翹腳或單腳站立。這些額外的努力都是在戒麵粉的過程中連帶產生的習慣。

我體會到只要努力，身體一定會回應的，所以我帶著要變得更健康、變得更美的想法，為自己養成新的習慣。

現在距離一百天已經沒剩多久了。不論是做什麼事，只要持續去做一定會看到結果。如果想擁有理想中的身材，至少要努力過一百天，不是嗎？現在我只是稍稍努力而已。我這輩子體驗過胖嘟嘟的身材，經歷過復胖的狀況，也體驗到苗條的身材。終究，讓自己感到快樂的美貌比美食更甜美。

This Week's Meal Plan

第十一週菜單索引

	第71天	第72天	第73天
早餐	**羽衣甘藍酪梨綠拿鐵 P.252** ・羽衣甘藍 5 片 ・香蕉 1 條 ・冷凍酪梨 1 匙 ・冷凍藍莓 1 匙 ・椰子水 1 杯、水 適量	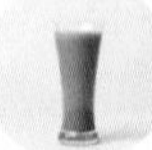 **羽衣甘藍香蕉優格 P.254** ・羽衣甘藍 5 片 ・香蕉 1 條 ・無糖優格 1 匙 ・冷凍藍莓 1 匙 ・椰子水 1 杯、水 適量	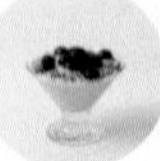 **酸甜藍莓綜合優格 P.256** ・無糖優格 80mℓ ・嫩麥芽粉 1 匙 ・冷凍藍莓 1 匙 ・穀麥 1 匙 ・綜合堅果 1 匙
午餐	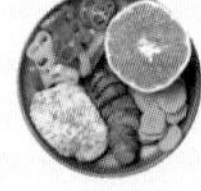 **燻雞地瓜葡萄柚餐 P.252** ・葡萄柚 ½ 顆 ・煙燻雞胸肉 1 包 ・甜椒 3 條 ・紅蘿蔔 ½ 條 ・蒸地瓜 1 條	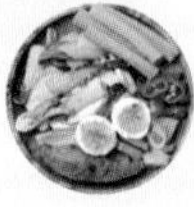 **青江菜炒雞胸肉套餐 P.254** ・青江菜炒雞胸肉 ・半熟蛋 1 顆 ・紅蘿蔔 ½ 條 ・甜椒 2 條 ・蒸地瓜 1 條	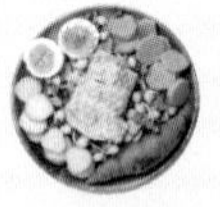 **雞肉鷹嘴豆蛋沙拉 P.256** ・蒸地瓜 1 條 ・紅蘿蔔 ⅓ 條 ・小黃瓜 ⅓ 條 ・煙燻雞胸肉 1 包 ・鷹嘴豆 少許 ・嫩葉 1 把 ・半熟蛋 1 顆
晚餐	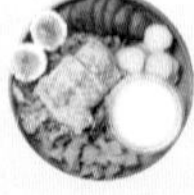 **黃綠紅沙拉佐希臘優格 P.253** ・小黃瓜 ½ 條 ・紅蘿蔔 ⅓ 條 ・半熟蛋 1 顆 ・希臘優格 1 碗 ・嫩葉 1 把 ・煙燻雞胸肉 1 包 ・蒸地瓜 1 條	**綜合時蔬沙拉 P.255** ・小黃瓜 1 條 ・紅蘿蔔 ⅓ 條 ・蒸地瓜 1 條 ・煙燻雞胸肉 1 包 ・垂盆草 1 把 ・葡萄柚 ½ 顆 ・半熟蛋 1 顆	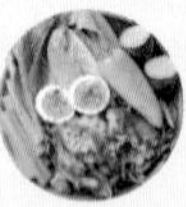 **火烤五花蘿蔓沙拉 P.257** ・蘿蔓萵苣 6 片 ・紅蘿蔔 ⅓ 條 ・甜椒 1 條 ・半熟蛋 1 顆 ・蒸地瓜 1 條 ・五花肉薄片 150 克 ・垂盆草 1 把
點心	・綜合堅果 1 把 ・美式咖啡 1 杯 ・蛋白棒 ½ 條	・綜合堅果 1 把 ・美式咖啡 1 杯 ・蛋白棒 ½ 條	・綜合堅果 1 把 ・美式咖啡 1 杯 ・蛋白棒 ½ 條

料理儘量簡單一點。如果為了讓味道更濃郁而加入過多的醬料，營養會流失，熱量也會增加。

第 74 天	第 75 天	第 76 天	第 77 天
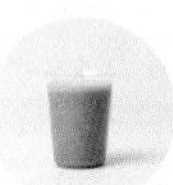 **羽衣甘藍蘋蕉綠拿鐵 P.258** ・羽衣甘藍 5 片 ・蘋果 ½ 顆 ・香蕉 1 條 ・椰子水 1 杯 ・水 適量	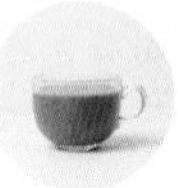 **羽衣甘藍酪梨綠拿鐵 P.260** ・羽衣甘藍 5 片 ・香蕉 1 條 ・冷凍酪梨 1 匙 ・冷凍藍莓 1 匙 ・椰子水 1 杯、水 適量	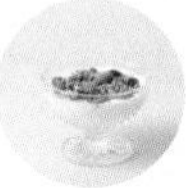 **綜合堅果杏仁優格 P.262** ・無糖優格 80mℓ ・綜合堅果 1 匙 ・嫩麥芽粉 1 匙 ・綜合堅果 少許 ・穀麥 1 匙	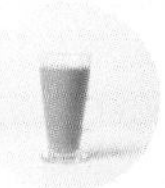 **羽衣甘藍椰子綠拿鐵 P.264** ・羽衣甘藍 5 片 ・香蕉 1 條 ・冷凍酪梨 1 匙 ・椰子水 1 杯 ・水 適量
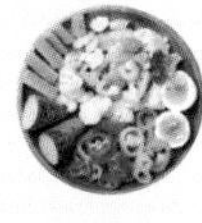 **炒蝦鮮蔬輕沙拉 P.258** ・紅蘿蔔 ⅓ 條 ・甜椒 2 條 ・蒸地瓜 1 條 ・蔬菜炒蝦 ・半熟蛋 1 顆	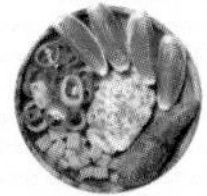 **暖黃時蔬雞肉沙拉 P.260** ・葡萄柚 ½ 顆 ・甜椒 3 條 ・蒸地瓜 1 條 ・煙燻雞胸肉 1 包 ・紅蘿蔔 ⅓ 條	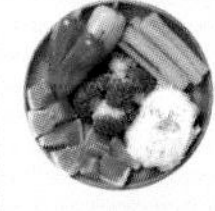 **半熟地瓜泥雙色沙拉 P.262** ・半熟蛋地瓜泥 ・綠花椰菜 ⅓ 顆 ・葡萄柚 ½ 顆 ・甜椒 3 條 ・紅蘿蔔 ½ 條	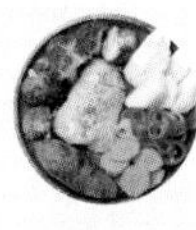 **燻雞地瓜便當 P.264** ・綠花椰菜 ½ 顆 ・煙燻雞胸肉 1 包 ・蒸地瓜 1 條 ・蘋果 ½ 顆 ・甜椒 2 條 ・紅蘿蔔 ⅓ 條
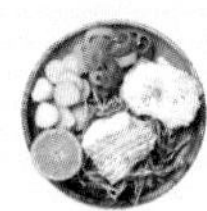 **半熟蛋地瓜泥金橘沙拉 P.259** ・半熟蛋地瓜泥 ・小黃瓜 ⅓ 條 ・橘子 ½ 顆 ・甜椒 2 條 ・垂盆草 1 把 ・煙燻雞胸肉 1 包	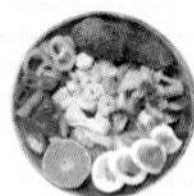 **蔬菜炒蝦甜椒蛋沙拉 P.261** ・蒸地瓜 1 條 ・橘子 ½ 顆 ・半熟蛋 1 顆 ・蔬菜炒蝦 ・甜椒 2 條	 **欺騙餐！**	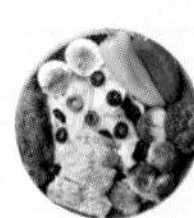 **黑橄欖義式燻雞沙拉 P.265** ・蒸地瓜 1 條 ・甜椒 2 條 ・結球萵苣 1 把 ・綠花椰菜 ½ 顆 ・煙燻雞胸肉 1 包 ・半熟蛋 1 顆 ・黑橄欖 少許
・綜合堅果 1 把 ・美式咖啡 1 杯 ・蛋白棒 ½ 條	・綜合堅果 1 把 ・美式咖啡 1 杯 ・蛋白棒 ½ 條	・綜合堅果 1 把 ・美式咖啡 1 杯 ・蛋白棒 ½ 條	・綜合堅果 1 把 ・美式咖啡 1 杯 ・蛋白棒 ½ 條

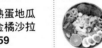

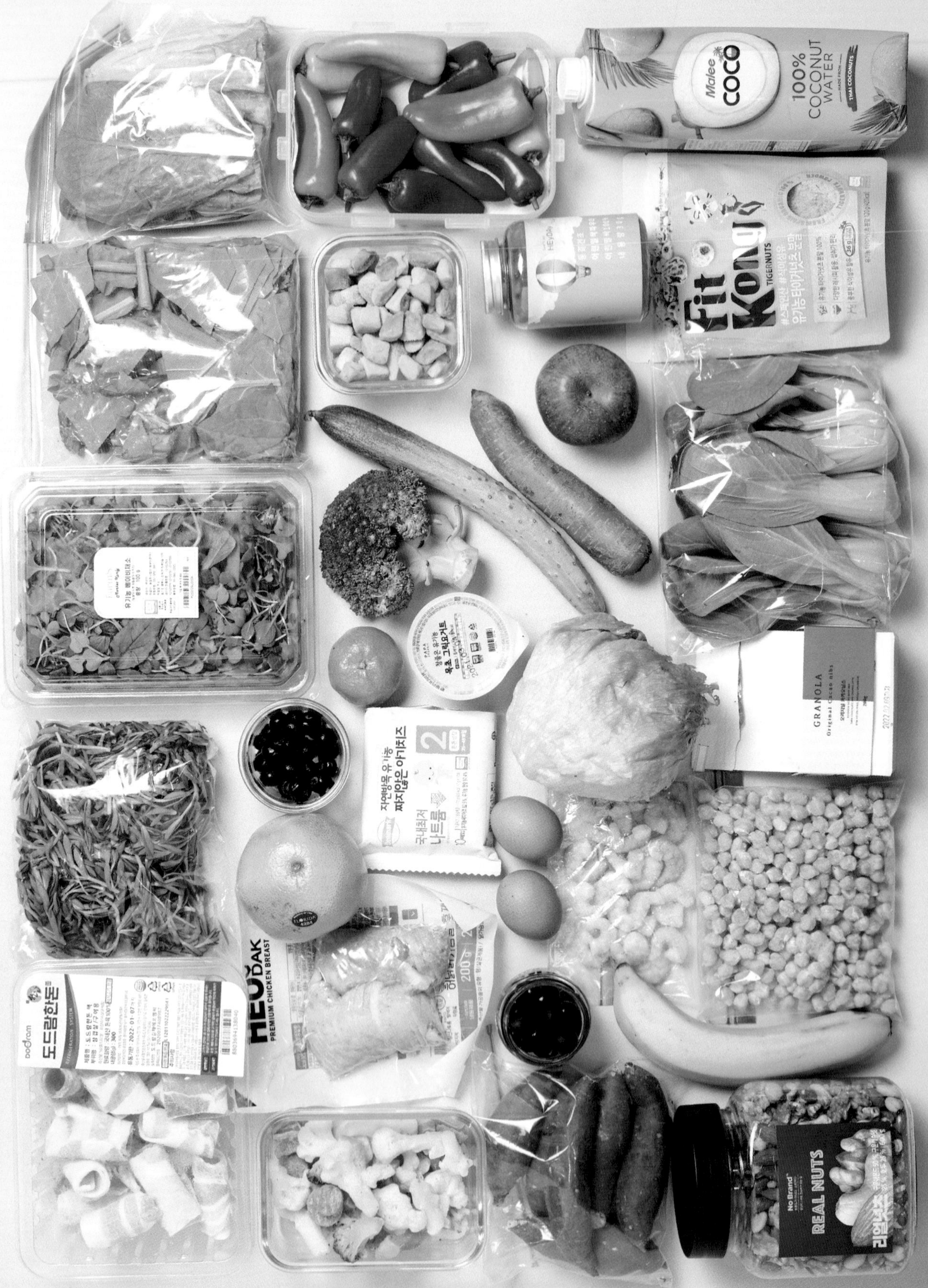
Malee
COCO
100% COCONUT WATER
THAI COCONUTS
Fit Kong
TIGERNUTS
GRANOLA
Original Cacao nibs
HEO DAK
PREMIUM CHICKEN BREAST
도드람한돈
No Brand
REAL NUTS
리얼넛츠

This Week's Meal Prep

第十一週備餐計畫：買好之後放心地吃吧！

生鮮食材

- [x] 羽衣甘藍 25 片
- [ ] 香蕉 5 條
- [ ] 蘋果 1 顆
- [ ] 葡萄柚 1.5 顆
- [ ] 甜椒 22 條
- [ ] 紅蘿蔔 3 條
- [ ] 地瓜 13 條
- [ ] 青江菜 2 把
- [ ] 小黃瓜 2 條
- [ ] 鷹嘴豆 少許
- [ ] 嫩葉 2 把
- [ ] 寶寶起司 2 片
- [ ] 雞蛋 2 顆
- [ ] 綠花椰菜 1.5 顆
- [ ] 冷凍去殼蝦 20 隻
- [ ] 垂盆草 3 把
- [ ] 葡萄柚 ½ 顆
- [ ] 蘿蔓萵苣 6 片
- [ ] 結球萵苣 1 把
- [ ] 五花肉薄片 150 克
- [ ] 橘子 1 顆

市售食材

- [x] 冷凍酪梨 3 匙（Gom Gom）
- [ ] 冷凍藍莓 4 匙（Well Fresh）
- [ ] 椰子水 5 杯（Malee）
- [ ] 無糖優格 250 克（Pa Pa Organic）
- [ ] 嫩麥芽粉 2 匙（Pa Pa Organic）
- [ ] 穀麥 1 匙（Pa Pa Organic）
- [ ] 綜合堅果 2 匙（Fit Kong）
- [ ] 煙燻雞胸肉 9 包（Heo Dak）
- [ ] 半熟蛋 8 顆（Egg Korea）
- [ ] 冷凍蔬菜 2 把（Well Fresh）
- [ ] 黑橄欖 少許
- [ ] 綜合堅果 7 把（No Brand）
- [ ] 蛋白棒 3.5 條（科克蘭）

早餐

羽衣甘藍酪梨綠拿鐵

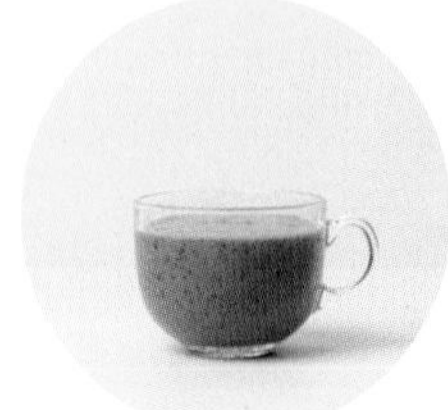

結束長時間空腹狀態後，一大早喝的第一口綠拿鐵格外美味。綠拿鐵最大的優點就是能輕鬆攝取多種蔬菜，不會造成胃的負擔！今天似乎也變得更健康了！

食材：羽衣甘藍 5 片、香蕉 1 條、冷凍酪梨 1 匙、冷凍藍莓 1 匙、椰子水 1 杯、水適量。需要調理：❶ 將羽衣甘藍、香蕉、酪梨和藍莓放入攪拌機中。❷ 加入椰子水後，在攪拌的過程中邊觀察濃稠度邊加水。

午餐

燻雞地瓜葡萄柚餐

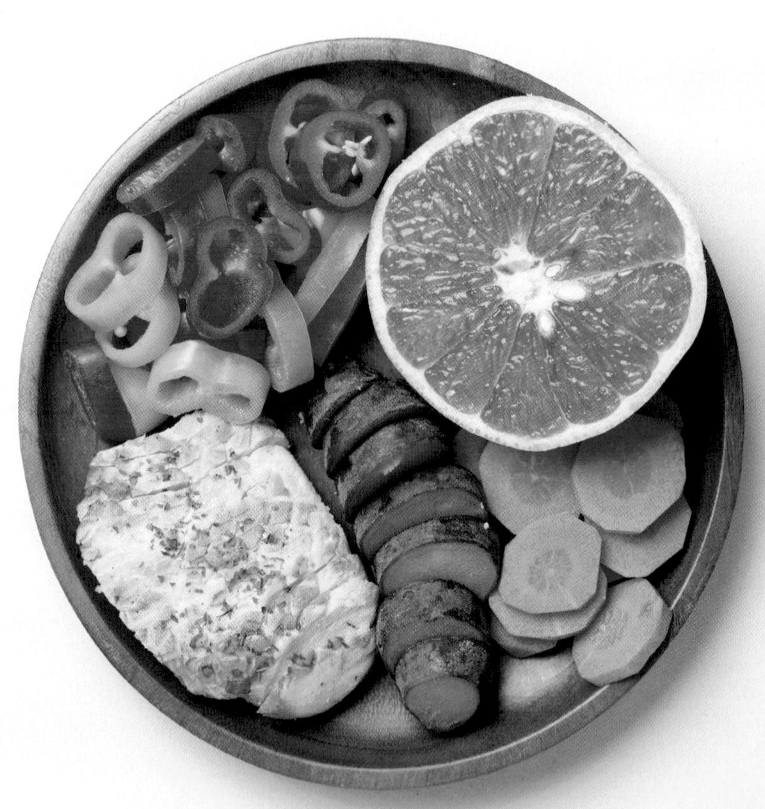

當天氣漸漸變冷或是變得太熱，什麼都不想做的時候，不要怪罪天氣，輕盈地起床吧！把甜椒、葡萄柚和紅蘿蔔加入菜單裡，看到繽紛的顏色時，就會讓心情變好。只要這樣轉換心情，不論天氣變冷還是變熱都會覺得很適合減肥。

食材：葡萄柚 ½ 顆、煙燻雞胸肉 1 包、甜椒 3 條、紅蘿蔔 ½ 條、蒸地瓜 1 條。不需要調理（將雞胸肉放進微波爐加熱一至兩分鐘解凍後，跟已經準備好的食材一起裝盤。）

善女的小撇步

在減肥時，色彩繽紛美麗的菜色會帶來小確幸的樂趣。

休息一下

下午茶點心	善女的悄悄話
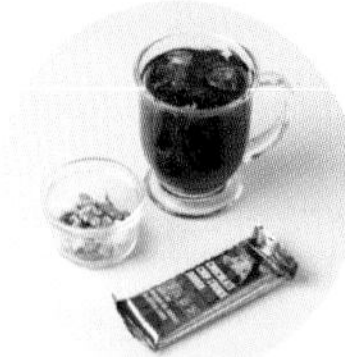 • 美式咖啡 1 杯 • 綜合堅果 1 把 • 蛋白棒 ½ 條	我今天非常非常餓。但是我還是努力克制不要吃太快。我先吃蔬菜等輕食，最後再吃碳水化合物。這樣吃不僅可以改掉吃得太快的毛病，還會很有飽足感，充分能撐過之後飢餓的感覺和空虛的感覺。現在天氣越來越冷了。像我這種很怕冷的人，在戶外做有氧運動非常痛苦，但我今天還是穿了兩三層，踏出家門走路去。

晚餐

黃綠紅沙拉佐希臘優格

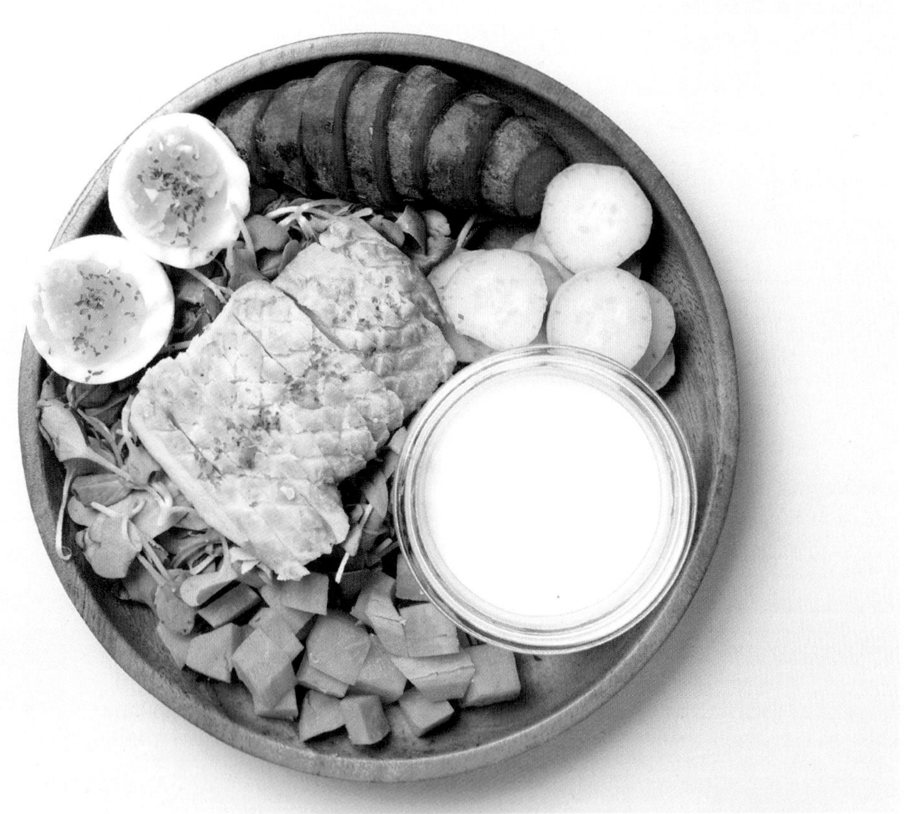

把小塊的小黃瓜和紅蘿蔔沾著優格吃的時候，會比沾美乃滋吃更沒有罪惡感，還能吃得更健康。希臘優格不論搭配什麼蔬菜都很合！想沾醬的時候就多多使用吧！

食材：小黃瓜 ½ 條、紅蘿蔔 ⅓ 條、半熟蛋 1 顆、希臘優格 1 碗、嫩葉 1 把、煙燻雞胸肉 1 包、蒸地瓜 1 條。不需要調理（將雞胸肉放進微波爐加熱一至兩分鐘解凍後，跟已經準備好的食材一起裝盤。）

善女的小撇步

優格有兩個種類，一種是像水一樣的液體狀，一種是較濃稠的固態狀。按照自己的喜好選擇吧！

早餐

羽衣甘藍香蕉優格

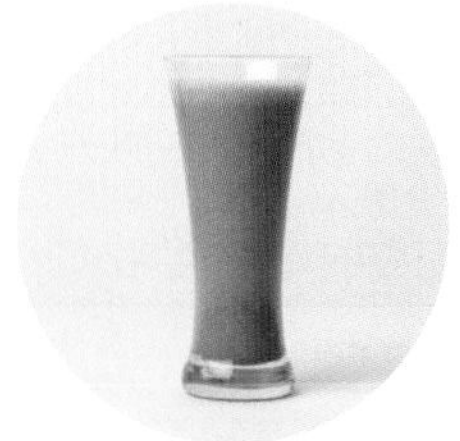

排便不順利也是減肥的副作用之一。就算吃了益生菌和蔬菜，還是沒什麼幫助。不過，如果你從第一天起就持續飲用綠拿鐵，那些排便不順就是發生在別人身上的事了。今天也來一杯優格飲品，然後抬頭挺胸地走向廁所吧！

食材：羽衣甘藍 5 片、香蕉 1 條、優格 1 匙、冷凍藍莓 1 匙、椰子水 1 杯、水適量。需要調理：❶ 將羽衣甘藍、香蕉、優格和藍莓放入攪拌機中。❷ 加入椰子水後，在攪拌的過程中邊觀察濃稠度邊加水。

午餐

青江菜炒雞胸肉套餐

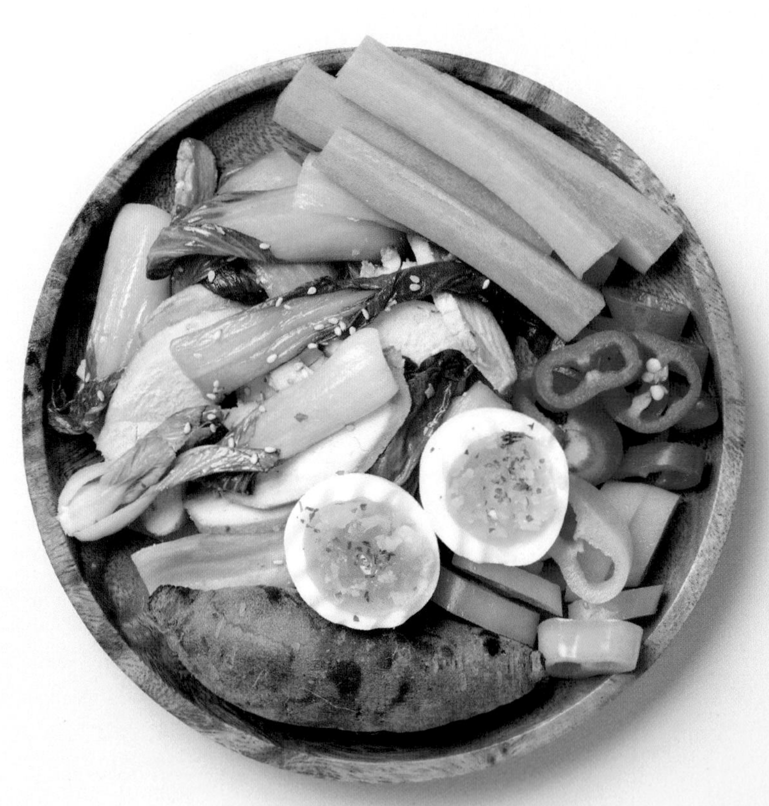

在平底鍋上稍微炒過青江菜後，就會炒出許多水分，青菜也會更柔軟，跟生吃的口感又不一樣。如果搭配雞胸肉一起吃，就能吃到一頓不錯又豐盛的餐點。

食材：青江菜炒雞胸肉（煙燻雞胸肉 1 包、青江菜 2 把）、半熟蛋 1 顆、紅蘿蔔 ½ 條、甜椒 2 條、蒸地瓜 1 條。需要調理：❶ 將橄欖油均勻倒入平底鍋中，放入青江菜和雞胸肉後輕輕翻炒。❷ 用少許胡椒粉調味。❸ 跟準備好的食材一起享用。

善女的小撇步

我最喜歡的沾醬是「是拉差香甜辣椒醬」。蔬菜炒過後沾醬吃，非常夠味！

休息一下

下午茶點心	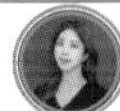 善女的悄悄話
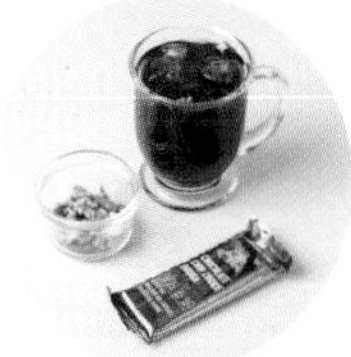 • 美式咖啡 1 杯 • 綜合堅果 1 把 • 蛋白棒 ½ 條	通常大家都說秋天是容易變胖的季節，但對我來說，今年的整個秋天我都在拚命減肥。雖然沒有享受到最適合這個季節的便利商店食物和啤酒的組合，連一次秋季郊遊都沒去，但是看到身體越來越苗條，就消除了今天感受到的莫名的遺憾。我覺得自己之所以能這樣努力，正是因為我喜歡健康又苗條的自己勝過那些美味的食物。

晚餐

綜合時蔬沙拉

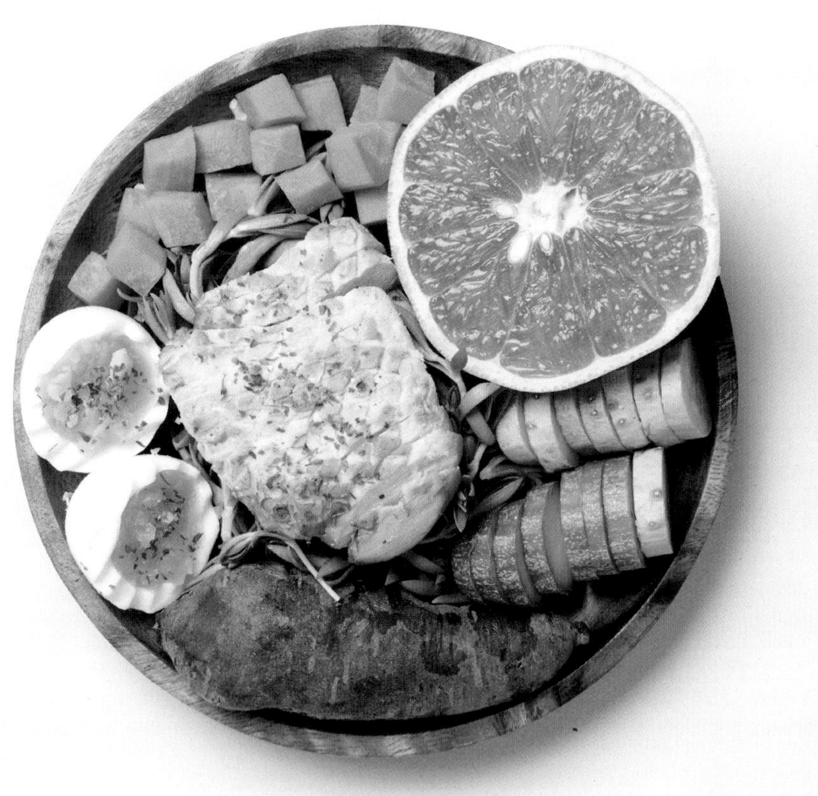

雖然垂盆草單吃很苦，但搭配雞胸肉就能中和苦味，嘗到其中的美味。垂盆草不僅能去除雞胸肉的油膩，還很有嚼勁。另外，垂盆草也是一種藥草，多吃含有豐富的鈣和維他命 C 的垂盆草來補充營養吧！

食材：小黃瓜 1 條、紅蘿蔔 ⅓ 條、蒸地瓜 1 條、煙燻雞胸肉 1 包、垂盆草 1 把、葡萄柚 ½ 顆、半熟蛋 1 顆。不需要調理（將雞胸肉放進微波爐加熱一至兩分鐘解凍後，跟已經準備好的食材一起裝盤。）

善女的小撇步

找些沒有生吃過的蔬菜來吃吃看吧！說不定會找到出乎你意料的最愛。

早餐

酸甜藍莓綜合優格

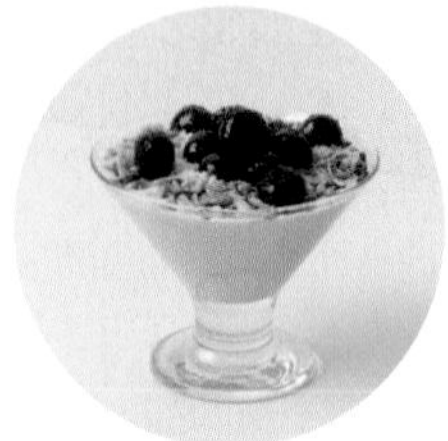

拜規律吃優格所賜，現在我都不會想吃零食。香脆的穀麥和綜合堅果的口感，讓我忘記想吃餅乾的念頭。再加上還有清爽的藍莓，簡直是絕配！

食材：無糖優格 80mℓ、嫩麥芽粉 1 匙、冷凍藍莓 1 匙、穀麥 1 匙、綜合堅果 1 匙。不需要調理（將優格和食材裝入碗中，擺得美美的再享用。）

午餐

雞肉鷹嘴豆蛋沙拉

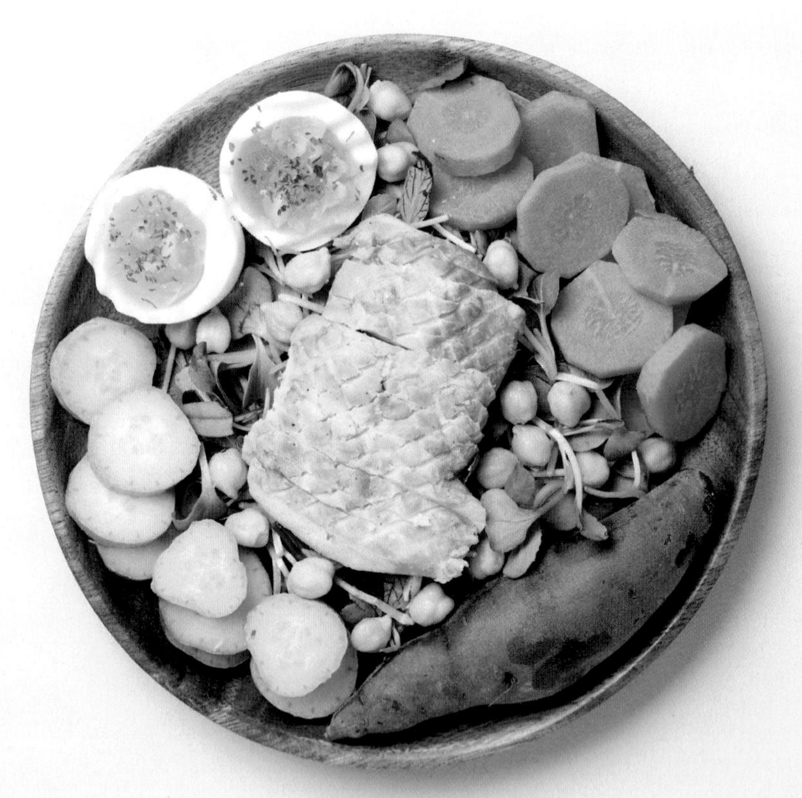

鷹嘴豆特別有飽足感，蛋白質含量高，還能降血糖，非常適合在減肥時期多多攝取。每顆豆子咬下去的口感都很好，會讓人不斷想找來吃。

食材：蒸地瓜 1 條、紅蘿蔔 ⅓ 條、小黃瓜 ⅓ 條、煙燻雞胸肉 1 包、鷹嘴豆少許、嫩葉 1 把、半熟蛋 1 顆。不需要調理（將雞胸肉放進微波爐加熱一至兩分鐘解凍後，跟已經準備好的食材一起裝盤。）

善女的小撇步

可以把鷹嘴豆壓扁製成鷹嘴豆泥或鷹嘴豆抹醬。

休息一下

下午茶點心	善女的悄悄話
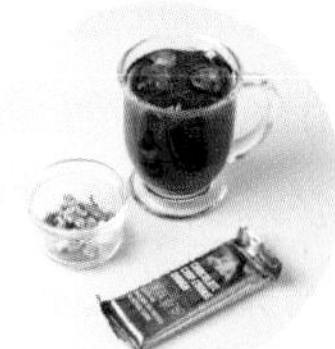 • 美式咖啡 1 杯 • 綜合堅果 1 把 • 蛋白棒 ½ 條	今天我打算吃豬肉來補充元氣。雖然分量不多，但已經很感謝了，也覺得很美味。不要害怕一般的食物。別忘記，只要調整食物分量，就連以前喜歡吃的食物也能成為減肥餐。

晚餐

火烤五花蘿蔓沙拉

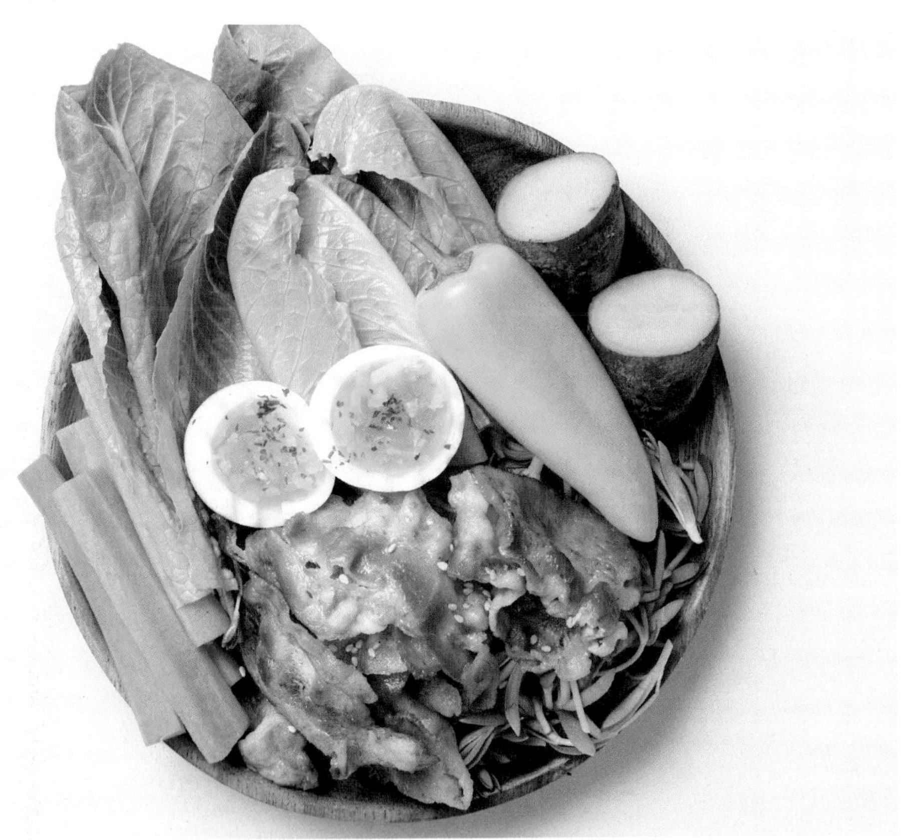

本週是五花肉薄片。把豬肉放在兩片蘿蔓萵苣上，再裝滿垂盆草和紅蘿蔔，一口吃下去就能吃得滿足，沒有比這更實在、更美味的了。就算不是五花肉，今天也可以選擇其他喜歡的肉類來補充元氣也慰勞一直忍耐的自己。

食材：蘿蔓萵苣 6 片、紅蘿蔔 ⅓ 條、甜椒 1 條、半熟蛋 1 顆、蒸地瓜 1 條、五花肉薄片 150 克、垂盆草 1 把。需要調理：將五花肉放入平底鍋中煎至焦黃，即可跟其他已經預備好的食材一起享用。

善女的小撇步

吃到較油膩的食物時，一定要搭配能解膩的蔬菜。

早餐

羽衣甘藍蘋蕉綠拿鐵

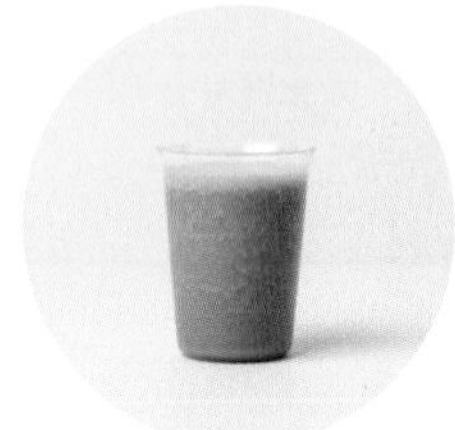

羽衣甘藍代表性的功效就是抗氧化、增強免疫力以及促進細胞生成。如果再加上非常適合羽衣甘藍的蘋果，就算沒有另外保養皮膚，也能從體內開始自然而然變美。

食材：羽衣甘藍 5 片、蘋果 ½ 顆、香蕉 1 條、椰子水 1 杯、水適量。
需要調理：❶ 將羽衣甘藍、蘋果和香蕉放入攪拌機中。❷ 加入椰子水後，在攪拌的過程中邊觀察濃稠度邊加水。

午餐

炒蝦鮮蔬輕沙拉

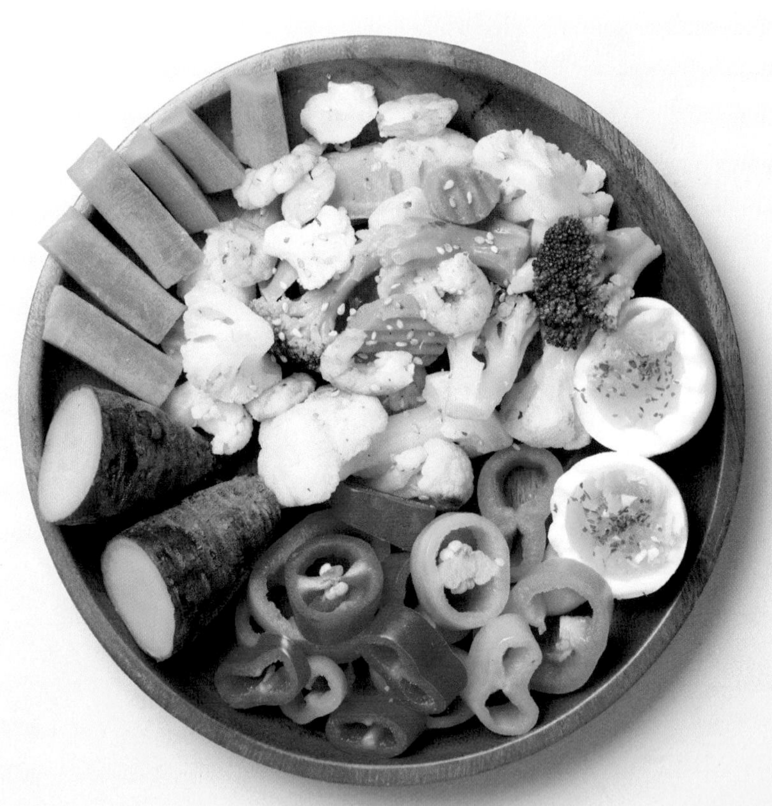

只要把常吃的炒雞胸肉換成蝦仁，料理口味就會提升。這道減肥餐非常簡單，可以不加其他醬料、直接品嘗到蔬菜的原味，而且很健康。

食材：紅蘿蔔 ⅓ 條、甜椒 2 條、蒸地瓜 1 條、蔬菜炒蝦（去殼蝦 10 隻、冷凍蔬菜 1 把）、半熟蛋 1 顆。需要調理：❶ 將橄欖油均勻倒入平底鍋中，先炒冷凍蔬菜再放入蝦仁繼續以小火翻炒。❷ 跟準備好的食材一起裝盤。

善女的小撇步

暴飲暴食會產生過多自由基，加速老化。

休息一下

下午茶點心	善女的悄悄話
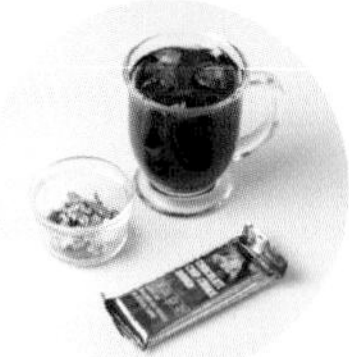 • 美式咖啡 1 杯 • 綜合堅果 1 把 • 蛋白棒 ½ 條	胃腸的毛病已經消失七十四天了。過去我因腸炎吃了很多苦頭，現在竟然可以這麼健康，真的非常神奇。晚上可以好好睡覺，早上醒來時也非常神清氣爽，一整天狀態竟然可以好成這樣。今天很感謝我很健康，也很感謝我持續實踐。為了讓這好習慣能繼續一輩子，今天也要努力。

晚餐

半熟蛋地瓜泥金橘沙拉

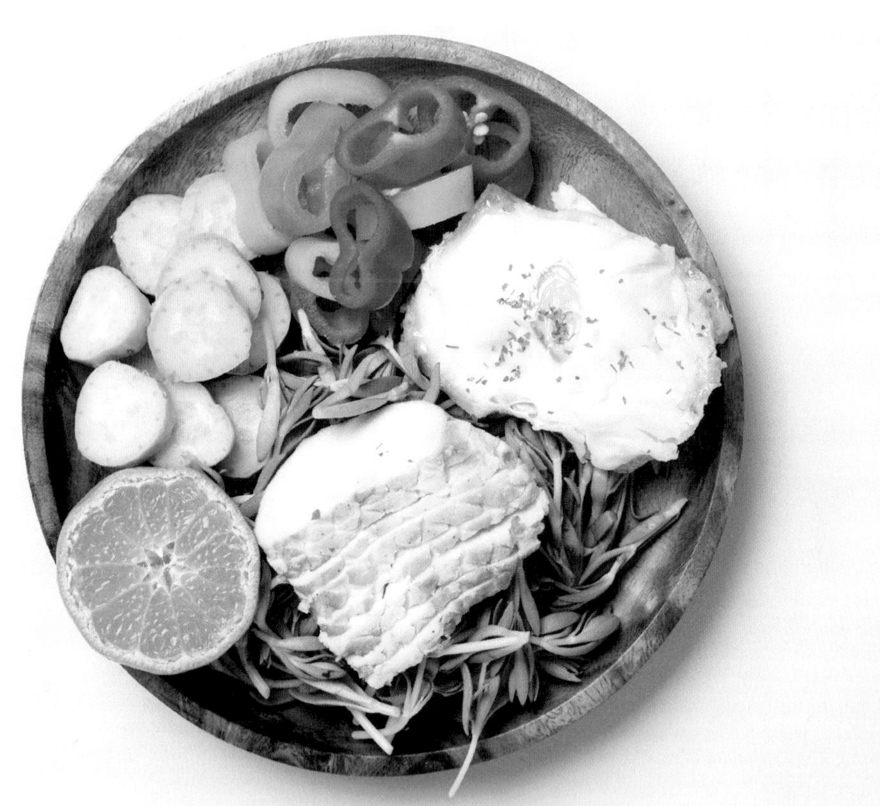

之前都吃冷凍的冰地瓜，今天莫名地想吃暖呼呼的地瓜。這個時候「Egg Slut」就是標準答案。只要有起司和雞蛋，就能用微波爐輕鬆製作。透過其他食材讓這道蛋白質、澱粉和脂肪的組合變得更美味吧！

食材：半熟蛋地瓜泥（寶寶起司 1 片、雞蛋 1 顆、蒸地瓜 1 條）、小黃瓜 ⅓ 條、橘子 ½ 顆、甜椒 2 條、垂盆草 1 把、煙燻雞胸肉 1 包。**需要調理：**❶ 將地瓜放在可微波的容器內壓成泥。❷ 用湯匙在地瓜泥中間挖出一個洞後，將雞蛋打在洞裡面，再放上起司。❸ 用微波爐加熱一分三十秒即可。雞胸肉也用微波爐解凍後，即可跟其餘準備好的食材一起享用。

善女的小撇步

如果用叉子在蛋黃上戳洞，就能品嘗到蛋黃滲到地瓜的風味。

早餐

羽衣甘藍酪梨綠拿鐵

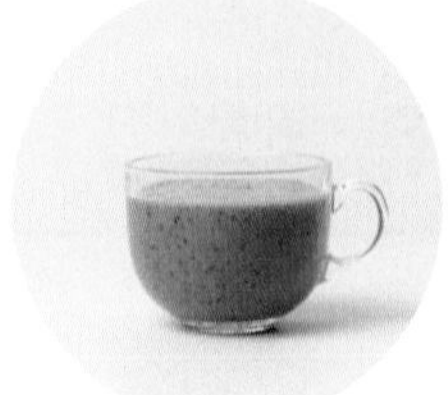

在帶點苦味的羽衣甘藍和平淡無味的酪梨裡，加入甜甜的藍莓，增添風味，最後再加上香蕉增加飽足感。我選擇椰子水作為基底，能幫助身體排出鈉、消除水腫，也能補充水分。這就是最喜歡的黃金組合綠拿鐵！

食材：羽衣甘藍 5 片、香蕉 1 條、冷凍酪梨 1 匙、冷凍藍莓 1 匙、椰子水 1 杯、水適量。需要調理：❶ 將羽衣甘藍、香蕉、酪梨和藍莓放入攪拌機中。❷ 加入椰子水後，在攪拌的過程中邊觀察濃稠度邊加水。

午餐

暖黃時蔬雞肉沙拉

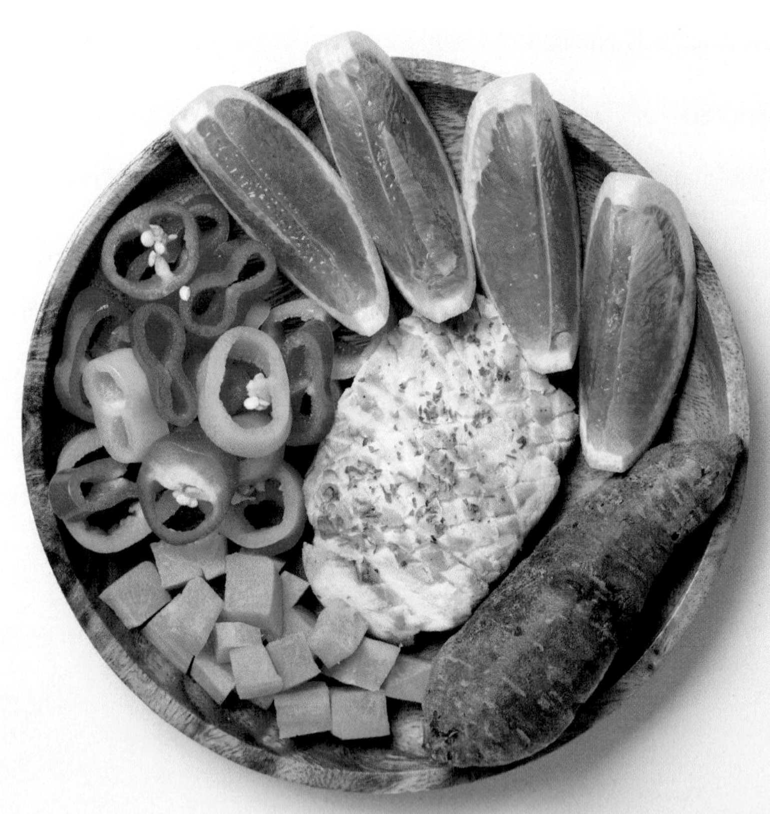

以前我不曉得生紅蘿蔔的味道，但最近非常喜歡。越吃就覺得越甜、越香。紅蘿蔔含有豐富的 β - 胡蘿蔔素，能排出體內老廢物質，所以是有助減肥的超級食物。從今天起常常補充紅蘿蔔吧！

食材：葡萄柚 ½ 顆、甜椒 3 條、蒸地瓜 1 條、煙燻雞胸肉 1 包、紅蘿蔔 ⅓ 條。不需要調理（將雞胸肉放進微波爐加熱一至兩分鐘解凍後，跟已經準備好的食材一起裝盤。）

善女的小撇步

減肥的時候，家人、朋友和另一半的幫忙很重要。開口請求他們理解和幫助吧！

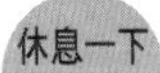

下午茶點心

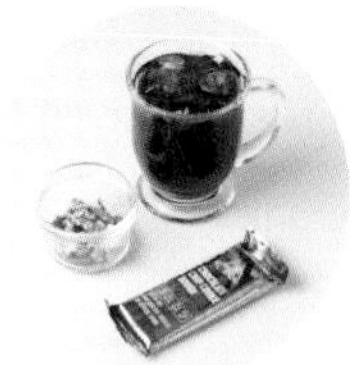

- 美式咖啡 1 杯
- 綜合堅果 1 把
- 蛋白棒 ½ 條

善女的悄悄話

這週預備的食材已經見底了，冰箱空空如也。看來我為了不讓自己餓著而努力地吃。以前我常常為了減肥買一大堆蔬菜，結果吃不完，只能丟掉，但現在我都吃得完，都沒有浪費，真的很有成就感。而且因為減少外食開銷而省了一筆錢，簡直是一舉兩得！

晚餐

蔬菜炒蝦甜椒蛋沙拉

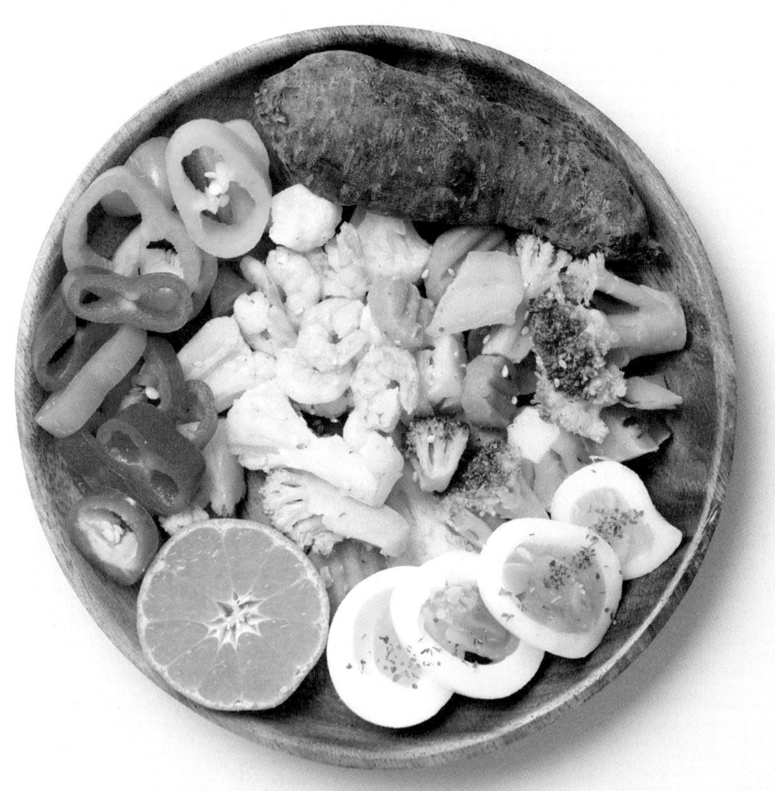

蝦子跟蔬菜稍微炒過後就變得很好吃，就算沒有減肥我也想要吃。飯後水果就吃清爽的橘子吧！不會輸給高級餐廳賣的沙拉。

食材：蒸地瓜 1 條、橘子 ½ 顆、半熟蛋 1 顆、蔬菜炒蝦（去殼蝦 10 隻、冷凍蔬菜 1 把）、甜椒 2 條。需要調理：❶ 將橄欖油均勻倒入平底鍋中，放入蝦仁和冷凍蔬菜後輕輕翻炒。❷ 跟準備好的食材一起裝盤。

善女的小撇步

可以先把預備好的食材擺出來拍照記錄，這樣就能在打開冰箱門之前掌握食材，這方法非常實用。

早餐

綜合堅果杏仁優格

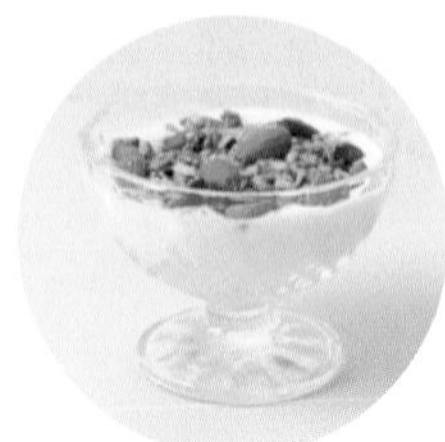

這次的減肥讓我認識綜合堅果。這個超級食物含有非常豐富的纖維質，所以被稱為「血管清道夫」，而且跟優格很合，撒在優格上吃的時候，會讓人覺得沒有比這更好吃的甜點了。

食材：無糖優格 80mℓ、綜合堅果 1 匙、嫩麥芽粉 1 匙、杏仁少許、穀麥 1 匙。不需要調理（將優格和食材裝入碗中，擺得美美的再享用。）

午餐

半熟蛋地瓜泥雙色沙拉

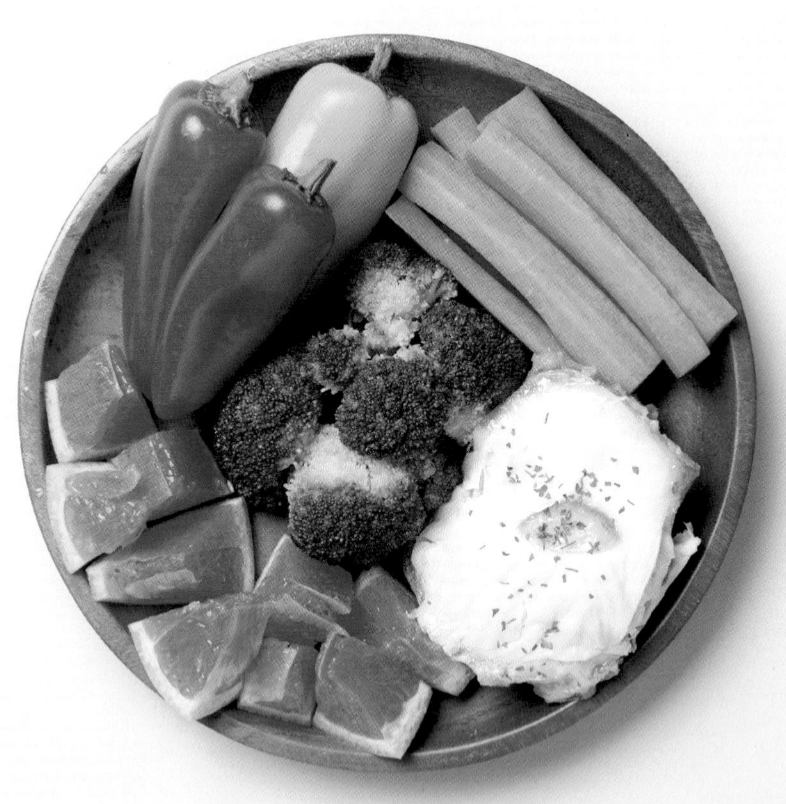

我從來沒想過雞蛋、起司和地瓜這三種食材竟然這麼搭。就算是容易吃膩的減肥食譜，只要稍微調整後就能吃得更開心。請記住這三項：雞蛋、起司和地瓜。

食材：半熟蛋地瓜泥（寶寶起司 1 片、雞蛋 1 顆、蒸地瓜 1 條）、綠花椰菜 ⅓ 顆、葡萄柚 ½ 顆、甜椒 3 條、紅蘿蔔 ½ 條。需要調理：❶ 將地瓜放在可微波的容器內壓成泥。❷ 在地瓜泥中間挖出一個洞後，將雞蛋打在洞裡面，再放上起司。❸ 用微波爐加熱一分三十秒即可，與其他食材一起食用。

善女的小撇步

如果用叉子在蛋黃上戳洞，就能品嘗到蛋黃滲到地瓜的風味。

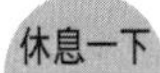

休息一下

下午茶點心	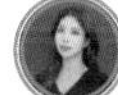 善女的悄悄話
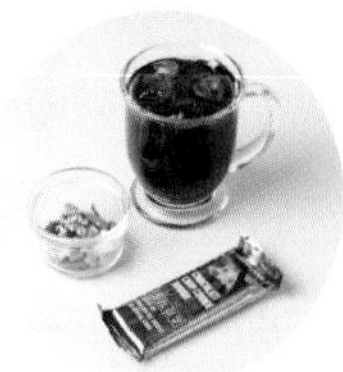 • 美式咖啡 1 杯 • 綜合堅果 1 把 • 蛋白棒 ½ 條	每次餓到極點又想要喝酒的時候，我都會想：「這個週末一定要喝！」但實際到了欺騙餐的當天，我就會克制自己：「不要！我再忍耐一次就好！」今天也是一樣。雖然在美味的白切肉面前會想要喝酒，但我還是忍住了。今天也做得好。

晚餐

欺騙餐

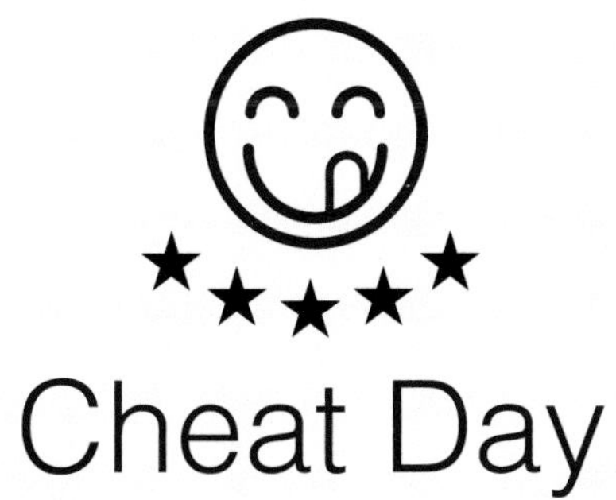

終於到了這週的欺騙餐。今天我選擇能吃得無負擔的白切肉。把一塊肉放在生菜上，吃得美味又飽足吧！忍耐一週後，才吃到今天的欺騙餐，這餐對我來說簡直就是一份大禮！開心地吃完一人份之後，雖然意猶未盡，但還是放下湯匙和筷子，把美味刻在心上吧！

早餐

羽衣甘藍椰子綠拿鐵

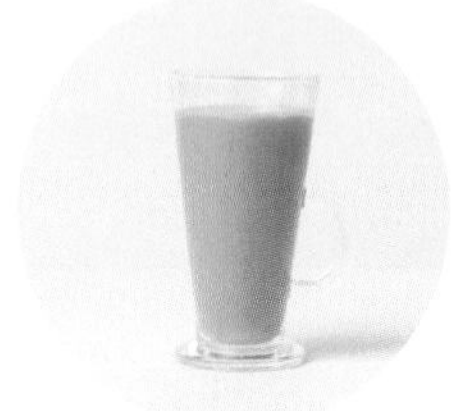

今天一大早就要起床出門。我趕快打了綠拿鐵之後裝進瓶子裡，邊搭車邊喝。早晨飲品方便攜帶，讓我能按時用餐，維持平常的節奏。

食材：羽衣甘藍 5 片、香蕉 1 條、冷凍酪梨 1 匙、椰子水 1 杯、水適量。需要調理：❶ 將羽衣甘藍、香蕉和酪梨放入攪拌機中。❷ 加入椰子水後，在攪拌的過程中邊觀察濃稠度邊加水。

午餐

燻雞地瓜便當

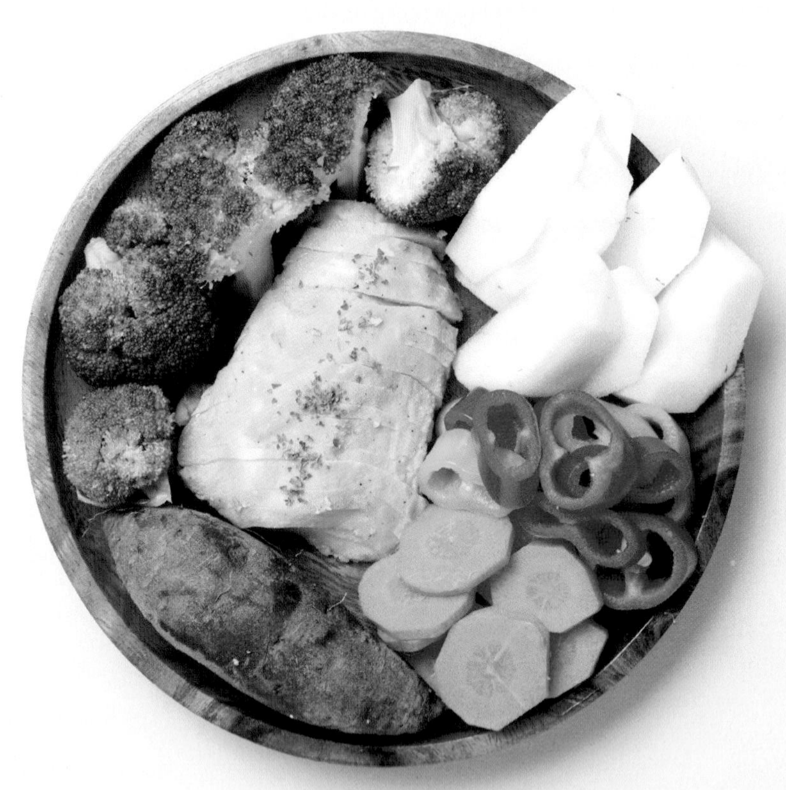

不得不在外面吃飯的時候，我通常會選擇不會有味道、不會留下廚餘的蔬菜和水果。也別忘了吃雞胸肉來補充蛋白質！

食材：綠花椰菜 ½ 顆、煙燻雞胸肉 1 包、蒸地瓜 1 條、蘋果 ½ 顆、甜椒 2 條、紅蘿蔔⅓條。不需要調理（將雞胸肉放進微波爐加熱一至兩分鐘解凍後，跟已經準備好的食材一起裝盤。）

善女的小撇步

去買個便當盒吧！要買那種會讓你想趕快把食物裝在裡面吃的漂亮便當盒。

休息一下

下午茶點心	善女的悄悄話
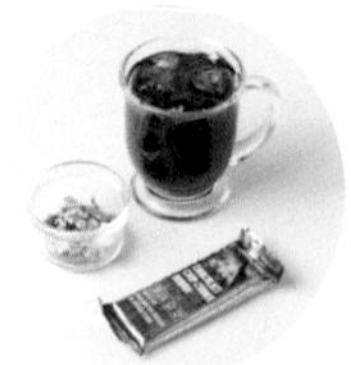 · 美式咖啡 1 杯 · 綜合堅果 1 把 · 蛋白棒 ½ 條	今天去幫參加馬拉松比賽的同事加油。我想到午餐時間可能會在外面，就提早準備自己的便當。我竟然一大早就起床準備便當，連我自己都很驚訝、很厲害。到了午餐時間，我就坐在公園長椅上慢慢吃著便當。我發現我真的很努力，所以比平常還想大力稱讚自己。

晚餐

黑橄欖義式燻雞沙拉

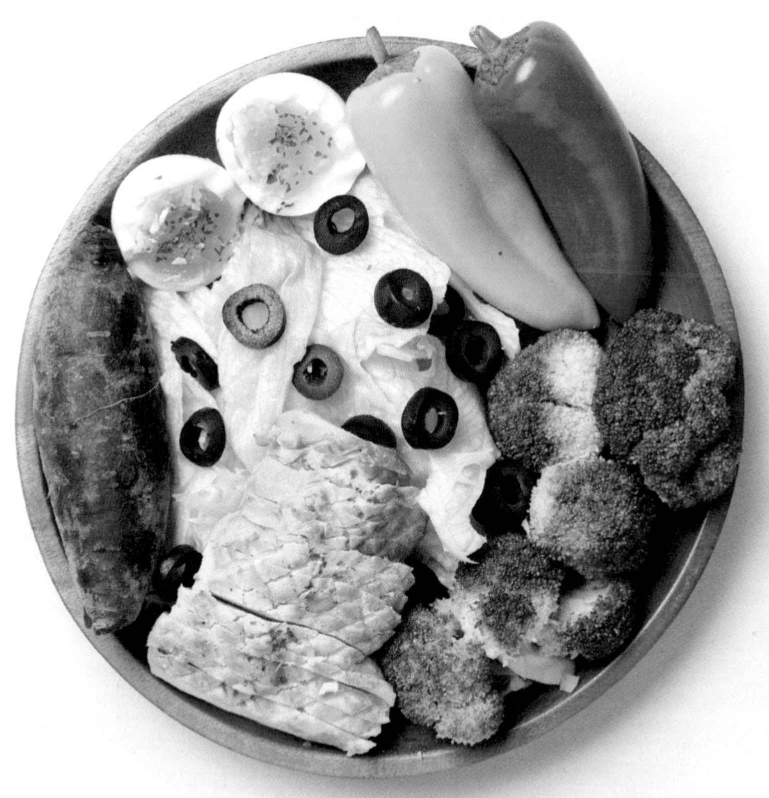

多虧了雞胸肉的鹹味和黑橄欖的香味，讓我不沾醬也不會覺得很乏味。而且這些跟結球萵苣特別地搭，再把綠花椰菜和半熟蛋美美地擺在上面，就會有吃西餐的感覺。

食材：蒸地瓜 1 條、甜椒 2 條、結球萵苣 1 把、綠花椰菜 ½ 顆、煙燻雞胸肉 1 包、半熟蛋 1 顆、黑橄欖少許。不需要調理（將雞胸肉放進微波爐加熱一至兩分鐘解凍後，跟已經準備好的食材一起裝盤。）

善女的小撇步

吃飽後立刻躺下的習慣會妨礙消化。建議步行十至十五分鐘左右再坐下。

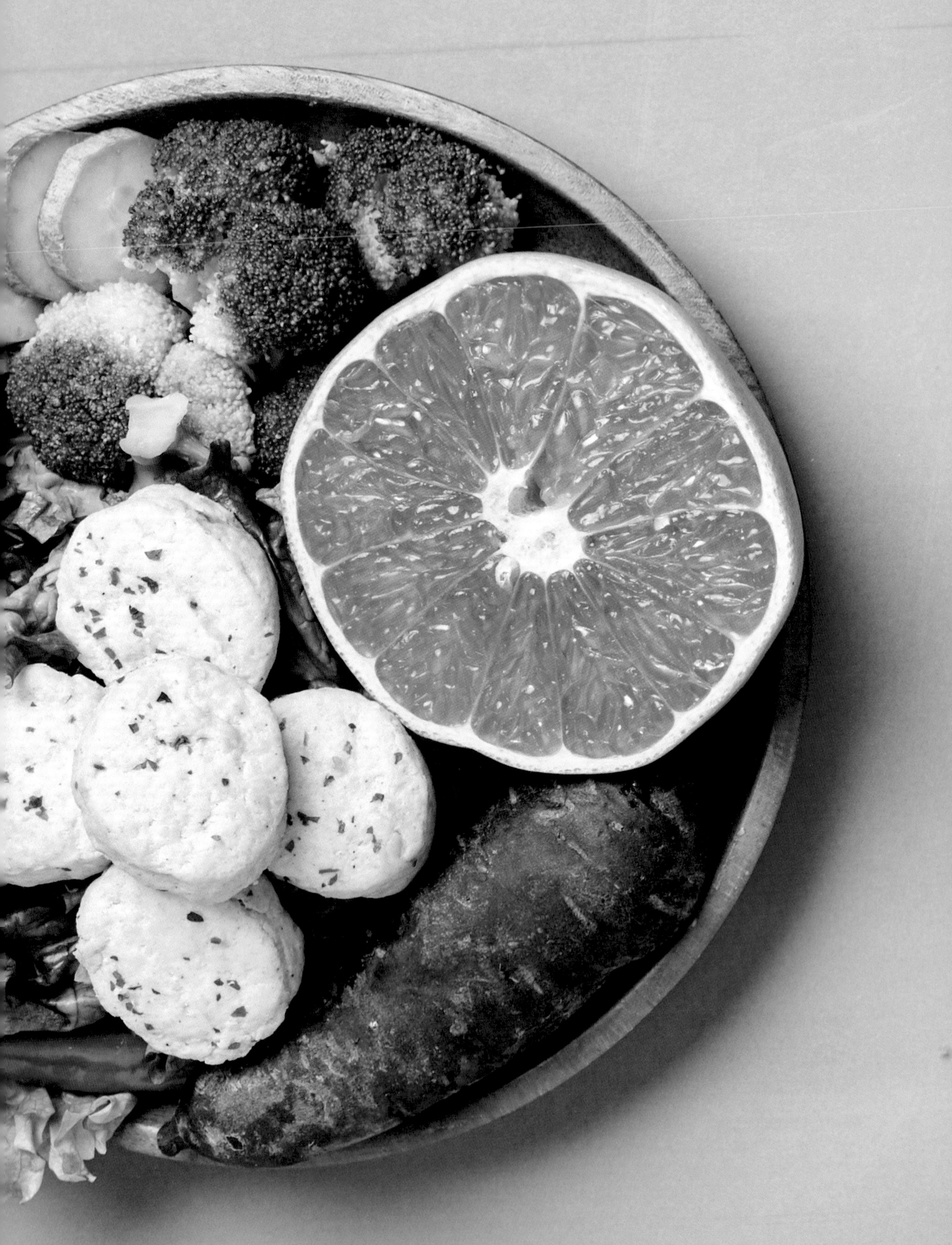

12th Week

第十二週

This Week's Challenges

本週目標

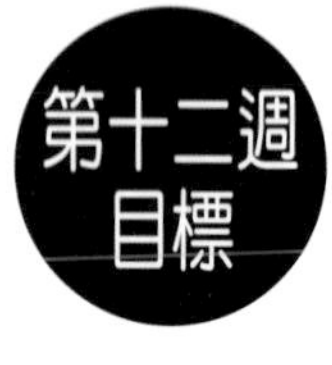

挑戰！開始進入間歇性斷食

肌力運動	有氧運動
深蹲二十五下／三組＋登山者式三十下／三組	健走運動四十分鐘

感謝現在自己很健康。因為健康，所以能運動，也能吃好的食物。比起著重在我沒有的東西，當我感謝現在所享受的一切時，心態就瞬間改變了。不要被減肥這框架限制了，透過持續的運動和正確的飲食習慣，培養「好好度過日常生活的力量」吧！每天晚上養成寫感謝日記的習慣，充分感受自己在生活中無法體會的、值得感謝的地方！

這週只要下定決心做到這個就行了！

01 努力伸展

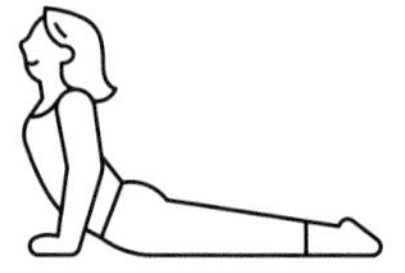

天氣越來越冷，肌肉會緊縮，身體也會變得沉重。如果伸展得不夠多，一不小心就可能會受傷，專注在運動前後的伸展、起床後的伸展、睡前腳部伸展等動作來放鬆身體、保持健康吧！只要持續伸展，身體就會變柔軟的。

02 一天喝五杯水以上

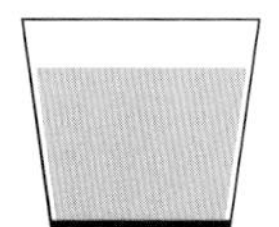

減肥時攝取水分是很重要的事情。如果攝取充分的水分，就能減緩空腹感，同時也能排出體內的老廢物質，促進腸胃蠕動，所以有助減肥。從今天起養成常喝水的習慣吧！

03 寫下感謝日記

每天晚上在日記裡寫下當天食物和水分的攝取量、排便情形、心情和身體狀態等等，除此之外還寫個感謝日記吧！如果從生活中發生的小事開始一一感謝，就會感到滿足，也會懂得自制。就算不是很了不起的事也沒關係。感謝身邊的一切吧！

善女的話

我的 100 天無麩質菜單計畫

成為窈窕的有錢人吧！

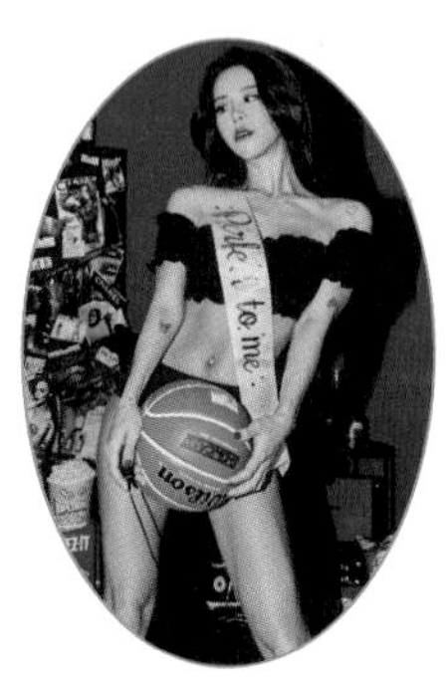

如果有人問我戒麵粉之後有什麼好處，除了大家熟知的「腸胃變健康了」或「睡眠品質改善了」，我還想說另外一個優點。

「能存很多錢，真的很棒！」

每週我只吃提前準備好的食物，完全不會在外用餐，而且以前在餐廳吃飯都會砸大錢、玩樂喝酒，甚至每次很晚回家的時候還要花錢搭計程車，現在都不需要花這些錢了。在戒麵粉的同時也瞭解到食物的珍貴。改掉生活習慣當然也很好，但存到比我想像中更多的錢帶給我的喜悅就跟減肥一樣大。

常常有人看到我準備的食材種類後，問我會不會花太多錢。他的意思是，如果要花那麼多錢減肥，不就本末倒置了嗎？不過其實我的生活開銷反而降低了。多出來的錢就用來買我想穿的衣服、合我身材的 S 號衣服。

如果你到現在都一直跟著我做，相信你現在也成為一個苗條的有錢人。

This Week's Meal Plan

第十二週菜單索引

	第 78 天	第 79 天	第 80 天
早餐	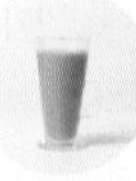 **羽衣甘藍酪梨綠拿鐵 P.274** ・羽衣甘藍 5 片 ・香蕉 1 條 ・冷凍酪梨 1 匙 ・椰子水 1 杯 ・水 適量	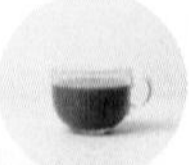 **菠菜香蕉綠拿鐵 P.276** ・燙過的菠菜 ½ 把 ・香蕉 1 條 ・冷凍藍莓 1 匙 ・冷凍酪梨 1 匙 ・椰子水 1 杯、水 適量	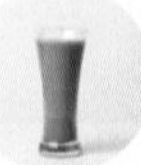 **羽衣甘藍番茄綠拿鐵 P.278** ・羽衣甘藍 5 片 ・香蕉 1 條 ・番茄 1 顆 ・椰子水 1 杯 ・水 適量
午餐	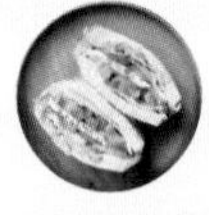 **番茄全麥三明治 P.274** ・全麥吐司 2 片 ・結球萵苣 1 把 ・番茄 ½ 顆 ・雞胸肉排 1 包 ・甜椒 2 條	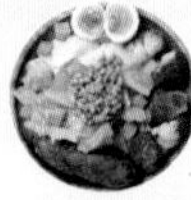 **地瓜時蔬彩虹沙拉 P.276** ・綠花椰菜 ⅓ 顆 ・蒸地瓜 1 條 ・紅蘿蔔 ⅓ 條 ・結球萵苣 1 把 ・納豆 1 盒 ・半熟蛋 1 顆	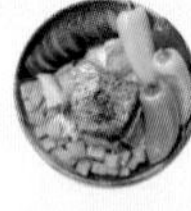 **時蔬麻辣雞 P.278** ・結球萵苣 1 把 ・麻辣口味的雞胸肉 1 包 ・甜椒 4 條 ・蒸地瓜 1 條 ・紅蘿蔔 ½ 條
晚餐	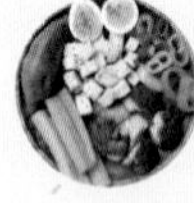 **冰心地瓜雞排蛋沙拉 P.275**  ・半熟蛋 1 顆 ・雞胸肉排 1 包 ・綠花椰菜 ⅓ 顆 ・冰心地瓜 1 條 ・紅蘿蔔 ½ 條 ・甜椒 2 條	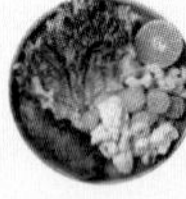 **蔬菜炒蝦地瓜輕食 P.277** ・萵苣 1 把 ・蒸地瓜 1 條 ・蔬菜炒蝦 ・橘子 ½ 顆	
點心	・綜合堅果 1 把 ・美式咖啡 1 杯 ・蛋白棒 ½ 條	・綜合堅果 1 把 ・美式咖啡 1 杯 ・蛋白棒 ½ 條	・綜合堅果 1 把 ・美式咖啡 1 杯 ・蛋白棒 ½ 條

這週有挑戰日！開始戒麵粉以來，我第一次容許自己可以吃全麥吐司，我試著做成三明治來吃。整體菜單還是很類似，不過這週來挑戰間歇性斷食吧！

第 81 天	第 82 天	第 83 天	第 84 天
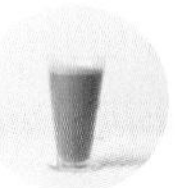 **菠菜香蕉優格 P.280** ・燙過的菠菜 ½ 把 ・香蕉 1 條 ・冷凍藍莓 1 匙 ・希臘優格 1 匙 ・椰子水 1 杯、水 適量	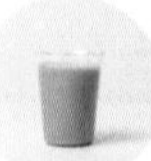 **羽衣甘藍香蕉綠拿鐵 P.282** ・羽衣甘藍 5 片 ・香蕉 1 條 ・冷凍酪梨 1 匙 ・椰子水 1 杯 ・水 適量	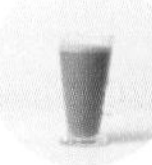 **菠菜香蕉優格 P.284** ・菠菜 ½ 把 ・香蕉 1 把 ・冷凍藍莓 1 匙 ・希臘優格 1 匙 ・椰子水 1 杯、水 適量	 **挑戰！ 空腹十六小時**
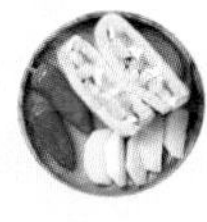 **酪梨全麥三明治 P.280** ・冷凍酪梨 1 匙 ・半熟蛋 1 顆 ・全麥吐司 2 片 ・蘋果 ½ 顆 ・甜椒 2 條	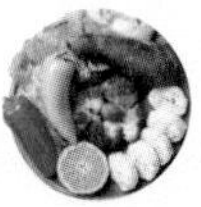 **綠花椰雞球沙拉 P.282** ・結球萵苣 1 把 ・雞胸肉球 1 包 ・綠花椰菜 ½ 顆 ・蒸地瓜 1 條 ・甜椒 2 條 ・橘子 ½ 顆	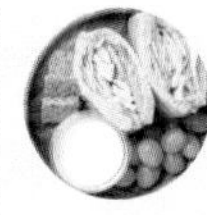 **雞肉香腸全麥三明治 P.284** ・希臘優格 90mℓ ・綠葡萄 1 把 ・能量堅果棒 1 條 ・全麥吐司 2 片 ・結球萵苣 1 把 ・雞胸肉香腸 1 包	 **挑戰！ 空腹十六小時**
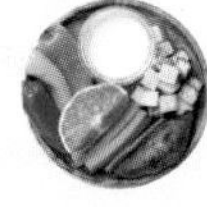 **豆腐地瓜佐希臘優格 P.281** ・蒸地瓜 1 條 ・紅蘿蔔 ½ 條 ・希臘優格 1 匙 ・葡萄柚 ¼ 顆 ・豆腐 ½ 盒 ・甜椒 3 條	**半熟蛋地瓜泥佐希臘優格 P.283** ・半熟蛋地瓜泥 ・紅蘿蔔 ½ 條 ・甜椒 2 條 ・結球萵苣 1 把 ・希臘優格 1 碗 ・綠葡萄 1 把	 **欺騙餐！**	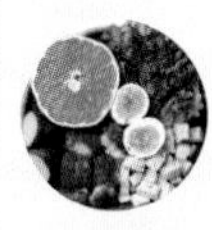 **花椰地瓜雞肉蛋沙拉 P.287** ・蒸地瓜 1 條 ・萵苣 2 把 ・綠花椰菜 ⅓ 顆 ・雞胸肉排 1 包 ・葡萄柚 ½ 顆 ・半熟蛋 1 顆
・綜合堅果 1 把 ・美式咖啡 1 杯 ・蛋白棒 ½ 條	・綜合堅果 1 把 ・美式咖啡 1 杯 ・蛋白棒 ½ 條	・綜合堅果 1 把 ・美式咖啡 1 杯 ・蛋白棒 ½ 條	・綜合堅果 1 把 ・美式咖啡 1 杯 ・蛋白棒 ½ 條

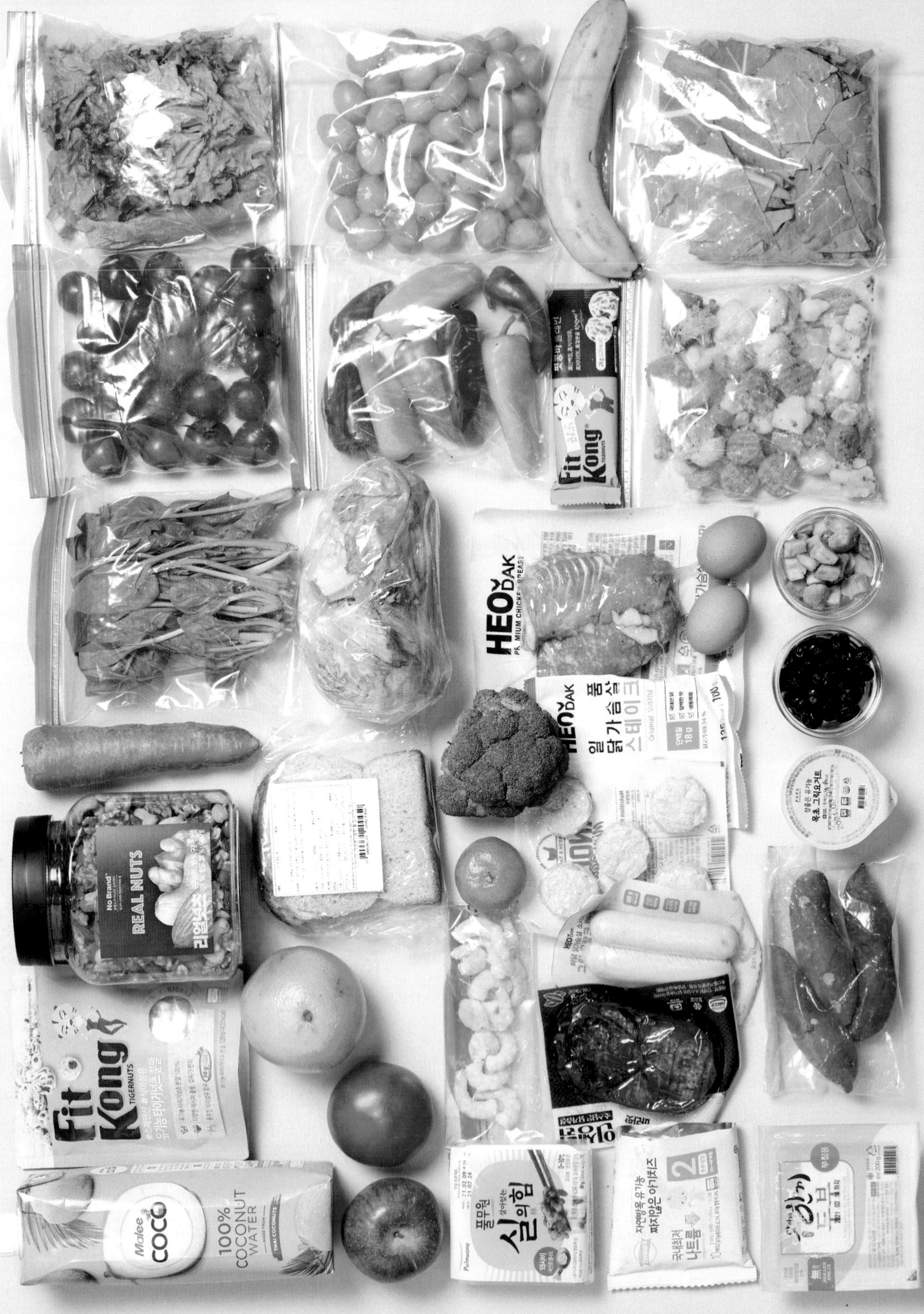
Fit Kong
TIGERNUTS
HEO DAK
No Brand
REAL NUTS
리얼넛츠
Malee
COCO
100% COCONUT WATER
THAI COCONUTS
풀무원
Pulmuone

This Week's Meal Prep

第十二週備餐計畫：買好之後放心地吃吧！

生鮮食材

- [x] 羽衣甘藍 15 片
- [ ] 香蕉 6 條
- [ ] 菠菜 ½ 包
- [ ] 番茄 1.5 顆
- [ ] 結球萵苣 6 把
- [ ] 甜椒 17 條
- [ ] 綠花椰菜 1.5 顆
- [ ] 地瓜 8 條
- [ ] 紅蘿蔔 2.5 條
- [ ] 蘋果 ½ 顆
- [ ] 橘子 1 顆
- [ ] 綠葡萄 2 把（1 把約 8-10 顆）
- [ ] 萵苣 2 把
- [ ] 冷凍去殼蝦 10 隻
- [ ] 葡萄柚 1 顆
- [ ] 豆腐 ½ 盒
- [ ] 雞蛋 1 顆
- [ ] 寶寶起司 1 片

市售食材

- [x] 冷凍酪梨 5 匙（Gom Gom）
- [ ] 椰子水 6 杯（Malee）
- [ ] 冷凍藍莓 3 匙（Well Fresh）
- [ ] 全麥吐司 6 片（The Bread Blue）
- [ ] 雞胸肉排 3 包（Heo Dak）
- [ ] 絲之力納豆 1 盒（Pul Mu One）
- [ ] 半熟蛋 4 顆（Egg Korea）
- [ ] 麻辣口味的雞胸肉 1 包（In Saeng Dak）
- [ ] 雞胸肉球 1 包（Da No）
- [ ] 能量堅果棒 1 條（Fit Kong）
- [ ] 雞胸肉香腸 1 條（Heo Dak）
- [ ] 冷凍蔬菜 1 把（Well Fresh）
- [ ] 蛋白棒 3.5 條（科克蘭）
- [ ] 綜合堅果 7 把（No Brand）
- [ ] 希臘優格 90mℓ 2 碗（Pa Pa Organic）

早餐

羽衣甘藍酪梨綠拿鐵

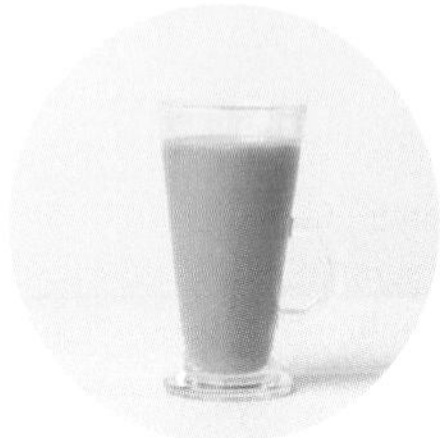

星期一早餐宣布一週的開始，為了回到平常的節奏，用常喝的綠拿鐵俐落地開始吧！不管是讓人無精打采的週一症候群還是對昨天欺騙餐的眷戀，只要一杯綠拿鐵就能立刻搞定。

食材：羽衣甘藍 5 片、香蕉 1 條、冷凍酪梨 1 匙、椰子水 1 杯、水適量。需要調理：❶ 將羽衣甘藍、香蕉和酪梨放入攪拌機中。❷ 加入椰子水後，在攪拌的過程中邊觀察濃稠度邊加水。

午餐

番茄全麥三明治

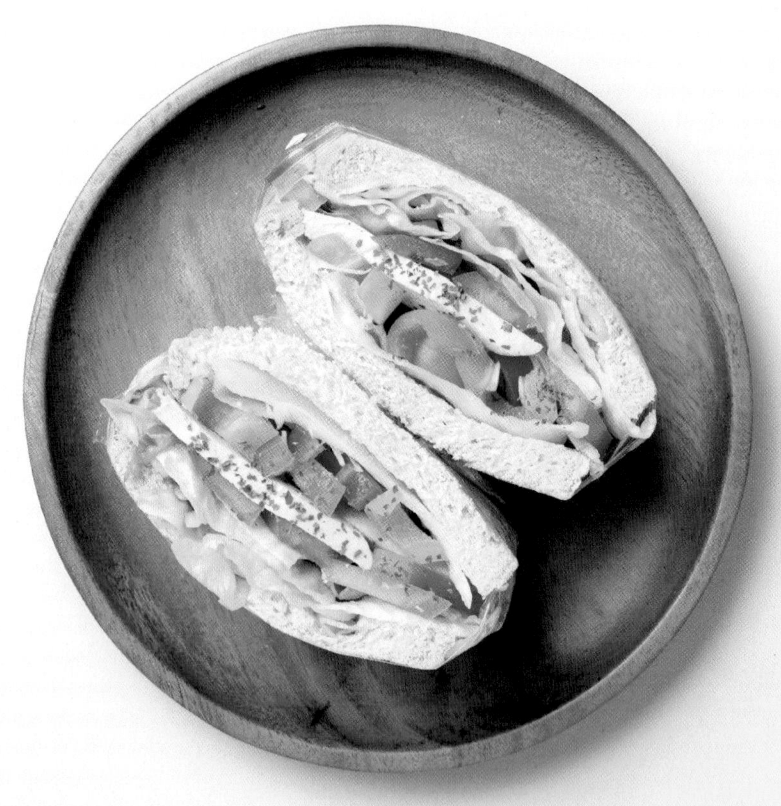

如果在戒麵粉之前是把許多美味食材放進吐司裡做成美味的三明治，現在就為了健康用蔬菜做個全麥吐司三明治吧！放入滿滿的結球萵苣和番茄，還能增添爽脆的口感。

食材：全麥吐司 2 片、結球萵苣 1 把、番茄 ½ 顆、雞胸肉排 1 包、甜椒 2 條。需要調理：❶ 將結球萵苣放在一片全麥吐司上。❷ 放上適量的雞胸肉、番茄和甜椒後，再蓋上另一片全麥吐司。❸ 用保鮮膜捲起後對半切開。

善女的小撇步

開始戒麵粉之後，制定出想遵守的範圍，在那範圍內就容許自己吃！

休息一下

下午茶點心	善女的悄悄話
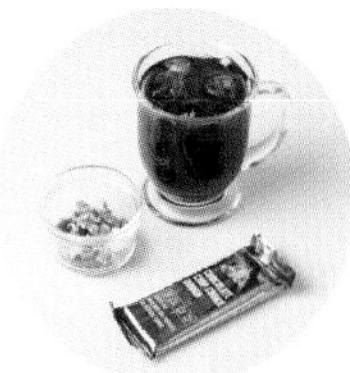 • 美式咖啡 1 杯 • 綜合堅果 1 把 • 蛋白棒 ½ 條	我平常沒有那麼喜歡甜食，不過可能是因為我已經知道冰箱裡有冰淇淋，所以想吃甜食的想法一直盤旋在我腦中。我努力壓抑住想從冰箱拿冰淇淋出來吃的念頭。雖然一直覺得餓，但我還是努力忍住了。我告訴自己現在忍耐多少，以後就會變得多健康，以這個幸福的想像克制自己。

晚餐

冰心地瓜雞排蛋沙拉

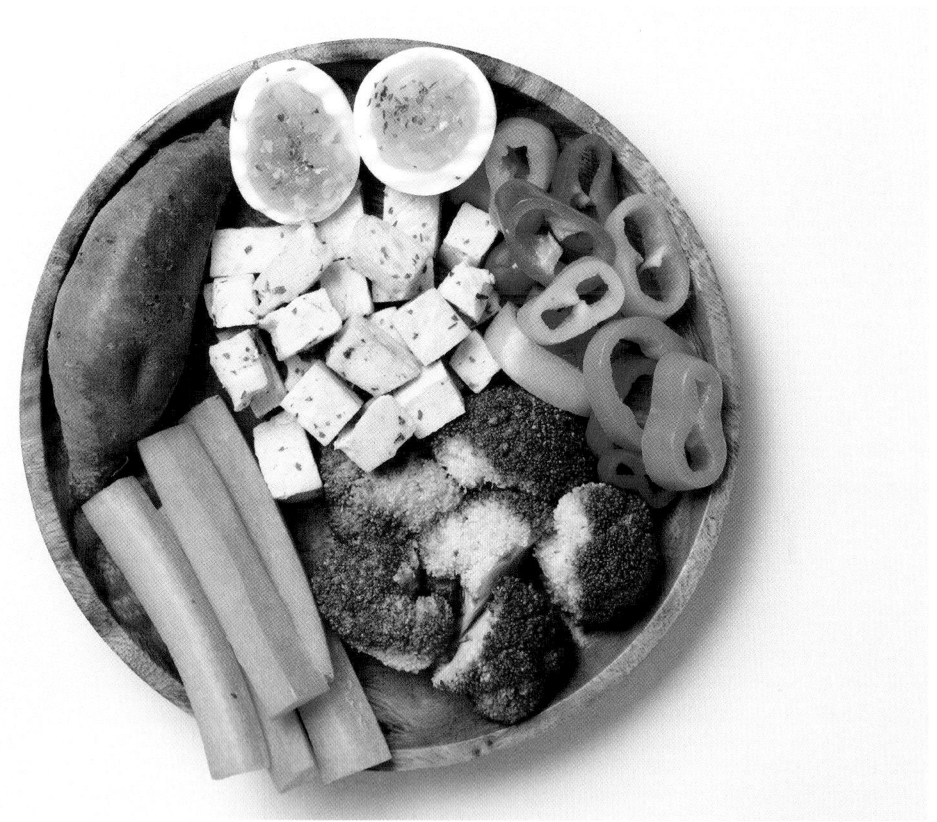

依據個人喜好挑選熱地瓜或冰地瓜來吃吧！把地瓜先煮過再冷凍，五分鐘前再拿到室溫下退冰，就能吃到像雪酪一樣的口感。同樣都是地瓜，這個滋味卻讓人吃不膩！

食材：半熟蛋 1 顆、雞胸肉排 1 包、綠花椰菜 ⅓ 顆、蒸地瓜 1 條、紅蘿蔔 ½ 條、甜椒 2 條。不需要調理（將雞胸肉放進微波爐加熱一至兩分鐘解凍後，跟已經準備好的食材一起裝盤。）

善女的小撇步

如果克制不了想沾醬吃綠花椰菜的誘惑，就沾是拉差香甜辣椒醬吧！

早餐

菠菜香蕉綠拿鐵

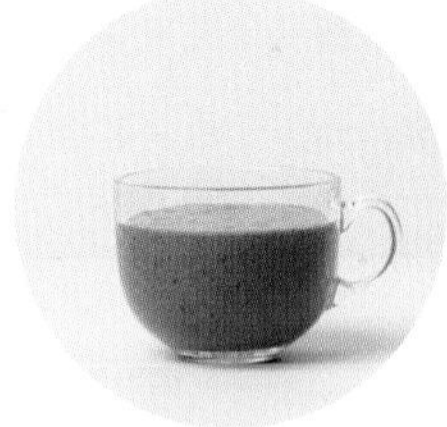

菠菜含有豐富的抗氧化物質 β - 胡蘿蔔素，對於保護視力或提升免疫力都有很大的幫助。冬天的菠菜比夏天的菠菜糖分更多，也更香。可以說是個綜合維他命食品，包含維生素 A、B、C、E、K！做成綠拿鐵輕鬆攝取吧！

食材：燙過的菠菜 ½ 把、香蕉 1 條、冷凍藍莓 1 匙、冷凍酪梨 1 匙、椰子水 1 杯、水適量。需要調理：❶ 將燙過的菠菜、香蕉、藍莓和酪梨放入攪拌機中。❷ 加入椰子水後，在攪拌的過程中邊觀察濃稠度邊加水。

午餐

地瓜時蔬彩虹沙拉

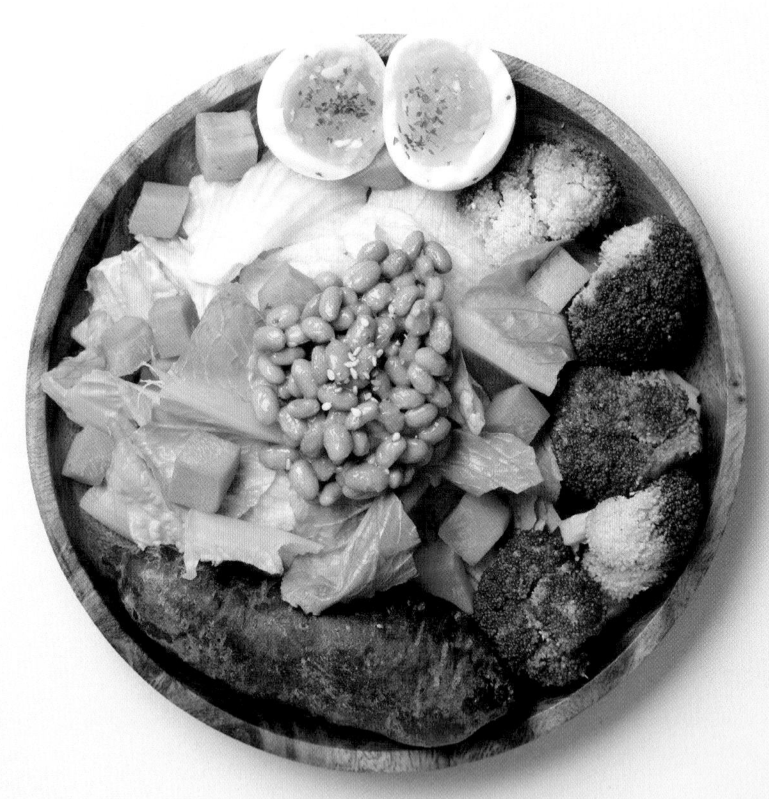

納豆充滿魅力，味道濃郁，讓人不禁想一再回味。聽說要攪拌一百下。攪拌越多次，納豆絲就會越長。納豆絲有益身體健康，味道雖然有點重，但豆子的口感很有彈性，跟蔬菜很合。

食材：綠花椰菜 ⅓ 顆、蒸地瓜 1 條、紅蘿蔔 ⅓ 條、結球萵苣 1 把、納豆 1 盒、半熟蛋 1 顆。不需要調理（將已經準備好的食材裝盤享用。）

善女的小撇步

如果納豆要保存久一點，就放在冷凍庫吧，退冰再食用！

休息一下

下午茶點心

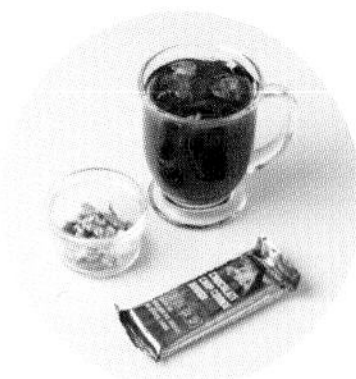

- 美式咖啡 1 杯
- 綜合堅果 1 把
- 蛋白棒 ½ 條

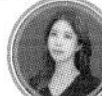

善女的悄悄話

最近每餐大概都吃三十分鐘，書上說吃得越慢，瘦體素就會越活躍，更有飽足感。原本我只要十分鐘就能吃完，但最近為了養成細嚼慢嚥的習慣，所以吃飯時都會注意時間。雖然一放空就會像以前一樣吃得很快，但我相信只要堅持下去就能改變！

晚餐

蔬菜炒蝦地瓜輕食

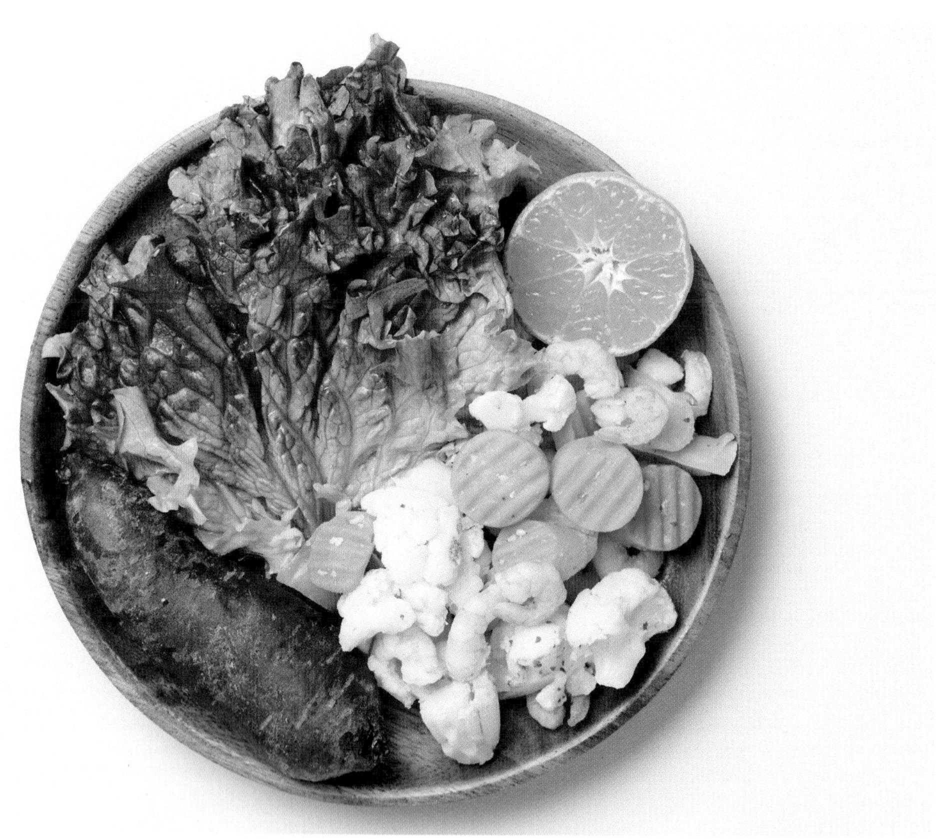

不需要另外處理的冷凍蔬菜跟蝦仁放在一起炒，就能迅速完成高品質的沙拉。包在萵苣裡面吃的時候，能享受又新鮮又爽脆的口感。

食材：萵苣 1 把、蒸地瓜 1 條、蔬菜炒蝦（去殼蝦 10 隻、冷凍蔬菜 1 把）、橘子 ½ 顆。需要調理：❶ 將橄欖油均勻倒入平底鍋中炒冷凍蔬菜。❷ 放入蝦仁後繼續用小火炒。❸ 跟準備好的其他食材一起享用。

善女的小撇步

經痛太厲害時不要勉強自己運動。在狀態恢復之前，建議先休息比較好。

早餐

羽衣甘藍番茄綠拿鐵

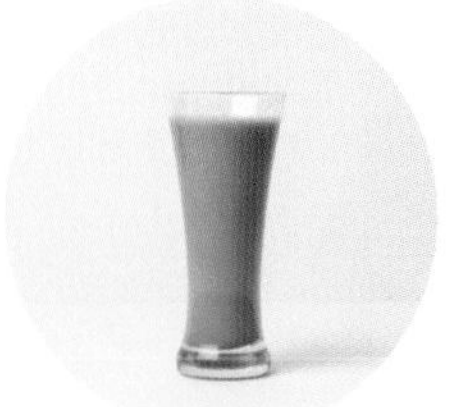

奶昔眾多優點之一就是能清冰箱。把吃不完的番茄加在飲品裡能增添風味，也能補充營養。

食材：羽衣甘藍 5 片、香蕉 1 條、番茄 1 顆、椰子水 1 杯、水適量。
需要調理：❶ 將羽衣甘藍、香蕉和番茄放入攪拌機中。❷ 加入椰子水後，在攪拌的過程中邊觀察濃稠度邊加水。

午餐

時蔬麻辣雞

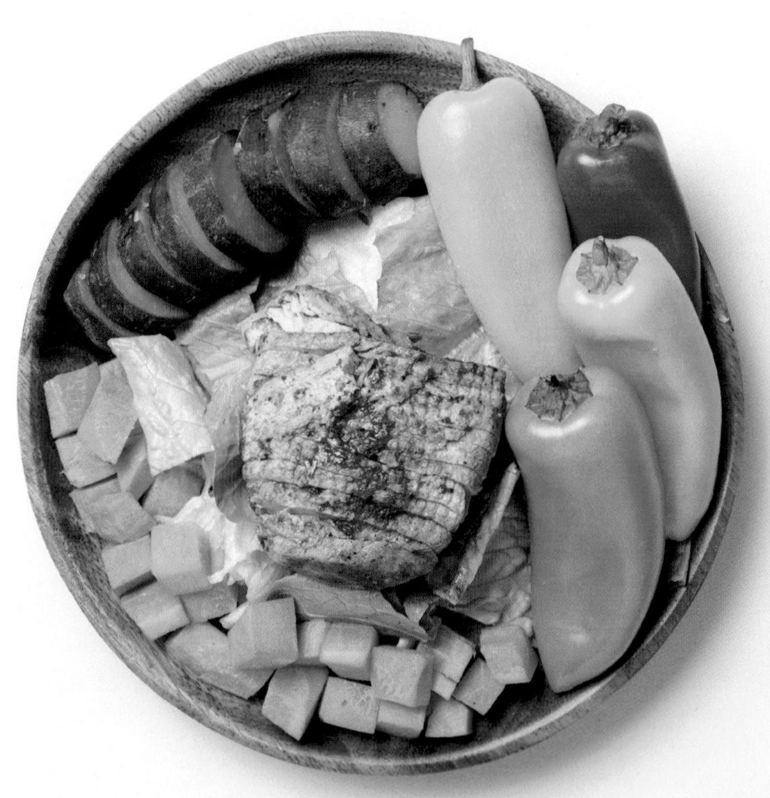

最近雞胸肉的種類真的很多。吃雞胸肉的時候不要只是勉強自己，享用各種口味的雞胸肉開心地減肥吧！這樣減肥的效率是更高的。今天我選擇麻辣口味的雞胸肉，一次解決我的食慾和壓力。

食材：結球萵苣 1 把、麻辣口味的雞胸肉 1 包、甜椒 4 條、蒸地瓜 1 條、紅蘿蔔 ½ 條。不需要調理（將雞胸肉放進微波爐加熱一至兩分鐘解凍後，跟已經準備好的食材一起裝盤。）

善女的小撇步

在早上空腹的狀態下，建議做不需要很多力氣的伸展和輕鬆的瑜伽。

休息一下

下午茶點心	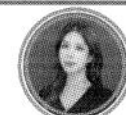 善女的悄悄話
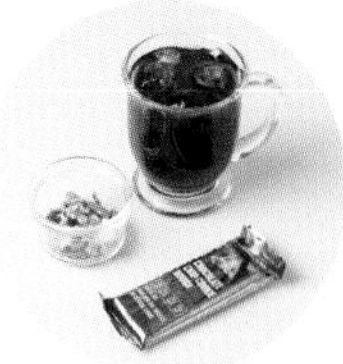 • 美式咖啡 1 杯 • 綜合堅果 1 把 • 蛋白棒 ½ 條	在欺騙餐之前有一次迷你欺騙餐，讓我的心情變得非常好。雖然現在還不太適應吃得這麼少，導致我的頭有點暈，但我還是想著「應該馬上就可以適應了」，然後挑選漂亮的盤子來布置我的餐桌。我把這當成送給自己的禮物，儘可能擺得美美的。身體會閱讀我的想法。如果每一餐都是我帶著珍惜自己的心意精心準備，我的身體也會樂意回應的。

晚餐

迷你欺騙餐

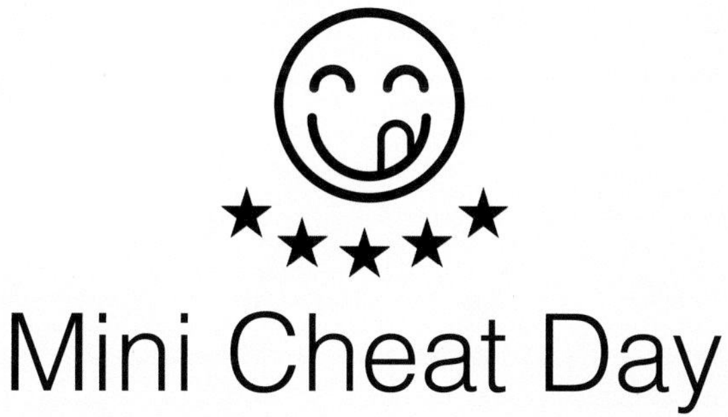

我選擇我平常最喜歡的韓式料理作為迷你欺騙餐。沒有人規定只能選高熱量的食物。拿出冰箱裡喜歡的各種小菜吧！只不過分量要比平常更少。享受完微小的迷你欺騙餐之後，就會得到力量、點亮心情，也會再次充滿動力！

早餐

菠菜香蕉優格

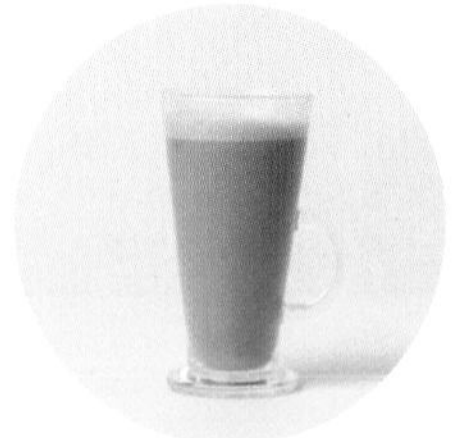

今天，香蕉和藍莓為菠菜站出來了。雖然菠菜很有營養，但只吃菠菜就會有點難下嚥。為了讓自己吃得更美味，加點綿密又香甜的香蕉和酸甜又爽口的藍莓吧！就算只有一點點也好。

食材：燙過的菠菜 ½ 把、香蕉 1 條、冷凍藍莓 1 匙、希臘優格 1 匙、椰子水 1 杯、水適量。需要調理：❶ 將燙過的菠菜、香蕉、藍莓和希臘優格放入攪拌機中。❷ 加入椰子水後，在攪拌的過程中邊觀察濃稠度邊加水。

午餐

酪梨全麥三明治

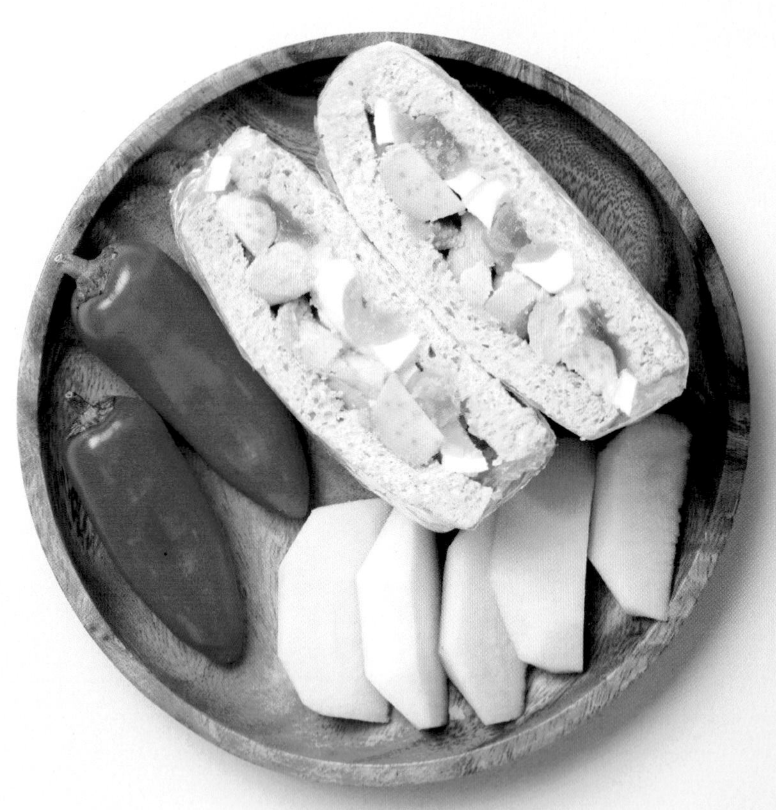

美味又容易製作的三明治，不論在家裡吃或在外面吃都很方便。把半熟蛋和酪梨壓碎後夾在吐司中間，就能做出口感柔軟又濃郁的三明治。

食材：全麥三明治（冷凍酪梨 1 匙、半熟蛋 1 顆、全麥吐司 2 片）、蘋果 ½ 顆、甜椒 2 條。需要調理：❶ 將半熟蛋和酪梨切小丁。❷ 將壓碎的半熟蛋和酪梨放在吐司上，再蓋上另一片吐司。❸ 用保鮮膜包好後對半切開即完成。拿出已經預備好的食材一起享用。

善女的小撇步

三明治很適合在行程繁忙的時候邊坐車邊吃。試著動手做出健康的全麥吐司吧！

休息一下

下午茶點心	善女的悄悄話
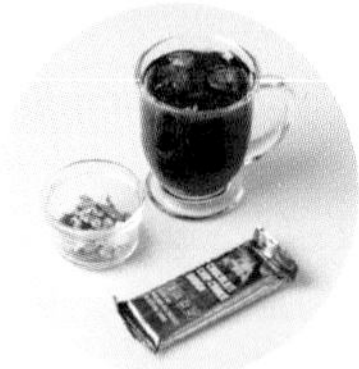 · 美式咖啡 1 杯 · 綜合堅果 1 把 · 蛋白棒 ½ 條	最近天氣變得很冷，每天晚上出去健走運動都要費很大的功夫。為了不讓自己著涼，我全身都包得緊緊的，還套上帽子才出門。我已經放棄出門時要穿得好看，現在只在意保暖，然後努力走路。不過，我試著改變想法。今天也很感謝我能用健康的雙腳走路，也很感謝自己正在努力。從身邊的小事情開始感謝之後，就會覺得一切都值得感謝。

晚餐

豆腐地瓜佐希臘優格

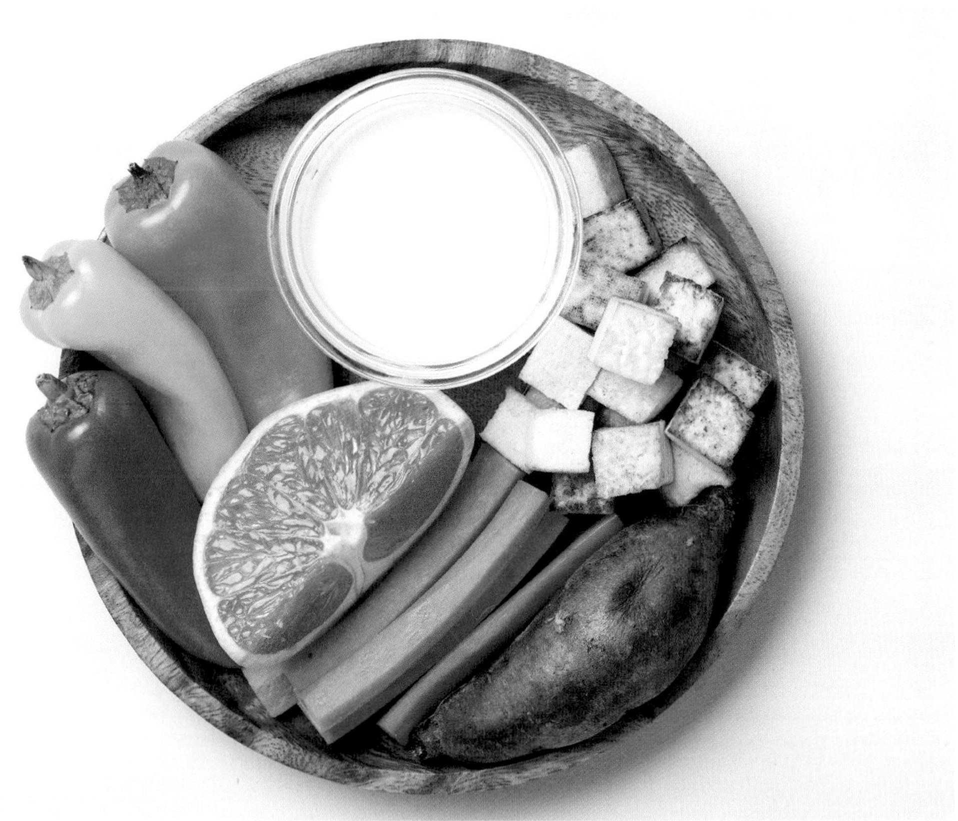

在減肥時期，希臘優格是個用途很廣的好朋友。需要美乃滋的時候就用希臘優格代替，吃紅蘿蔔和地瓜時可以沾希臘優格來吃，也就不會想吃美乃滋。

食材：蒸地瓜 1 條、紅蘿蔔 ½ 條、希臘優格 1 匙、葡萄柚 ¼ 顆、豆腐 ½ 盒、甜椒 3 條。需要調理：❶ 將少許的橄欖油倒在平底鍋上。❷ 將切成丁的豆腐用小火均勻煎熟。❸ 拿出已經準備好的食材裝盤。

善女的小撇步

葡萄柚有柚子的香味和清爽的口感，富含維生素 A 和 C。需要補充能量時就吃點葡萄柚吧！

早餐

羽衣甘藍香蕉綠拿鐵

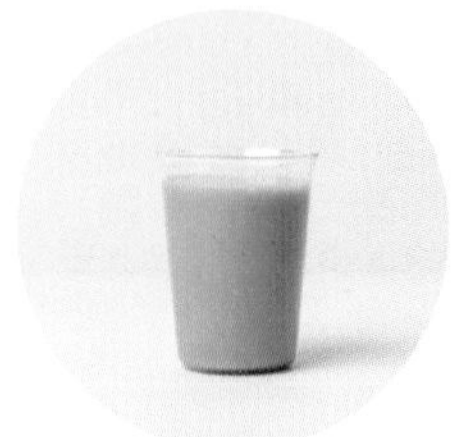

這是一個五分鐘的奇蹟！以前我總是拒絕吃早餐，但現在我每天早上都親自清洗食材後放進攪拌機打成綠拿鐵。我每天都學到為自己準備食物的過程是多麼有價值又珍貴的事。

食材：羽衣甘藍 5 片、香蕉 1 條、冷凍酪梨 1 匙、椰子水 1 杯、水適量。需要調理：❶ 將羽衣甘藍、香蕉和酪梨放入攪拌機中。❷ 加入椰子水後，在攪拌的過程中邊觀察濃稠度邊加水。

午餐

綠花椰雞球沙拉

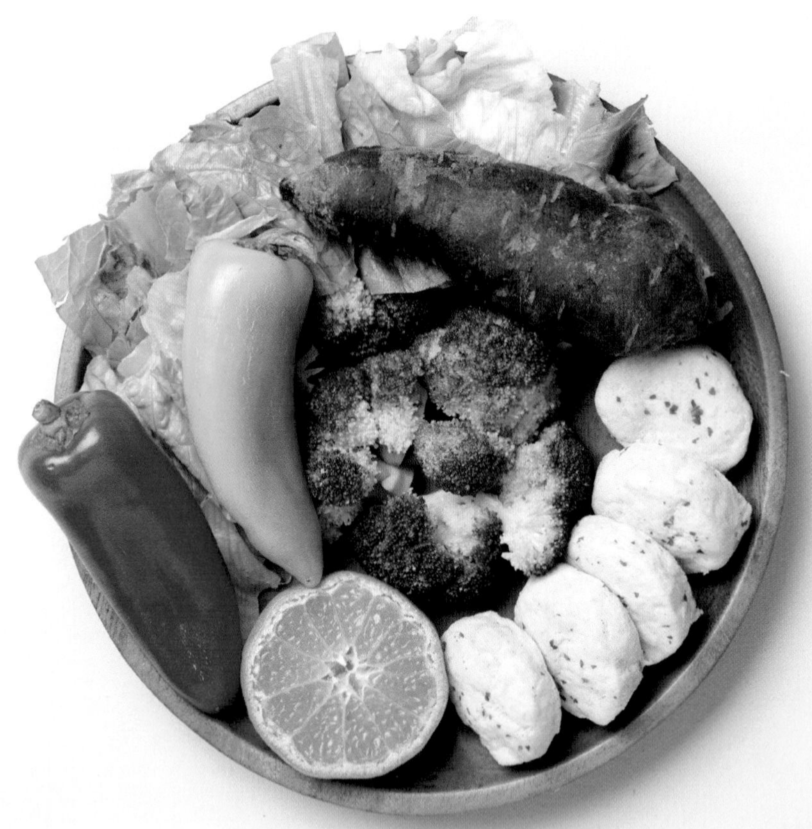

在擺盤的過程中就產生了想要擺得更美的野心。把蔬菜裝得更滿，也想辦法裝進五顏六色的水果。多虧我努力擺盤，所以吃得更健康。這道菜不僅幫助我轉換心情，也顧及到營養，一舉兩得。

食材：結球萵苣 1 把、雞胸肉球 1 包、綠花椰菜 ½ 顆、蒸地瓜 1 條、甜椒 2 條、橘子 ½ 顆。不需要調理（將雞胸肉放進微波爐加熱一至兩分鐘解凍後，跟已經準備好的食材一起裝盤。）

善女的小撇步

分不太清楚食物究竟是不是麵粉製品時就上網查查看，不確定時不要衝動吃下去。

休息一下

下午茶點心

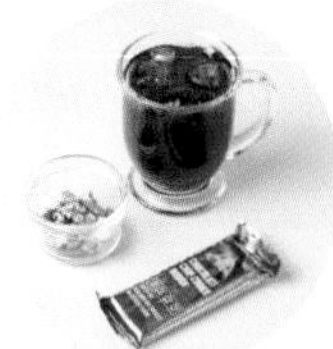

- 美式咖啡 1 杯
- 綜合堅果 1 把
- 蛋白棒 ½ 條

善女的悄悄話

天氣突然變冷，讓我有點措手不及。對於怕冷又愛熱食的我來說，並不喜歡冬天。以前我整個冬天都縮在家裡、把自己養胖，到快接近夏天時才趕快減肥，但我已經受夠這種減肥方式了。現在起我要安穩地撐過這個冬天，然後在夏天大放異彩。

晚餐

半熟蛋地瓜泥佐希臘優格

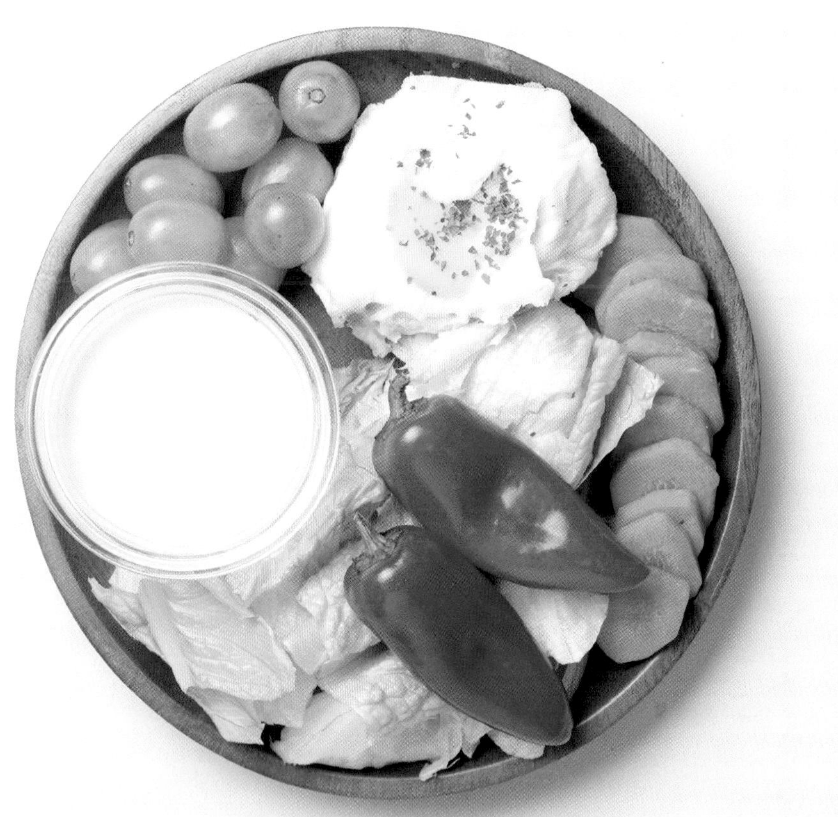

天氣變得越來越冷的時候，比起冰心地瓜，更想吃熱呼呼的地瓜。這時就跟起司一起融化，吃下暖呼呼的「Egg Slut」，飽餐一頓吧！這就是有澱粉、蛋白質和脂肪的完美一餐。

食材：半熟蛋地瓜泥（寶寶起司 1 片、雞蛋 1 顆、地瓜 1 條）、紅蘿蔔 ½ 條、甜椒 2 條、結球萵苣 1 把、希臘優格 1 碗、綠葡萄 1 把。需要調理：❶ 將地瓜放在可微波的容器內壓成泥。❷ 用湯匙在地瓜泥中間挖出一個洞後，將雞蛋打在洞裡面，再放上起司。❸ 用微波爐加熱一分三十秒。即可跟其餘準備好的食材一起享用。

善女的小撇步

放進微波爐裡加熱之前，先用叉子戳破蛋黃後再撒點胡椒粉，美味就會加倍。

早餐

菠菜香蕉優格

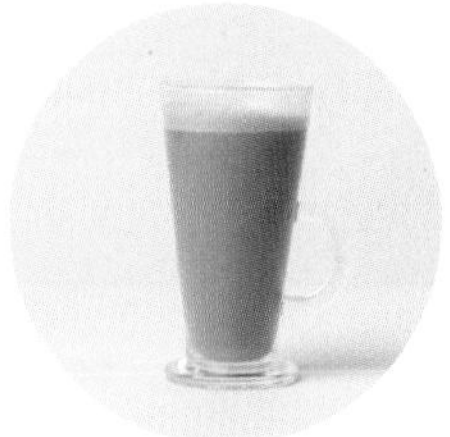

這禮拜有三天都很努力先把菠菜燙好、打好之後，大口大口地喝。菠菜優格雖然不是特別美味，卻會讓身體變得輕盈。本週早餐也用一杯優格輕盈地結尾！

食材：燙過的菠菜 ½ 把、香蕉 1 把、冷凍藍莓 1 匙、希臘優格 1 匙、椰子水 1 杯、水適量。需要調理：❶ 將燙過的菠菜、香蕉、藍莓和希臘優格放入攪拌機中。❷ 加入椰子水後，在攪拌的過程中邊觀察濃稠度邊加水。

午餐

雞肉香腸全麥三明治

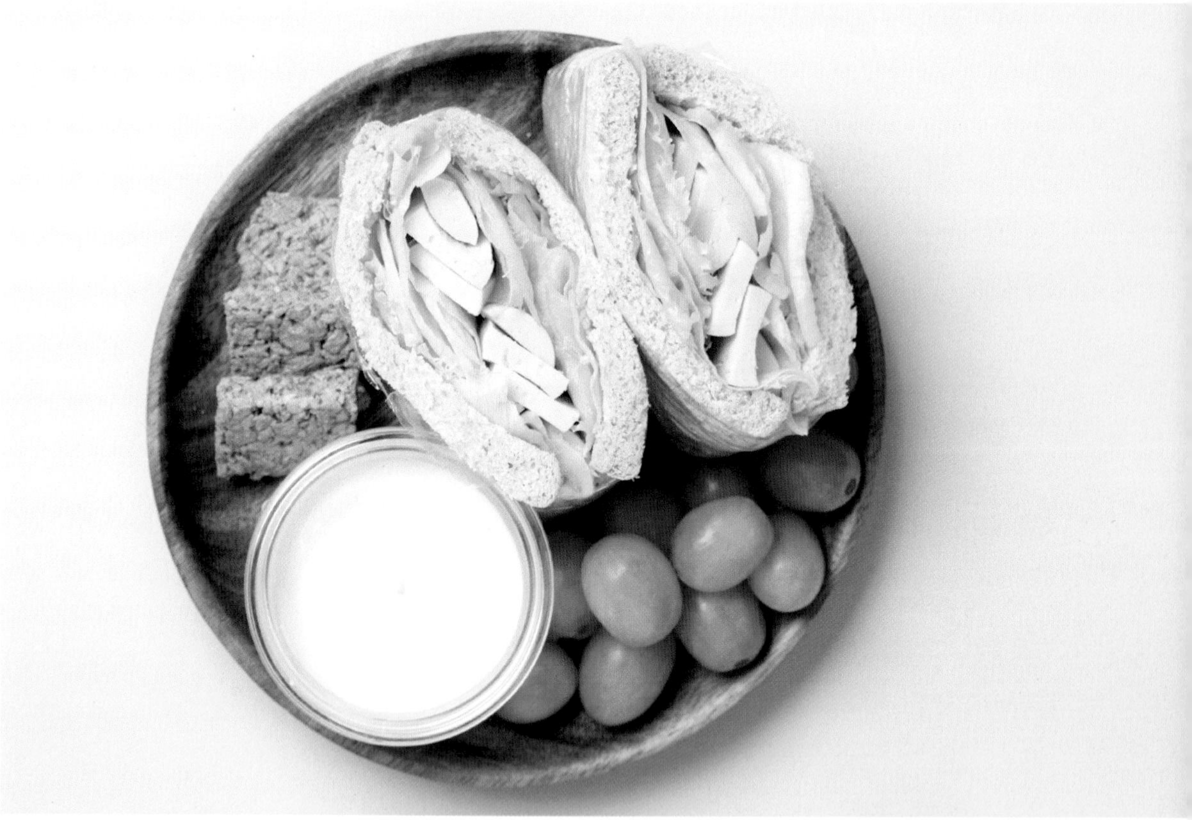

把平常裝在盤子裡的食材夾在全麥吐司中間吃吃看！這樣就會非常有飽足感。雖然食材不多，卻能感受到麥香帶來的非凡魅力。

食材：希臘優格 90㎖、綠葡萄 1 把、能量堅果棒 1 條、全麥三明治（全麥吐司 2 片、結球萵苣 1 把、雞胸肉香腸 2 條）。需要調理：❶ 準備兩片全麥吐司。❷ 把結球萵苣和雞胸肉放在一片全麥吐司上，再蓋上另一片。❸ 用保鮮膜捲起後對半切開。拿出已經準備好的食材後享用。

善女的小撇步

最近市面上推出多款無麩質食品。非常想吃的時候就上網搜尋找找吧！

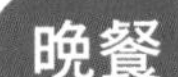

休息一下

下午茶點心

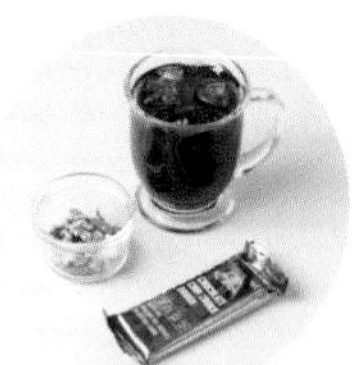

- 美式咖啡 1 杯
- 綜合堅果 1 把
- 蛋白棒 ½ 條

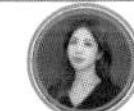

善女的悄悄話

今天享受到很久沒喝到的酒，我都已經快要忘記酒的味道了。我原本並不打算在衝動之下喝酒，而是要在自己能克制的時候喝，但今天我稍微想要放鬆一下。我看到了很多的麵粉製品，不過我完全避開，下酒菜都只以高蛋白為主，我很想要稱讚自己很厲害！

晚餐

欺騙餐

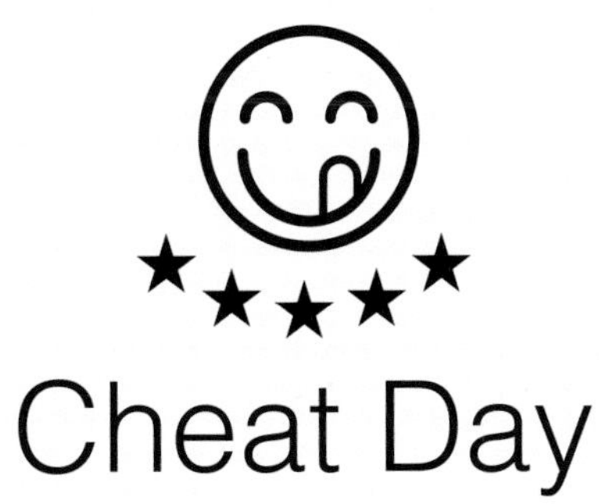

本週你也很努力忍耐，現在盡情享受吧！當然還是不能吃麵粉，以及那些一看就知道熱量超高的食物，儘可能以高蛋白的食物為主，享受一個健康又美味的欺騙餐吧！雖然是欺騙餐，但如果因此就鬆懈，吃得太飽，胃就會被撐大，隔天可能會很難回到原本的節奏。養成開心地吃得適量的習慣吧！如果允許自己喝酒，就避免喝得過多吧！在酒精的催化下可能會衝動飲食，所以在還沒養成習慣之前，我都建議先忍耐。

早餐

挑戰！空腹十六小時（斷食）

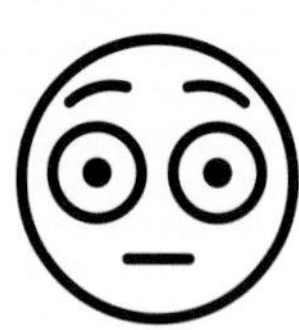

前一天吃到很晚，為了讓疲勞的消化器官能休息，我決定十六個小時都不要吃東西。間歇性斷食法也是一種鍛鍊，不單單只是餓肚子，而是讓身體能回到原本的節奏。要隨時補充水分，總共要喝超過兩公升的水讓身體恢復。我省略午餐，讓空腹時間能持續十六個小時。

午餐

挑戰！空腹十六小時

斷食

善女式空腹十六小時斷食法！

① 透過斷食讓過勞的腸胃休息。② 補充充足的水分。斷食後 ③ 第一餐吃得清淡。④ 充分的睡眠和休息。⑤ 泡半身浴促進血液循環。

休息一下

下午茶點心	善女的悄悄話
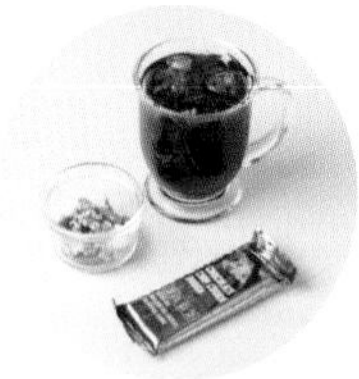 ・美式咖啡 1 杯 ・綜合堅果 1 把 ・蛋白棒 ½ 條	雖然維持十六小時空腹並不容易，但反而解決了因為前一天吃得太多而消化不良的感覺，所以撐得下去。現在還沒有百分之百養成少吃的習慣，這代表我還沒有徹底改掉暴飲暴食的壞習慣。我會繼續努力改變習慣，也會找到屬於自己的方法。

晚餐

花椰地瓜雞肉蛋沙拉

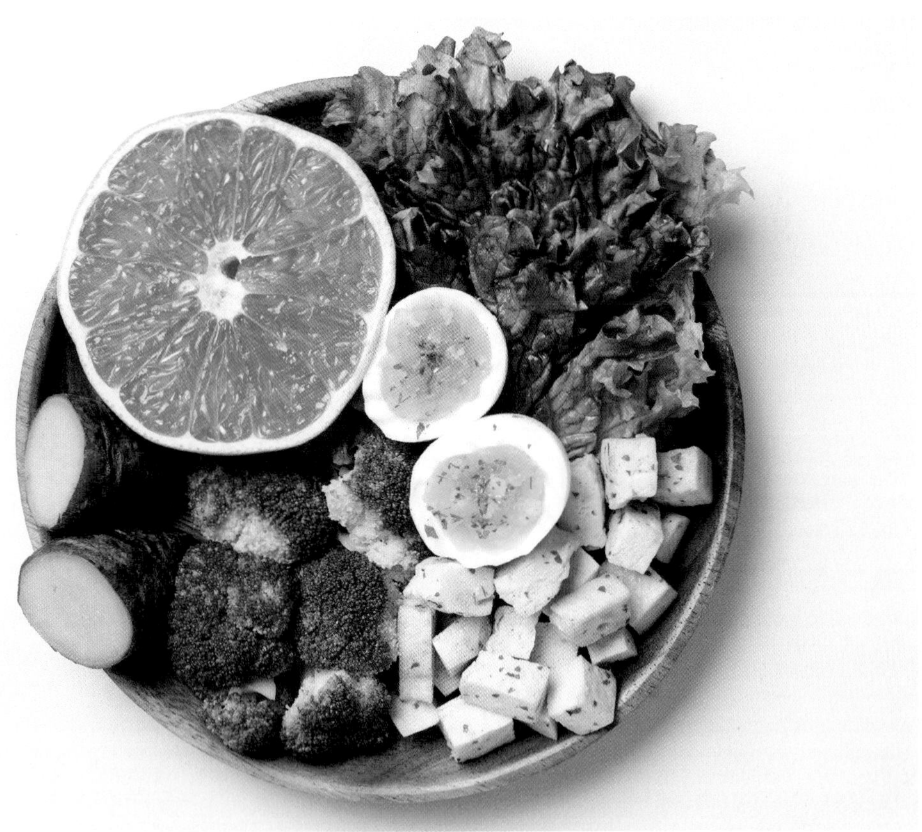

結束長時間的空腹後，第一餐吃的就是平常吃的輕食。為了能得到飽足感，把雞胸肉包在蔬菜裡面一起吃，最後再吃地瓜。請別忘記，不要吃得太急，一定要細細咀嚼、慢慢地吃。

食材：蒸地瓜 1 條、萵苣 2 把、綠花椰菜 ⅓ 顆、雞胸肉排 1 包、葡萄柚 ½ 顆、半熟蛋 1 顆。不需要調理（將雞胸肉放進微波爐加熱一至兩分鐘解凍後，跟已經準備好的食材一起裝盤。）

善女的小撇步

斷食後的第一餐儘量吃輕食，以免帶給胃負擔或引發食慾。

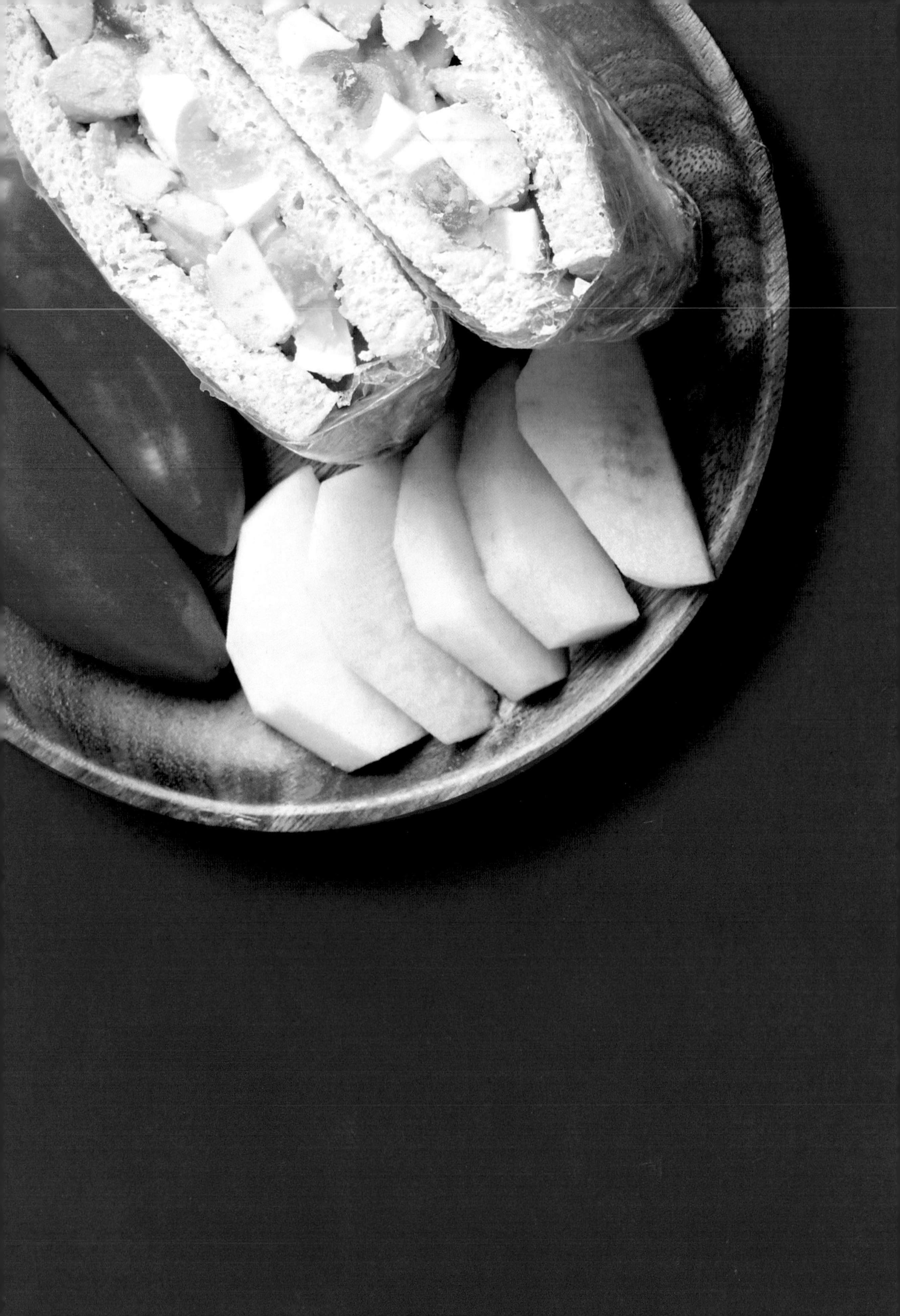

PART 4.

無麩質瘦身第四階段：挑戰間歇性斷食，邁向 S 號

13th Week

第十三週

This Week's Challenges

本週目標

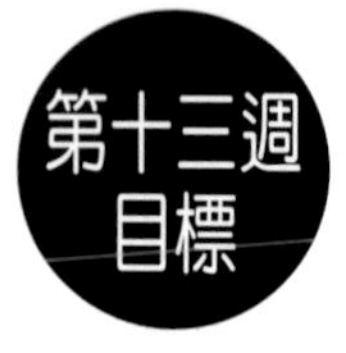

找到克制食慾的方法，在任何場合都安全

肌力運動	有氧運動
棒式一分鐘／三組＋反向棒式二十下／三組	健走運動四十分鐘

在減肥的過程中，無論自己樂不樂見都會遇到各種狀況。不過，只要你的決心很堅定，就算朋友在你面前吃麵包，你也忍得住；就算男朋友拿著炸雞到你的眼前誘惑你，也忍得住。但是一定會遇到各種情況，突如其來的聚餐、無法缺席的旅遊、跟另一半約會，還有非去不可的同學會等。沒辦法永遠忽略食物，所以需要找到方法讓自己面對食物時不會有壓力。找到能自我克制的方法後，用身體記憶吧！

這週只要下定決心做到這個就行了！

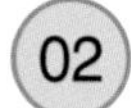

01 跟大尺碼說拜拜

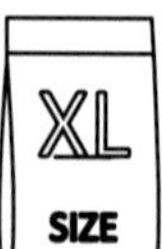

每次瘦到一定程度後，看到衣櫃裡大尺碼的衣服，都會覺得「總有一天會再穿吧！」，然後繼續囤放。但我決定不要再穿，要把囤積在衣櫃裡的衣服丟掉。這是我刺激自己的一個好方法。

02 養成喝水的習慣

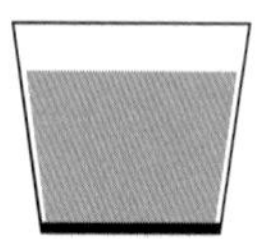

我之前很煩惱到底要喝溫水還是要喝冰水，後來上網查了各種資料，結論是自己身體覺得好喝的溫度就是最好的。隨時補充水分，以免身體缺水。

03 改掉吃得太快的習慣

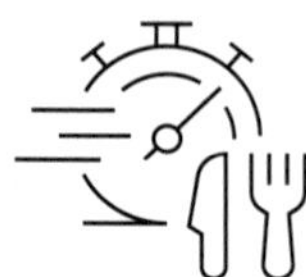

我的飲食習慣中最不好的毛病就是「吃得太快」。雖然我改成用非慣用手吃、設定碼表，也拍下自己吃飯的畫面，並且持續注意時間，但還是很難改掉三十年來在我身上根深蒂固的習慣。繼續努力吧！

我的 100 天無麩質菜單計畫

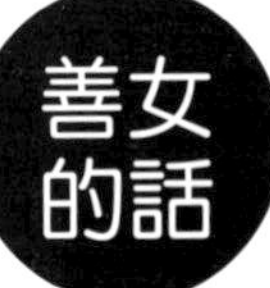

享受能挑衣服的幸福

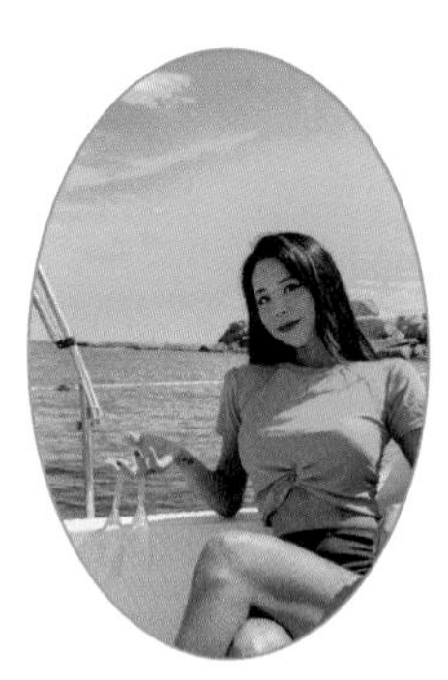

我在戒麵粉之前塞不進牛仔褲裡，但現在牛仔褲已經大到如果我不拉著褲頭，褲子就會直接滑下去的地步。現在身體的尺寸已經明顯減少到眼睛都看得到的程度。每次透過穿衣服感受體重減少時覺得神奇又驚訝。我非常希望能減肥成功的原因之一就是不想在衣服面前變得卑微。對於喜歡購物和打扮的我來說，尺寸的限制是最打擊自信心的要素。不過，最近不管穿什麼衣服都很有型，真的很幸福，我覺得自己穿什麼都很漂亮。現在的我很期待出門，也很享受外出。走在路上看到我的影子投射在玻璃窗上時，就會想到過去肥胖的我已經消失得無影無蹤，只剩下纖細版的我。

我為了達到期盼的目標到目前為止都很努力。不過，更重要的是要保有目前的一切。為了維持現在我的樣子，要比之前更努力十倍才行。抓住想要放鬆的本能以及理智線非常不容易，因為這不是要克服食慾，而是要忍耐。就快到一百天了，內心難免開始浮躁。即使如此，看到我變得健康和苗條後，還是一再地感謝自己能夠持續挑戰，加油！

This Week's Meal Plan

第十三週菜單索引

	第 85 天	第 86 天	第 87 天
早餐	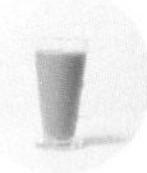 **羽衣甘藍香蕉綠拿鐵 P.296** ・羽衣甘藍 5 片 ・香蕉 1 條 ・冷凍酪梨 1 匙 ・椰子水 1 杯 ・水 適量	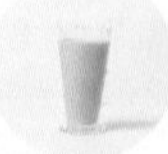 **羽衣甘藍豆奶綠拿鐵 P.298** ・羽衣甘藍 5 片 ・香蕉 1 條 ・豆奶 1 罐 ・水 適量	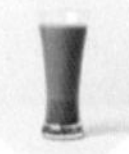 **大力水手卜派綠拿鐵 P.300** ・燙過的菠菜 ⅓ 把 ・香蕉 1 條 ・椰子水 1 杯 ・水 適量
午餐	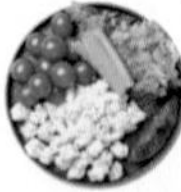 **小番茄炒蛋早午餐 P.296** ・萵苣 1 把 ・炒蛋 ・起司球雞胸肉 1 包 ・小番茄 1 把 ・蒸地瓜 1 條 ・紅蘿蔔 ⅓ 條	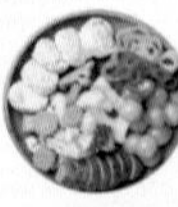 **鮮蔬雞球地瓜餐 P.298**  ・雞胸肉球 1 包 ・蒸地瓜 1 條 ・綠葡萄 1 把 ・甜椒 2 條 ・冷凍蔬菜 1 把	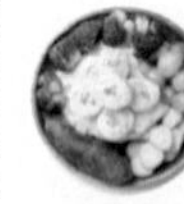 **綠色時蔬沙拉盤 P.300** ・高麗菜 1 把 ・綠花椰菜 ⅓ 顆 ・小黃瓜 ½ 條 ・雞胸肉球 1 包 ・蒸地瓜 1 條 ・綠葡萄 1 把
晚餐	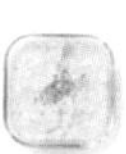 **鍋巴湯 P.297** ・鍋巴 1 杯 ・水 適量	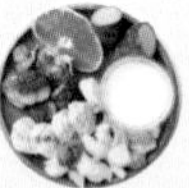 **希臘優格綠沙拉 P.299** ・雞胸肉球 1 包 ・綠花椰菜 ⅓ 顆 ・希臘優格 90mℓ ・葡萄柚 ¼ 顆 ・蒸地瓜 1 條 ・冷凍蔬菜 1 把	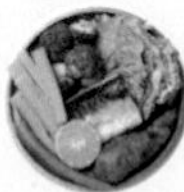 **香煎鯖魚輕食沙拉 P.301** ・萵苣 1 把 ・青辣椒 1 條 ・鯖魚 1 塊 ・綠花椰菜 ⅓ 顆 ・蒸地瓜 1 條 ・紅蘿蔔 ½ 條 ・橘子 ½ 顆
點心	・綜合堅果 1 把 ・美式咖啡 1 杯 ・蛋白棒 ½ 條	・綜合堅果 1 把 ・美式咖啡 1 杯 ・蛋白棒 ½ 條	・綜合堅果 1 把 ・美式咖啡 1 杯 ・蛋白棒 ½ 條

我嘗試在綠拿鐵中加入新的食材，還打算繼續挑戰上週挑戰過的間歇性斷食。我要持續嘗試哪些食材適合我，當成謎團一一解開。

第 88 天	第 89 天	第 90 天	第 91 天
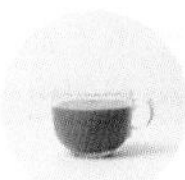 **酪梨卜派綠拿鐵 P.302** • 燙過的菠菜 ⅓ 把 • 香蕉 1 條 • 冷凍藍莓 1 匙 • 冷凍酪梨 1 匙 • 椰子水 1 杯、水 適量	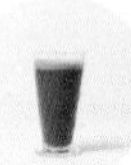 **卜派藍莓綠拿鐵 P.304** • 燙過的菠菜 ⅓ 把 • 香蕉 1 條 • 冷凍藍莓 1 匙 • 椰子水 1 杯 • 水 適量	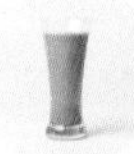 **菠菜番茄汁 P.306** • 燙過的菠菜 ⅓ 把 • 番茄 ½ 顆 • 香蕉 1 條 • 椰子水 1 杯 • 水 適量	 **挑戰！ 空腹十六小時**
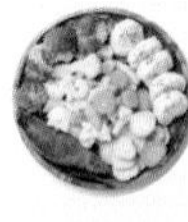 **黃瓜花椰地瓜雞球餐 P.302** • 雞胸肉球 1 包 • 蒸地瓜 1 條 • 小黃瓜 ½ 條 • 綠花椰菜 ⅓ 顆 • 冷凍蔬菜 1 把	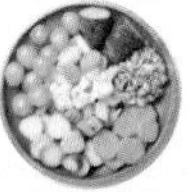 **納豆蔬食綠葡萄沙拉 P.304** • 納豆 1 盒 • 冷凍蔬菜 1 把 • 蒸地瓜 1 條 • 綠葡萄 1 把 • 紅蘿蔔 ⅓ 條 • 小黃瓜 ½ 條	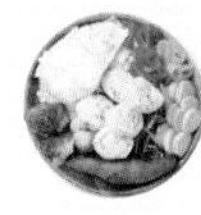 **八色鮮蔬餐盤 P.306** • 小黃瓜 ½ 條 • 綠花椰菜 ⅓ 顆 • 高麗菜 1 把 • 甜椒 2 條 • 雞胸肉球 1 包 • 垂盆草 1 把 • 蒸地瓜 1 條	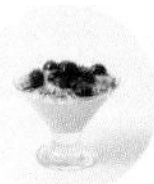 **穀麥藍莓優格碗 P.308** • 希臘優格 90mℓ • 嫩麥芽粉 1 匙 • 冷凍藍莓 2 匙 • 穀麥 1 匙 • 綜合堅果 1 匙
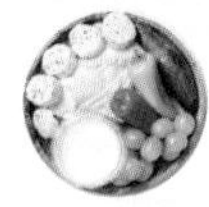 **甜椒地瓜佐希臘優格 P.303** • 蒸地瓜 1 條 • 綠葡萄 1 把 • 甜椒 2 條 • 雞胸肉球 1 包 • 希臘優格 90mℓ • 高麗菜 1 把	**辣味花椰雞肉沙拉盤 P.305** • 綠花椰菜 ⅓ 顆 • 小黃瓜 ½ 條 • 雞胸肉球 1 包 • 萵苣 1 把 • 蒸地瓜 1 條 • 葡萄柚 ½ 顆 • 青辣椒 1 條	 **欺騙餐！**	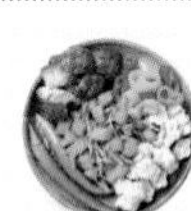 **起司雞球五彩沙拉 P.309** • 起司球雞胸肉 1 包 • 垂盆草 1 把 • 青辣椒 2 條 • 紅蘿蔔 ⅓ 條 • 綠花椰菜 ⅓ 顆 • 甜椒 2 條
• 綜合堅果 1 把 • 美式咖啡 1 杯 • 蛋白棒 ½ 條	• 綜合堅果 1 把 • 美式咖啡 1 杯 • 蛋白棒 ½ 條	• 綜合堅果 1 把 • 美式咖啡 1 杯 • 蛋白棒 ½ 條	• 綜合堅果 1 把 • 美式咖啡 1 杯 • 蛋白棒 ½ 條

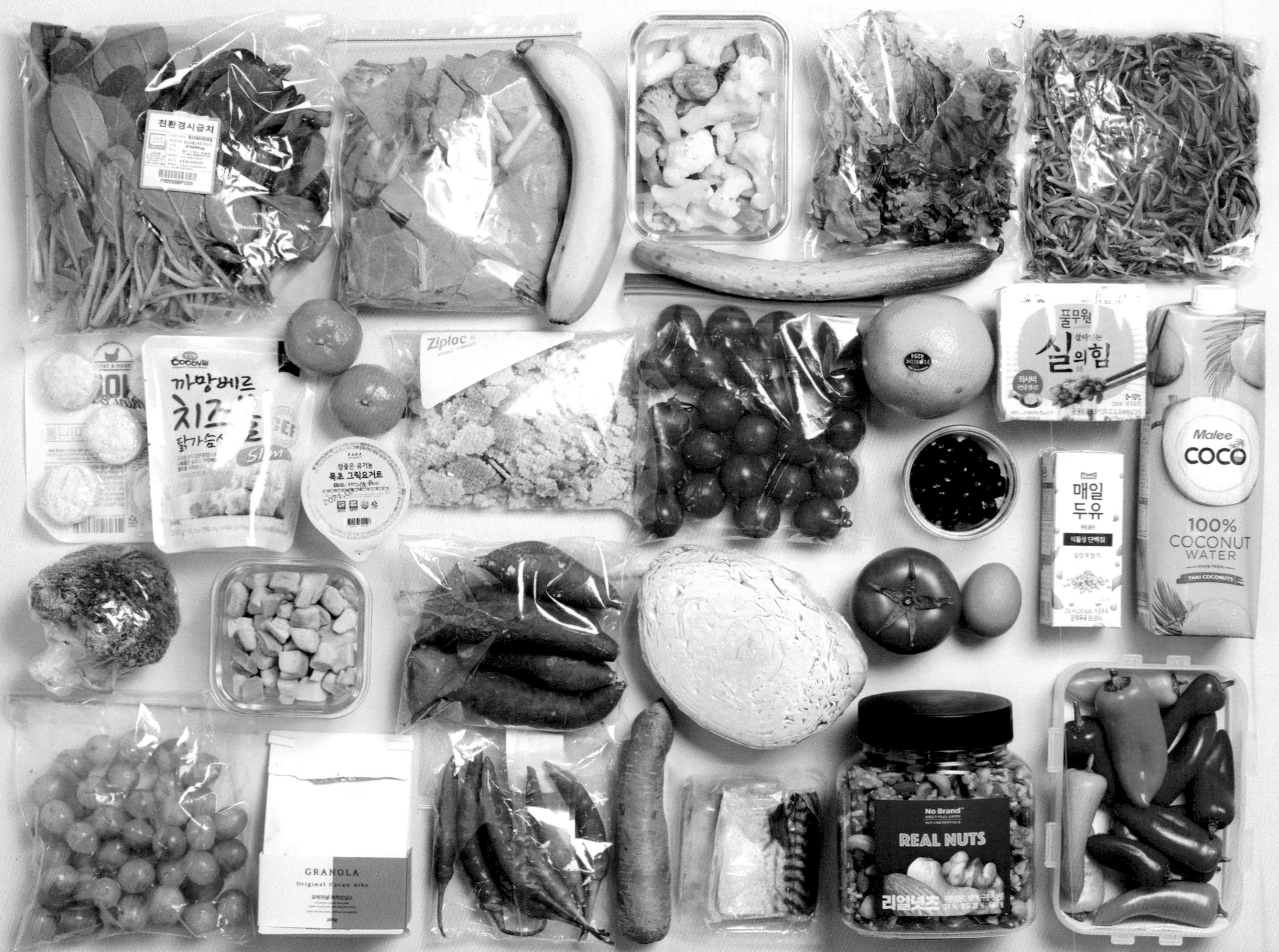
친환경시금치
Cocovill
까망베르
치즈
Ziploc
꽉찬 유기농
목초 그릭요거트
풀무원
실의힘
Malee
COCO
100%
COCONUT
WATER
THAI COCONUTS
매일
두유
식물성 단백질
GRANOLA
Original Cacao nibs
No Brand
REAL NUTS
리얼넛츠

This Week's Meal Prep

第十三週備餐計畫：買好之後放心地吃吧！

生鮮食材

- [x] 羽衣甘藍 10 片
- [ ] 香蕉 6 條
- [ ] 菠菜 1.5 包
- [ ] 番茄 ½ 顆
- [ ] 小番茄 1 把（1 把約 10-12 顆）
- [ ] 萵苣 3 把
- [ ] 雞蛋 2 顆
- [ ] 地瓜 10 條
- [ ] 紅蘿蔔 1.5 條
- [ ] 綠葡萄 4 把（1 把約 8-10 顆）
- [ ] 甜椒 8 條
- [ ] 高麗菜 3 把
- [ ] 綠花椰菜 2 顆
- [ ] 小黃瓜 2.5 條
- [ ] 垂盆草 2 把
- [ ] 鍋巴 1 杯
- [ ] 葡萄柚 ⅔ 顆
- [ ] 青辣椒 4 條
- [ ] 橘子 ½ 顆

市售食材

- [x] 椰子水 5 杯（Malee）
- [ ] 冷凍酪梨 2 匙（Gom Gom）
- [ ] 每日豆奶 99.89 1 罐（每日）
- [ ] 冷凍藍莓 4 匙（Well Fresh）
- [ ] 起司球雞胸肉 2 包（Co Co Vill）
- [ ] 雞胸肉球 7 包（Da No）
- [ ] 冷凍蔬菜 4 把（Well Fresh）
- [ ] 絲之力納豆 1 盒（Pul Mu One）
- [ ] 希臘優格 90mℓ 3 碗（Pa Pa Organic）
- [ ] 嫩麥芽粉 1 匙（Pa Pa Organic）
- [ ] 穀麥 1 匙（Pa Pa Organic）
- [ ] 綜合堅果 1 匙（Fit Kong）
- [ ] 冷凍鯖魚 1 塊（Wing Eat）
- [ ] 蛋白棒 3.5 條（科克蘭）
- [ ] 綜合堅果 7 把（No Brand）

早餐

羽衣甘藍香蕉綠拿鐵

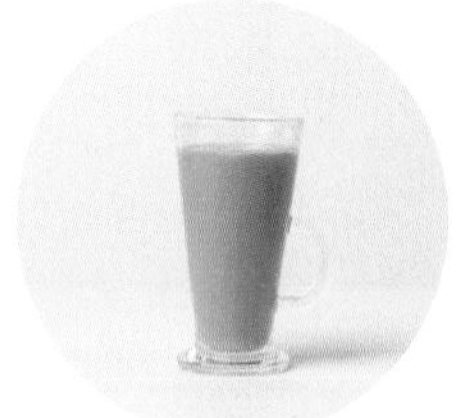

在週一症候群和欺騙餐的後遺症下，我星期一早晨的狀況變得極糟。這時就用我最喜歡的綠拿鐵組合來充滿力量地開始吧！今天我選擇的是綠拿鐵的基本款。

食材：羽衣甘藍 5 片、香蕉 1 條、冷凍酪梨 1 匙、椰子水 1 杯、水適量。需要調理：❶ 將羽衣甘藍、香蕉和酪梨放入攪拌機中。❷ 加入椰子水後，在攪拌的過程中邊觀察濃稠度邊加水。

午餐

小番茄炒蛋早午餐

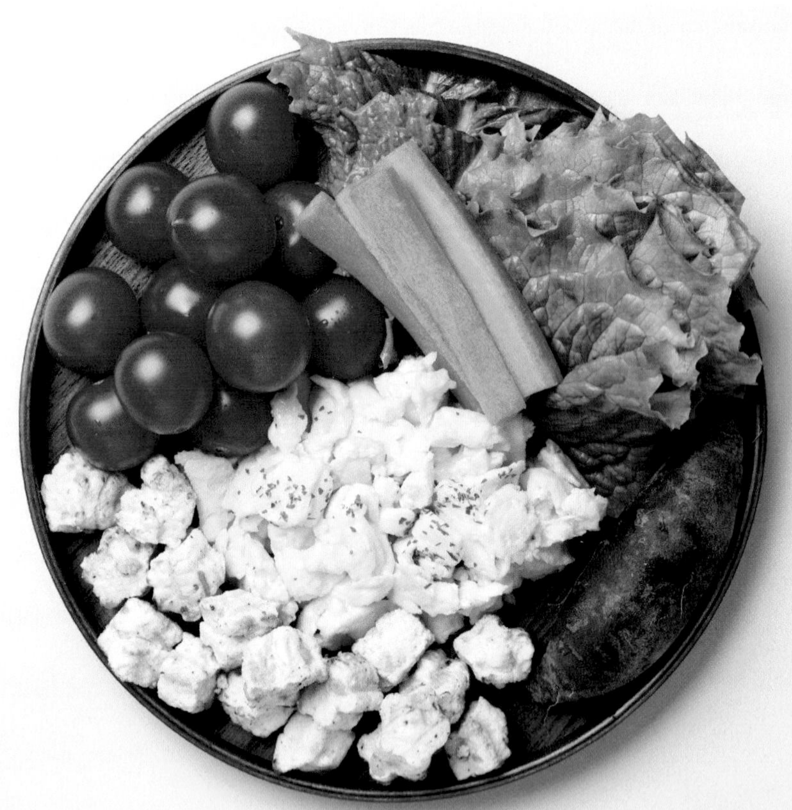

拿出各種之前準備好的食材，用今天特別想吃的食材做出喜歡的組合吧！把雞蛋快速地製成炒蛋，準備香氣四溢的一餐，這也有助於克服週一症候群。

食材：萵苣 1 把、炒蛋（雞蛋 2 顆）、起司球雞胸肉 1 包、小番茄 1 把、蒸地瓜 1 條、紅蘿蔔 ⅓ 條。需要調理：❶ 將橄欖油倒在預熱好的平底鍋上，打入蛋汁，製成炒蛋。❷ 將雞胸肉放進微波爐加熱一至兩分鐘解凍。❸ 跟已經準備好的食材一起裝盤。

善女的小撇步

在戒麵粉之後，為了能吃到優質的雞蛋，我喜歡對環境友好、沒有施打抗生素的雞蛋。

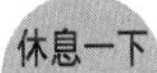

休息一下

下午茶點心

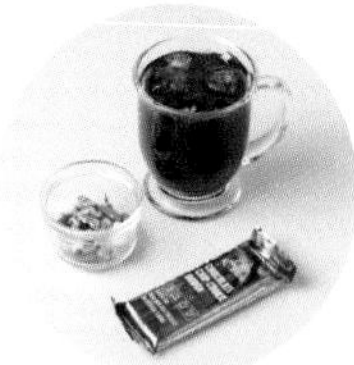

- 美式咖啡 1 杯
- 綜合堅果 1 把
- 蛋白棒 ½ 條

善女的悄悄話

今天肚子非常不舒服，狀態也不太好，所以為了能吃到滿足的一餐，我煮了鍋巴湯。不可能一年三百六十五天每天狀況都很好，在像今天這樣不太好的時候，就準備能輕鬆為自己進補的料理吧！我選擇的是熱騰騰的鍋巴湯。

晚餐

鍋巴湯

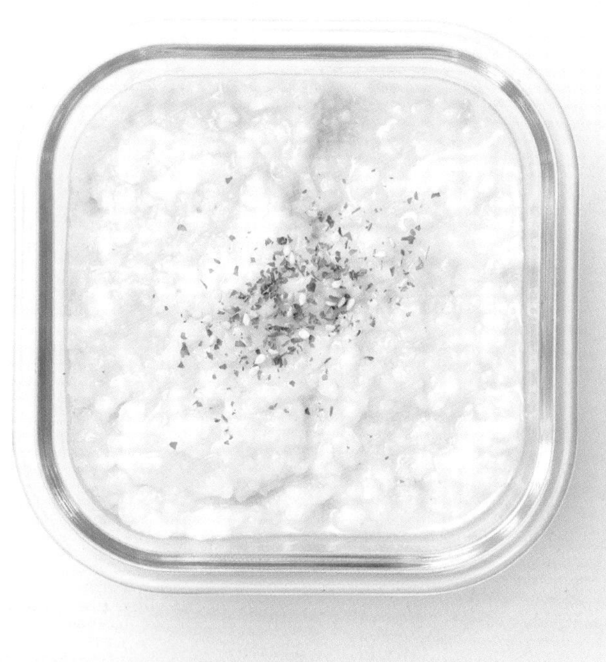

本週的迷你欺騙餐是鍋巴湯。在越來越冷的冬天，一碗鍋巴湯能飽足一頓；在炎熱的夏天，鍋巴湯也能進補，以熱治熱。現在離一百天已經不遠了，這週的迷你欺騙餐就吃鍋巴，讓身體更輕鬆吧！

食材：鍋巴 1 杯、水適量。
需要調理：將市售的鍋巴放進水裡煮即可。

善女的小撇步

在控制飲食的過程中，如果遇到狀態不太好的時候就準備粥或鍋巴湯吧！口味不會太重，很溫和，不會有負擔。

早餐

羽衣甘藍豆奶綠拿鐵

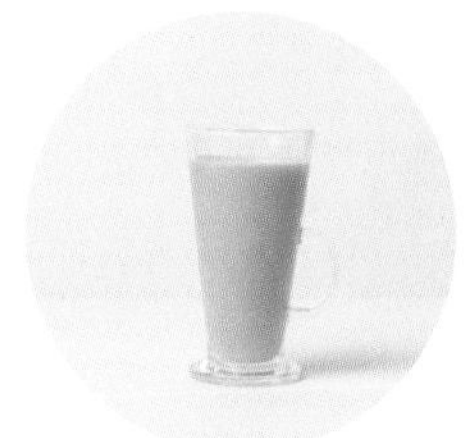

用豆奶當基底的飲品會比用椰子水當基底的更有飽足感。帶點苦味的羽衣甘藍搭配香濃的豆奶，就變成蛋白質綠拿鐵。

食材：羽衣甘藍 5 片、香蕉 1 條、豆奶 1 罐、水適量。
需要調理：❶ 將羽衣甘藍和香蕉放入攪拌機中。❷ 加入豆奶後，在攪拌的過程中邊觀察濃稠度邊加水。

午餐

鮮蔬雞球地瓜餐

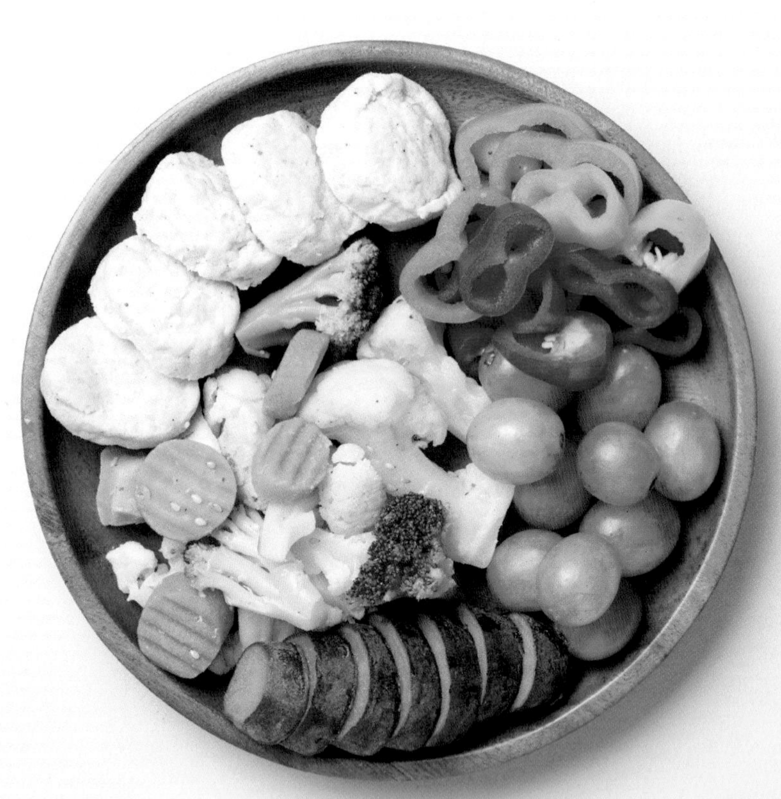

我吃雞胸肉將近九十天，到現在還能繼續吃，不會吃膩的原因是，我會少量購買各種廠牌的不同口味。同樣是雞胸肉，每家的味道都會有些微的不同。不要只買一家，儘量嘗試多種品牌，讓減肥能持續下去吧！

食材：雞胸肉球 1 包、蒸地瓜 1 條、綠葡萄 1 把、甜椒 2 條、冷凍蔬菜 1 把。
需要調理：❶ 將橄欖油均勻倒入平底鍋中，放入冷凍蔬菜後以小火翻炒。❷ 將雞胸肉放進微波爐加熱一至兩分鐘解凍。❸ 跟已經準備好的食材一起裝盤。

善女的小撇步

如果想在綠拿鐵中加點甜味，可以加一點蜂蜜。蜂蜜有助恢復疲勞。

休息一下

下午茶點心

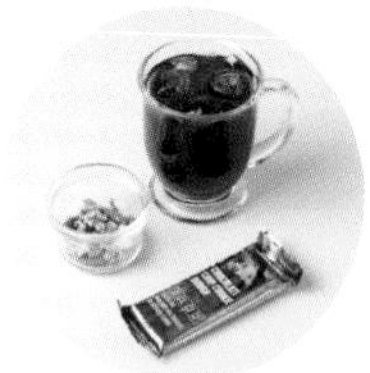

- 美式咖啡 1 杯
- 綜合堅果 1 把
- 蛋白棒 ½ 條

善女的悄悄話

吃完晚餐後一轉身，我肚子就餓了。所以我今天有點憂鬱。我不禁想，到底我是為了誰而戒麵粉，也很想用好吃的食物填飽肚子。雖然已經持續戒麵粉將近九十天了，但可能是因為離一百天已經沒剩多少了，心情變得很浮躁。我不希望體重變重，可是每次肚子餓的時候，心情就會上上下下。不過，從開始減肥到現在我得到了一個很確實的體會，那就是只要撐過這一刻，這些問題就不算什麼了。所以我今天也忍住了。就是為了擁有美貌而減肥的。

晚餐

希臘優格綠沙拉

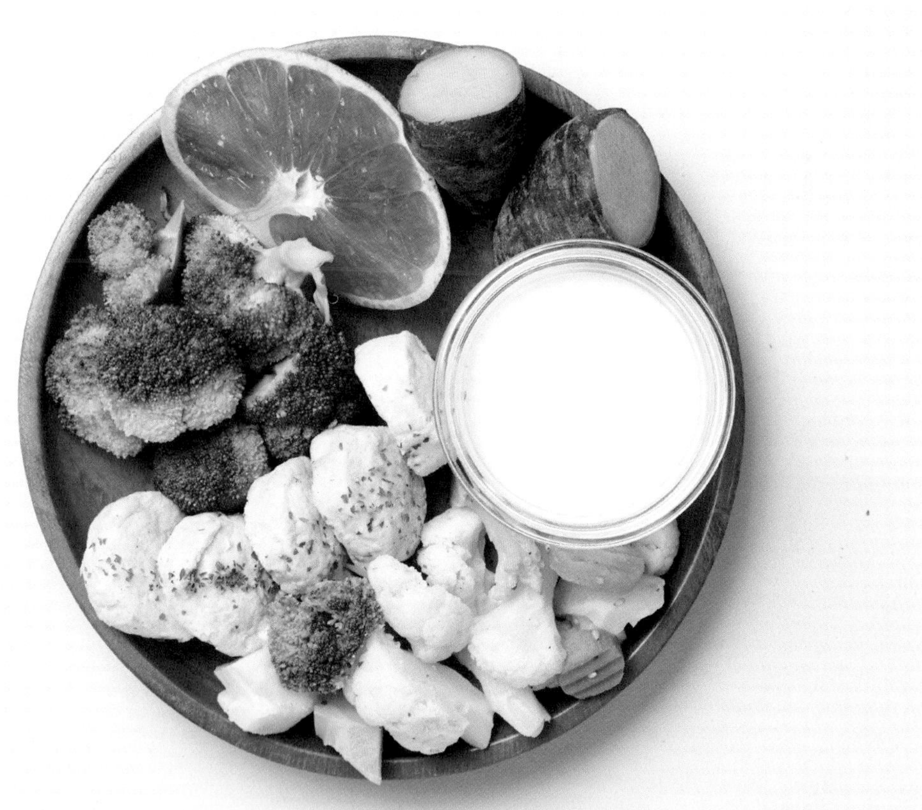

我準備了有各種蔬菜和水果的綠沙拉，沾著微酸的希臘優格一起吃，就是微酸又清爽的沙拉。希臘優格很適合取代淋醬或沾醬，最適合取代糖分高的醬料。

食材：雞胸肉球 1 包、綠花椰菜 ⅓ 顆、希臘優格 90㎖、葡萄柚 ¼ 顆、蒸地瓜 1 條、冷凍蔬菜 1 把。需要調理：❶ 將橄欖油均勻倒入平底鍋中，放入冷凍蔬菜後以小火翻炒。❷ 將雞胸肉放進微波爐加熱一至兩分鐘解凍。❸ 跟已經準備好的食材一起裝盤。

善女的小撇步

如果想要在家裡做重訓，一定要買一個厚的瑜伽墊保護自己。

早餐

大力水手卜派綠拿鐵

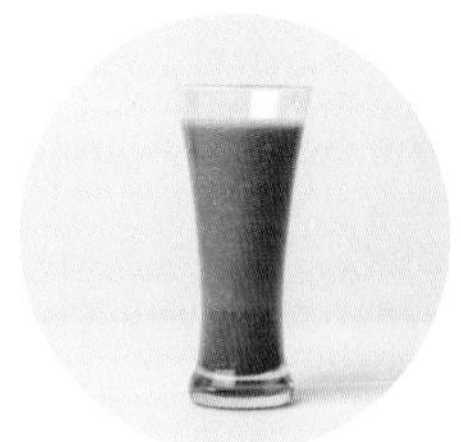

在菠菜裡加入甜甜的香蕉，做出所謂的「卜派綠拿鐵」吧！這樣就能在原本的飲品裡加入不同的能量。深綠色的視覺效果非常有吸引力。

食材：燙過的菠菜 ⅓ 把、香蕉 1 條、椰子水 1 杯、水適量。
需要調理：❶ 將燙過的菠菜和香蕉放入攪拌機中。❷ 加入椰子水後，在攪拌的過程中邊觀察濃稠度邊加水。

午餐

綠色時蔬沙拉盤

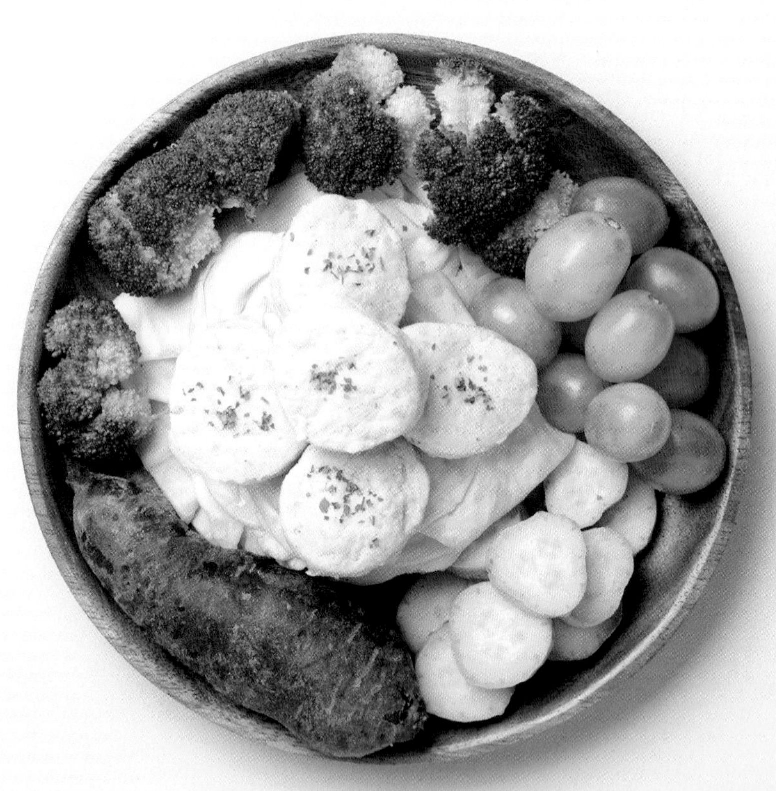

把餐桌上常見的綠花椰菜放進便當後，不僅餐盤上多一個顏色，還能享受健康的一餐。綠花椰菜從頭到尾都用得上，沒有需要丟掉的，用綠花椰菜做出維生素 C 豐富的減肥餐吧！

食材：高麗菜 1 把、綠花椰菜 ⅓ 顆、小黃瓜 ½ 條、雞胸肉球 1 包、蒸地瓜 1 條、綠葡萄 1 把。需要調理：❶ 將高麗菜放入鍋中，倒入能完全蓋過高麗菜的水，煮四至五分鐘。❷ 將雞胸肉放進微波爐加熱一至兩分鐘解凍後，拿出已經準備好的食材一起裝盤。

善女的小撇步

讀了跟健康有關的書之後就會把重點放在如何健康地減肥。

休息一下

下午茶點心	善女的悄悄話
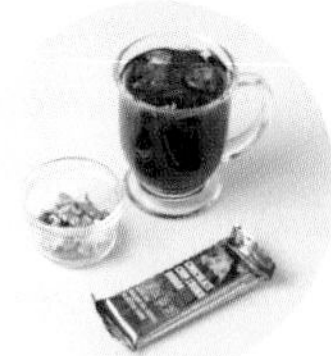 ・美式咖啡 1 杯 ・綜合堅果 1 把 ・蛋白棒 ½ 條	今天下雨，沒辦法在戶外做有氧運動。我改成在家裡簡單地伸展，但還是覺得有點可惜。戒麵粉到現在已經快到九十天了。我覺得應該還可以做下去，但看來身體不這麼想。也許是因為開始有壓力，最近覺得身體有千斤重。想辦法找出原因，比如下雨天之類的，再次振作精神吧！

晚餐

香煎鯖魚輕食沙拉

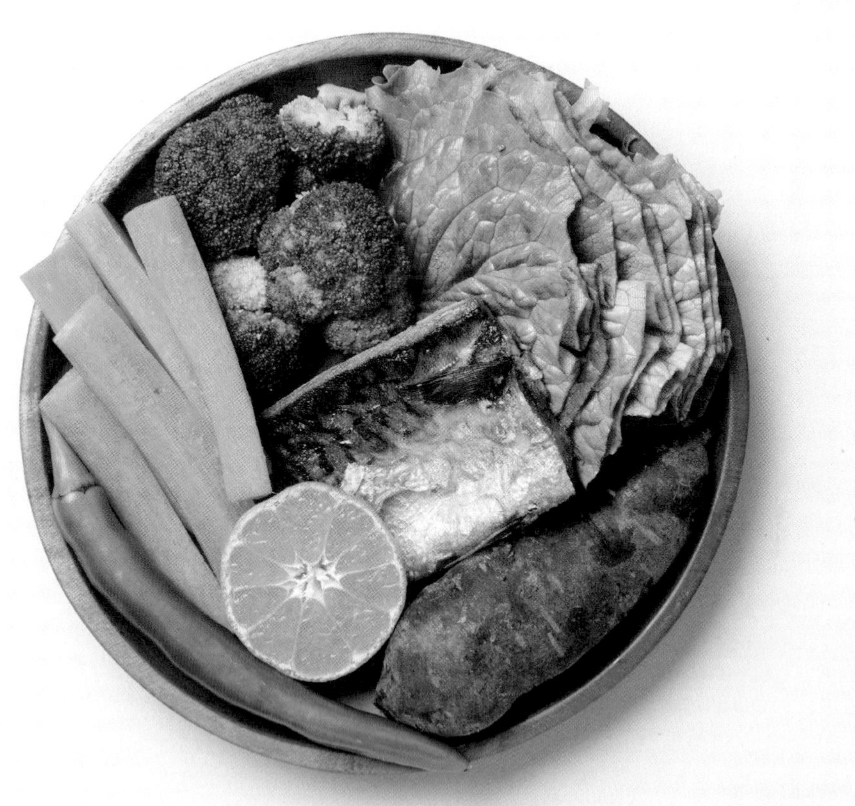

減肥期間很容易讓免疫力下降，多多攝取海鮮來補充營養吧！鯖魚有豐富的 Omega-3，對血管特別好。

食材：萵苣 1 把、青辣椒 1 條、鯖魚 1 塊、綠花椰菜 ⅓ 顆、蒸地瓜 1 條、紅蘿蔔 ½ 條、橘子 ½ 條。需要調理：❶ 將少許橄欖油倒入平底鍋後，放入鯖魚煎熟。❷ 拿出已經準備好的食材裝盤。

善女的小撇步

如果擔心鯖魚處理起來不方便，也可以替換成其他魚類的微波食品。

早餐

酪梨卜派綠拿鐵

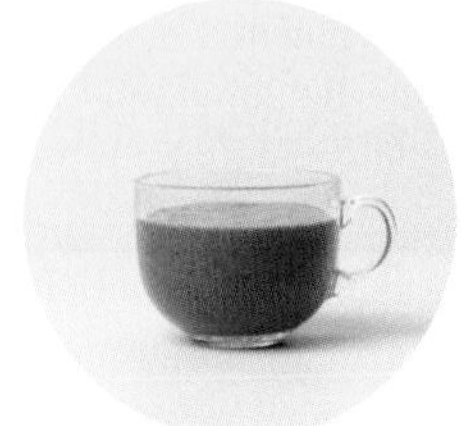

本週主題是卜派綠拿鐵！今天加了藍莓和酪梨。酪梨有好的脂肪，也有豐富的維生素和礦物質，對身體和皮膚都很好。

食材：燙過的菠菜 ⅓ 把、香蕉 1 條、冷凍藍莓 1 匙、冷凍酪梨 1 匙、椰子水 1 杯、水適量。需要調理：❶ 將菠菜、香蕉、藍莓和酪梨放入攪拌機中。❷ 加入椰子水後，在攪拌的過程中邊觀察濃稠度邊加水。

午餐

黃瓜花椰地瓜雞球餐

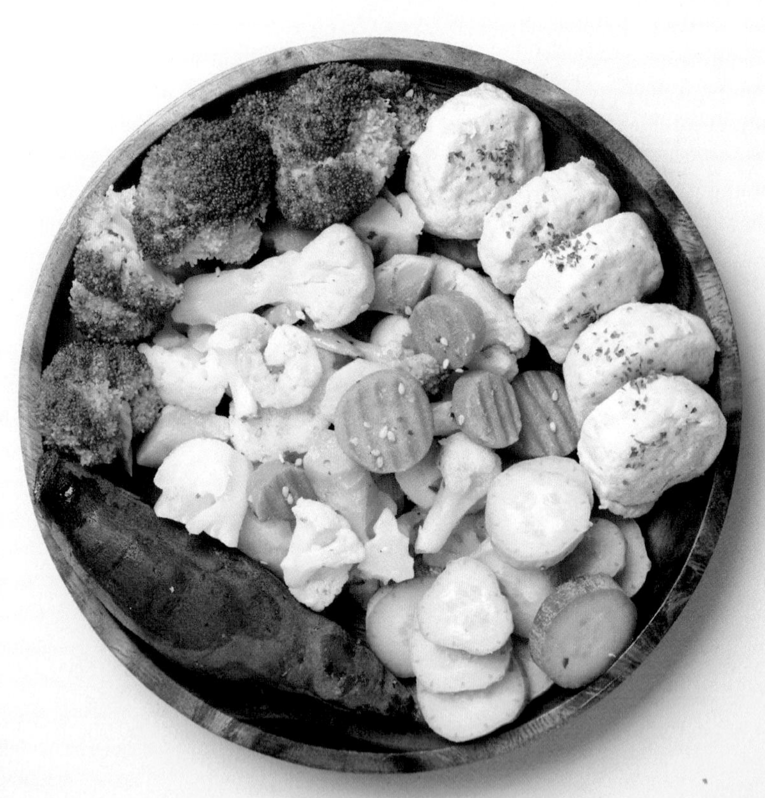

買冷凍蔬菜後就不需要另外處理各種蔬菜，很方便料理。如果再多準備喜歡的口味的雞胸肉和其他蔬菜，就能做出一道非常合胃口的一餐。

食材：雞胸肉球 1 包、蒸地瓜 1 條、小黃瓜 ½ 條、綠花椰菜 ⅓ 顆、冷凍蔬菜 1 把。需要調理：❶ 將橄欖油均勻倒入平底鍋中，放入冷凍蔬菜後以小火翻炒。❷ 將雞胸肉放進微波爐加熱一至兩分鐘解凍後，拿出已經準備好的食材一起裝盤。

善女的小撇步

就算很喜歡雞胸肉，吃久了也會膩，所以儘量選購多種口味。

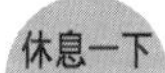

下午茶點心

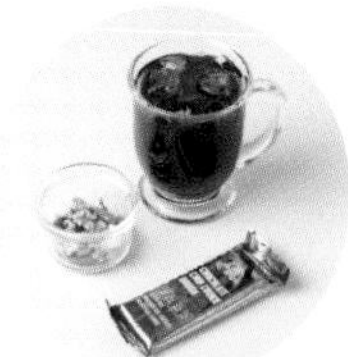

- 美式咖啡 1 杯
- 綜合堅果 1 把
- 蛋白棒 ½ 條

善女的悄悄話

最近都沒有什麼精神，有點累。所以今天給自己一段時間冥想，重新讓心情穩定。過程中我反覆告訴自己，不要忘記這個過程會讓我變得健康，我要珍惜並愛護自己，所以一定要撐過這段時間。愛一個人需要很多的努力，我覺得愛自己也是一樣，不，應該是要付出更多的努力。

晚餐

甜椒地瓜佐希臘優格

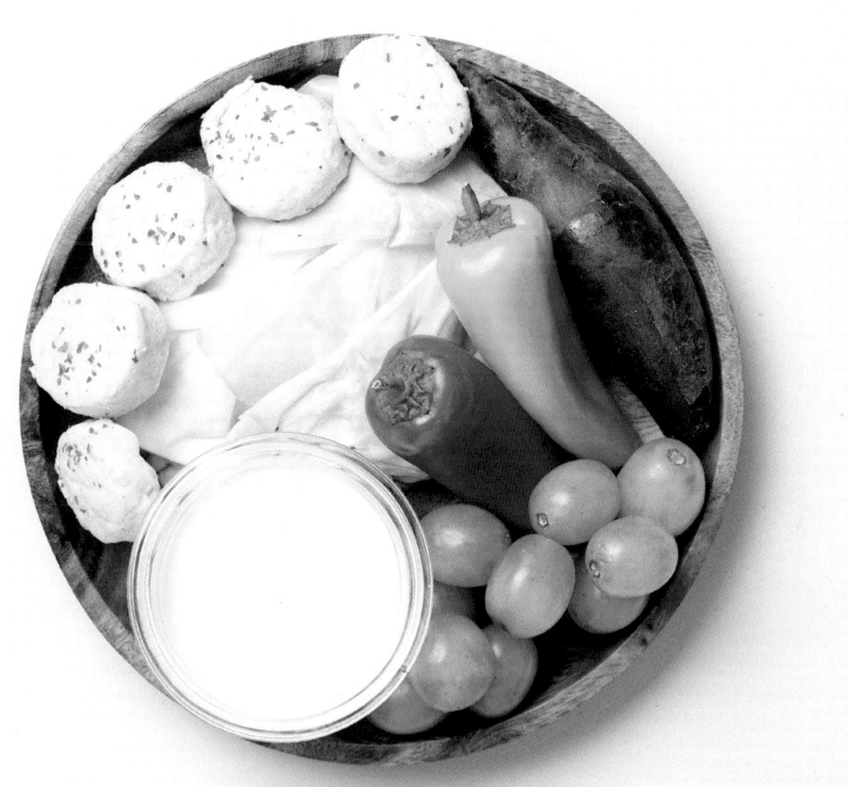

我把平常愛吃的綠葡萄冰在冷凍庫。沾著希臘優格吃的時候更好吃！雖然都是平常在吃的食材，但只要用稍微不同的方式調理，就能吃到不同的味道。

食材：蒸地瓜 1 條、綠葡萄 1 把、甜椒 2 條、雞胸肉球 1 包、希臘優格 90㎖、高麗菜 1 把。需要調理：❶ 將高麗菜放入鍋中，倒入能完全蓋過高麗菜的水，煮四至五分鐘。❷ 將雞胸肉放進微波爐加熱一至兩分鐘解凍後，拿出已經準備好的食材一起裝盤。

善女的小撇步

肚子餓的時候喝氣泡水，馬上就能打起精神，多少也能緩解渴望的食慾。

早餐

卜派藍莓綠拿鐵

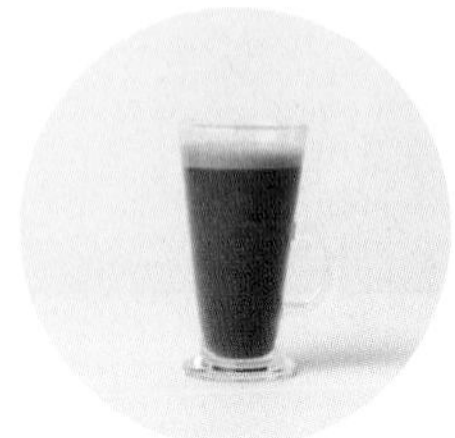

如果綠拿鐵只有蔬菜，味道就會很苦、很難喝。加入自己喜歡的水果，找出最適合自己的味道吧！那個組合就是專屬於你的食譜。

食材：燙過的菠菜 ⅓ 把、香蕉 1 條、冷凍藍莓 1 匙、椰子水 1 杯、水適量。需要調理：❶ 將菠菜、香蕉和藍莓放入攪拌機中。❷ 加入椰子水後，在攪拌的過程中邊觀察濃稠度邊加水。

午餐

納豆蔬食綠葡萄沙拉

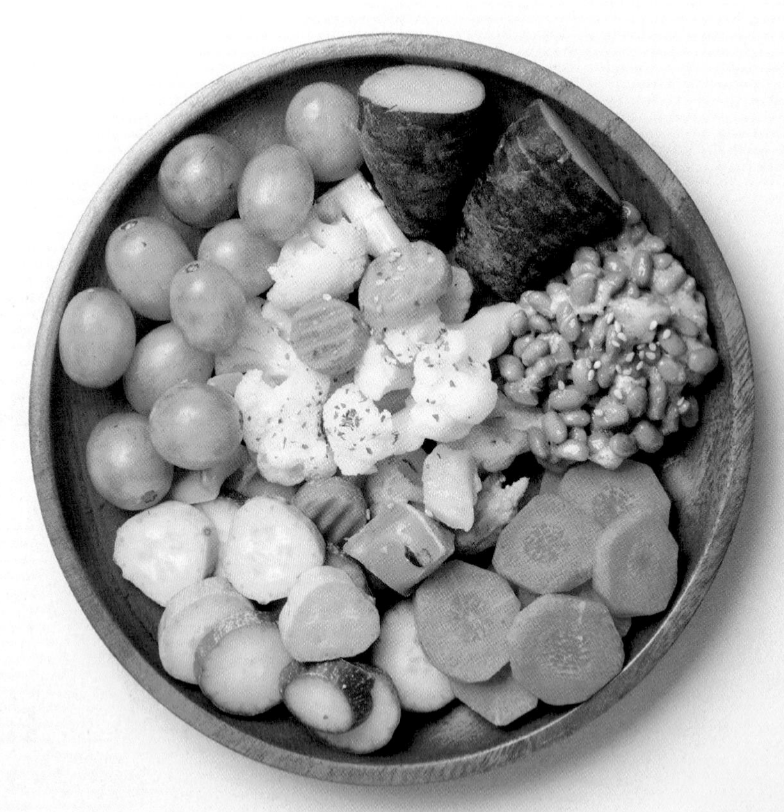

納豆裡白白黏黏的絲線裡有一種有益菌「納豆菌」。含有豐富的膳食纖維又有助消化的納豆可以在減肥時多多攝取。濃郁又奇妙的口感是一大魅力。

食材：納豆 1 盒、冷凍蔬菜 1 把、蒸地瓜 1 條、綠葡萄 1 把、紅蘿蔔 ⅓ 條、小黃瓜 ½ 條。需要調理：❶ 將橄欖油均勻倒入平底鍋中，放入冷凍蔬菜後以小火翻炒。❷ 拿掉納豆附贈的醬料後，多次攪拌納豆後備用。❸ 拿出已經準備好的食材一起裝盤。

善女的小撇步

如果在納豆上撒點辣椒粉，美味就會再升級！

休息一下

下午茶點心

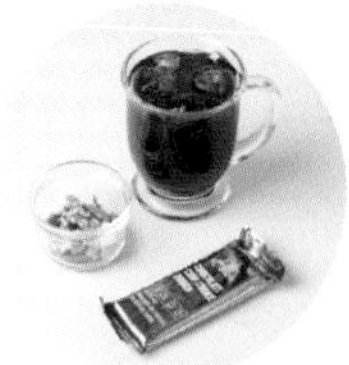

- 美式咖啡 1 杯
- 綜合堅果 1 把
- 蛋白棒 ½ 條

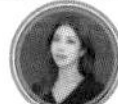

善女的悄悄話

今天中午和老公一起參觀博覽會。試吃區擺出了許多美食，我還是忍了下來，只是看看而已。當然如果老公在我旁邊吃得很開心的時候，我只吃一個應該不會有什麼影響，但我想到這是我跟自己的約定，依然握緊拳頭忍耐到底。因為忍耐，所以忍過去了。最近都沒有什麼精神，蠻累的，但很久沒有外出，今天回來後覺得再次充滿能量。這週也只剩兩天了。加油、加油、加加油！

晚餐

辣味花椰雞肉沙拉盤

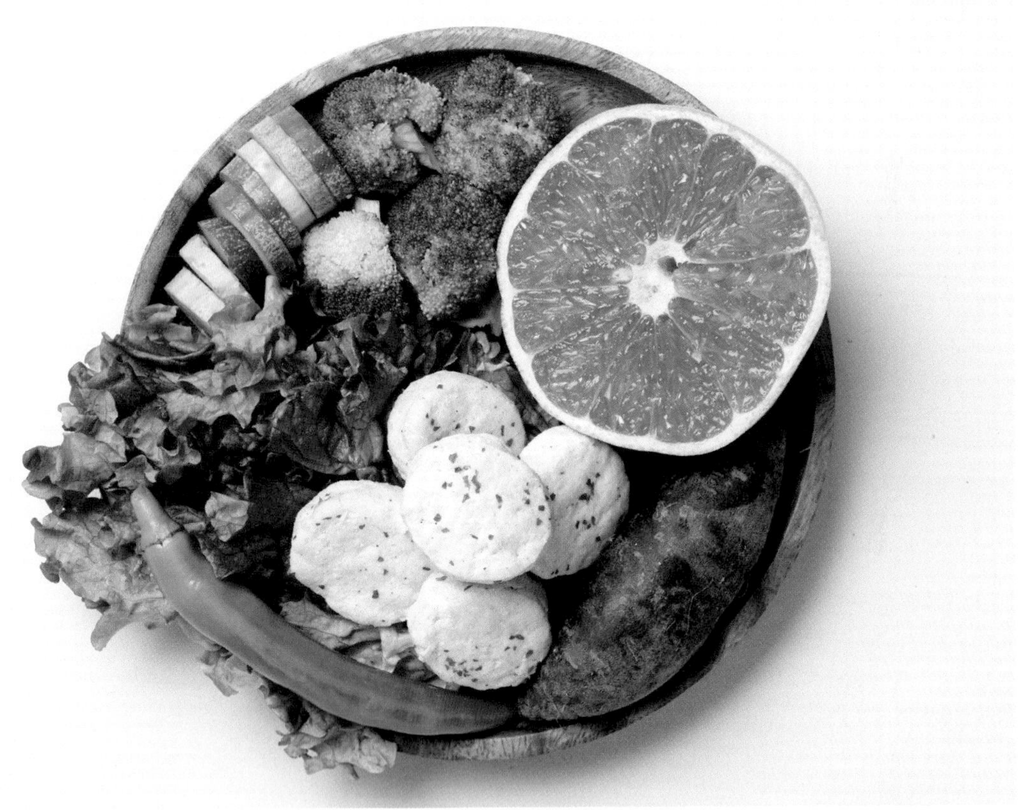

週五晚上餓到極點，在萵苣上放滿綠花椰菜、小黃瓜和雞胸肉！肚子餓的時候像這樣大口大口地吃，就會很有飽足感，不會想吃其他食物。搭配又脆又辣的辣椒一起吃，就不會羨慕別人整桌的肉。

食材：綠花椰菜 ⅓ 顆、小黃瓜 ½ 條、雞胸肉球 1 包、萵苣 1 把、蒸地瓜 1 條、葡萄柚 ½ 顆、青辣椒 1 條。不需要調理（將雞胸肉放進微波爐加熱一至兩分鐘解凍後，跟已經準備好的食材一起裝盤。）

善女的小撇步

外出時包包裡一定要準備點心來因應肚子餓的時候。你會發現這麼做很有幫助。

早餐

菠菜番茄汁

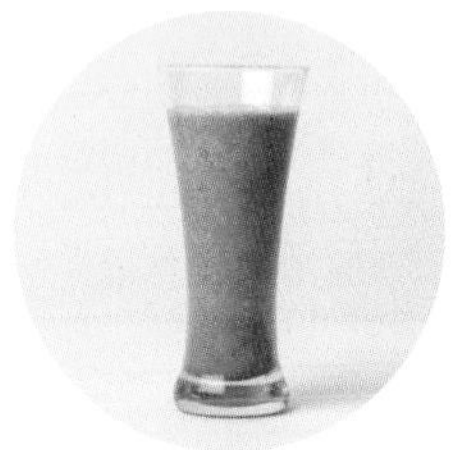

菠菜加番茄的新組合！兩種都是能幫助身體排出毒素的代表性蔬菜，所以就算一天只喝一杯，也能排出體內不好的老廢物質。試著用菠菜和番茄做出清爽的排毒汁吧！

食材：燙過的菠菜 ⅓ 把、番茄 ½ 顆、香蕉 1 條、椰子水 1 杯、水適量。
需要調理：❶ 將菠菜、番茄和香蕉放入攪拌機中。❷ 加入椰子水後，在攪拌的過程中邊觀察濃稠度邊加水。

午餐

八色鮮蔬餐盤

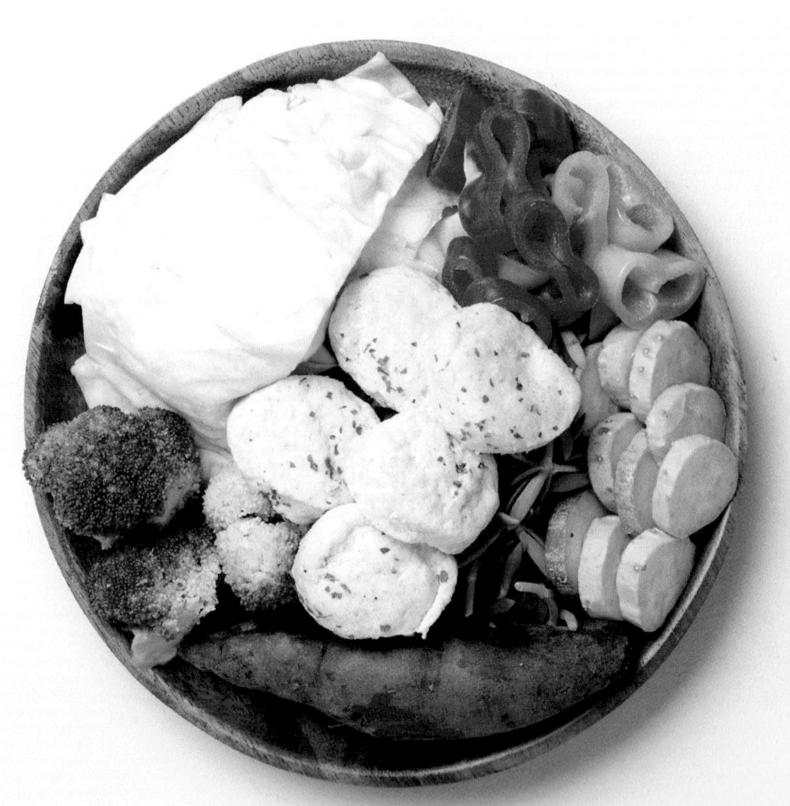

高麗菜最棒的優點就是每一百克的熱量不到三十卡，可以煮來吃也可以生吃。尤其高麗菜對腸胃很好，所以在執行無麩質料理的時候一定要多多攝取。

食材：小黃瓜 ½ 條、綠花椰菜 ⅓ 顆、高麗菜 1 把、甜椒 2 條、雞胸肉球 1 包、垂盆草 1 把、蒸地瓜 1 條。需要調理：❶ 將高麗菜放入鍋中，倒入能完全蓋過高麗菜的水，煮四至五分鐘。❷ 將雞胸肉放進微波爐加熱一至兩分鐘解凍後，拿出已經準備好的食材一起裝盤。

善女的小撇步

不想喝水的時候，泡杯茶來喝也不錯。

休息一下

下午茶點心

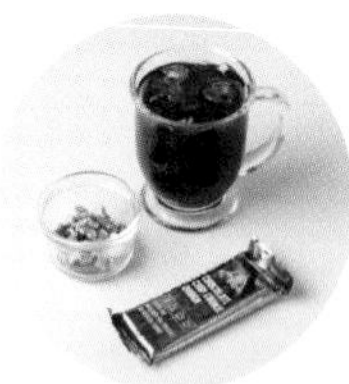

- 美式咖啡 1 杯
- 綜合堅果 1 把
- 蛋白棒 ½ 條

善女的悄悄話

我想送給努力忍耐一週的自己一個幸福的欺騙餐！雖然想吃美味的五花肉加豬皮，再配一杯酒，但下週有個無法缺席的酒席，所以我決定今天要忍耐不喝酒。只要再撐一天，這週就過了。今天也忍住了，做得好！

晚餐

欺騙餐

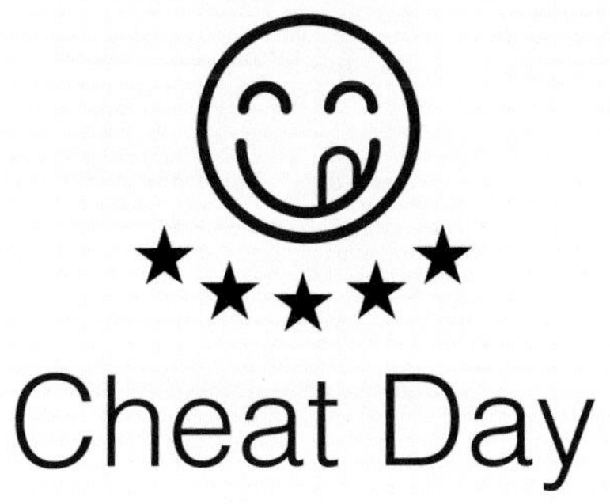

終於可以吃欺騙餐了。這週特別無精打采又疲勞，所以我選了一道進補的料理。雖然每個季節可以進補的料理很多，但我今天選擇我最喜歡的五花肉。我之前一直克制自己不要吃五花肉，所以現在吃到的時候就覺得更美味、更幸福。不要覺得今天這樣結束很可惜，當成是在為明天充電吧！一切都需要決心！

早餐

挑戰！空腹十六小時（斷食）

前一天吃到很晚，所以讓疲憊的胃休息吧！每次吃完欺騙餐就會失去減肥的感覺、回到以前的飲食習慣，或是一直想吃重口味的食物，但欺騙餐之後只要空腹一段時間，就能預防這種狀況。

午餐

穀麥藍莓優格碗

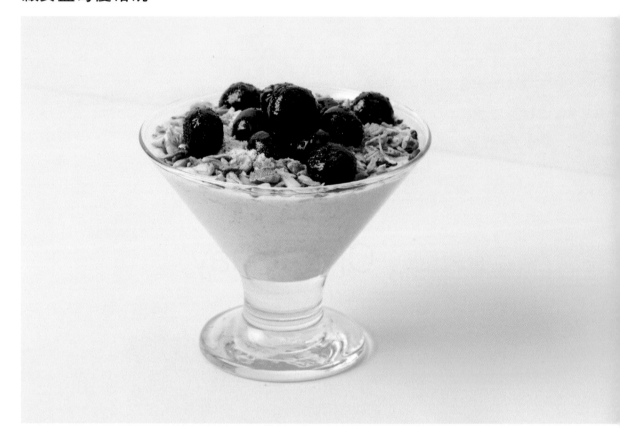

現在慢慢把胃填滿吧！為了保持十六小時空腹，我比平常更晚才吃午餐。跟上一餐隔了十六個小時，所以第一餐就吃得清淡一點吧！就算午餐和晚餐的間隔比平常更短，還是要維持晚餐的分量。比起突然把胃塞滿，倒不如清空後再用較不刺激的優格慢慢把胃喚醒。

食材：希臘優格90mℓ、嫩麥芽粉1匙、冷凍藍莓2匙、穀麥1匙、綜合堅果1匙。不需要調理（將優格和食材裝入碗中，擺得美美的再享用。）

善女的小撇步

斷食的過程中，可以喝點溫熱水來讓胃舒服一點。

休息一下

下午茶點心	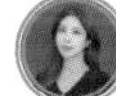 善女的悄悄話
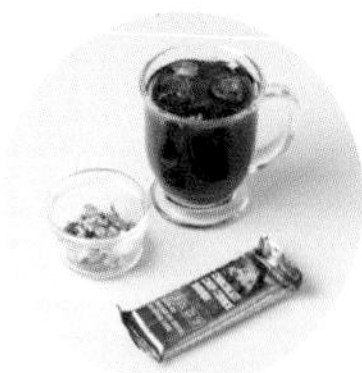 • 美式咖啡 1 杯 • 綜合堅果 1 把 • 蛋白棒 ½ 條	欺騙餐的隔天果然很難堅持。今天外面下雨，天空陰陰的，連帶心情也變得陰沉。這種時候更是要讓身體休息，而不是勉強自己。我今天甚至沒有運動，讓自己休息，以維持長時間的空腹。一開始覺得要空腹十六小時有點困難，但感覺腸胃休息到之後，身體就舒服一點了。

晚餐

起司雞球五彩沙拉

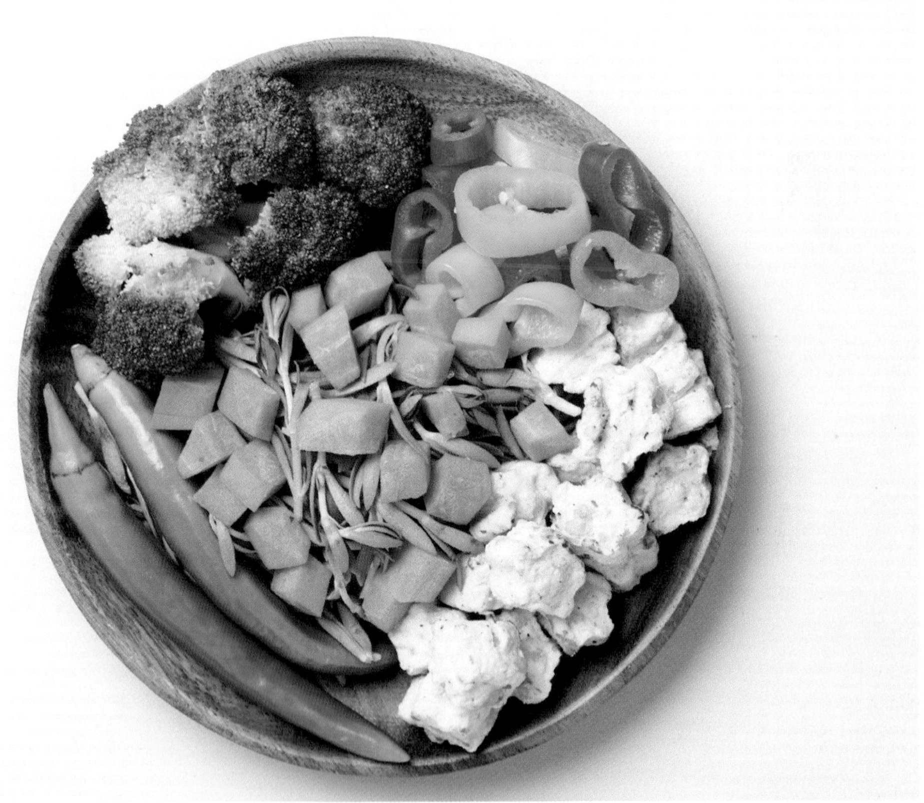

吃飯的時候，如果先從紅蘿蔔或甜椒這類又脆又硬、高營養密度的蔬菜開始吃，就會更有飽足感，也能減少其他食物的攝取。大部分這種類型的蔬菜熱量都很低，光吃這些也有助減肥。

食材：起司球雞胸肉 1 包、垂盆草 1 把、青辣椒 2 條、紅蘿蔔 ⅓ 條、綠花椰菜 ⅓ 顆、甜椒 2 條。不需要調理（將雞胸肉放進微波爐加熱一至兩分鐘解凍後，跟已經準備好的食材一起裝盤。）

善女的小撇步

欺騙餐的隔天增加有氧運動的時間，更努力運動吧！

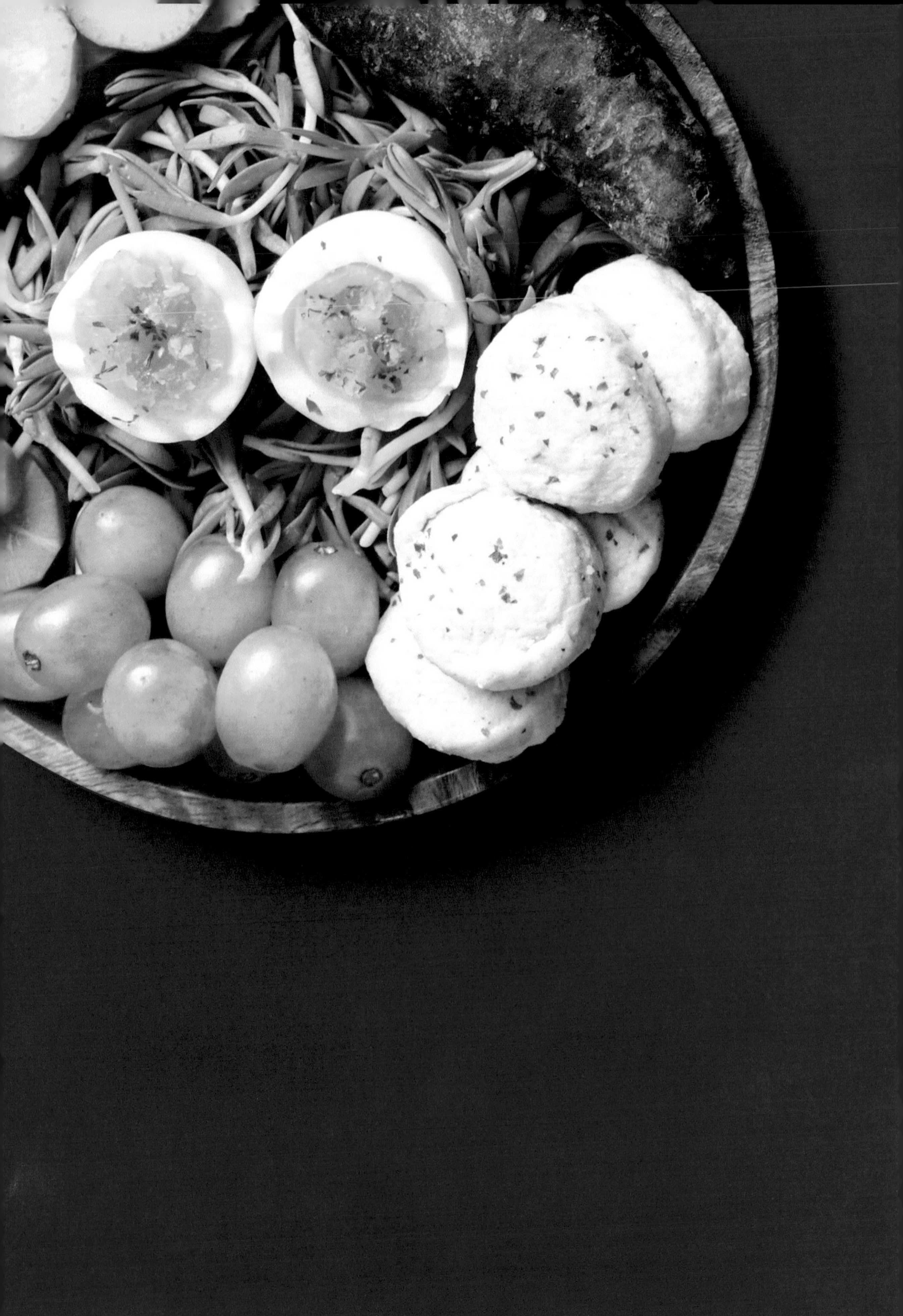

14th Week

第十四週

This Week's Challenges

本週目標

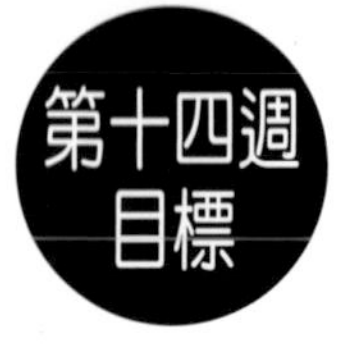

不再被麵粉製品誘惑，保護自己的身體

肌力運動	有氧運動
跪姿伏地挺身十五下／四組＋弓箭步二十下／四組	健走運動四十分鐘

我是為了改變自己而開始戒麵粉的。一開始覺得茫然又困難，原本只是想嘗試三週看看，不知不覺過了五十天，現在就快到一百天了。減肥之後復胖是最可怕的，因為得要把跌到谷底的意志力拉回來，而且已經嘗試過，所以更吃力、更疲憊，就像持續走在看不見盡頭的長隧道一樣。不過，這一百天的目標是我為了一輩子投資的時間，我不會被復胖打敗的。不要動搖，目前為止培養的習慣都要維持下去。現在只剩一週左右了。

這週只要下定決心做到這個就行了！

01 面對體重計上的數字保持泰然

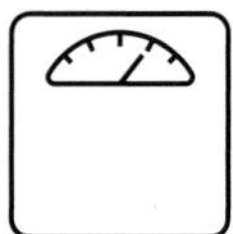

即將邁向一百天，稱讚並尊重自己這段時間付出的努力吧！不要用體重計上的數字判斷你的努力。用你身上穿的衣服來檢視身材，也用皮尺檢視尺寸吧！

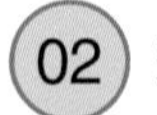

珍惜自己

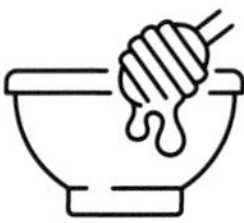

看到自己的身材變漂亮後，很神奇的是，會開始努力保養皮膚、保養指甲。接下來就完全改掉咬指甲的習慣，保持端莊的坐姿，塑造出美麗的曲線，也努力敷面膜。漂亮的身材曬黑了也很好看，找出保養身體的方法，用最聰明的方式投資自己吧！

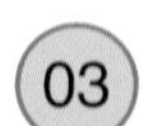

冥想的神蹟

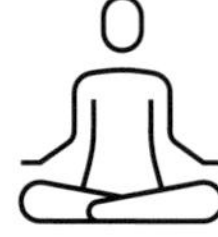

冥想是一種「內心的訓練」。放下不必要的想法和執著，擁有平和又積極的思考方式。希望別人私底下談論我時，會稱讚我是個真的很開朗又正面的人。以後早點起床，感謝一整天，花五分鐘冥想來喚醒想法吧！

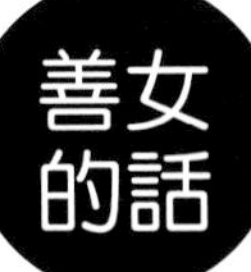

我的 100 天無麩質菜單計畫

麵粉，其實你也沒什麼嘛！

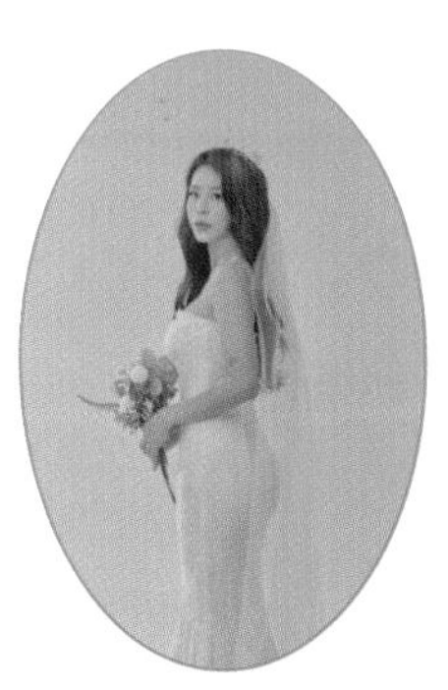

其實我很喜歡喝酒。我很享受跟朋友一起喝酒或獨自小酌。在戒麵粉之前，我因為擔心體重增加，所以一個月只喝兩三次酒。現在就算酒喝得比之前更多，體重也不會增加。有可能是喝了酒，壓力小了一點，但我仔細思考為什麼體重沒有增加，後來發現問題出在下酒菜。以前我喝酒的時候喜歡吃麵粉製的下酒菜，然後隔天再吃炒碼麵或泡麵之類的麵粉製品解酒，結果肚子裡都是這些重口味的食物。不過，現在無論我喝得再多，隔天還是繼續吃減肥餐，保護身體，所以體重完全沒有增加。說不定大家常說的「啤酒肚」，其實是「麵粉肚」。

現在喝酒也不會變胖。而且我根本不會想吃麵粉製的下酒菜或麵粉類的解酒食物。喝酒後的隔天反而會想吃新鮮又脆口的蔬菜，就像一天沒喝水就會口渴一樣。

一開始戒麵粉的時候，我很害怕：「一直以來我吃的統統都是麵粉製品，如果全都戒掉，我還能吃什麼？只吃蔬菜會幸福嗎？」不過，隨著越來越接近一百天，我的想法是「麵粉，其實你也沒什麼嘛！」

This Week's Meal Plan

第十四週菜單索引

	第 92 天	第 93 天	第 94 天
早餐	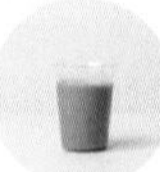 **羽衣甘藍香蕉綠拿鐵 P.318** ・羽衣甘藍 5 片 ・香蕉 1 條 ・冷凍酪梨 1 匙 ・椰子水 1 杯、水 適量 ・嫩麥芽粉 1 匙	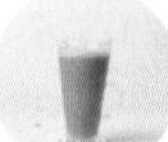 **香甜蘋果綠拿鐵 P.320** ・羽衣甘藍 5 片 ・香蕉 1 條 ・蘋果 ½ 顆 ・椰子水 1 杯 ・水 適量	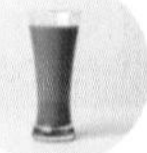 **羽衣甘藍番茄綠拿鐵 P.322** ・羽衣甘藍 5 片 ・番茄 ½ 顆 ・冷凍酪梨 1 匙 ・嫩麥芽粉 1 匙 ・椰子水 1 杯、水 適量
午餐	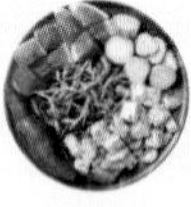 **蝦仁炒雞肉佐地瓜餐 P.318** ・蝦仁炒雞胸肉 ・垂盆草 1 把 ・蒸地瓜 1 條 ・小黃瓜 ½ 條 ・葡萄柚 ½ 顆	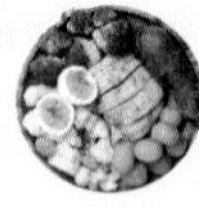 **燻雞花椰地瓜凍葡萄 P.320** ・冷凍綠葡萄 1 把 ・蒸地瓜 1 條 ・綠花椰菜 ⅓ 顆 ・煙燻雞胸肉 1 包 ・冷凍蔬菜 1 把 ・半熟蛋 1 顆	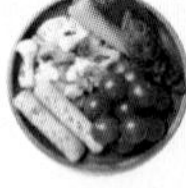 **雞肉香腸甜椒沙拉 P.322** ・雞胸肉香腸 1 包 ・冷凍蔬菜 1 把 ・甜椒 2 條 ・小番茄 1 把 ・蒸地瓜 1 條
晚餐	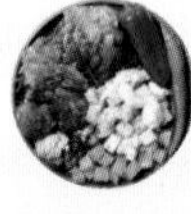 **青辣椒雙花炒雞肉 P.319** ・萵苣 1 把 ・青辣椒 1 條 ・綠花椰菜 ⅓ 顆 ・白花椰菜炒雞胸肉 ・紅蘿蔔 ⅓ 條 ・甜椒 1 條	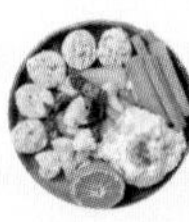 **半熟蛋地瓜泥炒時蔬 P.321** ・半熟蛋地瓜泥 ・紅蘿蔔 ½ 條 ・橘子 ½ 顆 ・青江菜炒白花椰菜 ・雞胸肉球 1 包	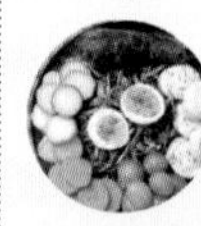 **雞球垂盆草凍葡萄 P.323** ・垂盆草 1 把 ・雞胸肉球 1 包 ・冷凍綠葡萄 1 把 ・蒸地瓜 1 條 ・小黃瓜 ½ 條 ・紅蘿蔔 ⅓ 條 ・半熟蛋 1 顆
點心	・綜合堅果 1 把 ・美式咖啡 1 杯 ・蛋白棒 ½ 條	・綜合堅果 1 把 ・美式咖啡 1 杯 ・蛋白棒 ½ 條	・綜合堅果 1 把 ・美式咖啡 1 杯 ・蛋白棒 ½ 條

在這一百天準備食材的過程中瞭解到自己喜歡什麼食物、不適合什麼，接著開始思考往後執行無麩質料理的方向吧！

第 95 天	第 96 天	第 97 天	第 98 天
羽衣甘藍香蕉綠拿鐵 P.324 ・羽衣甘藍 5 片 ・香蕉 1 條 ・冷凍酪梨 1 匙 ・嫩麥芽粉 1 匙 ・椰子水 1 杯、水 適量	**香蕉酪梨綠拿鐵 P.326** ・羽衣甘藍 5 片 ・香蕉 1 條 ・冷凍酪梨 1 匙 ・冷凍藍莓 1 匙 ・椰子水 1 杯、水 適量	**草莓香蕉綠拿鐵 P.328** ・羽衣甘藍 5 片 ・香蕉 1 條 ・草莓 1 把 ・嫩麥芽粉 1 匙 ・椰子水 1 杯、水 適量	**羽衣甘藍酪梨綠拿鐵 P.330** ・羽衣甘藍 5 片 ・香蕉 1 條 ・冷凍酪梨 1 匙 ・椰子水 1 杯 ・水 適量
白花椰菜炒雞肉 P.324 ・白花椰菜炒雞胸肉 ・小番茄 1 把 ・蒸地瓜 1 條 ・甜椒 2 條	**起司雞球水果套餐 P.326** ・蒸地瓜 1 條 ・小番茄 1 把 ・橘子 ½ 顆 ・冷凍蔬菜 1 把 ・起司球雞胸肉 1 包	**燻雞地瓜輕沙拉 P.328** ・菊苣 1 把 ・煙燻雞胸肉 1 包 ・半熟蛋地瓜泥 ・小番茄 1 把	**綠花椰地瓜雞排餐 P.330** ・綠花椰菜 ⅓ 顆 ・蒸地瓜 1 條 ・紅蘿蔔 ½ 條 ・雞胸肉排 1 包 ・冷凍蔬菜 1 把
★★★★★ **迷你欺騙餐！**	**雞肉香腸佐希臘優格 P.327** ・冷凍蔬菜 1 把 ・雞胸肉香腸 1 包 ・蒸地瓜 1 條 ・希臘優格 90mℓ ・甜椒 3 條	★★★★★ **欺騙餐！**	**清炒蝦仁地瓜番茄餐 P.331** ・炒蝦仁 ・小番茄 1 把 ・蒸地瓜 1 條
・綜合堅果 1 把 ・美式咖啡 1 杯 ・蛋白棒 ½ 條	・綜合堅果 1 把 ・美式咖啡 1 杯 ・蛋白棒 ½ 條	・綜合堅果 1 把 ・美式咖啡 1 杯 ・蛋白棒 ½ 條	・綜合堅果 1 把 ・美式咖啡 1 杯 ・蛋白棒 ½ 條

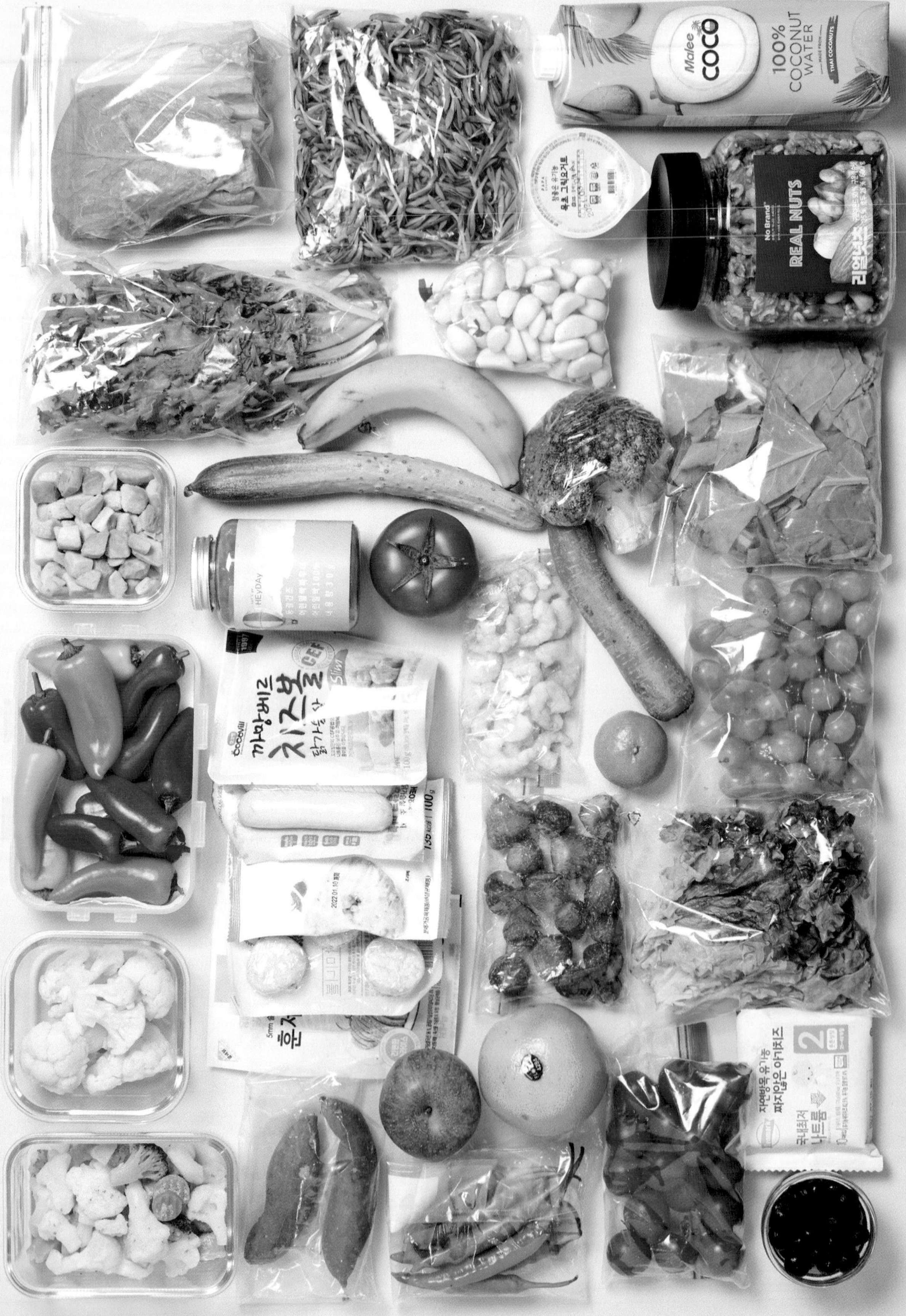
Malee
COCO
100% COCONUT WATER
THAI COCONUTS
No Brand
REAL NUTS
HEYDAY
까망베르 치즈볼
자연방목 유기농 짜지않은 아기치즈

This Week's Meal Prep

第十四週備餐計畫：買好之後放心地吃吧！

生鮮食材

- [x] 羽衣甘藍 35 片
- [ ] 香蕉 6 條
- [ ] 蘋果 ½ 顆
- [ ] 番茄 ½ 顆
- [ ] 草莓 1 把
- [ ] 冷凍去殼蝦 20 隻
- [ ] 大蒜 7 顆
- [ ] 垂盆草 2 把
- [ ] 地瓜 11 條
- [ ] 小黃瓜 1 條
- [ ] 葡萄柚 ½ 顆
- [ ] 冷凍綠葡萄 2 把（1 把約 8-10 顆）
- [ ] 綠花椰菜 1 顆
- [ ] 甜椒 8 條
- [ ] 小番茄 5 把（1 把約 10-12 顆）
- [ ] 白花椰菜 3 把
- [ ] 橘子 1 顆
- [ ] 菊苣 1 把
- [ ] 寶寶起司 2 片
- [ ] 雞蛋 2 顆
- [ ] 紅蘿蔔 1.5 條
- [ ] 萵苣 1 把
- [ ] 青辣椒 1 條
- [ ] 青江菜 4 把

市售食材

- [x] 冷凍酪梨 5 匙（Gom Gom）
- [ ] 椰子水 7 杯（Malee）
- [ ] 嫩麥芽粉 4 匙（Pa Pa Organic）
- [ ] 冷凍藍莓 1 匙（Well Fresh）
- [ ] 雞胸肉排 4 包（Heo Dak）
- [ ] 煙燻雞胸肉 1 包（Goob Ne）
- [ ] 煙燻雞胸肉 1 包（Heo Dak）
- [ ] 冷凍蔬菜 5 把（Well Fresh）
- [ ] 半熟蛋 2 顆（Egg Korea）
- [ ] 雞胸肉香腸 2 包（Heo Dak）
- [ ] 起司球雞胸肉 1 包（Co Co Vill）
- [ ] 雞胸肉球 2 包（Da No）
- [ ] 希臘優格 90mℓ 1 碗（Pa Pa Organic）
- [ ] 綜合堅果 7 把（No Brand）
- [ ] 蛋白棒 3.5 條（科克蘭）

早餐

羽衣甘藍香蕉綠拿鐵

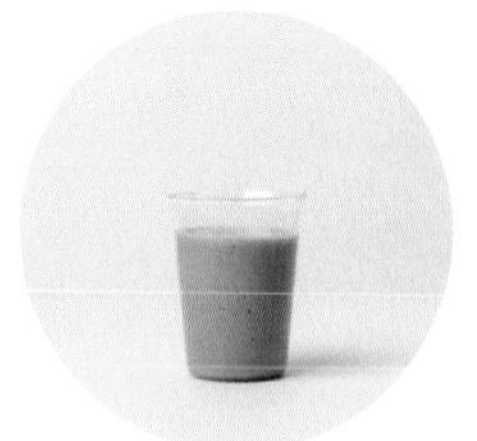

缺乏蔬菜和酵素的加工食品攻占了現代人的餐桌，如果沒辦法改變自己的飲食，至少每天喝一杯綠拿鐵吧！早餐來一杯綠拿鐵就能攝取豐富的酵素。

食材：羽衣甘藍 5 片、香蕉 1 條、冷凍酪梨 1 匙、椰子水 1 杯、嫩麥芽粉 1 匙、水適量。需要調理：❶ 將羽衣甘藍、香蕉和酪梨放入攪拌機中。❷ 加入椰子水後，在攪拌的過程中邊觀察濃稠度邊加水，之後再加入嫩麥芽粉並拌勻。

午餐

蝦仁炒雞肉佐地瓜餐

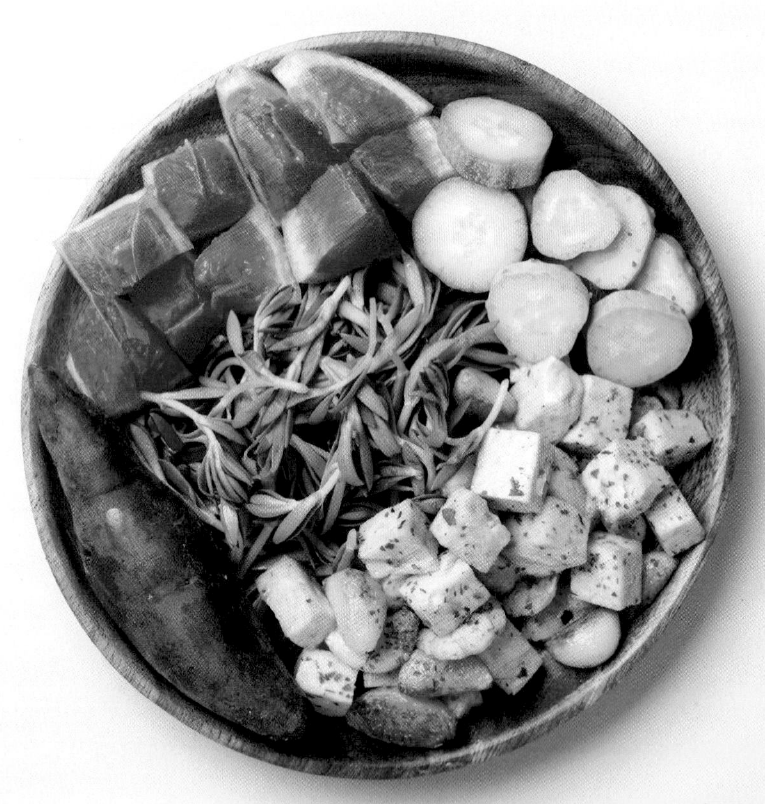

垂盆草是從石頭上長出來的野草。在控制飲食之後，我才知道有垂盆草這種蔬菜。苦澀的味道帶有神奇的魅力。搭配炒過的食物一起吃就能去油解膩。

食材：蝦仁炒雞胸肉（去殼蝦 10 隻、雞胸肉排 1 包、蒜頭 7 顆）、垂盆草 1 把、蒸地瓜 1 條、小黃瓜 ½ 條、葡萄柚 ½ 顆。需要調理：❶ 將橄欖油均勻倒入平底鍋中，放入蝦仁、整顆蒜頭和雞胸肉後翻炒。❷ 取出已經準備好的食材一起裝盤。

善女的小撇步

如果想吃辣味食物，我推薦洋蔥、大蒜和辣椒，可以炒來吃也可以生吃。

休息一下

下午茶點心	善女的悄悄話
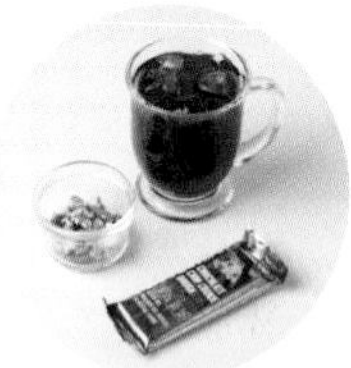 ・美式咖啡 1 杯 ・綜合堅果 1 把 ・蛋白棒 ½ 條	今天不知道怎麼搞的，食慾很差。雖然食慾差對減肥的人來說是好事，但今天一整天都沒什麼精神、提不起勁，全身疲憊。離一百天的奇蹟已經不遠了。使出力氣，做到底吧！加油！加油！

晚餐

青辣椒雙花炒雞肉

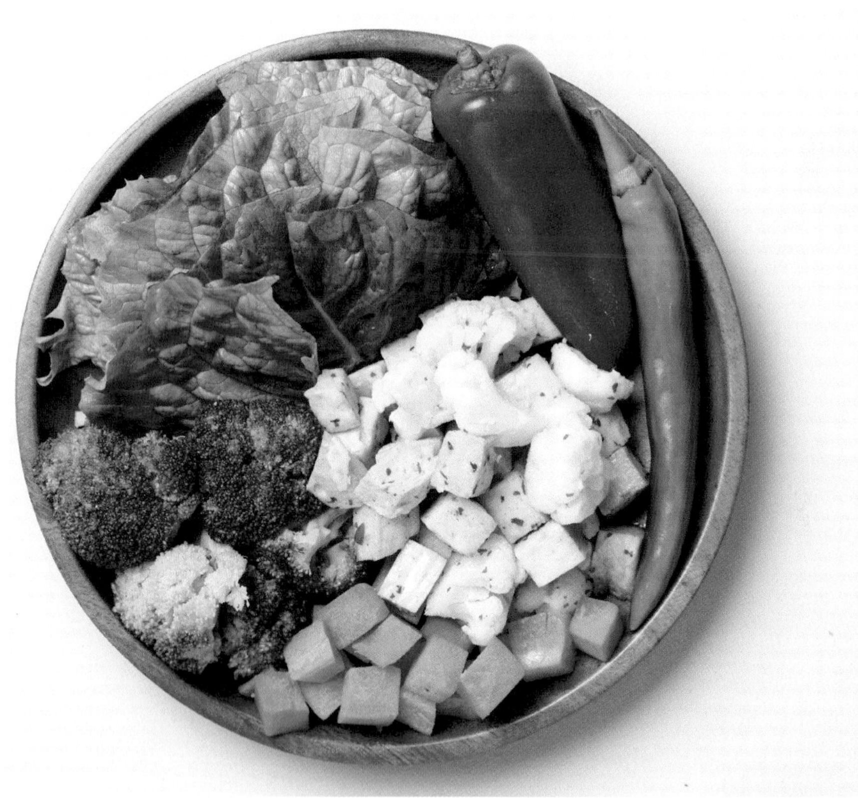

白花椰菜跟綠花椰菜長得非常像，含有很多維他命。如果跟雞胸肉一起炒，就能嘗到淡淡的甜味。搭配多樣蔬菜津津有味地吃吧！

食材：萵苣 1 把、青辣椒 1 條、綠花椰菜 ⅓ 顆、白花椰菜炒雞胸肉（雞胸肉排 1 包、白花椰菜 1 把）、紅蘿蔔 ⅓ 條、甜椒 1 條。需要調理：❶ 將橄欖油均勻倒入平底鍋中，放入白花椰菜和雞胸肉後輕輕翻炒。❷ 將已經準備好的食材一起裝盤。

善女的小撇步

想吃熱騰騰的蔬菜時，就大膽地放在鍋子裡炒或是用氣炸鍋吧！

早餐

香甜蘋果綠拿鐵

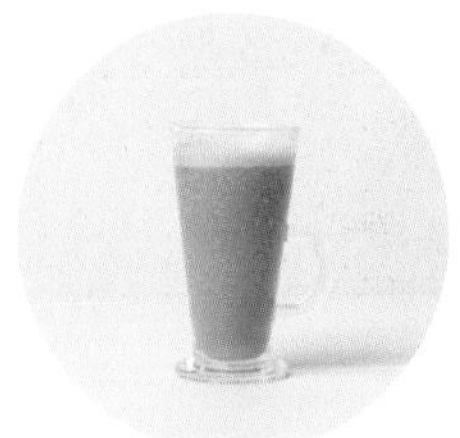

蘋果在早上吃對身體更好。雖然削皮有點麻煩，但加在奶昔裡就能喝到一杯甜甜的奶昔。把最適合在早上吃的蘋果打成奶昔來喝，活力充沛地開始一天吧！

食材：羽衣甘藍 5 片、香蕉 1 條、蘋果 ½ 顆、椰子水 1 杯、水適量。
需要調理：❶ 將羽衣甘藍、香蕉和蘋果放入攪拌機中。❷ 加入椰子水後，在攪拌的過程中邊觀察濃稠度邊加水。

午餐

燻雞花椰地瓜凍葡萄

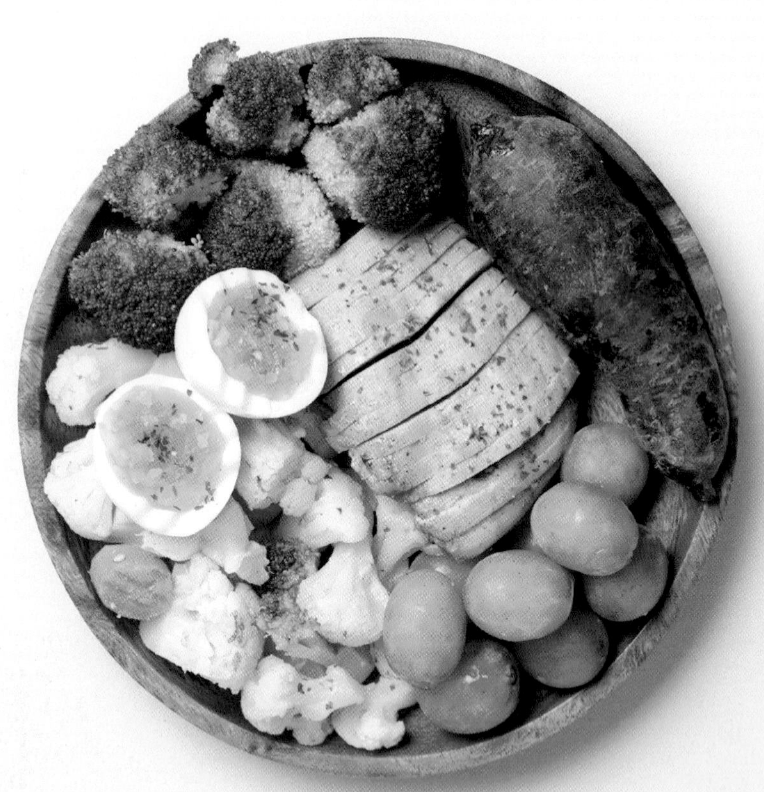

綠葡萄不需要剝皮也不需要去籽，非常方便吃。如果先冰在冷凍庫再拿出來吃，就像是在吃甜甜的雪酪一樣。甜味讓心情都好了起來！

食材：冷凍綠葡萄 1 把、蒸地瓜 1 條、綠花椰菜 ⅓ 顆、煙燻雞胸肉 1 包、冷凍蔬菜 1 把、半熟蛋 1 顆。需要調理：❶ 將橄欖油均勻倒入平底鍋中，放入冷凍蔬菜後以小火翻炒。❷ 將雞胸肉放進微波爐加熱一至兩分鐘解凍。❸ 跟已經準備好的食材一起裝盤。

善女的小撇步

蘋果變色後味道沒有差很多，適合打成汁來喝。

休息一下

下午茶點心

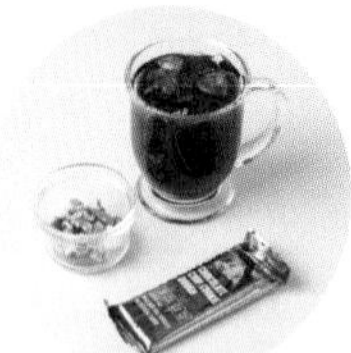

- 美式咖啡 1 杯
- 綜合堅果 1 把
- 蛋白棒 ½ 條

善女的悄悄話

晚上吃了熱騰騰的地瓜 Egg Slut，覺得好吃又實在。減肥期間偶爾吃一次這種美食，不只很滿足，還會帶給我幸福感。雖然今天又餓又累，但我不想失去輕盈的身材和現在的狀態，所以還是忍耐住想破戒的衝動。今天晚上也要振作精神！

晚餐

半熟蛋地瓜泥炒時蔬

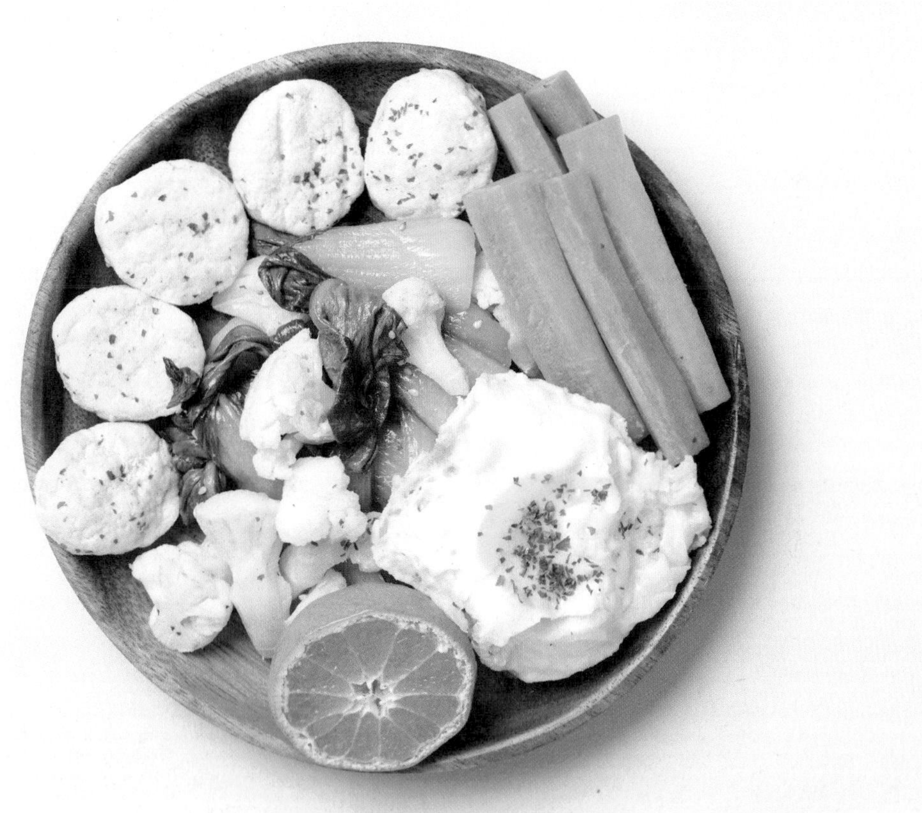

用家裡常備的雞蛋和地瓜來做個 Egg Slut，再擺上含納量較低的寶寶起司，讓這道料理好吃到不像減肥餐，完全不會羨慕高級料理。

食材：半熟蛋地瓜泥（寶寶起司 1 片、雞蛋 1 顆、蒸地瓜 1 條）、紅蘿蔔 ½ 條、橘子 ½ 顆、青江菜炒白花椰菜（青江菜 2 把、白花椰菜 1 把）、雞胸肉球 1 包。
需要調理：❶ 將地瓜放在可微波的容器內壓成泥。❷ 用湯匙在地瓜泥中間挖出一個洞後，將雞蛋打在洞裡面，再放上起司後，用微波爐加熱一分三十秒。❸ 將橄欖油均勻倒入平底鍋中，放入青江菜和白花椰菜後以小火翻炒。❹ 雞胸肉也用微波爐解凍後，即可跟其餘準備好的食材一起享用。

善女的小撇步

用叉子在蛋黃上戳一個洞，品嚐蛋黃滲入地瓜中的風味吧！減肥時不會只有一個部位瘦下來。如果搭配飲食和適當的運動，全身都會瘦。

早餐

羽衣甘藍番茄綠拿鐵

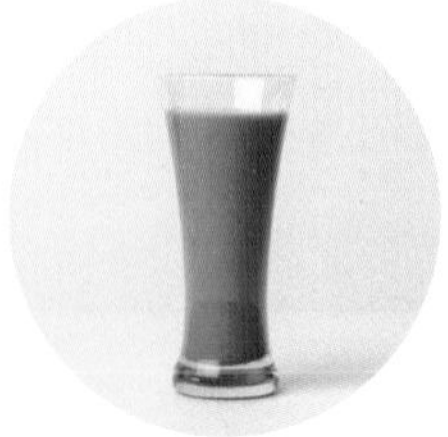

在紅紅的番茄裡有很豐富的茄紅素，茄紅素能除去自由基，也能有效保護胃壁。加在奶昔裡，能就吃得更美味又方便。

食材：羽衣甘藍 5 片、番茄 ½ 顆、冷凍酪梨 1 匙、椰子水 1 杯、嫩麥芽粉 1 匙、水適量。需要調理：❶ 將羽衣甘藍、番茄和酪梨放入攪拌機中。❷ 加入椰子水後，在攪拌的過程中邊觀察濃稠度邊加水，之後再加入嫩麥芽粉並拌勻。

午餐

雞肉香腸甜椒沙拉

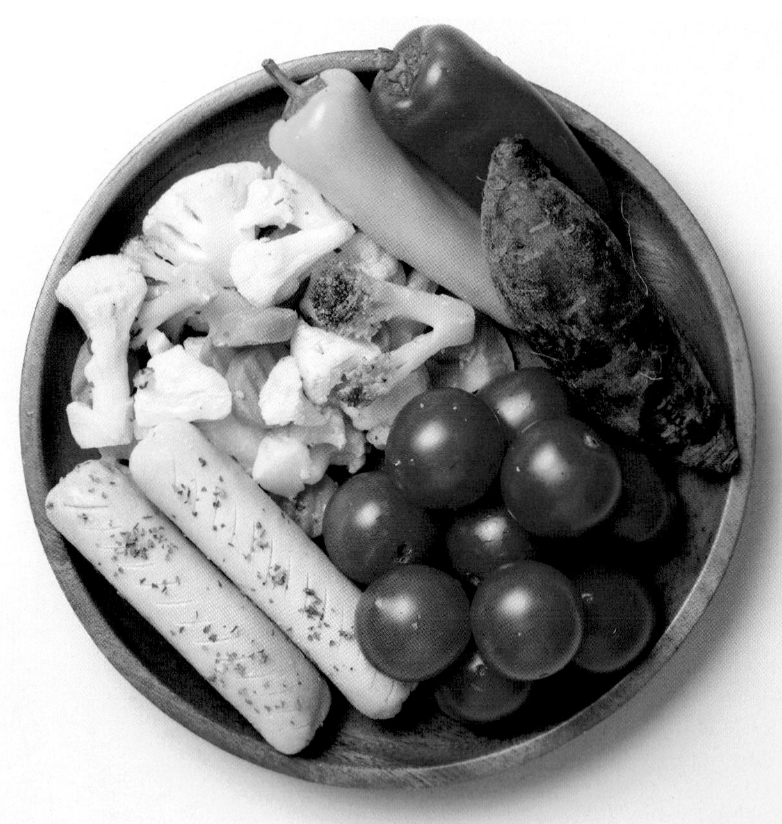

吃到跟以前配飯吃的香腸一模一樣的雞胸肉香腸時，心情變得很好！炒過的蔬菜和雞胸肉香腸非常搭，這餐令我很滿意。

食材：雞胸肉香腸 1 包、冷凍蔬菜 1 把、甜椒 2 條、小番茄 1 把、蒸地瓜 1 條。需要調理：❶ 將橄欖油均勻倒入平底鍋中，放入冷凍蔬菜後以小火翻炒。❷ 將雞胸肉放進微波爐加熱一至兩分鐘解凍。❸ 將已經解凍的雞胸肉放在平底鍋上稍微煎過，再跟準備好的食材一起裝盤。

善女的小撇步

在雞胸肉香腸上稍微劃個幾刀後放在平底鍋上稍微煎過吧！除了增加香氣，視覺上會看起來更美味。

休息一下

下午茶點心

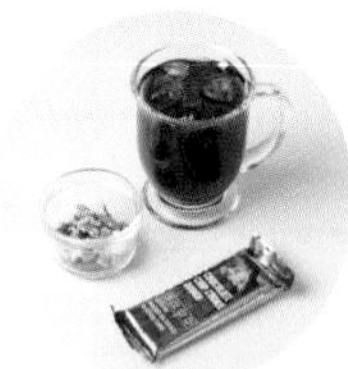

- 美式咖啡 1 杯
- 綜合堅果 1 把
- 蛋白棒 ½ 條

善女的悄悄話

不知道是不是因為太冷了，今天一直很想喝熱湯。經過小吃攤的時候，我的目光停留在魚板湯，經過血腸鍋店的時候，我的目光又停在血腸湯上。當然我還是立刻打消念頭，若無其事地經過。我喜歡的韓式料理大多都是湯鍋類，但湯鍋類的熱量都很高，短期內還是先克制吧！

晚餐

雞球垂盆草凍葡萄

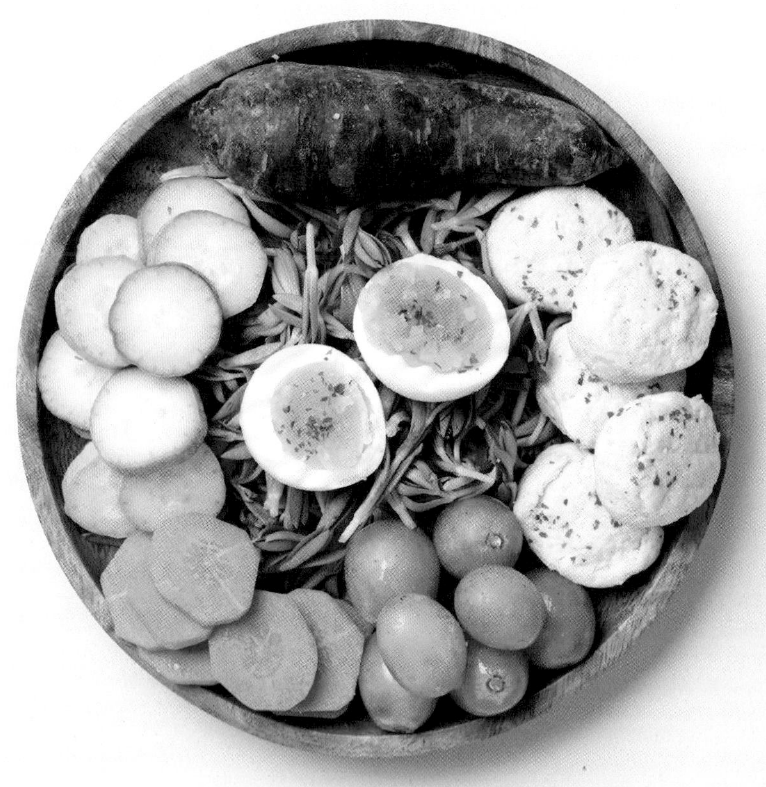

減肥時常煩惱該吃什麼來填滿總是飢餓的肚子。如果在菜單中加入新鮮的小黃瓜和紅蘿蔔，就能因為它們香脆的口感而吃得更飽。非常適合搭配吃起來容易覺得乾澀又油膩的雞胸肉。

食材：垂盆草 1 把、雞胸肉球 1 包、冷凍綠葡萄 1 把、蒸地瓜 1 條、小黃瓜 ½ 條、紅蘿蔔 ⅓ 條、半熟蛋 1 顆。不需要調理（將雞胸肉放進微波爐加熱一至兩分鐘解凍後，跟已經準備好的食材一起裝盤。）

善女的小撇步

澱粉是人為了生存必吃的食物，但精緻澱粉，也就是麵粉，卻是容易導致肥胖等健康問題的來源。

早餐

羽衣甘藍香蕉綠拿鐵

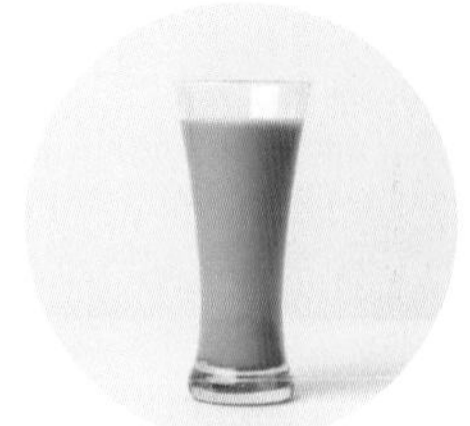

如果問我綠拿鐵的最佳組合是什麼，我一定會回答羽衣甘藍、椰子水、酪梨和香蕉。這四種食材是我可以喝一輩子的「黃金組合」。

食材：羽衣甘藍 5 片、香蕉 1 條、冷凍酪梨 1 匙、嫩麥芽粉 1 匙、椰子水 1 杯、水適量。需要調理：❶ 將羽衣甘藍、香蕉和酪梨放入攪拌機中。❷ 加入椰子水後，在攪拌的過程中邊觀察濃稠度邊加水，之後再加入嫩麥芽粉並拌勻。

午餐

白花椰菜炒雞肉

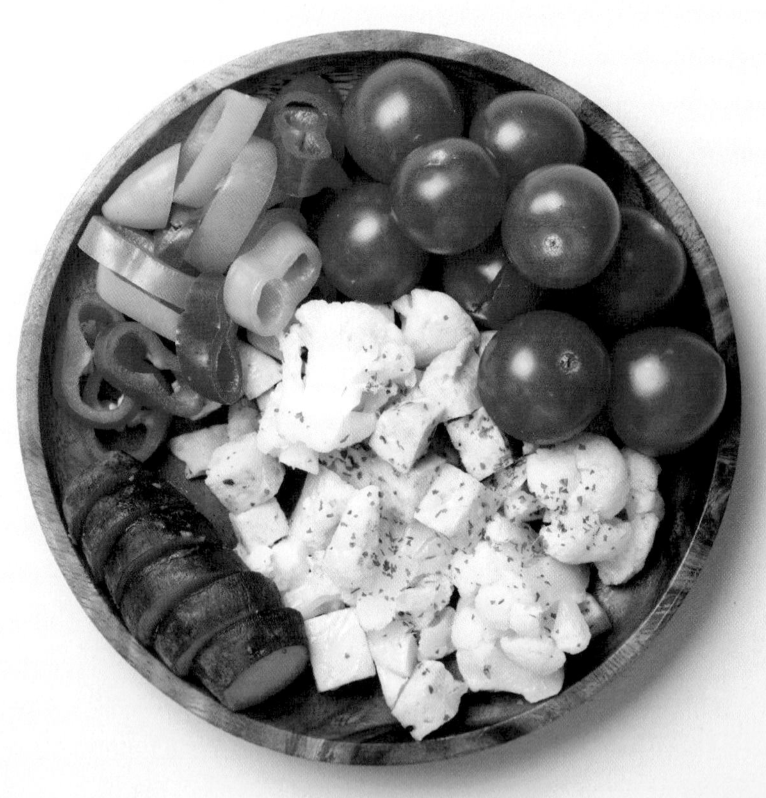

每次要煮菜的時候，就快速取出冷凍蔬菜吧！一般蔬菜處理起來費工，也很難長久保存，但冷凍蔬菜可以少量調理，保存容易。減肥期間容易變得敏感，盡可能利用冷凍蔬菜做出簡單又方便的料理吧！

食材：白花椰菜炒雞胸肉（雞胸肉排 1 包、白花椰菜 1 把）、小番茄 1 把、蒸地瓜 1 條、甜椒 2 條。需要調理：❶ 將橄欖油均勻倒入平底鍋中，放入雞胸肉和白花椰菜後翻炒。❷ 跟準備好的食材一起裝盤。

善女的小撇步

不同種類的小番茄味道也不一樣。我個人覺得又小又圓的番茄最好吃。

休息一下

下午茶點心	善女的悄悄話
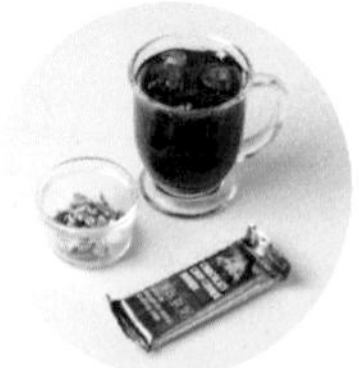 ・美式咖啡 1 杯 ・綜合堅果 1 把 ・蛋白棒 ½ 條	以前的我看到喜歡的東西都會大吃特吃，直到感覺滿到下巴才停止，現在如果吃太飽，反而會覺得全身很沉重。以前都沒有減少進食量，吃得很多又想減肥。我現在才正確瞭解這簡單的道理，要刻意減少食量來讓胃縮小才有可能減肥成功。我真的真的很想稱讚養成了這種健康習慣的我！吃完迷你欺騙餐之後，心情也變好了！

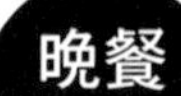

迷你欺騙餐

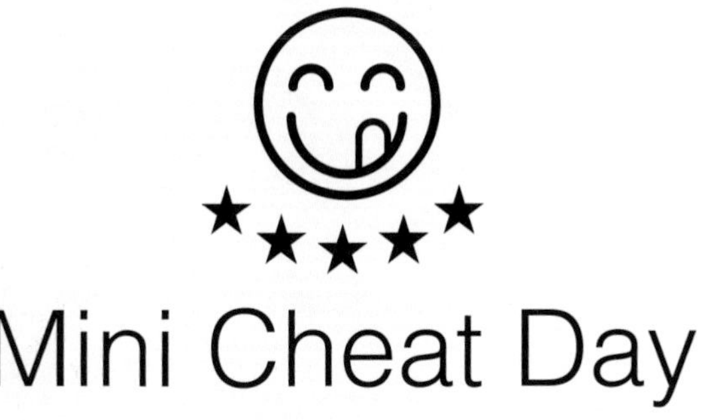

本週迷你欺騙餐吃的是市售沙拉。用許久沒吃的市售沙拉營造出外食的感覺吧！這週的迷你欺騙餐跟欺騙餐中間隔了一天，所以我選擇市售沙拉這種輕食，而非有負擔的料理。雖然可能會有人覺得怎麼會把沙拉當成欺騙餐吃，但市售沙拉跟在家裡做的沙拉不一樣，能吃得更飽、更開心！我非常滿意！

早餐

香蕉酪梨綠拿鐵

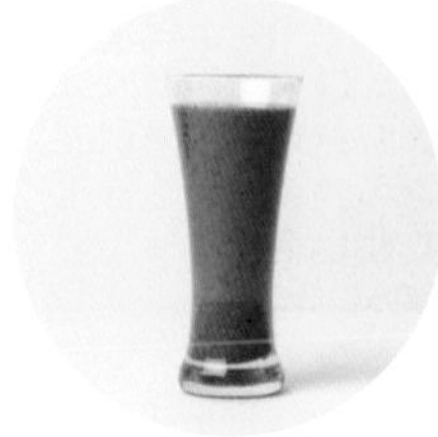

酪梨是飯後水果的代表，但處理起來不容易，所以使用冷凍酪梨也是不錯的方法。在綠拿鐵中加一匙酪梨，就是富含不飽和脂肪酸且營養滿分的綠拿鐵。

食材：羽衣甘藍 5 片、香蕉 1 條、冷凍酪梨 1 匙、冷凍藍莓 1 匙、椰子水 1 杯、水適量。需要調理：❶ 將羽衣甘藍、香蕉、酪梨和藍莓放入攪拌機中。❷ 加入椰子水後，在攪拌的過程中邊觀察濃稠度邊加水。

午餐

起司雞球水果套餐

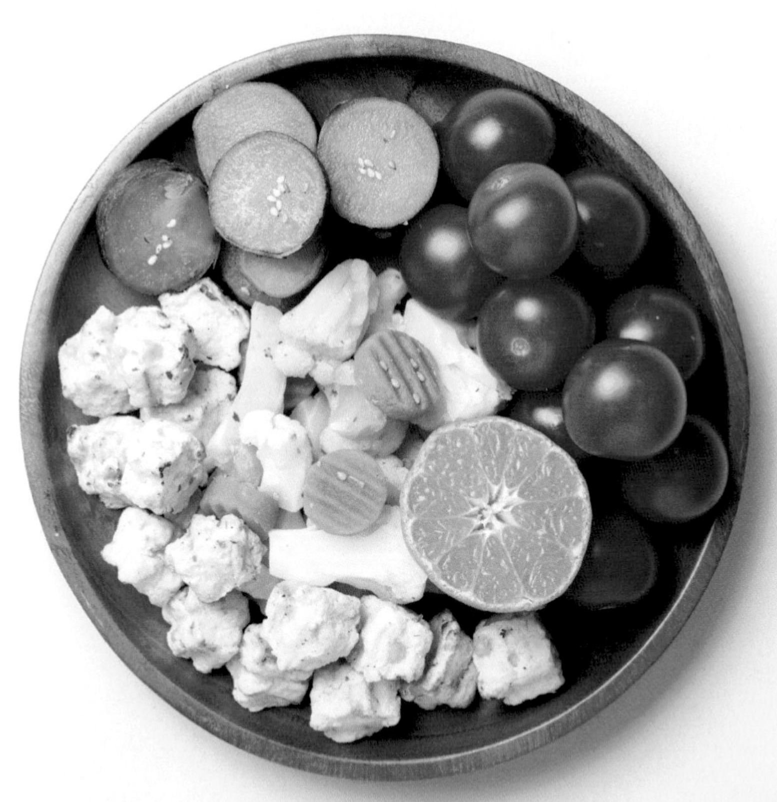

雞胸肉上布滿起司，讓這餐比平常更美味。每次吃到新口味的雞胸肉，我就會很興奮。這是我在餐桌上發現的小確幸！

食材：蒸地瓜 1 條、小番茄 1 把、橘子 ½ 顆、冷凍蔬菜 1 把、起司球雞胸肉 1 包。需要調理：❶ 將橄欖油均勻倒入平底鍋中，放入冷凍蔬菜後以小火翻炒。❷ 將雞胸肉放進微波爐加熱一至兩分鐘解凍。❸ 將已經準備好的食材一起裝盤。

善女的小撇步

如果喝了早餐的綠拿鐵後覺得還沒飽，也可以在上午吃點堅果當成點心。

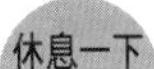

下午茶點心

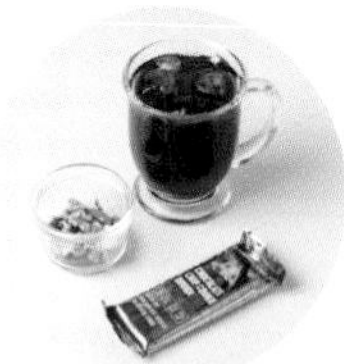

- 美式咖啡 1 杯
- 綜合堅果 1 把
- 蛋白棒 ½ 條

善女的悄悄話

今天的狀態非常好！減肥的過程中如果覺得又餓又累，就拿出喜歡的衣服在鏡子前面展現姣好身材吧！這樣食慾就會瞬間消失。對我來說，能穿上我喜歡的漂亮衣服是非常重要的事。肚子餓的時候把衣服拿出來穿就像是咒語一樣。明天終於可以吃欺騙餐了。先忍住去睡吧！

晚餐

雞肉香腸佐希臘優格

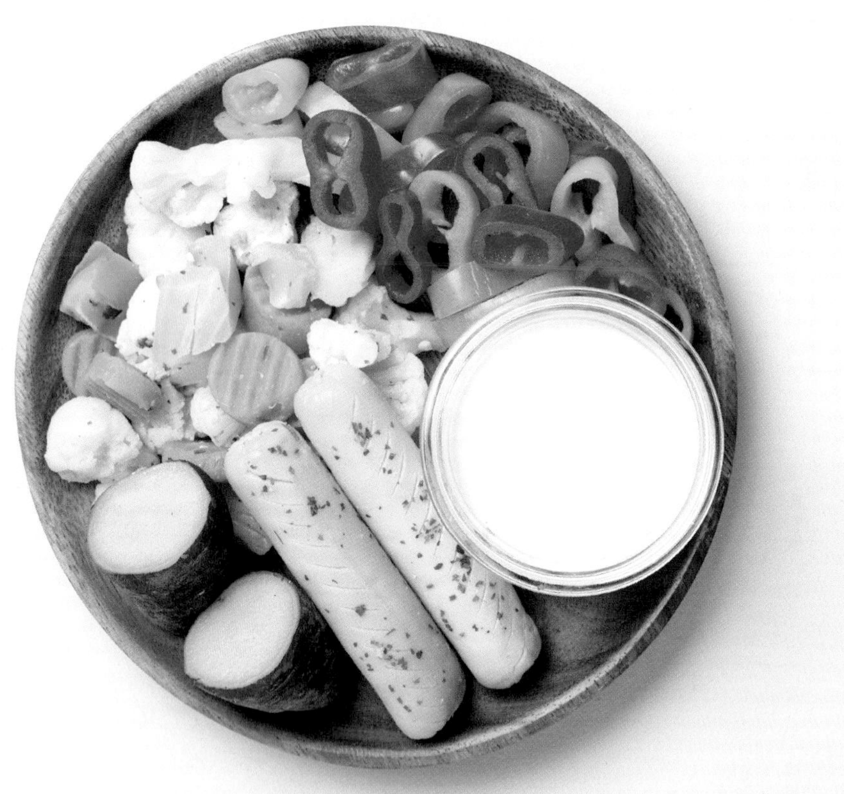

我開始努力吃希臘優格就是為了腸道健康，吃的時候可以感受到濃濃的牛奶香。在地瓜塗上優格後吃一口吧！這樣會比直接吃地瓜更美味，不會覺得很膩。

食材：冷凍蔬菜 1 把、雞胸肉香腸 1 包、蒸地瓜 1 條、希臘優格 90mℓ、甜椒 3 條。需要調理：❶ 將橄欖油均勻倒入平底鍋中，放入冷凍蔬菜後以小火翻炒。❷ 將雞胸肉放進微波爐加熱一至兩分鐘解凍。❸ 將已經準備好的食材一起裝盤。

善女的小撇步

試著把冰心地瓜沾優格來吃看看！你會發現一個全新的世界。

早餐

草莓香蕉綠拿鐵

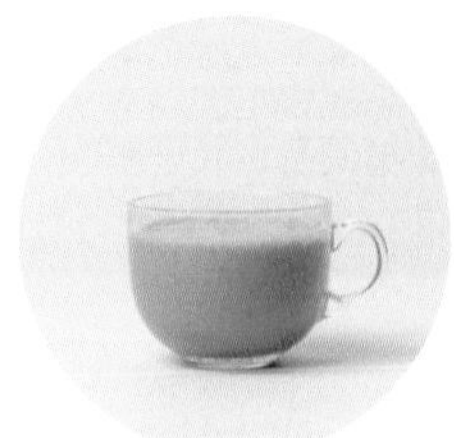

試著自己做出咖啡廳裡最受歡迎的草莓香蕉汁吧！這樣就不會加糖漿，可以喝得更健康，喝到滿滿的營養。健康的奶昔中不能缺少羽衣甘藍。做出屬於你自己的營養滿分的奶昔吧！

食材：羽衣甘藍 5 片、香蕉 1 條、草莓 1 把、嫩麥芽粉 1 匙、椰子水 1 杯、水適量。需要調理：❶ 將羽衣甘藍、香蕉和草莓放入攪拌機中。❷ 加入椰子水後，在攪拌的過程中邊觀察濃稠度邊加水，再加入嫩麥芽粉並拌勻。

午餐

燻雞地瓜輕沙拉

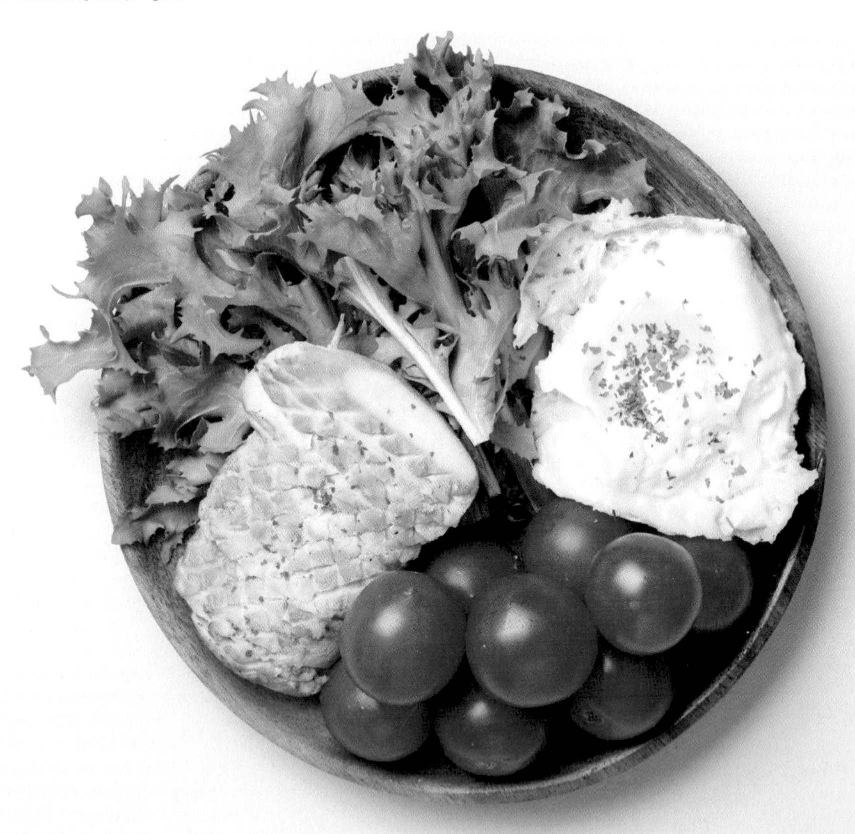

滿口的苦味代表就是菊苣，裡面含有鉀、鈣、胡蘿蔔素等多種豐富營養。跟鮮嫩的雞胸肉一起吃就能中和苦味，如果還有 Egg Slut，就是完美的一餐。

食材：菊苣 1 把、煙燻雞胸肉 1 包、半熟蛋地瓜泥（寶寶起司 1 片、雞蛋 1 顆、蒸地瓜 1 條）、小番茄 1 把。需要調理：❶ 將地瓜放在可微波的容器內壓成泥。❷ 用湯匙在地瓜泥中間挖出一個洞後，將雞蛋打在洞裡面，再放上起司。❸ 用微波爐加熱一分三十秒。與加熱後的雞胸肉一起享用。

善女的小撇步

用叉子戳破蛋黃後，再撒點巴西里粉吧！看起來就更美味了！

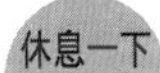

下午茶點心

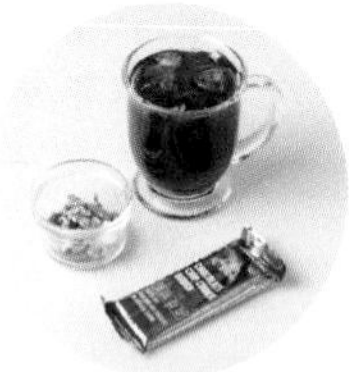

- 美式咖啡 1 杯
- 綜合堅果 1 把
- 蛋白棒 ½ 條

善女的悄悄話

我在吃欺騙餐的時候喝了酒，雖然不在意料之內，但我沒有罪惡感。我已經跟以前不一樣了，在食物面前不會覺得難受，我好像已經學會了節制的能力。我很瞭解也相信自己明天開始又能完美地控制自己，回到原本的節奏，所以不會自責。儘管喝了酒，但「絕對不吃麵粉製品」的觀念似乎已經成為我腦海和心裡的印記。現在我根本不把麵粉放在眼裡，連看都不看一眼。

晚餐

欺騙餐

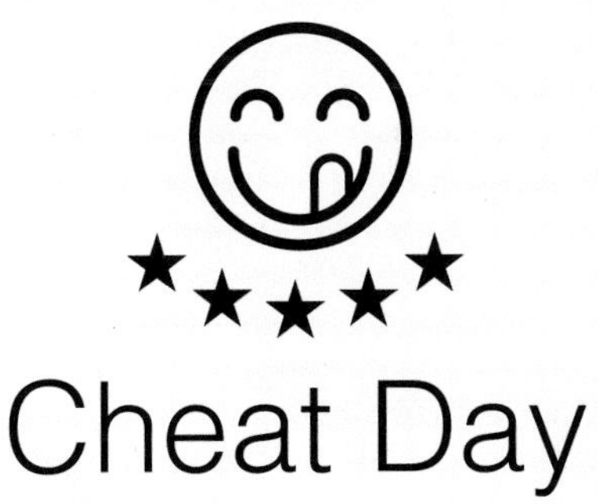

最近天氣開始變冷，害我一直很想喝熱湯。於是我決定本週欺騙餐要喝熱呼呼的排骨湯。雖然知道它口味很重、含鈉量也很高，但我有自信在津津有味地吃完之後能克制自己，所以才會選擇這道。老公喜歡跟我一起聊天喝酒，今天終於可以跟老公喝燒酒配美食，把我這九十七天累積的遺憾一掃而空。當然還是跟平常一樣，不能吃太多，也沒有想吃麵粉製品。

早餐

羽衣甘藍酪梨綠拿鐵

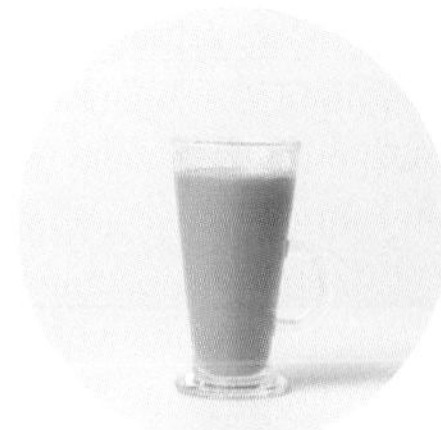

椰子水的熱量很低又能補充水分，是很棒的低熱量食品。椰子水也能幫忙排出體內的鈉和毒素，所以建議在吃欺騙餐的隔天早上喝。希望能幫忙打敗欺騙餐的後遺症！

食材：羽衣甘藍 5 片、香蕉 1 條、冷凍酪梨 1 匙、椰子水 1 杯、水適量。需要調理：❶ 將羽衣甘藍、香蕉和酪梨放入攪拌機中。❷ 加入椰子水後，在攪拌的過程中邊觀察濃稠度邊加水。

午餐

綠花椰地瓜雞排餐

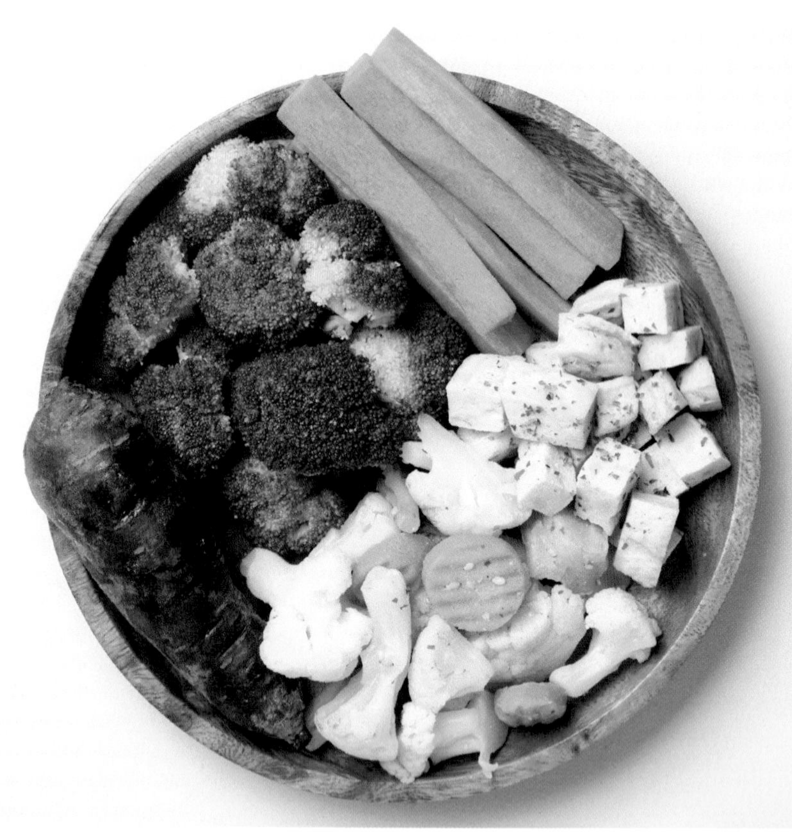

綠花椰菜是個萬能蔬菜，連花梗的部分口感都相當爽脆，整個都可以吃。因為熱量低，所以就算是在減肥時期，還是能一年四季都毫無負擔地享受。除此之外，還能補充身體缺乏的營養！

食材：綠花椰菜 ⅓ 顆、蒸地瓜 1 條、紅蘿蔔 ½ 條、雞胸肉排 1 包、冷凍蔬菜 1 把。需要調理：❶ 將橄欖油均勻倒入平底鍋中，放入冷凍蔬菜後以小火翻炒。❷ 將雞胸肉放進微波爐加熱一至兩分鐘解凍。❸ 將已經準備好的食材一起裝盤。

善女的小撇步

吃完欺騙餐的隔天體重計上的數字可能會增加。這是當然的，不要太意外。

休息一下

下午茶點心	善女的悄悄話
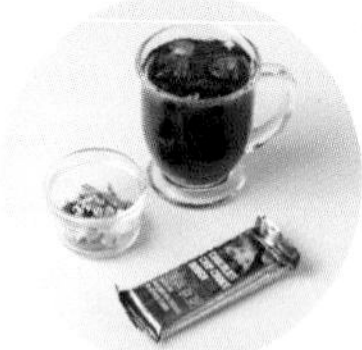 • 美式咖啡 1 杯 • 綜合堅果 1 把 • 蛋白棒 ½ 條	以前我以為沒有麵粉食品，我就活不了了！但現在的我做到了。而且只要再過兩天就達到一百天了。大家都問我會不會很想吃。看到麵粉製品當然會立刻產生想吃的念頭，不過我腦中會馬上把這類食物歸類為不能吃的，所以忍得住。就算我沒有拚命忍耐，也已經自然而然養成習慣不吃了。現在我充分能活在沒有麵粉的世界！

晚餐

清炒蝦仁地瓜番茄餐

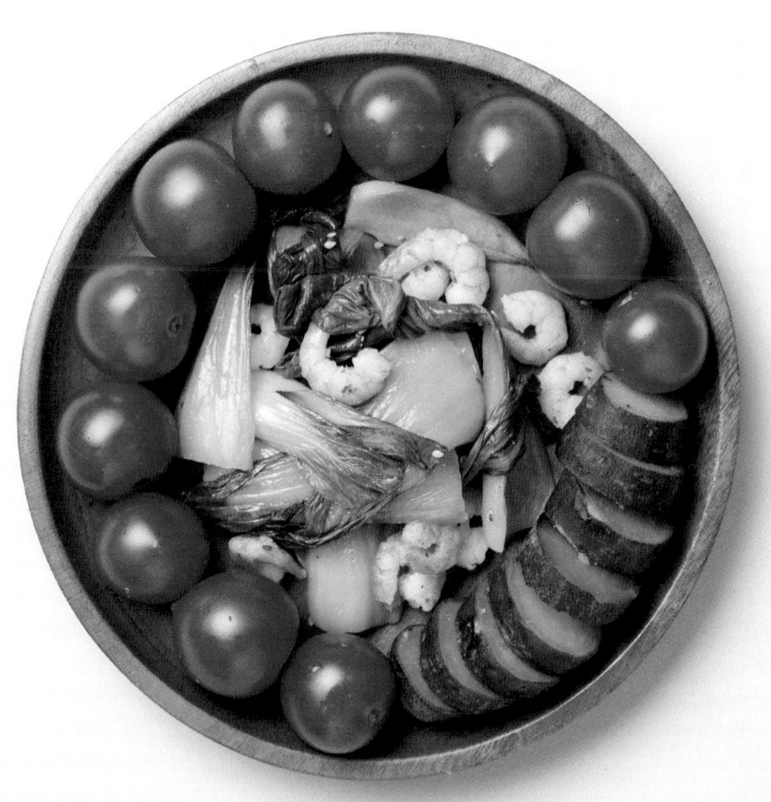

試著把青江菜和蝦仁放到平底鍋上炒一炒，做出一道有飽足感又好吃的炒蝦沙拉吧！別忘記要吃小番茄和地瓜，完美地補充維生素和澱粉。

食材：炒蝦仁（青江菜 2 把、去殼蝦 10 隻）、小番茄 1 把、蒸地瓜 1 條。
需要調理：❶ 將橄欖油均勻倒入平底鍋中，放入蝦仁和青江菜後翻炒。
❷ 將已經準備好的食材一起裝盤。

善女的小撇步

如果想吃辣味的，我推薦加少量的辣椒粉或義大利辣椒。

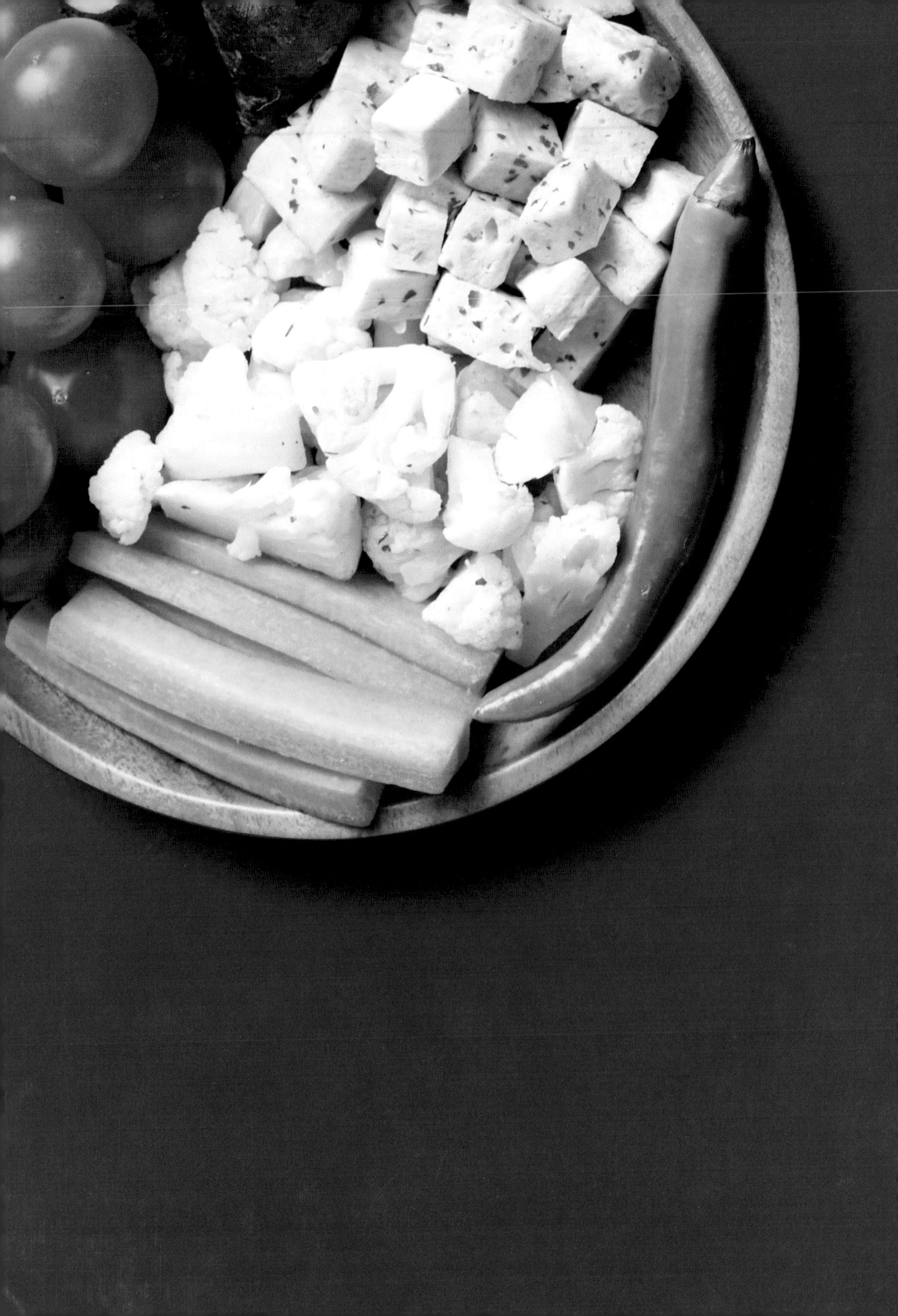

15th Week

第十五週

This Week's Challenges

本週目標

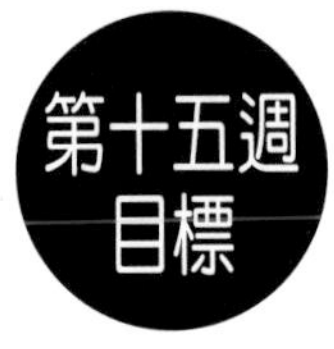

100 天的奇蹟，享受輕盈的自己

肌力運動	有氧運動
橋式三十下＋寬距深蹲二十五下／三組	健走運動四十分鐘

一開始我說要戒麵粉的時候，大家都阻止我，問我為什麼要這麼做，現在則是問我該怎麼戒。大家都稱讚我說我很了不起，他們自己做不到。我打從一開始就沒有把那些話放在心上。因為我一直以來都唯有看著我想要達成的目標和過程。不要因別人的標準而開心或難過，而是要創造出能讓自己滿意的結果，這就是在好好照顧自己、讓自己幸福。我學到一個真理，身體是很誠實的，而且你的努力不會背叛你。有了這個經驗後，我覺得往後應該能挑戰更多事情。

這週只要下定決心做到這個就行了！

01 調整心態

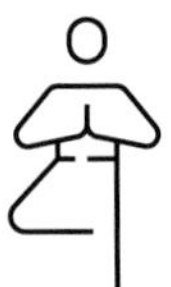

重點是不要因為一百天這個數字的成就就鬆懈。體重或日期只不過是個數字罷了。稱讚自己做得好的地方，然後趕快專注在生活上。千辛萬苦蓋出的塔也可能會瞬間倒塌。

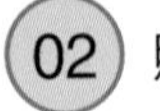

照顧身體

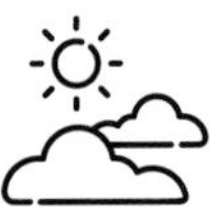

天氣和季節變化大的時候，體力一不小心就會變差，也可能會生病。每天在外面健走運動時，要注意保暖等部分，也要多喝熱水，不要喝冷水，留意身體狀況。

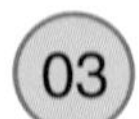

設定第一百天後的目標

一百天的挑戰成功不代表減肥結束了。即使無法完全戒掉，也還是要持續減少吃麵粉、克制自己。不要只是茫然地思考「我要減肥！」，而是要設定目標並規劃該如何持續管理身材。

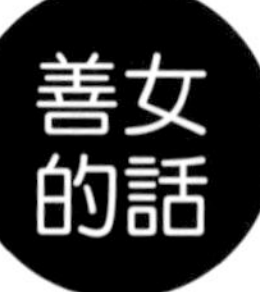

我已經能控制自己了

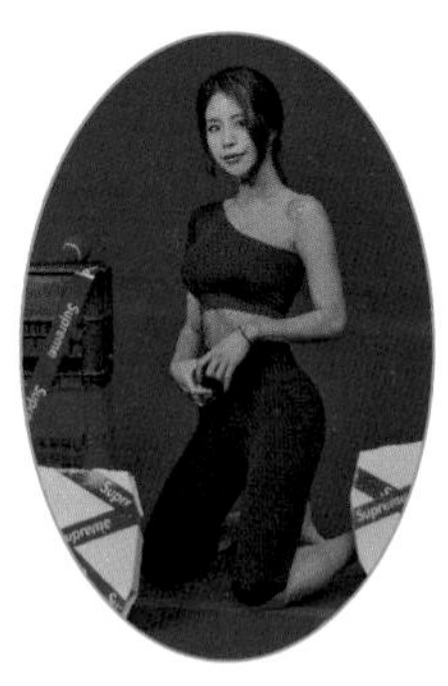

如果某天吃得太多，隔天就吃少一天；如果連續幾天都吃得很少、控制得好，就吃一次宵夜、稱讚自己。這樣做到後來，就能獲得自己想要的身材，也能適度享受美食。當然也會變得健康。這個原理雖然很簡單，對我來說卻非常困難。

在談戀愛的時候需要一推一拉，我覺得對自己也需要推和拉。適當地拉了之後再適當地推，慢慢養成習慣後，就會變得自在。這些事情以前我覺得很茫然、一定做不到，現在卻做得非常自然。

我很清楚如果我在這裡放下一切，那麼至今所享受到的輕盈身體和好不容易達到的成果都會泡湯。雖然肚子餓的時候非常痛苦，但看到身體逐漸改變就覺得很幸福。在這一百天當中我每天的情緒都是這樣起起伏伏。這是個讓我投資每一天來瞭解真正的「自己」的過程。現在我覺得已經瞭解自己到某種程度了。如果能一輩子都像現在這樣憑藉瞭解自己的這股力量過得幸福，那麼就算這一百天倒轉，我也會再次選擇要戒麵粉。

This Week's Meal Plan

第十五週菜單索引

	第 99 天	第 100 天
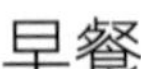 早餐	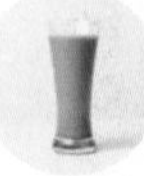 **羽衣甘藍香蕉綠拿鐵 P.340** ・羽衣甘藍 5 片 ・香蕉 1 條 ・冷凍酪梨 1 匙 ・椰子水 1 杯、水 適量 ・嫩麥芽粉 1 匙	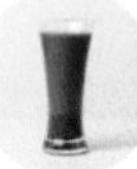 **一百天奇蹟綠拿鐵 P.342** ・羽衣甘藍 5 片 ・香蕉 1 條 ・冷凍酪梨 1 匙 ・冷凍藍莓 1 匙 ・椰子水 1 杯、水 適量
午餐	 **迷你欺騙餐！** **聰明的迷你欺騙餐**	 **欺騙餐！** **給自己的百日紀念派對**
晚餐	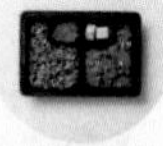 **辣炒豬肉便當 P.341** ・市售辣炒豬肉便當 1 盒	**白花椰炒雞肉佐地瓜 P.343** ・青辣椒 1 條 ・小番茄 1 把 ・蒸地瓜 1 條 ・紅蘿蔔 ½ 條 ・白花椰菜炒雞胸肉
點心	・綜合堅果 1 把 ・美式咖啡 1 杯 ・蛋白棒 ½ 條	・綜合堅果 1 把 ・美式咖啡 1 杯 ・蛋白棒 ½ 條

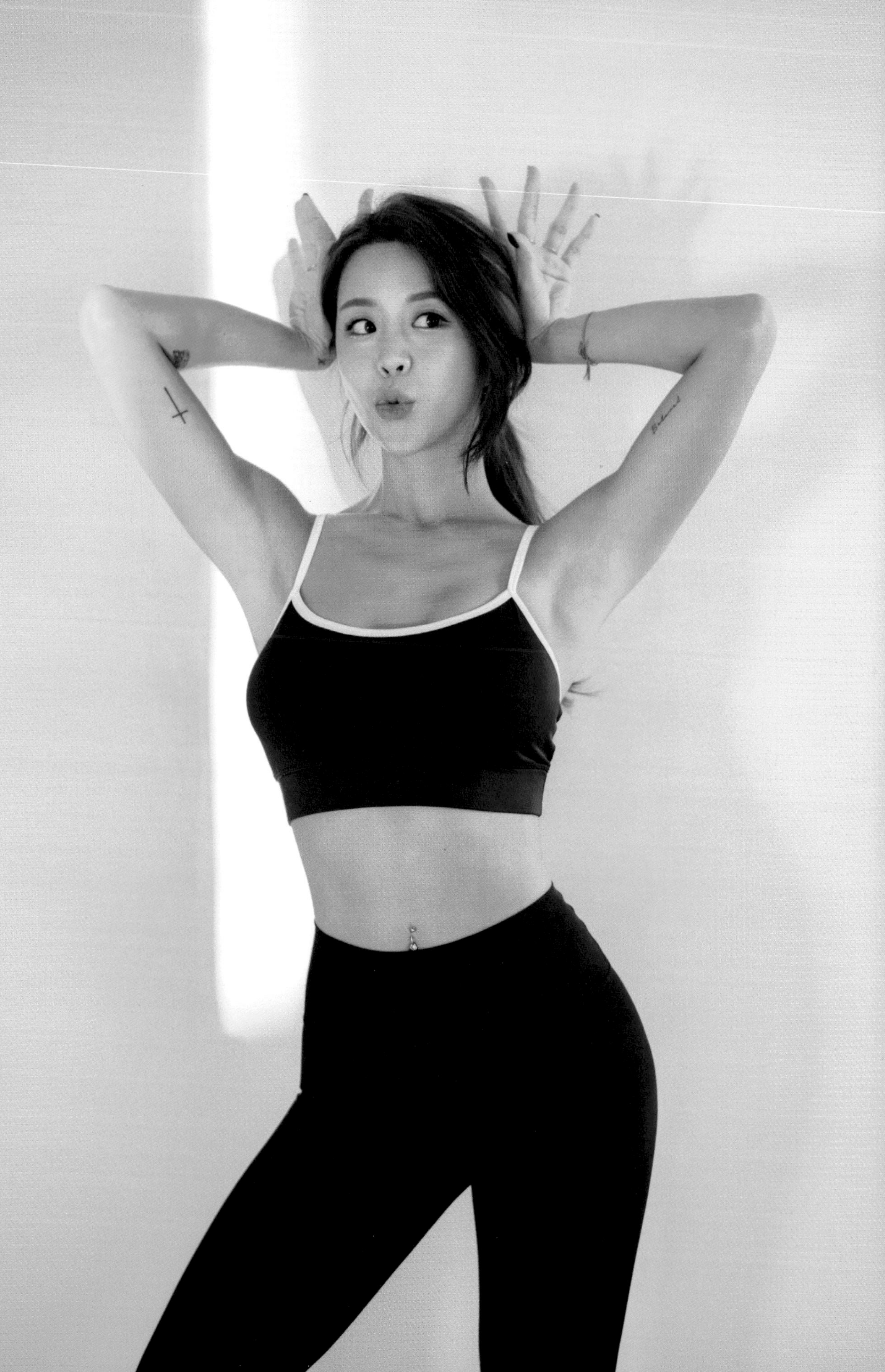

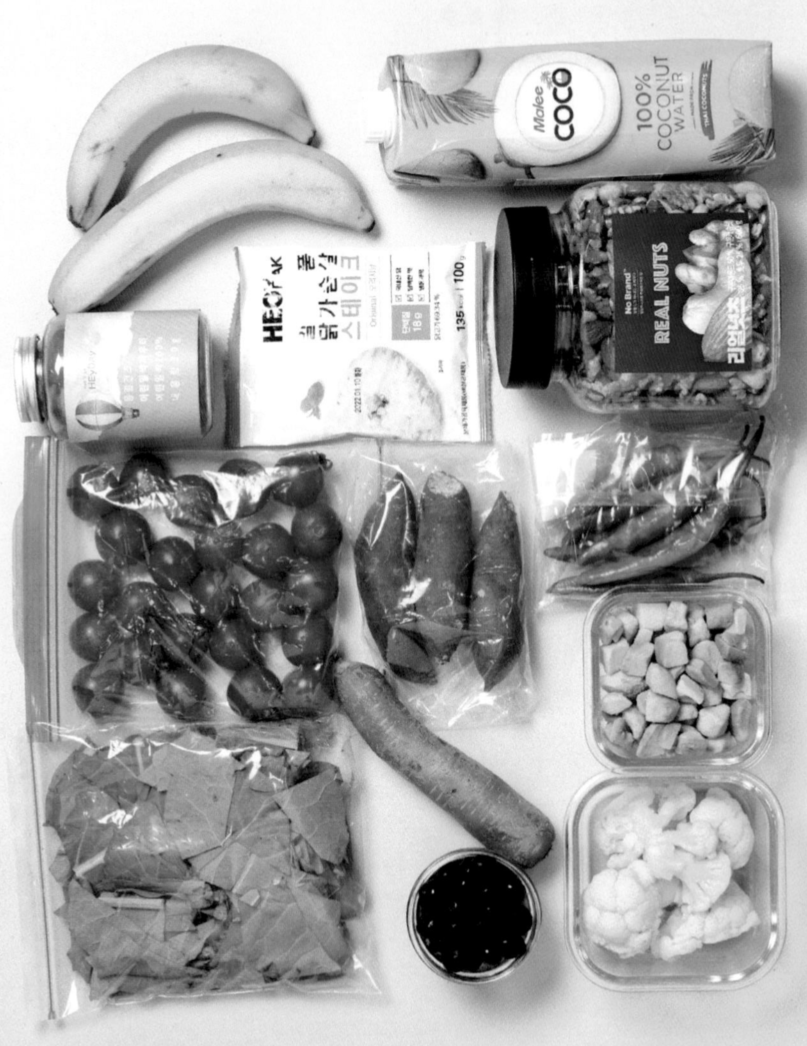

Malee
COCO
100% COCONUT WATER
No Brand
REAL NUTS

This Week's Meal Prep

第十五週備餐計畫：買好之後放心地吃吧！

生鮮食材

- [x] 羽衣甘藍 10 片
- [ ] 香蕉 2 條
- [ ] 青辣椒 1 條
- [ ] 小番茄 1 把（1 把約 10-12 顆）
- [ ] 地瓜 1 條
- [ ] 紅蘿蔔 ½ 條
- [ ] 白花椰菜 1 把

市售食材

- [x] 冷凍酪梨 2 匙（Gom Gom）
- [ ] 椰子水 2 杯（Malee）
- [ ] 嫩麥芽粉 1 匙（Pa Pa Organic）
- [ ] 冷凍藍莓 1 匙（Well Fresh）
- [ ] 辣炒豬肉便當 1 盒（My Bmeal）
- [ ] 雞胸肉排 1 包（Heo Dak）
- [ ] 綜合堅果 2 把（No Brand）
- [ ] 蛋白棒 1 條（科克蘭）

早餐

羽衣甘藍香蕉綠拿鐵

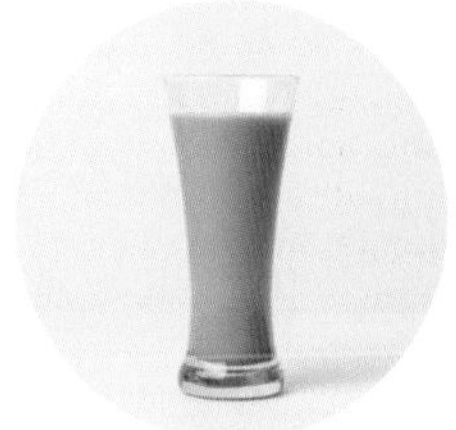

來到最後一週的早餐，我沒有因為只剩兩天就吃特別的早餐，而是選擇跟平常一樣，維持一貫的節奏。這週也以營養滿分的綠拿鐵開始吧！

食材：羽衣甘藍 5 片、香蕉 1 條、冷凍酪梨 1 匙、椰子水 1 杯、嫩麥芽粉 1 匙、水適量。需要調理：❶ 將羽衣甘藍、香蕉和酪梨放入攪拌機中。❷ 加入椰子水後，在攪拌的過程中邊觀察濃稠度邊加水，之後再加入嫩麥芽粉並拌勻。

午餐

迷你欺騙餐

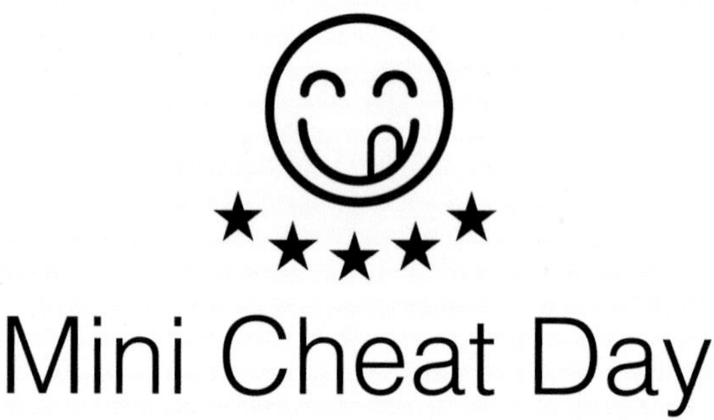

明天就是戒麵粉的第一百天了！今天吃迷你欺騙餐來預備明天的欺騙餐。如果覺得一週只有一次的欺騙餐太辛苦了，那麼可以在中間享受小小的迷你欺騙餐。多虧有了迷你欺騙餐，讓我在調整飲食時吃得很開心。與其一味地忍耐，倒不如養成好習慣，用聰明的方式享受欺騙餐，讓減肥時也能享受。

休息一下

下午茶點心

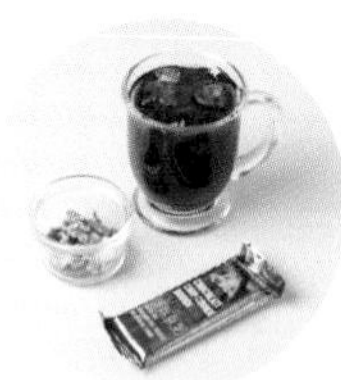

- 美式咖啡 1 杯
- 綜合堅果 1 把
- 蛋白棒 ½ 條

善女的悄悄話

我在網路上記錄整個無麩質瘦身餐的過程，從第一天到快接近第一百天的現在，所以身邊已經有人開始在恭喜我了。也有人跟我說，他效法我減少麵粉的攝取後，解決了健康的問題，對減肥很有幫助，我聽到之後真的很有成就感。我是為了回顧一天才開始記錄減肥過程的，但我覺得以後把我經歷的這一百天寫成書應該也很有趣。

晚餐

辣炒豬肉便當（市售便當）

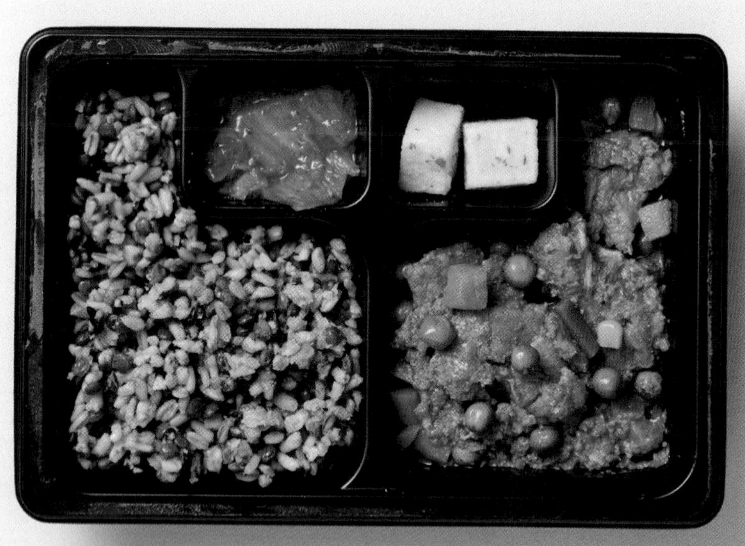

今天晚上就吃我最喜歡的便當。隨著越來越靠近戒麵粉的目標，心情也可能越來越浮躁，衝動之下可能會破戒，所以利用喜歡的便當或沙拉來保持鎮定吧！市售便當能幫助你適應一般的食物。

早餐

一百天奇蹟綠拿鐵

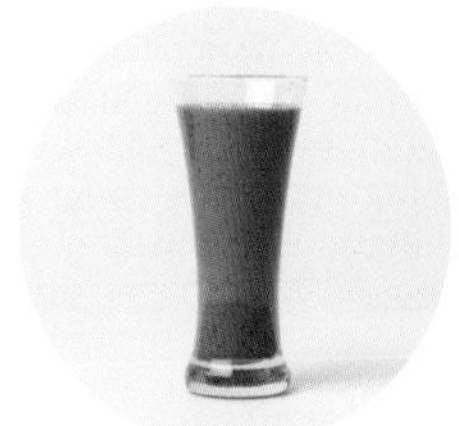

殷切期盼的第一百天的早上，維持平常的模式，用綠拿鐵來開始一天吧！在最後一天，搭配簡單的伸展和運動，調整到最好的狀態吧！

食材：羽衣甘藍 5 片、香蕉 1 條、冷凍酪梨 1 匙、冷凍藍莓 1 匙、椰子水 1 杯、水適量。需要調理：❶ 將羽衣甘藍、香蕉、酪梨和藍莓放入攪拌機中。❷ 加入椰子水後，在攪拌的過程中邊觀察濃稠度邊加水。

午餐

欺騙餐（給自己的百日紀念派對）

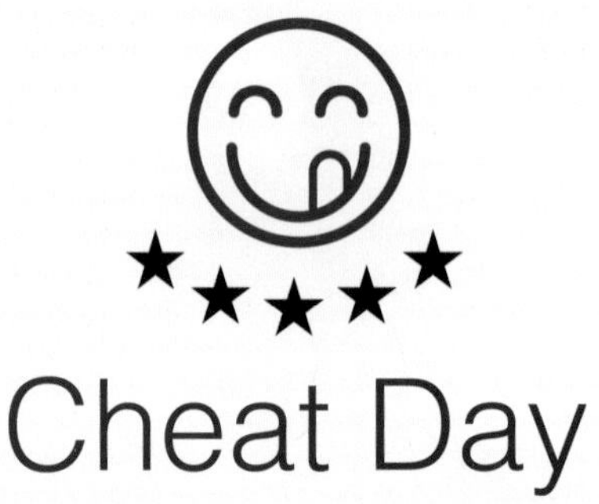

終於來到無麩質瘦身餐的第一百天。原本是定下三週的目標，後來變成五十天，又變成一百天。我對這一切非常自豪，也非常感謝。在達到一百天的這天不能隨便度過。我想用美食來慶祝自己達成目標。只不過，現在還在減肥，所以不要吃得過量，吃的時候也要小心。跟家人一起慶祝一百天的食物是牛尾湯！

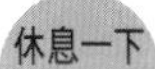

下午茶點心

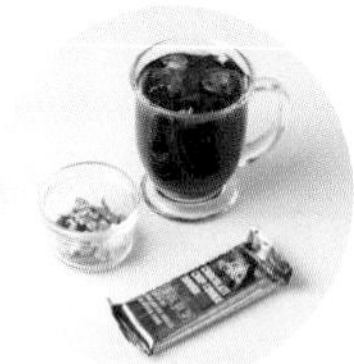

- 美式咖啡 1 杯
- 綜合堅果 1 把
- 蛋白棒 ½ 條

善女的悄悄話

在調整飲食的過程中，我體驗到雖然那個當下很辛苦，但只要忍過一次，隔天就能感受到大上兩三倍的幸福，我是因此才能忍到第一百天的。雖然已經達成目標了，但我想把沙漏再倒過來。這不是盡頭，是全新的開始，是延長賽。我想一輩子都維持這樣的心態，穩定地管理自己。往後我的方向不是「減肥」，而是「管理自己」。

晚餐

白花椰炒雞肉佐地瓜

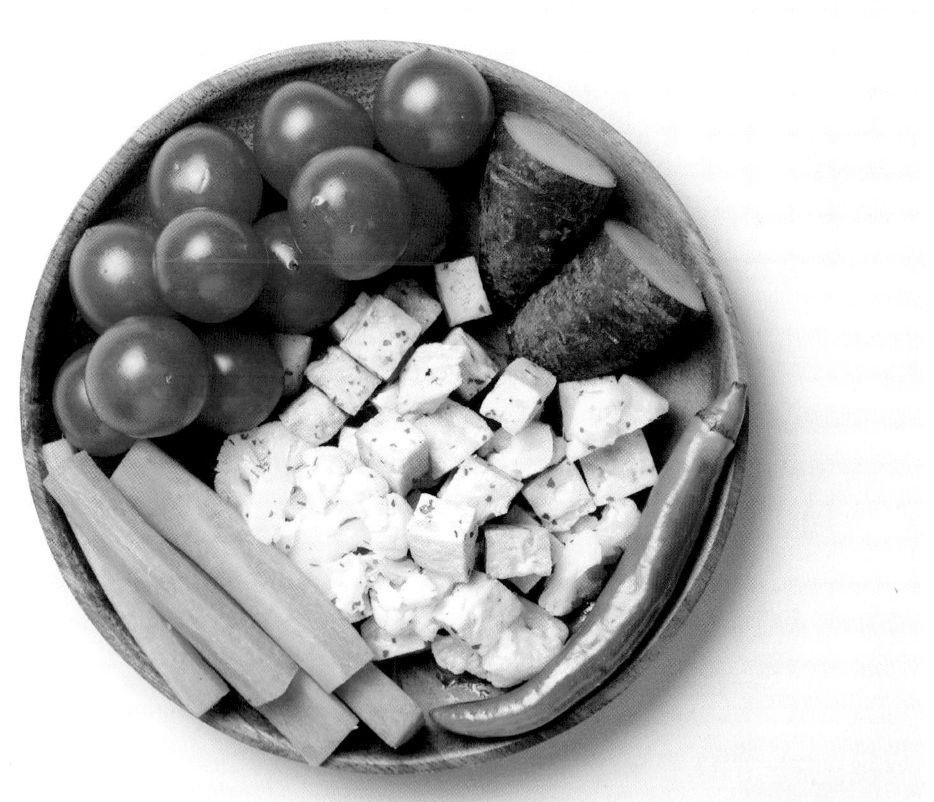

為了找回平衡，我選擇吃平常的食材。準備要結束這段說長不長、說短不短的戒麵粉減肥期間。再三回顧這一百天的努力和點點滴滴吧！我辛苦了！

食材：青辣椒 1 條、小番茄 1 把、蒸地瓜 1 條、紅蘿蔔 ½ 條、白花椰菜炒雞胸肉（雞胸肉排 1 包、白花椰菜 1 把）。需要調理：❶ 將橄欖油均勻倒入平底鍋中，放入白花椰菜和雞胸肉後輕輕翻炒。❷ 將已經準備好的食材一起裝盤。

善女的小撇步

櫃子裡面的火腿、餅乾和零食都一定要整理掉，並請同住的家人諒解。

後記

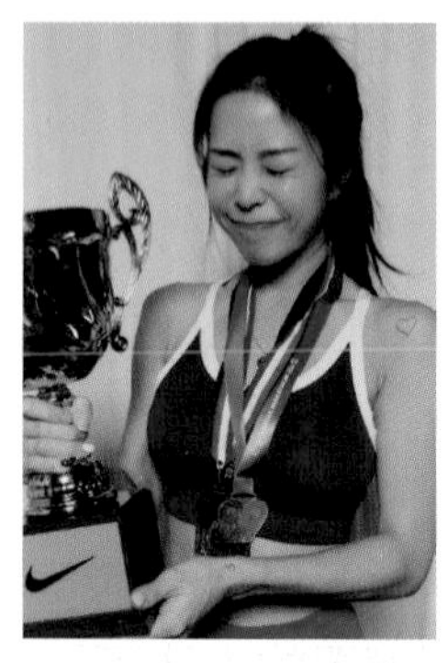

今後我不是在減肥，是在管理自己。

在執行無麩質瘦身餐好長一段時間後，我才開始寫書，過去一年的時間我重看第一天到第一百天的紀錄。再次重溫了已經遺忘的熱情和迫切。再過不久，我戒麵粉就要滿七百天了。在寫這本書的時候重新感受到當時我的想法與情緒。雖然是因為戒麵粉和減肥才開始寫書，但很有趣的是，我是因為寫書才能繼續戒麵粉。由於再次閱讀當時的紀錄，讓我在偶爾軟弱的時候得到力量再次挑戰，也因為感受到當時的熱情，讓我能再次懷抱另一個夢想。我想，如果寫這本書的人到現在還是持續戒麵粉，是不是能帶給讀者一點好的影響和動機呢？於是我持續進行無麩質飲食，克制自己。

常常會有人問：「咦？你怎麼可以好幾百天都不吃麵粉？」
我總是會這樣回答：

「我已經習慣了。」

如果說一開始是全身僵硬的菜鳥新兵，那麼一段時間流逝後，就慢慢變成二等兵、一等兵、上等兵。而現在我就是站在前線的上等兵。如今的我站在麵粉前面不會緊張，也不會因為減肥很辛苦而每天晚上哭著入睡。也就是說，我的飲食習慣變得很穩定。

對於詢問我減肥成功祕訣的人，我都會說「請養成習慣」，這句話帶來的希望其實並不小。因為如果太過著急，就不會在乎習慣，只把結果當成重點，想趕快看到結果。不過必須知道，越著急就會離成功越遠。我也是一樣，當我不想為了減肥付出特別多的努力時，就會想要吃減肥藥、想要立即見效，甚至想要花光積蓄去做抽脂手術。但那些極端的減肥方法只會讓身體和精神生病。如果有更簡單的方法可以獲得成功，那麼還會有現在的我嗎？不，也不會有讀這本書的你，也不會有寫這本書的我了。

我想要按部就班地從根本的部分開始矯正，打造出一輩子都不需要再減肥的身體。如果要用更極端的方式來描述，就是要讓我體內每個毀損的細胞一一重新啟動。當我體會到只有習慣才能把「戒麵粉」刻在我的心中並改變我的那時起，我便開始享受減肥。

在減肥效果還不明顯的時候，我當然也是每天晚上都哭著入眠，那種痛苦只有自己才知道。為了擁有從來沒擁有過的東西，需要付出前所未有的努力。不過，我身體逐漸在變好，就像是在回報我的努力一樣。我的身材改變了，不需要在馬桶上哀號；我能睡得好，不需要每天早上都跟水腫拉扯。我現在總是很健康，維持在穩定的狀態，連今天也是。

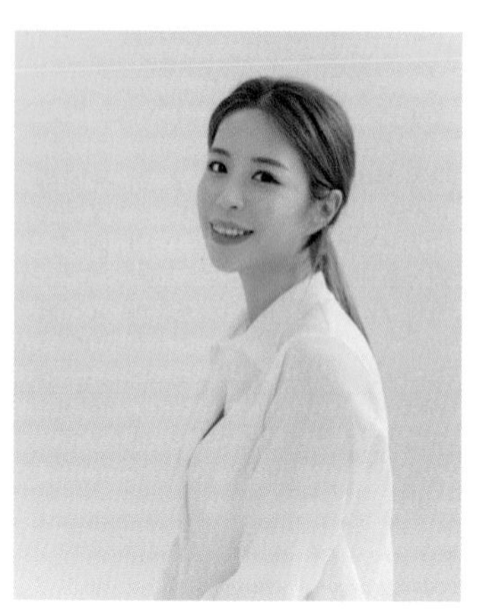

你這輩子曾經很有毅力地正式挑戰過一件事嗎？透過這次戒麵粉的減肥，我才發現「持久力」這個詞彙很適合我。我現在也還沒有很懂事，也不是什麼厲害的人，但我能確實且堂堂正正地說：

“

「我是最懂得如何把自己照顧好的人，也會尊重並愛護自己。」

I love myself !

”

MEMO

MEMO

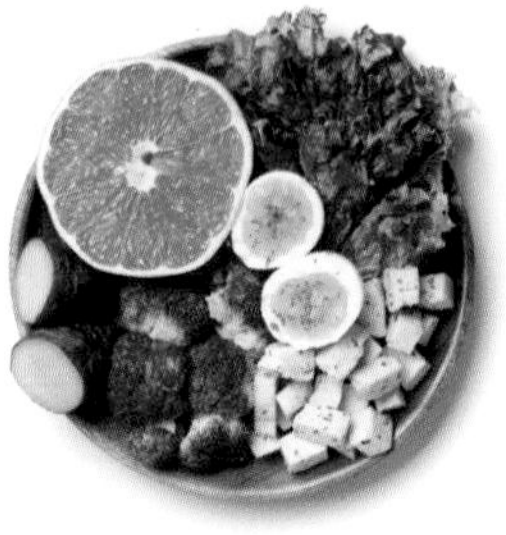

MEMO

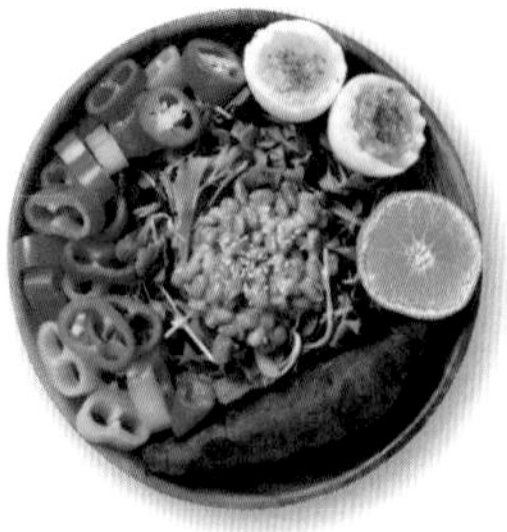

MEMO

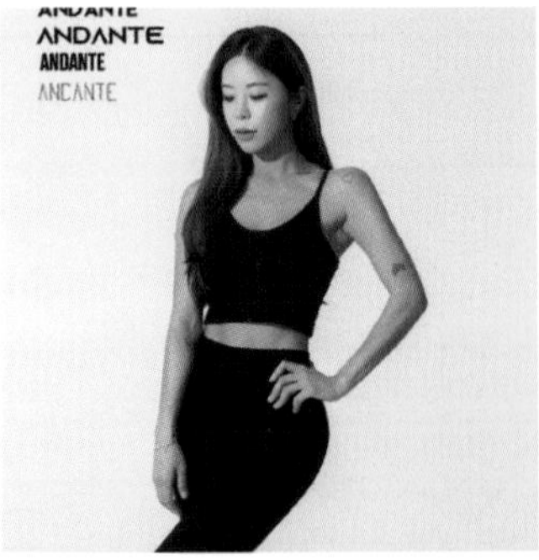

MEMO

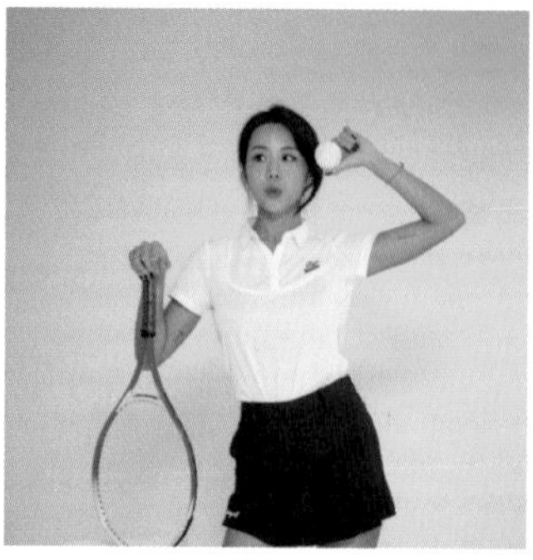

台灣廣廈 國際出版集團
Taiwan Mansion International Group

國家圖書館出版品預行編目（CIP）資料

3個月減10公斤！無麩質瘦身餐：熱銷2萬本，好吃又好做！IG減重專家的「低醣高蛋白」超效飲食，100天、400餐全圖解/崔善女著. -- 初版. -- 新北市：瑞麗美人國際媒體, 2022.10
面；　公分
ISBN 978-626-95117-7-8(平裝)

1.CST: 食譜 2.CST: 減重

427.1　　111013354

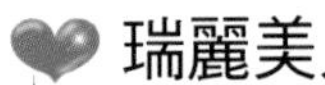

瑞麗美人

3個月減10公斤！無麩質瘦身餐

熱銷2萬本，好吃又好做！IG減重專家的「低醣高蛋白」超效飲食，100天、400餐全圖解

作　　者／崔善女 최선녀
譯　　者／葛瑞絲
編輯中心編輯長／張秀環
編輯／陳宜鈴
封面設計／林珈伃・**內頁排版**／菩薩蠻數位文化有限公司
製版・印刷・裝訂／皇甫・秉成

行企研發中心總監／陳冠蒨
媒體公關組／陳柔彣
綜合業務組／何欣穎
線上學習中心總監／陳冠蒨
產品企製組／黃雅鈴

發 行 人／江媛珍
法 律 顧 問／第一國際法律事務所 余淑杏律師・北辰著作權事務所 蕭雄淋律師
出　　版／瑞麗美人
發　　行／蘋果屋出版社有限公司
地址：新北市235中和區中山路二段359巷7號2樓
電話：（886）2-2225-5777・傳真：（886）2-2225-8052

代理印務・全球總經銷／知遠文化事業有限公司
地址：新北市222深坑區北深路三段155巷25號5樓
電話：（886）2-2664-8800・傳真：（886）2-2664-8801
郵 政 劃 撥／劃撥帳號：18836722
劃撥戶名：知遠文化事業有限公司（※單次購書金額未達1000元，請另付70元郵資。）

■出版日期：2022年10月
ISBN：978-626-95117-7-8